临床预测模型方法与应用

主　　编　王胜锋　王俊峰　谷鸿秋　胥　洋

编者名单　（按姓名汉语拼音排序）

蔡明旸（荷兰阿姆斯特丹大学医学中心）
陈家进（厦门大学附属心血管病医院心血管病研究所）
陈　茹（国家癌症中心 / 中国医学科学院肿瘤医院）
陈　欣（陆军军医大学军事预防医学系）
谷鸿秋（首都医科大学附属北京天坛医院国家神经系统疾病临床医学研究中心）
贺冰洁（北京大学公共卫生学院）
黄楚中（华东师范大学心理与认知科学学院）
黄　涛（北京大学药学院）
姜英玉（首都医科大学附属北京天坛医院国家神经系统疾病临床医学研究中心）
金奥铭（首都医科大学附属北京天坛医院国家神经系统疾病临床医学研究中心）
赖雪峰（北京大学公共卫生学院）
李　楠（北京大学第三医院）
李秋萍（首都医科大学宣武医院）
李欣雨（荷兰格罗宁根大学）
马　捷（牛津大学医学统计中心）
马　力（首都医科大学附属北京天坛医院神经外科）
潘奏成（正大天晴药业集团股份有限公司临床生物统计部）
邱泽凯（德国癌症研究中心）
王　飞（国家癌症中心 / 中国医学科学院肿瘤医院）
王昊玥（荷兰阿姆斯特丹大学医学中心）
王俊峰（荷兰乌得勒支大学）
王胜锋（北京大学公共卫生学院）
王予童（北京大学公共卫生学院）
魏永越（北京大学公众健康与重大疫情防控战略研究中心）
温俏睿（北京大学公共卫生学院）
瓮佳旭（首都医科大学附属北京天坛医院神经病学中心）
武珊珊（首都医科大学附属北京友谊医院）
肖若薇（北京大学药学院）
谢少华（福建医科大学公共卫生学院）
胥　洋（北京大学药学院）
杨凯璇（首都医科大学附属北京天坛医院国家神经系统疾病临床医学研究中心）
杨学礼（天津医科大学公共卫生学院）
杨英姿（北京大学公共卫生学院）
于玥琳（北京大学公共卫生学院）
袁探微（德国癌症研究中心）
张　华（北京大学第三医院）
张汝阳（南京医科大学公共卫生学院）
张云静（北京大学公共卫生学院）
赵　杨（南京医科大学公共卫生学院）
仲崇科（苏州大学公共卫生学院）
朱之恺（首都医科大学附属北京天坛医院国家神经系统疾病临床医学研究中心）
卓　琳（北京大学第三医院）

北京大学医学出版社

LINCHUANG YUCE MOXING FANGFA YU YINGYONG

图书在版编目（CIP）数据

临床预测模型方法与应用 / 王胜锋等主编. -- 北京：北京大学医学出版社，2024. 7（2024. 12 重印）. -- ISBN 978-7-5659-3205-2

Ⅰ. R4

中国国家版本馆 CIP 数据核字第 2024BF2367 号

临床预测模型方法与应用

主　　编：王胜锋　王俊峰　谷鸿秋　胥　洋

出版发行：北京大学医学出版社

地　　址：（100191）北京市海淀区学院路38号　北京大学医学部院内

电　　话：发行部 010-82802230；图书邮购 010-82802495

网　　址：http：//www.pumpress.com.cn

E-mail：booksale@bjmu.edu.cn

印　　刷：北京信彩瑞禾印刷厂

经　　销：新华书店

责任编辑：靳　奕　　**责任校对**：靳新强　　**责任印制**：李　啸

开　　本：850 mm × 1168 mm　1/16　　**印张**：29.5　　**字数**：850千字

版　　次：2024 年 7 月第 1 版　2024 年 12 月第 2 次印刷

书　　号：ISBN 978-7-5659-3205-2

定　　价：198.00元

本书由

北京大学医学出版基金资助出版

序　言

2023 年 10 月 14 日，一位年轻人抱着厚厚一沓打印的书稿，从北京赶到南京请我为一本关于预测模型的书写序。作为从教 40 年的生物统计工作者，近些年明显感觉到“预测模型”这个词，无论在标书还是论文中都越来越流行，甚至可以说异常火爆。

在医学领域，预测模型的研究和应用可以帮助人们更好地理解和预测疾病的发生和演化，能够辅助识别和预判疾病的特定模式和发展趋势，从而采取更加合适的预防措施或治疗方案，进而提高疾病的预防和治疗效果。

精准医学时代，医学研究一直都在为精准预防、精准诊断和精准治疗而努力，而预测模型是实现上述目标的必需工具，因为精准医学的本质是为了实现个性化的疾病预防和治疗。正因为如此，预测模型的构建工作几乎在医学研究的各个领域都如火如荼地开展，学科上覆盖了从相对较大的心血管系统、肿瘤、呼吸系统到相对小众的肌萎缩侧索硬化、炎症性肠病等不常见的疾病，话题上涉及了从经典关注的发病、死亡风险的预测到新兴热点的诊断、预后等临床问题，预测指标上也从传统的个体基本特征、生活方式等维度逐渐增加到基因组、表观遗传组、蛋白质组、代谢组、宏基因组、影像组等多源高维数据。近几年，数字公共卫生、数智化决策等理念的提出和推广，无疑又进一步拓宽了预测模型的应用场景和研究机遇。

“无规矩不成方圆”，任何统计分析工作都有它的逻辑与规律，也有它的原则与方法。作为一类研究，我们同样需要一本“值得信赖”的预测模型方法学书籍。我自己与临床医生打交道的几十年时间里，深刻体会到临床医生最急需的并不是预测建模的软件说明与程序代码，而是让他们理解和明确“为什么要建预测模型？”(Why)、“为哪个群体构建预测模型？”(Participants)、“用什么指标构建预测模型？”(Predictors)、“要预测什么？”(Outcomes)。很多时候，当这些问题明确后，后续的预测模型构建工作将会非常顺畅。

很高兴在《临床预测模型方法与应用》这本书中，我看到了编者团队对于临床预测模型从概念原理到研究设计，从变量筛选到构建评价，从模型验证到模型更新，从实操程序到示范案例全面、系统的介绍和讲解。这是我目前看到的唯一一本关注临床预测模型的方法学专著，我也很乐意把它推荐给广大正在从事或即将从事临床预测模型研究的读者们。相信这本书能满足不同知识储备的研究者，无论是零起点的新手，还是有涉猎的老手。希望他们都能从中各取所需，各有所得。

但作为一位生物统计的老人，我也想同时提醒编者团队和各位读者，预测模型归根到底是一类统计方法。尽管临床预测模型对于精准医学、数字公共卫生、数智化决策都有极大的帮助，但是我们不能忽视预测模型同时存在很多的局限性。首先，从数据层面，不是所有的数据质量都满足预测模型的构建需求，数据适用性达标是保证模型质量的基础；其次，不是所有的预测因子都可以被直接或精确测量，直接影响预测模型的效果；再次，对预测因子的理解要慎重，不要将观察性研究的“预测”错误解读为“因果”；最后，要正视现有统计学模型的局限性，无论模型如何优化，最终也只能大致而难以全面描述复杂的生命现象。简言之，对于预测模型，我们要正确理解、谨慎使用。

没有完美的统计方法，不能否认的是，预测模型作为一类备受关注的研究范式，正在成就着精准医学时代，也在被精准医学时代所成就和推动。日益积累的健康医疗大数据源源不断地为预测模型的开发提供取之不尽、用之不竭的数据，日新月异的人工智能技术接二连三地为建模方法的优化提供思路各异、别出心裁的方案，相信这些时代发展的主流，能从不同的角度弥补上述临床预测模型的局限与不足，进一步推动预测模型研究的发展和进步。

作为一位预测模型工作者，我也做一个预测：未来预测模型领域一定大有可为！希望这本书能为这个领域的前进贡献一份力量！

陈　峰
南京医科大学公共卫生学院

前　言

在医学领域中，临床预测模型正日益成为医疗决策的关键工具。随着医疗数据的不断积累和计算能力的提升，我们有机会以前所未有的精度和深度去理解疾病的发展趋势、个体发病 / 预后的风险特征。

近年来，临床预测模型类研究呈现出爆发式的增长，与之相对应的方法学研究也在不断完善。随着一批中、英文教材、专著的相继出版，广大研究者有机会系统性地学习临床预测模型开发和验证的全流程。虽然这些书籍中不乏优秀之作，但是大多数都偏向于算法的介绍或是编程的实现，而忽略了最为重要的、根本的临床预测模型相关的方法学介绍。

首先，临床预测模型方法不等于算法和编程。我们有时可能听到一些研究者将预测模型类研究称为“机器学习类研究”或“数据挖掘类研究”，这其实是忽略了临床预测模型属于临床流行病学研究的一个类别，将研究工具替代了研究目的。对于算法的罗列介绍，仅仅触及“器”的层面，容易将研究者带入“拿着锤子看什么都像钉子”的误区。倘若仅停留在编程实现的教程层面，在不懂得缘由、原理的基础上，机械地套用统计分析代码，通常只能分析案例数据，而无法应对实际研究中出现的各种特殊情况。这类教程，看似实践性很强，其实无法让研究者获得真正的解决问题的能力。

其次，临床预测模型方法不等于统计分析方法。诚然，统计分析工作在临床预测模型类研究中占有相当大的比重，也是众多研究者在建模实践中面临的主要难点。然而，统计分析方法更多局限于数据分析这一任务，诸多上下游的研究过程和环节（如研究选题，研究设计、数据质控、预测模型的展示和应用等）并未包含在内，而对这些环节的了解和把控，对于高质量的研究同样重要。

最后，虽然临床预测模型本身只是技术和工具，但在未来的精准医学（Precision Medicine）和个体化医疗（Personalized Medicine）的时代，临床预测模型可以成为改善个体生活质量的重要循证工具。因此，我们坚信，应用正确的理念和方法，推动高质量的临床预测模型研究和应用，具有重要的现实意义。

也正是本着这样的理念，本书的几位主编，在预测模型研究的摸爬滚打中相识，最终聚在了一起，决定合力撰写一本力求“知其然，且知其所以然”的临床预测模型书籍。本书撰写计划从一开始就得到了 2022 年度北京大学医学出版基金的支持。为将梦想变为现实，团队邀请了 38 位来自于国内外的活跃在一线的临床流行病学、临床研究方法学、临床医学、生物统计学、机器学习和人工智能等领域的青年学者和专家的加盟，历时 2 年时间，成稿付梓。在这个过程中，几位主编既有线上无数次针锋相对的讨论，也有连续一周在北京大学医学部公卫楼挑灯夜战的通力合作，可以说这本书也是几位主编深厚友谊的见证。

我们希望通过这本书，为临床研究者、临床医生以及数据科学家提供一个全面的方法学指南，帮助读者更好地理解临床预测模型类研究的原理，了解在模型开发和验证过程中的难点和挑战以及与其对应的领先解决方案，并最终在临床实践中更好地应用预测模型。

本书在设计之初，规划了 4 个篇章：方法学篇、操作篇、专题篇和案例篇，以求涵盖从方法学入门，到实际操作，再到经典案例分享和热点进展介绍，旨在为读者提供系统、深入和实用的学习资源。因此，无论是初学者还是有丰富经验的专业人士，都能在本书中找到有关设计、构建、验证和应用临床预测模型的有用信息。

其中，方法学篇共15章，深入探讨了临床预测模型的基本原理、常用研究设计、数据收集方法和建模技术路线。对于有一定临床流行病学知识基础的读者，可重点关注临床预测模型类研究中的特殊考量；对于初学者或其他领域背景的研究人员，详细阅读此部分将有助于在扎实理论基础上开展正确的研究设计，确保收集的数据恰当可用。

操作篇共2章，集中到将理论转化为实际操作的步骤。书稿详细介绍了数据预处理、变量转换、变量筛选、模型训练与评价的方法，并且提供了在R软件中的实现策略和分析代码。结合书中的示例数据，读者可以掌握如何通过一步步严谨的数据分析建立临床预测模型。此部分特意尽量避免使用现成的R包，而是使用最基础的功能，根据原理自行编写代码（达到与现成的R包相同的效果），以避免因为软件版本升级，导致无法顺利运行命令。

专题篇共6章，介绍了临床预测模型领域的热点话题与前沿发展。主题既包含了预测模型的效用评估、缺失值插补后的建模、动态预测模型、机器学习模型等更为复杂的建模方法，也涉及了预测模型的系统评价和meta分析、预测模型用于卫生经济学评价等知识面的拓展。

案例篇共11章，呈现了11个临床预测模型成功发表的案例。这些案例涵盖了临床预测模型常见的应用场景和数据类型，方便读者能够快速"对号入座"，尽可能让读者更好地学以致用。我们特意邀请了文章的作者，讲述在文章中无法呈现的、研究背后的工作和思考，力图保证原汁原味地还原研究全过程，让读者能够从中体会到预测模型类研究的动机、挑战、遗憾和乐趣。

本书有幸得到了南京医科大学公共卫生学院陈峰教授的审阅和指导，衷心感谢陈峰教授对本书的总体把关。陈教授对于预测模型类研究的深刻理解和丰富经验，保证了本书的整体方向，陈老师亲自推荐的3个案例更是拓展了本书的案例场景。感谢每一位编者的认真撰写、多轮修改，他们扎实的专业知识和严谨的科学态度为书稿质量提供了重要保障。秘书于玥琳同学和卓琳老师的认真负责、热心协调和周到服务为本书的顺利出版立下了汗马功劳。感谢孟祥龙同学为本书封面提供的素材，感谢王予童、杨昕昱、周虎子威同学对本书校稿提供的帮助。也要感谢国家自然科学基金面上项目（82173616）、国家电网公司科学技术项目（5200-202116089A-0-0-00）、国家重点研发计划项目（2023YFC2507206）、国家自然科学基金青年项目（72004146）的经费支持，让本书从梦想照进现实。

如前所述，本书目标是提升临床预测模型类研究的质量，促进其在医疗实践中的应用，同时也意在激发更多的探索和创新，更好地发挥预测模型类研究的价值。但鉴于主编团队水平有限，书中一定有许多不尽如人意的地方，欢迎大家批评指正。我们特意开通了"统计札记"微信公众号平台和"统技札记"微信视频号平台，希望大家就任何问题进行进一步的互动交流。

再次衷心感谢所有为本书贡献智慧和支持的朋友，也祝愿所有的读者能够从中获得丰富的启发和收获。让我们共同努力，将知识转化为行动，为医疗健康事业的发展贡献一份力量。

主　编

2024年5月

目 录

方法学篇

专题篇

案例篇

方法学篇

第一章　临床预测模型现况及未来

虽然不同的学者对数据分析的任务有不同的分法，大体而言，数据分析有三大任务：描述（description）、推断（inference）及预测（prediction）。其中，预测在大数据时代越来越受到重视。预测性分析（predictive analytics）基于现有数据，借助统计建模以及机器学习等技术来做预测，已经应用于各个行业领域。

在医学领域，从循证医学（Evidence-based Medicine）时代衍生出来的精准医学（Precision medicine）和个体化医疗（personalized medicine）的需求也正借助新的数据形式（如组学数据、多模态数据）和分析技术（如机器学习）逐步落地。临床预测模型作为预测分析技术在医学领域的具体应用，受到越来越多的关注和重视。

第一节　临床预测模型的基本概念

临床预测模型本质上是估计某个体当下患有某种疾病或未来出现某医学结局概率或风险的数学公式。广义上讲，不仅仅是某医学结局（如疾病的发生、死亡等）的概率，具体的医学结局（比如住院天数、住院费用等）也是临床预测模型预测的对象。临床预测模型中“临床”二字旨在强调关注的是个体而非群体，关注的是医学相关结局，而非其他结局。

一、临床预测模型的各种别名

临床预测模型（clinical prediction models）在早先的一些文献中被称为临床预测规则（clinical prediction rules）或风险预测模型（risk prediction models）。而其他一些名称如列线图（nomogram）、风险评分（risk scores）等实为临床预测模型的一些展现形式。关于临床预测模型的各种展现形式及其特点，详见本书方法学篇第十一章“最终模型的确定、呈现及使用”。

二、临床预测模型及其研究的分类

从临床预测模型的概念可知，临床预测模型主要解决两大类任务：①预测某个体当前患有某种疾病的概率或风险，此即诊断模型（diagnostic models）；②预测某个体未来出现某医学结局的概率或风险，即预后模型（prognostic models）。和临床上把关注患者罹患某种疾病后的进展、转归和结局称为“预后”不同，此处“预后”的含义更为广泛，其要义仅指用于模型中的“预测因子”与预测的结局有明确的先后顺序，有纵向时间维度上的区别。因此，对于未患某种疾病的但具有多种高危因素的人群，预测其未来发生此病的风险也属于预后模型关注的内容。

诊断模型与预后模型的本质区别在于预测因子与预测结局是否有明确的时间先后顺序。诊断模型中，预测因子与结局通常无明确的时间先后顺序，因此模型的开发常基于横断面研究数据或者队列研究的横截面数据，且其结局为分类变量，选择的模型常为 logistic 回归模型。预后模型中，预测因子与结局有明确的时间先后顺序，因此模型的开发需基于具有纵向属性的队列研究或者临床试验数据，且其结局常为时间 - 事件变量，选择的模型常为 Cox 回归模型。诊断模型与预后模型的区别，具体可参考表 1-1。

很多研究与临床预测模型相关，个体预后与诊断的多变量预测模型透明报告（Transparent Reporting of a Multivariable Prediction Model for Individual Prognosis or Diagnosis，TRIPOD）研究组将

预测模型研究分为五大类：①寻找预后与诊断因子的研究；②无外部验证的预测模型开发研究；③有外部验证的预测模型开发研究；④预测模型验证研究；⑤预测模型影响研究。5 类研究的差异见图 1-1，其中③是最为典型、完整的预测模型开发研究。研究者需注意①及⑤同其他三类在目的、研究设计以及结果报告上有所不同。寻找预后与诊断因子的研究旨在识别出诊断或是预后的独立因子，而非为个性化预测建立预测模型。预测模型影响研究旨在比较应用与不应用预测模型在医生和患者医疗决策及患者健康结局上的效果差异，其研究应遵循随机对照临床试验研究设计。

表 1-1 诊断模型与预后模型的区别

比较维度	诊断模型	预后模型
目的	预测某个体当前患有某种疾病的概率	预测某个体未来出现某医学结局的概率
研究设计	横断面研究或者队列研究的横截面数据	队列研究或者临床试验
适用人群	具有某些症状体征，怀疑患有某种疾病	当下未患某疾病，关注未来的发病情况；当下已患有某种疾病，关注未来结局
预测因子	症状、体征、影像学检查、实验室检测结果等	患者特征、疾病特征、影像学检查、实验室检测结果等
结局	当下是否患病，分类变量	未来是否发生某医学结局，时间 - 事件变量
建模方法	logistic 回归模型等	Cox 回归模型等

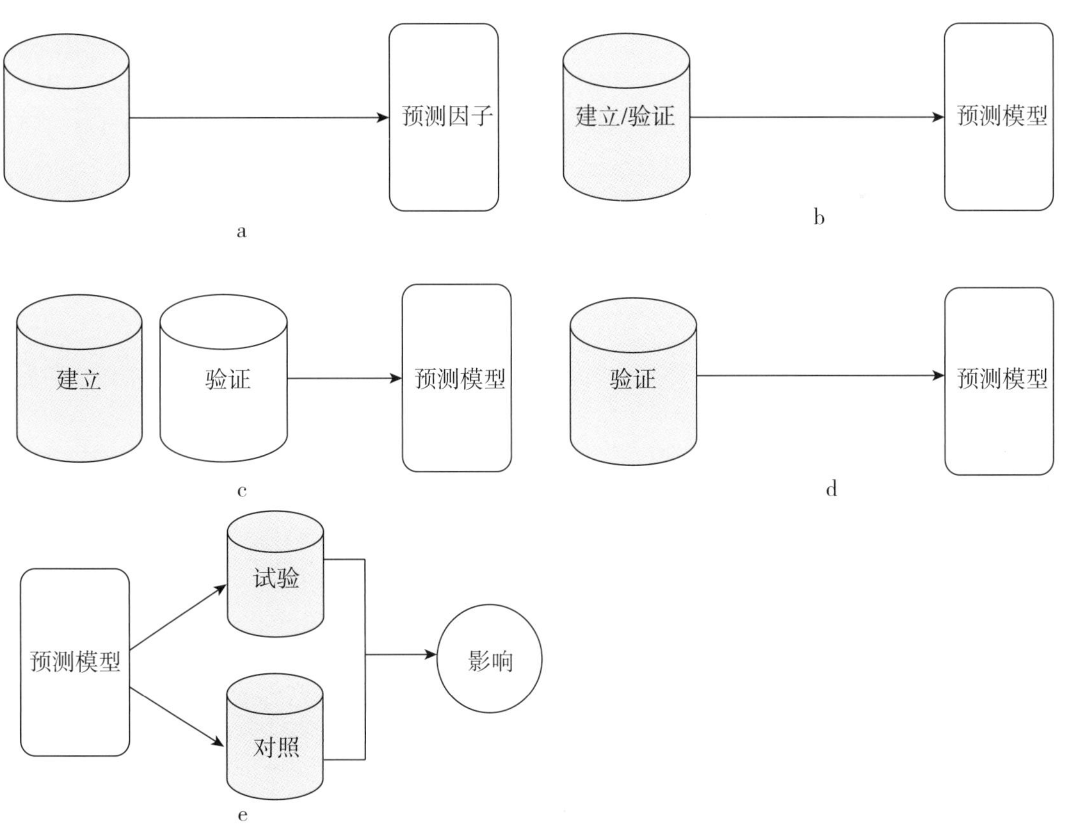

图 1-1 五大类预测模型研究

a．寻找预后与诊断因子的研究；b．无外部验证的预测模型开发研究；c．有外部验证的预测模型开发研究；d．预测模型验证研究；e．预测模型影响研究

三、临床预测模型的时间框架

在预测模型中，还有一些与时间相关的重要概念：包括预测时间、观察窗口及预测窗口（图1-2）。预测时间（prediction time）是指模型进行预测的具体时间点或时间段。它是模型给出预测结果的时刻或时间范围。在动态预测模型里，也被称为里程碑时间（landmark time）。观察窗口（observation window）是指模型用来收集预测因子的时间段。观察窗口是一个从预测时间向后倒推的回顾性时间窗口。预测窗口（prediction time）也称预测时段（prediction horizon），是模型用来收集结局的时间段，也是模型用来预测未来结局的时间范围，是在预测时间点之后的一段时间区间。

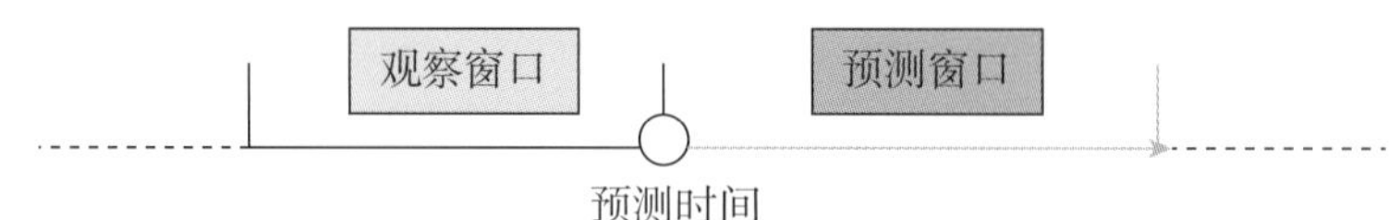

图 1-2　临床预测模型的时间框架

在预测模型中，这些时间相关的概念共同构成了一个预测模型的基本时间框架。在开发预测模型时，需要清楚地定义预测时间、观察窗口和预测窗口，以明确模型的应用时间，从而得到准确的预测结果。

四、临床预测模型开发核心步骤

完整的临床预测模型开发包括3个核心步骤（模型的拟合与确定、模型的内外部验证、模型的呈现）涉及两个人群（开发队列人群和验证队列人群）。模型的拟合与确定是通过数据拟合，确定预测模型最终的截距和系数。模型的内部验证是为了评估模型拟合过程的可重复性和稳定性，而模型的外部验证则是评估模型的泛化能力，即模型对新数据的预测能力。模型的呈现与模型的使用息息相关，评分系统、列线图、网页计算器或者应用程序等不同的呈现方式适用于不同的使用场景。开发队列和验证队列是两个独立的人群，开发队列用于模型的拟合与确定及模型的内部验证，验证队列用于模型的外部验证。为了进行模型的拟合和内部验证，研究者通常基于开发队列人群产生两个不同的数据集，分别用于模型的拟合和最终确定（训练集）及做内部验证（验证集）。不过，不同的策略（如随机拆分、重抽样等）生成的训练集和验证集不同，在具体的步骤上存在差异，具体可参考本书第十二章“模型表现的评价方法及模型验证”。

基于机器学习算法的临床预测模型在具体的流程和术语上与传统的基于统计模型的预测模型略有差异。比如，基于机器学习算法开发预测模型，需要调节超参数、增加了测试集的概念。两者具体的区别可见表1-2的总结归纳，更多关于基于机器学习算法开发临床预测模型的内容可参考本书专题篇第二十一章“基于机器学习的预测模型概述”。

表 1-2　基于统计模型与基于机器学习算法临床预测模型的区别

步骤	基于统计模型	基于机器学习算法
模型的拟合与确定	基于开发队列的训练集进行，最终的模型通常是一次拟合即确定	基于开发队列的训练集及验证集进行，最终的模型是经过验证集调节超参数后确定
模型的内部验证	基于开发队列的验证集进行	基于开发队列随机拆分出来的验证集进行
模型的外部验证	基于验证队列的全部数据集进行，此数据集称为验证集	基于验证队列的全部数据集进行，此数据集称为测试集

五、临床预测模型统计分析技术

虽然临床预测模型常用的建模模型与传统的统计回归模型相同，多为logistic回归、Cox回归等模型，但其在研究目的、关注指标、研究流程、结果展现等方面均有所不同（图 1-3，表 1-3）。临床预测模型旨在估计某个体当下患有某种疾病或未来出现某医学结局的概率或风险，因此其关注的更多是个体层面绝对效应指标，如事件的发生率，而传统的统计分析，多是为了控制混杂因素后做效应估计，估计干预措施或者暴露因素与结局的关联，因此其关注的更多是群体层面的相对效应指标，如优势比（odds ratio，OR）、相对危险度（relative risk，RR）、风险比（hazard ratio，HR）等。在研究流程上，预测模型研究的流程更复杂，除了传统的模型拟合，还有模型的验证等环节。在结果展现上，预测模型研究需要 ROC 曲线、校准度图等展现模型的区分度和校准度。

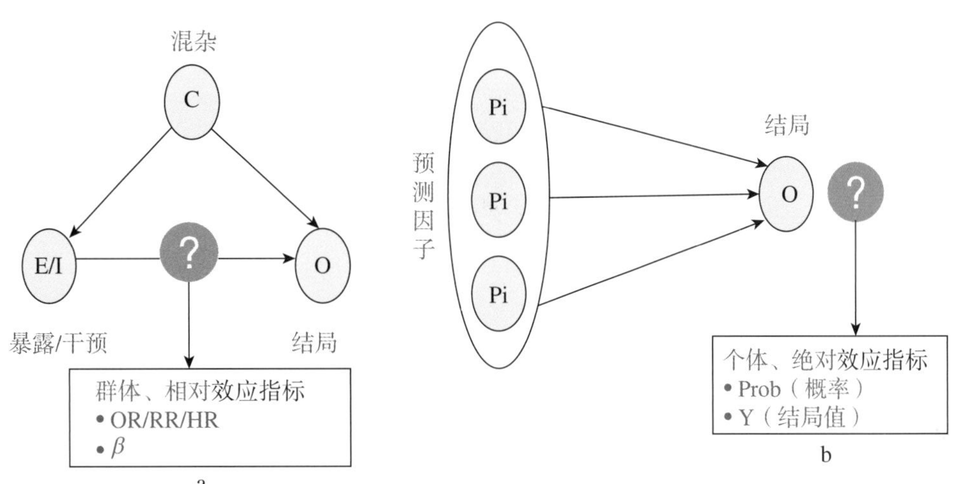

图 1-3 临床预测模型分析与传统统计分析的异同

a．传统统计分析；b．临床预测模型分析

表 1-3 临床预测模型分析与传统统计分析的异同

步骤	临床预测模型分析	传统统计分析
研究目的	估计某个体当下患有某种疾病或未来出现某医学结局概率或风险	控制混杂因素后做效应估计，估计干预措施或者暴露因素与结局的关联
关注指标	个体，绝对效应指标，如事件的发生率	群体，相对效应指标，如 OR、RR、HR
研究流程	模型拟合与确定、模型的验证	模型拟合
结果展现	ROC 曲线、校准度图等	传统的单因素、多因素效应估计图表

第二节 临床预测模型的应用场景

临床预测模型在临床实践和医学研究中，都有广泛的应用。在临床实践上，借助诊断模型，医生和患者可做出更好的医疗决策，比如是否需要做进一步检测，是否直接启动治疗等。借助预后模型，可以帮助医生和患者更有依据地选择治疗策略，指导生活方式干预。在医学研究中，临床预测模型也可应用于研究人群的筛选，效应估计时的风险调整等。

一、临床实践应用

临床预测模型在临床实践中的应用范围，覆盖疾病的预防、诊断、治疗和预后全过程。在预防上，心血管领域很多有名的预测模型，如，基于 Framingham 心脏队列开发的 10 年动脉粥样硬化性心血管疾病预测模型（2018 ACSVD 10-year Risk Calculator），是美国心脏协会和美国心脏病学会预防指南里推荐的普通人群心血管疾病风险预测工具。此外还有 Framingham 心脏研究的 10 年房颤预测模型、10年心衰预测模型、10年冠心病预测模型等，这些预测模型的普及和应用对于普通人群心血管疾病的预防起到非常积极的作用。有研究者对利用临床预测模型进行个人生活方式干预以预防心血管疾病做过系统综述，发现有多达19个临床预测模型用作干预措施，涉及吸烟、饮酒、体力活动以及营养等诸多方面。

在诊断上，Wells教授团队基于一系列研究开发的深静脉血栓形成（DVT）诊断模型Wells DVT评分。在诊断DVT时，利用此评分可以大大减少影像检查的使用，因此，Wells DVT评分也被美国胸科医师学会的指南推荐。类似的如Wells肺动脉栓塞评分。

在治疗及预后上，预测模型应用最典型，如CHA_2DS_2-VASc评分（C，充血性心力衰竭；H，高血压；A_2，75岁；S_2，先前的缺血性卒中、短暂性脑缺血发作或其他血栓栓塞事件；V，存在动脉疾病；A，65～74岁；Sc，性别）。对于非心瓣膜性房颤患者，如果CHA_2DS_2-VASc评分大于1分，则归为卒中高危人群，推荐启动抗凝治疗；又如$ABCD^2$评分，如果短暂性脑缺血发作患者的$ABCD^2$（A，年龄；B，血压；C，临床症状；D^2，症状持续时间、糖尿病）＞4分，则归为高危人群，依据氯吡格雷用于急性非致残性脑血管事件高危人群的疗效研究（CHANCE）等研究结果及卒中管理相关指南推荐应启动双重抗血小板治疗。

早期的临床预测模型，为了临床应用的方便，通常将预测模型转化为风险评分。因此，上述预测模型多为风险评分的形式。随着电子设备的普及，基于网页计算器或者应用程序的预测模型会越来越普遍。

二、医学研究应用

临床预测模型除了在临床诊疗实践的应用广泛，也在医学研究中发挥重要作用，这主要体现在研究人群的筛选、效应估计时的风险校正，以及临床试验中的样本量估算。

很多研究为节省样本量，节约成本，在确定研究对象时，通常会选择终点事件发生率较高的研究对象。因此，在研究入组时，可以采用一些验证过的预测模型来筛选高危人群入组。例如，在氯吡格雷用于急性非致残性脑血管事件高危人群的疗效研究中，研究者将研究人群确定为轻型卒中和高危短暂性脑缺血发作患者。在研究入组时，便采用$ABCD^2$评分筛选出发生卒中事件率较高的患者。

医学研究中，特别是观察性研究在做效应估计时，需要控制好混杂因素。除了常规的分层、匹配、多因素回归分析、倾向性评分以及工具变量等方法，单独校正基于一些常见的风险因素开发的风险评分，也是一种可用的风险校正方法。例如，基于年龄、性别、吸烟状况、糖尿病、高血压、心脏病家族史、腰臀比、社会心理因素、饮食以及体力活动开发的INTERHEART风险评分，被广泛应用于心血管疾病研究中效应估计时的风险校正。另外一种用于效应估计时风险校正的方法——疾病风险评分，也是采用了预测模型类似的思路开发的。

临床试验中，利用历史数据做样本量估算是常用方法。欧洲药品管理局（EMA）批准了一项新兴技术，该技术利用临床试验的对照组和观察性研究的历史数据，结合预后建模，来减少试验中测量连续性反应的治疗效应估计的不确定性，从而减少临床试验所需的样本量。未来，这也有可能是预测模型用于医学应用的一种场景。

第三节　临床预测模型的发展现状和展望

一、临床预测模型的发展现状

在精准医学和个体化医疗呼声日盛的今天，临床预测模型井喷式的发展犹如循证医学时代meta分析技术的崛起和兴盛。著名的四大医学期刊之一的英国医学杂志（*BMJ*）上近年来发表非常多预测模型的系统综述，分别总结了各学科领域的各种临床预测模型，涉及2型糖尿病患者的肾病、皮肤癌、心血管疾病、慢性阻塞性肺疾病等各种疾病领域，每种疾病都有几十种甚至上百种预测模型，这种情况在新型冠状病毒的预测模型上得到了最充分、最集中的体现。然而，在看到预测模型发展的数量、速度及范围势头的同时，也需重视其存在的问题：

1．热衷开发，忽视验证　目前的临床预测模型研究，大多热衷于从头开始，各自重新开发新的预测模型，而忽视了对已有预测模型的验证和评价。例如，荷兰乌得勒支大学的 Damen 教授等对普通人群的心血管预测模型进行了系统综述，研究发现 363 个预测模型中，仅有 36% 的经过了外部验证。Siontis 也曾对 127 个新开发的模型进行了调查，发现仅有 25% 的模型进行了外部验证。预测模型研究重开发轻验证这种思想和现象亟待改善，否则会造成研究资源和精力的持续浪费，也不利于实施和推广那些真正能够改善患者健康的预测模型。

2．质量参差不齐，对方法学重视不足　预测模型的质量体现在两个方面，一个是研究开展的质量，另一个是报告的质量。研究开展的质量，需通过预测模型的风险偏倚和适用性评估工具 PROBAST（prediction model risk of bias assessment tool）来核查，具体可参考本书的第十四章“预测模型的偏倚风险评价”；报告的质量，可以通过 TRIPOD 报告规范来核查，具体可参考本书第十五章“临床预测模型的报告准则和写作规范”。目前的预测模型，无论是研究本身还是报告质量，都存在诸多问题。例如，有研究调查了辅助乳腺癌治疗决策的 922 个预测模型，发现 95% 的模型都存在高偏倚风险。又如，一项关于慢性肾病的预测模型系统综述的研究显示，慢性肾病领域的预测模型开发方法不当，报告质量低下。

3．开发与应用脱节，大多止步发表　虽然目前预测模型的研究数量非常多，文章的发表量也呈现井喷式剧增，但是真正走进临床转化应用的预测模型，却少之又少。大多数预测模型，只是躺在论文里面的一张列线图或一个公式而已。对于基于机器学习开发的预测模型，因其部署的技术门槛和资源成本，在这方面的问题更加突出。这正如 Vickers 和 Cronin 的锐评中指出的：“为什么我们要做预测模型发表文章？简而言之，因为我们能够。我们有一个数据集和一个统计软件包，我们把数据集倒腾到软件包中，按下几个按钮，唰！我们又有了一篇论文。”其实，预测模型要应用、要落地，就必须经过外部验证，通过预测模型的影响力（impact of prediction models）评价环节，以证实应用预测模型确实能够改善结局、增进健康，而这恰恰是目前的研究者亟需弥补的薄弱环节。

二、临床预测模型的未来展望

随着数据测量、存储、联通及分析技术的不断进步，未来的临床预测模型，一方面其应用场景将会不断拓展，走出诊断和预后等传统领域，涵盖健康管理、数字医疗、药物研发等更加广泛的场景。另一方面，未来的临床预测模型的应用将更为自动化、智能化、个性化，以呼应不断增长的精准医疗和个性化医疗的需求。

高通量测序技术的发展使得多组学研究能够以前所未有的速度和规模进行。大规模测定遗传信息，为研究人体基因变异、甲基化水平、转录水平、蛋白质表达水平、代谢水平等提供了强大的工具。分布式存储、计算框架、内存计算技术，以及互联互通等技术构成的大数据生态系统，结合处理语言、声音、图像等各种类型数据的深度学习技术，可以支持多源异构大规模数据的存储、处理、分析和交互，使得对大规模医学数据的处理、分析和挖掘更加高效和精确。当这些数据的测量、存储、联通及分析技术普遍可及时，临床预测模型便可充分利用这些数据和技术，为大众提供更优质的医疗服务和个性化的健康管理，为医疗健康领域带来更多的科学依据和创新解决方案。

得益于数据测量、存储、联通及分析技术的不断进步，未来的临床预测模型可以深度整合于当下的临床诊疗实践和流程中，以便更加充分地利用数据，更加精准地预测，以及更加高效、便利地应用，真正实现数智驱动。除此之外，未来可将临床预测模型视为一项卫生技术（health technology），形成“开发（更新）- 验证 - 部署 - 评估”动态循环，实现临床预测模型的动态更新和持续监测，以适应新的医疗知识和技术、保持模型的准确性、有效性和经济性，从而提高治疗决策的精确性和可推广性。

第四节　本章小结

临床预测模型是精准医学和个体化医疗最具体化的核心工具，其本质是估计某个体当下患有某种疾病或未来出现某医学结局概率或风险的数学公式。临床预测模型的两大类任务诊断和预测对应其两大分类：诊断模型和预后模型。无论哪种类型，都需要明确预测时间、观察窗口及预测窗口，以确定其时间框架。完整的临床预测模型开发包括 3 个核心步骤（模型的拟合与确定、模型的内外部验证、模型的呈现），涉及两个人群（开发队列人群和验证队列人群）。基于机器学习算法的临床预测模型在具体的流程和术语上与传统的基于统计模型的预测模型略有差异，临床预测模型的统计技术与传统的统计分析在研究目的、关注指标、研究流程及结果展现上也有所不同，应以区分。临床预测模型在临床实践的中应用范围可以覆盖疾病的预防、诊断、治疗和预后全过程；在医学研究中，可用于研究人群的筛选、效应估计的风险校正，以及临床试验的样本量估算。随着数据测量、存储、联通及分析技术的不断进步，未来临床预测模型在变量维度、应用场景和形式上将会有不断的拓展和进步，从而更多地惠及大众和医学研究。

（谷鸿秋　王俊峰）

第一章参考文献

第二章 临床预测模型研究的完整框架

科研领域常常提及“研究”或“课题”，其中，单个“研究”针对某一个特定研究问题或研究假设，而完整“课题”则是在某一个整体框架下设计多个“研究”。临床预测模型类研究，狭义上的理解通常指单篇的研究论文，广义上，临床预测模型研究可以包含多篇不同类型的、系列研究论文，形成一个有完整故事链和证据链的课题。

本章将简要介绍完整的临床预测模型课题的组成部分、实施步骤以及临床预测模型作为一项卫生技术的生命周期。

第一节 临床预测模型课题

目前发表的论文，绝大多数都属于单个临床预测模型类研究，与此同时，越来越多的学位论文、科研项目也尝试将多项预测模型研究整合为一个完整课题。无论作为单个研究还是作为完整课题，开展预测模型工作之前都应该清楚其完整框架。

一、完整的临床预测模型研究的组成部分及相互之间的关联

根据 TRIPOD 和 PROBAST 开发工作组给出的建议，一个完整的预测模型类研究课题，理论上应包含选题、系统评价、外部验证、模型更新、模型开发以及模型的效用评价 6 个步骤（图 2-1）。倘若经过文献检索后未发现已发表相关模型，则研究者可在确定预测模型后按照严格的临床预测模型流程开发新的模型。一个完整的临床预测模型研究是一个有机的整体，类似于生态系统中的能量传递，前一步骤得到的结果会传递给下一步骤，并且作为决策的依据。注意，对于一篇论文可以仅仅关注上述六个步骤的某一个或几个，如论文主题可以是关于预测模型的系统综述、已有模型的外部验证、已有模型的更新、模型开发、模型的效用评价等。

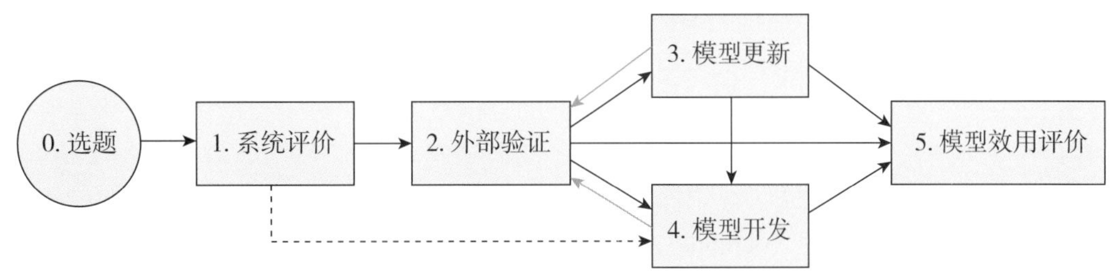

图 2-1 完整的临床预测模型研究课题的组成部分

（1）步骤 0：选题

选题是一切研究的根本问题和起点。对于预测模型，选题阶段应从临床需求或现有数据出发，研究者必须想明白 4 个问题：为什么需要模型（why）、什么时候用（when）、用到谁身上（who）、在哪用（where）。只有上述问题明确了，才能进一步搞清楚预测模型的研究意义、目标人群、研究结局、要开发的模型类型。注意，从数据层面，在项目开展之初，研究者需要明确建模所需的数据可得可及，如果计划前瞻性收集数据，也需明确可收集到的数据类型，这些细节都会影响模型的准确性。

（2）步骤 1：系统评价

要开展一项新的预测模型研究，首先需要对该领域前期已有研究进行统一梳理，即进行系统评价（systematic review）。系统评价的目的主要有两个：一是了解现有研究状况，对现有模型方法学质量和模型适用性进行评估，高质量且适用性较好的模型可直接进行外部验证。二是对现有模型使用的预测因子进行归纳整理，便于后续模型开发拟定潜在预测因子。

（3）步骤 2：外部验证

在完成现有模型系统评价后，研究者利用现有数据或收集新数据，对高质量且适用性佳的模型进行外部验证，评价模型的表现。

（4）步骤 3：模型更新

对于外部验证表现良好的模型，可以直接跳过模型更新与模型开发，对模型的效用进行分析。如果现有预测模型在新数据集中的表现不佳，提示该研究领域现有模型需要进行更新以提升预测性能，通过评价更新后的模型表现来确定是否需要重新开发模型。

（5）步骤 4：模型开发

如前文所言，模型开发并不是理所当然就应该做的，仅在对现有模型更新后仍不能满足需求的时候才考虑进行模型开发。在模型开发中，可以将系统评价整理的预测因子作为潜在预测因子库，用以指导数据收集和数据分析过程。

（6）步骤 5：模型的效用评价

使用临床预测模型的最终目的是改善患者的结局并带来宏观上的成本效益。不管是现有模型，还是通过更新或开发得到的新模型，当经过外部验证表现出较好的预测能力与适用性后，还需要进一步衡量模型对临床决策和患者结局的影响，即是否会让患者获益以及所得到的益处有多大。

完整的临床预测模型课题可以按照课题各部分的工作量及内在关联细分为 3 ～ 4 个阶段。对于研究者来说，每一阶段都可以形成独立的研究成果。如：①针对特定人群和特定结局的预测模型的系统评价；②对系统评价中纳入的现有模型进行统一的外部验证，并对现有模型进行有选择性的更新；③如有需要，在数据量允许的情况下，可以尝试开发新的模型；④对模型的临床效用进行分析，此部分也可起到承上启下的作用，作为后续研究的内容。

二、各组成部分的关键点和注意事项

1. 选题

在临床工作中，常利用 PICO 研究框架来协助构建临床研究的科学问题，这四个字母代表了全面描述一个临床问题所需的 4 个元素：人群（population）、干预（intervention）、比较（comparator），以及结局（outcomes）。但对于预测模型类研究，研究的目的并不是评估干预措施的效果，所以原始的 PICO 框架并不完全适用于预测模型类的研究。对于此类研究，有学者对 PICO 研究框架进行了拓展，提出了 PICOTS 框架，其含义分别为：目标人群（population）、待研究模型（index model）、待比较模型（comparator model）、结局（outcomes）、时间（timing）以及研究所处场景（setting）。PICOTS 仍然是对原始版本 PICO 的拓展，除此之外还有专门针对某一类预测模型类研究提出的研究框架。对于诊断模型，有学者提出 PIRO 框架，4 个字母的含义分别为：患者（patients）、待研究的诊断方法（index tests）、参考标准（reference standard）、结局（outcomes）。对于预后模型，有学者进一步提出 PFOT 框架，分别代表人群（population）、预后因子（prognostic factors）、结局（outcomes）以及随访时间（follow-up time）。

2. 系统评价

前面提到，对现有模型的系统评价有两个任务，分别为评价现有模型的质量以及适用性、总结现有模型中所使用的预测因子，作为后续模型开发时的潜在预测因子。针对前者，在实际研究中可以借助评价临床预测模型偏倚风险和适用性的工具 PROBAST 来完成。针对后者，可以采用列表将各模型中使用的预测因子逐一列出或使用维恩（Venn）图或 UpSet 图进行展示。但是维恩图在模型数量较多的情况下，可展示的信息量较少，并且图形较为杂乱，因此在实际工作中，利用表格梳理现有模型的预测因子更为简洁准确。

对于预测模型的系统评价，常见的难点主要有以下几个方面。

第一，如何构建完善的文献检索策略。现有预测模型研究的检索策略并没有一个统一的标准，为了检索更加全面，通常会纳入大量研究，从而增加文献筛选的工作量。例如，研究者可能会采用预测模型、风险评估、风险预测、模型或算法等词来描述他们的研究。常见的数据库包括 Medline、Embase、Web of Science，在利用检索式检索的基础上进一步结合手工检索和引文检索以提高文献检索的查全率与查准率。有学者对当前已有的检索策略进行结合与优化。检索策略范例在本书第二十二章“预测模型的系统综述与 meta 分析”中具体呈现。

第二，如何定义“预测模型”，这本身就一个值得探讨的问题。例如有些常用的评分系统，是否应该被当作预测模型；某些风险因素类研究在分析过程中用到多变量回归，最后得出模型是否算预测模型。总体而言，预测模型的系统评价筛选需要根据研究方案制定的纳入和排除标准，结合 PICOTS 框架或 TRIPOD 声明，选择符合标准且能够回答研究问题的文献。

第三，评价临床预测模型偏倚风险和适用性的工具 PROBAST 在实际应用中难以掌握，评价者一致性与准确性均较低。如果系统评价过程中没有预测模型领域专业人员的参加，很难得到可靠的偏倚风险判断。本书作者团队在针对预测模型综述的再评价过程中，发现纳入分析的综述中，94.7% 的研究没有汇报一致性的结果。在实际使用时，需要评估者具备预测模型和临床两方面的专业知识，因此推荐临床医生和方法学专家共同完成。关于 PROBAST 工具，将在本书第十四章“预测模型的偏倚风险评价”中进行详细介绍。

第四，对同一模型的外部验证研究数量不足，不能进行 meta 分析。对于预测模型表现的 meta 分析是通过汇总分析某一个现有模型在不同数据中的预测表现，推断该模型在总体人群中的表现，而不是将各个不同的模型在各自数据中的表现进行 meta 分析。但研究者更倾向于开发新的模型，往往会忽略模型验证，这就导致模型验证研究数目不足，难以进行 meta 分析。

关于预测模型的系统评价和 meta 分析的内容，将在本书第二十二章“预测模型的系统综述与 meta 分析”中进行详细介绍。

3. 外部验证

外部验证的目的是使用研究者所拥有的数据去验证现有的高质量且适用性佳的现有模型，寻找最有应用前景的模型。但在预测模型的外部验证中，如果公开发表的论文对模型的关键信息报告不充分，会导致无法根据现有信息进行预测和外部验证。例如统计模型的参数（截距或斜率）信息缺失或精确度不高、仅提供列线图对批量预测造成困难、基于机器学习的预测模型研究仅报告模型表现而无模型具体形式。此外，外部验证还可能受到数据可及性的限制，例如模型中使用的变量在实际研究中难以获取，那么研究者难以对现有模型进行外部验证。关于模型外部验证的内容，将在本书第十二章“模型表现的评价方法及模型验证”中进行详细介绍。

4. 模型更新

模型更新的含义在于在现有模型的基础上，利用较少的资源得到更高质量、表现更好的模型。根据外部验证表现决定是否对模型进行更新，其策略包括 3 个方面：一是再校准，分为仅校准基线风险（截距项）和同时校准基线风险和斜率；二是模型修订，可分为对模型参数选择性重新估计或全部重新估计；三是模型拓展，即加入新的变量。由于模型更新与外部验证紧密相关，模型更新过程中的难点与模型的外部验证类似，包括模型关键信息报告不充分以及研究者可得数据的问题。除此之外，需要注意的是，若所有数据都用于模型更新，会导致没有更多的数据对更新后的模型再进行外部验证。

关于模型更新的内容，将在本书第十三章“预测模型的更新”中进行详细介绍。

5. 模型开发

尽管模型开发是最常见的预测模型类的研究，但是对于模型开发仍需秉承宁缺毋滥的审慎态度。只有在必要的情况下，例如现有模型存在方法学质量低等缺陷，才考虑模型开发。如果现有模型表现不佳，首先考虑进行模型更新，若仍无法提升模型表现，再考虑模型开发。另外，研究者在确定模型开发前需要考虑目前可得的数据能否支撑模型开发，包括数据代表性以及样本量等方面的考虑。关于模型开发的内容，将在本章第二节中给出关键步骤，并且于本书方法学篇中进一步展开讲解。

6. 模型的效用评价

模型的效用评价不仅是对模型统计学表现的评价，还包括预测模型的实际使用是否真的有提升医生的决策质量和患者的临床结局，是否真正能为患者带来益处以及益处的大小。常见的临床实际效用评价包括以下 3 种（前两种是基于计算的方法）：

（1）净收益分析，常见的分析包括决策曲线分析（decision curve analysis，DCA）。DCA 是一种评估预测模型实际临床应用价值的方法，用于为临床决策提供信息。

（2）模型的卫生经济学评估，是更为复杂和严谨的方法。例如使用决策分析模型（decision analytic model），通过模拟计算使用模型后带来的收益。

（3）预测模型的随机对照试验。将纳入患者随机分组，一组在诊疗过程中使用预测模型，另一组不使用预测模型，比较两组患者的临床结局。关于模型效用评价的内容，将在本书第十八章“对预测模型的效用的评估”中进行详细介绍。

上述模型效用评价的难点包括：①对于净收益分析，研究者不了解 DCA 及其应用的原理，仅将其视为模型效用评价中的固定步骤，对于 DCA 结果的认识和解读不准确。②卫生经济学评估方法远离临床，要求临床研究者在掌握预测模型研究的同时又需要熟悉卫生经济学评估的方法，在实际操作上难度过大。③随机对照试验耗费的人力、物力、财力和时间较多，若能将预测模型整合入临床诊疗体系中，则更具可行性。

第二节 临床预测模型开发类研究的主要步骤

模型开发是最常见的预测模型类研究的形式，也是方法学难点最多的部分。可以说，掌握了模型开发的全部过程，研究者便可以轻松驾驭模型验证和模型更新类研究。因此，本小节将专注于模型开发的主要步骤，以及与本书方法学篇各章节的对应关系。

一、临床预测模型开发的主要步骤

临床预测模型开发的整个研究流程可以分为准备工作、统计分析和成果展示三大部分和 10 个具体步骤。对于大部分临床研究者来说，重点和难点都是统计分析部分，但是对于研究本身来讲，准备工作是最重要而且最耗时的部分。在本节将拆解各部分的具体内容，阐述一项研究如何从零开始，循序渐进，完成临床预测模型的开发全过程（图 2-2）。

二、各步骤的主要任务

1. 准备工作

准备工作主要包括确立研究问题、选择数据来源以及数据预处理 3 个部分。首先是确立研究问题。临床预测模型的选题一定要具有临床意义，需要临床医生立足于学科背景和研究领域明确模型立意。另外，在确定研究问题后还需明确模型类型（诊断模型或预后模型）和研究类型（模型开发或模

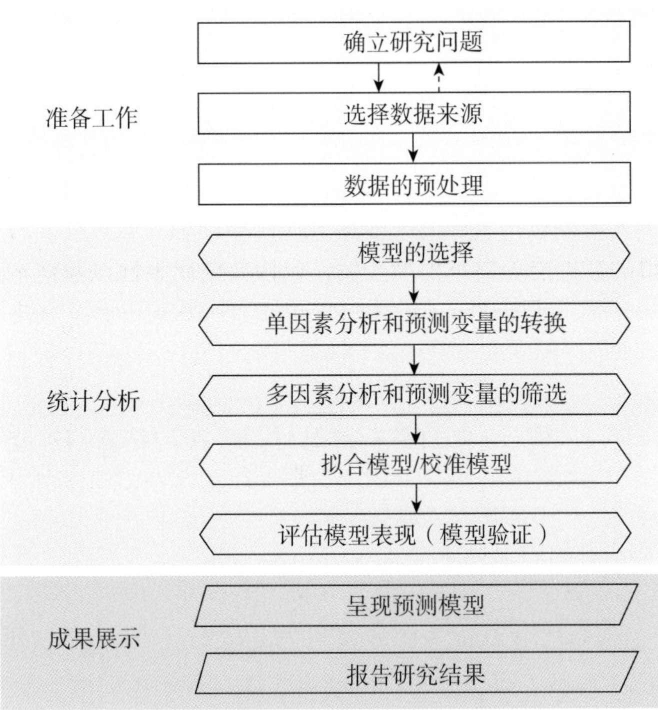

图 2-2 临床预测模型的开发全过程

型验证)。

数据来源包括制定计划收集数据以及利用现有数据。制定计划收集数据的理想情况是确定预测结局后，通过查找文献，结合自身临床经验或者征询专家意见，得到包含所有可能与结局相关的指标作为潜在预测因子，进行数据收集。若使用现有的数据，在省时省力的同时也会因为现有数据的限制，错过预测能力非常好的预测因子，导致模型表现不佳。此部分内容将在本书第三章“临床预测模型的研究设计及数据来源”中进行详细介绍。

第三部分为数据预处理，包括数据录入、数据质量检查及数据清洗。在分析数据之前，数据中的录入错误（如逻辑错误、前后不一致等），都需要检查和修正。此部分内容将在本书第八章“预测模型研究数据的收集与预处理”中进行详细介绍。

2. 统计分析

统计分析部分是预测模型研究的核心，一般分为 5 个步骤：

一是模型选择，根据结局变量的类型最常用的模型是 logistic 回归模型和 Cox 比例风险回归模型，近年来，机器学习也越来越多地用于临床预测模型研究。但需注意，模型本身并无高低之分，不是越复杂模型越好，需要根据研究问题选择合适的模型。此部分内容将在本书第十一章“最终模型的确定、呈现及使用”中进行详细介绍。

二是预测因子描述与转换，预测因子描述为了了解预测因子的数据分布特征和缺失情况，而预测因子转换是确定变量进入模型的最佳形式，通常通过单因素分析指导，包括是否将分类变量进行类别合并、是否将连续变量分类等。此部分内容将在本书第十章“预测因子进入模型的形式及筛选”中进行详细介绍。

三是预测因子筛选，必须通过多因素分析完成，如逐步回归和正则化等。此部分内容将在本书第十章中进行详细介绍。

四是模型拟合与校准，在预测因子筛选完成后，通过模型拟合就得到了最终的预测模型，在某些情况下，需要对模型进行校准。此部分内容将在本书第十一章中进行详细介绍。

五是模型表现评价，是整个研究中非常重要的组成部分，包括内部验证、外部验证以及模型的比较。此部分内容将在本书第十二章“模型表现的评价方法及模型验证”中进行详细介绍。

3. 成果展示

预测模型的成果展示包括预测模型的呈现和研究结果的报告两个方面。预测模型的呈现，有多种形式，包括直接呈现模型的公式、转换为评分系统或者颜色打分卡、制作列线图等。随着信息技术发展和普及，越来越多的预测模型以网页计算器或者应用程序形式呈现。具体的各种呈现形式及其特点，请参考第十一章。

另外，研究结果报告包括发表论文、会议报告等，该过程需遵循相应指南标准，如 TRIPOD 报告准则、PROBAST 方法学评价指标。此部分内容将在本书第十四、十五章中进行详细介绍。

第三节　临床预测模型的生命周期

为了支持临床团队在日常工作中实施临床预测模型，有学者提出临床预测模型的生命周期，包括模型调试过程、模型临床实践，以及模型质量保证（图 2-3）。模型调试过程类似前文所述的模型开发，此处不再赘述。

模型临床实践是将模型整合到临床常规实践中，包括满足临床应用的监管需求、模型的可及性、模型使用与解释的相关培训，以及解决后续临床实践过程中的问题。疾病的预测模型也被包含在医疗器械的定义之中，常见的如临床决策支持系统（Clinical Decision Support System，CDSS）。因此临床预测模型高质量且安全地应用于临床实践，也要受到欧洲的医疗器械法规（Medical Device Regulation，MDR）以及美国食品药品监督管理局（U.S. Food and Drug Administration，FDA）的监管。

另外，临床预测模型真正用于临床实践时（类比于药品获批上市）应满足以下需求：①在模型计算过程中输入变量的定义及数值；②模型预测和示例的解释 / 背景；③与预测相关的不确定性的说明；④模型的循证信息，如模型外部验证表现；⑤用于模型训练 / 验证的数据集的详细信息；⑥模型的调试记录以及对应日期。

模型质量保证指模型在临床实施过程中需要持续监控、更新，以适应临床应用场景的变化。考虑到临床实践、疾病发病率、治疗效果和患者人口统计数据随着时间改变的不断变化，临床预测模型肯定不能视为一成不变。因此，模型需要利用新收集的数据进行定期重新验证，并在需要时进行更新。

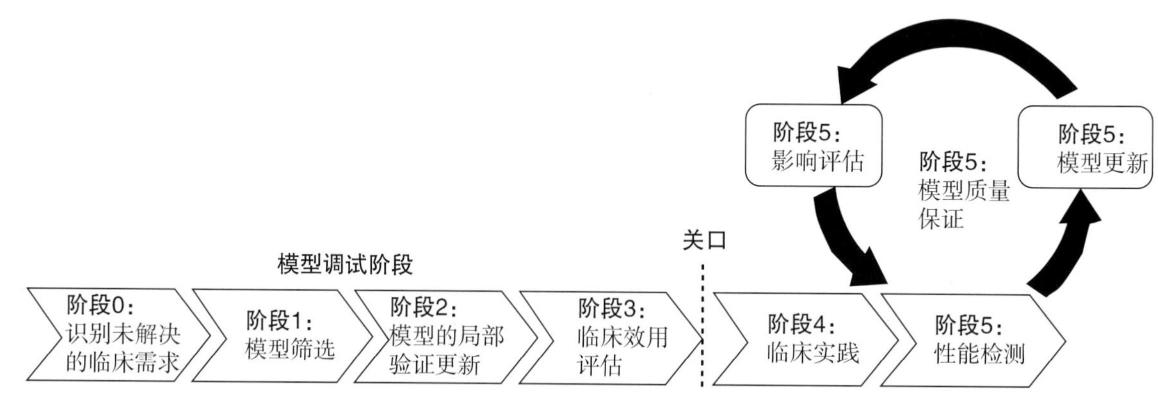

图 2-3　临床预测模型生命周期的流程

第四节　本章小结

本章介绍了完整的临床预测模型课题的组成部分、相互之间的关联、各组成部分的难点及注意事项。为促进预测模型科研成果到临床实际应用的转化，研究者提出应将临床预测模型视为一种卫生技术，对其进行全生命周期的管理。

（王予童　王俊峰）

第二章参考文献

第三章 临床预测模型的研究设计及数据来源

开发预测模型首先需要明确预测模型的研究设计和数据来源。本章将阐释如何选择合适的研究设计和数据来源来构建不同类型的预测模型。第一节主要介绍用于开发诊断模型的研究设计，第二节主要介绍用于开发预后模型的研究设计，第三节主要介绍可用于预测模型开发的数据源及其注意事项。

第一节 诊断模型的研究设计

诊断模型的特点是预测因子和结局的测量处于同一时间点，通常使用横断面的数据，开发诊断模型的设计类型主要包括：横断面研究、具有人群代表性的病例 - 对照研究和不具有人群代表性的病例 - 对照研究。

一、横断面研究

横断面研究一般包括传统的横断面研究，以及将其他研究类型，如队列研究、随机对照试验等研究中某一时间截面的数据当作横断面资料处理。例如，Hilvering 等采用横断面研究，使用了入院时呼气指标、外周血的嗜酸性粒细胞和中性粒细胞水平、药物治疗效果等数据，开发了判断哮喘亚型的诊断模型。

二、病例 - 对照研究

病例 - 对照研究可进一步分为具有人群代表性的病例 - 对照研究和不具有人群代表性的病例 - 对照研究。两者的区别在于对照是否能代表产生病例的源人群，没有代表性的对照人群会导致预测模型表现的估计出现偏倚。

1. 具有人群代表性的病例 - 对照研究

具有人群代表性的病例 - 对照研究，指的是病例和对照来自于同一个源人群。该设计的优势在于对照对源人群具有较好的代表性，不会导致预测模型表现的错误估计。在诊断试验类研究中，也将此类研究设计称为“单门设计”（one-gate design）。因为其特点与巢式病例 - 对照研究类似，PROBAST 工具也将其称为“巢式病例 - 对照研究”。

获取具有代表性的病例 - 对照人群基本思路：

（1）确保原始人群来源于同一人群——单门。

（2）较少组（不论病例组 / 对照组）全部保留，另一组和较少组以一定比例（如 1 ∶ 1、1 ∶ 2、1 ∶ 3）抽取。

（3）得到具有人群代表性的病例 - 对照数据。

例如，Cornelis 等使用 1295 名原始人群中 289 名 DVT 病例作为病例组，并从剩余的 1006 名未患有 DVT 的人群中，抽取了一定比例的人群作为对照组，组成了巢式病例 - 对照设计的样本，发现了在巢式病例 - 对照人群中和全部队列人群中对 D- 二聚体检测的诊断准确性的估计结果相似，说明有代表性的病例 - 对照设计可用于估计预测因子的诊断准确性。

需要注意的是，在利用 PROBAST 对研究对象领域进行偏倚风险评估时，将具有人群代表性的病例 - 对照设计（巢式病例 - 对照研究）判定为低偏倚风险。但由于并没有将全部的病例或全部的对照

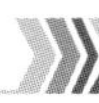

同时纳入，导致纳入数据分析的样本中病例的比例，高于或低于源人群。因此，对于此类病例 - 对照研究，若没有对预测概率进行校正，在 PROBAST 分析领域也会被判定为高偏倚风险。

2. 不具有人群代表性的病例 - 对照研究

不具有人群代表性的病例 - 对照研究，指的是病例和对照来自于不同的源人群。该设计的优势在于易于组织实施，节省人力、物力、财力，但该设计中对照的选择是有偏的，无法代表产生病例的源人群。在诊断试验类研究中，也将此类研究设计称为“双门设计”（two-gate design），PROBAST 工具将其称为“非巢式病例 - 对照研究”。

例如，当以肿瘤科确诊的肺癌患者作为病例时，可以选择医院就诊的其他非肺癌患者作为对照，也可以选择社区或体检中心的健康个体作为对照，这两种情况的病例和对照均来自于不同的源人群，都是不具有人群代表性的病例 - 对照研究。需要注意，在利用 PROBAST 对研究对象领域进行偏倚风险评估时，将不具有人群代表性的病例 - 对照设计（非巢式病例 - 对照研究）判定为高偏倚风险，这主要是出于模型应用场景的考量。当不得不使用不具有人群代表性的病例 - 对照研究时，仍可以尽量贴近模型应用场景选择对照，以降低偏倚风险。如在上述例子中，当模型用于肺癌患者鉴别诊断时，应选择医院就诊的其他非肺癌患者作为对照，可以在一定程度上缓解高偏倚风险；当模型用于肺癌患者的人群筛查时，为降低高偏倚风险，则应选择社区或体检中心的健康个体作为对照。

三、小结

总而言之，相较于横断面研究和具有代表性的病例 - 对照研究，不具有代表性的病例 - 对照研究用于开发诊断模型时具有巨大的缺陷，即无法还原临床应用场景。各研究设计的优劣及使用建议详见表 3-1。

表 3-1　诊断模型的研究设计对比

设计类型	优势	劣势	建议
横断面研究	贴近诊断模型实际应用场景	需要收集全部研究对象的预测因子信息，时间、成本较高	可用于诊断模型的开发
具有人群代表性的病例 - 对照研究	适用于患病率较低的疾病，提高研究效率，节约时间，降低花费	为贴近诊断模型实际应用场景，必须校正预测概率	可用于诊断模型的开发
不具有人群代表性的病例 - 对照研究	适用于患病率较低的疾病，提高研究效率，节约时间，降低花费	无法还原诊断模型实际应用场景	限用于预测因子诊断价值的判断

第二节　预后模型的研究设计

预后模型的特点是预测因子和结局测量在时间上有先后顺序，通常使用纵向数据。开发预后模型的设计类型包括：队列研究（前瞻性、回顾性和双向性队列研究）、病例 - 对照设计及变体（巢式病例 - 对照研究、病例队列研究）、随机对照研究等。

一、队列研究

队列研究（cohort study）分为回顾性队列研究、前瞻性队列研究和双向性队列研究，三者区别在于预测因子、结局测量、研究工作启动三者间先后顺序。如果预测因子和结局测量均在研究工作启动之前，则为回顾性队列设计；相反，如果预测因子和结局测量都在研究工作启动之后，则为前瞻性队列设计；如果研究工作启动处于预测因子和结局测量之间，则为双向性队列设计。值得注意的是，无论是哪种类型的队列，均要明确队列中研究对象的观察起点和终点。

1. 回顾性队列研究

回顾性队列研究（retrospective cohort study）的优势在于研究开始时预测因子和结局的测量均已完成，无需研究人员随访等待，相较于其他的设计类型时间更快，成本也更低，因此实际在模型构建领域的应用也较多。例如，de Vries 等在荷兰 44 家医院和 1 家肝移植中心，回顾性收集了 692 名原发性硬化性胆管炎的患者，收集这些患者的疾病确诊时间、确诊时的患者特征和实验室指标，以及是否发生死亡及肝移植等信息，开发了原发性硬化性胆管炎患者无移植生存率的 Amsterdam-Oxford PSC 预后模型。

在使用回顾性队列研究开发预测模型时，需要注意：①历史资料收集并未考虑开发预测模型的样本量需求，因此常常会面临样本量不足的问题；②研究对象的纳入排除依赖于历史信息，会因信息丢失或记录不正确造成选择偏倚；③历史记录缺失或错误导致预测因子和结局变量测量的可靠性降低。

2. 前瞻性队列

前瞻性队列研究（prospective cohort study）的优势在于可以预先估算并收集足够的样本量，事先明确预测因子和结局的测量的方案，保证其测量的准确性和及时性。例如，Wilson 等在 1971—1974 年间纳入了年龄 30 ～ 74 岁之间的 2489 名男性和 2856 名女性，收集了基线数据并进行了长期随访，开发了 10 年内发生冠心病的预测模型，即著名的 Framingham 心血管风险评分。

3. 双向性队列

双向性队列（ambispective cohort）是在历史性队列研究的基础上，前瞻性地观察结局直到随访结束。双向性队列研究相当于回顾性和前瞻性队列的整合，兼具两者的优点，在一定程度上弥补了各自的不足。相比回顾性队列，双向性队列可以通过前瞻性随访的部分补充其必要的样本量；相比前瞻性队列，回顾性部分又能节约整个前瞻性随访的样本量和随访时间。例如，荷兰莱顿大学的 Angelos 等将基于 931 和 1000 对以上反复自然流产夫妇的回顾性和前瞻性队列，通过 5 年的随访，构建了预测 3 年内活产累积概率的预后模型。

双向性队列虽然能够很好地结合回顾性队列和前瞻性队列的优点，但同时在应用时也需要兼顾回顾性队列和前瞻性队列中的注意事项。第一，双向性队列应该综合考虑回顾性队列和前瞻性队列的情况，科学地规划样本量分配，节约人力、物力。第二，双向性队列既要保证回顾性队列中得到的资料尽可能准确和具体，也要保证前瞻性的随访时间不要过长，避免预测模型从建立到临床实践的开发周期过长。第三，双向性队列可以考虑在前瞻性随访的过程中及时地弥补回顾性资料中的缺失和异常数据，提高回顾性资料的完整性和可靠性。

二、病例 - 对照研究的变体

1. 巢式病例 - 对照研究

巢式病例 - 对照研究是指在队列中经过一定的观察期，当发生目标结局事件的新发病例累积到一定数量后，全部集中组成“病例组”（通常是所有研究对象中的极小部分），并在每个病例“发病”的同时从同一队列中的未发病者中随机选择对照（注意预测模型研究中不推荐进行匹配），形成“对照组”，随后在队列中收集病例组和对照组的预测因子及结局信息，用以建立预测模型。例如，Wang 等采用巢式病例 - 对照研究，基于同济一双流出生队列中的 336 例妊娠糖尿病和 672 例健康对照的孕妇在 6 ～ 15 周的血样中的脂质标志物，预测孕妇在孕 24 ～ 28 周患妊娠糖尿病的概率。

使用巢式病例 - 对照研究建立预后模型需要注意：①明确预测因子和预测结局的时间节点和发生

顺序；②研究者应校正结局事件发生率，以得到最终预测概率；③若采用匹配设计，一方面用于匹配的变量可能会失去预测能力，另一方面限制预测模型的外推性。

2. 病例队列研究

病例队列研究（case cohort study）是在队列基线时按照一定比例对整个队列随机抽样得到一个有代表性的子队列作为对照组，在观察结束时将队列中出现的全部病例作为病例组，与随机抽取的对照组进行比较。类似于巢式病例 - 对照研究，病例队列研究也是通过对前瞻性队列数据进行抽样来提高研究效率，当结局变量发生率较低且预测因子测量成本较高时，可极大减少预测因子的测量工作、降低研究成本。实际操作中，病例队列研究也需收集所有发生目标结局事件的患者（通常是所有研究对象中的极小部分）的预测因子数据，但对照组的选取略有不同，主要区别在于：第一，病例队列研究的对照是从基线纳入的全部队列成员中随机选取的，而巢式病例 - 对照研究的对照组是在病例发病当时，在队列中的非病例人群中随机抽取的；第二，病例队列研究的对照可作为多种疾病的共同对照组，而巢式病例 - 对照研究中不同的病例组对应不同的对照组。例如，Pushpa 等使用了病例队列研究，基于队列中所有病例和基线时 10% 的随机样本的 CT 扫描结果，构建 Cox 比例风险模型预测未来心血管疾病的高危人群。巢式病例 - 对照和病例队列设计研究的对比如图 3-1、图 3-2 所示。

类似地，由于对原始队列人群进行了随机抽样，导致模型开发数据集中的结局事件发生率偏离原始队列人群中的结局事件发生率。因此，需要研究者使用病例队列数据完成模型开发后校正结局事件发生率，以得到最终预测概率。病例队列研究中预测因子的评估也可能是回顾性的，因此生物样本的保存质量、时间都可能会造成一定的测量误差。

三、随机对照试验

随机对照试验（randomized controlled trial，RCT），即通过对研究对象进行随机化分组设置对照组，对干预组或对照组实施不同的干预措施，以观察干预对结局的影响。RCT 虽然是实验性研究，但作为前瞻性研究的一个特例，也可用来开展预测模型研究。例如，Lee 等基于 GUSTO-I 多中心随机对照试验数据，利用来自 15 个国家 1081 个中心 41 021 位急性心肌梗死患者在随机分组接受治疗后 30 天的信息，开发了用于预测急性心肌梗死患者 30 天死亡率的 GUSTO-I 模型。作者在构建预测模型时，使用了 RCT 研究中所有患者的数据，并将不同的干预措施这一分类变量也作为一个预测因子放入了预测模型。此外，Daniel 等基于一个包含 13 164 名稳定型冠心病患者的随机对照试验，通过生物

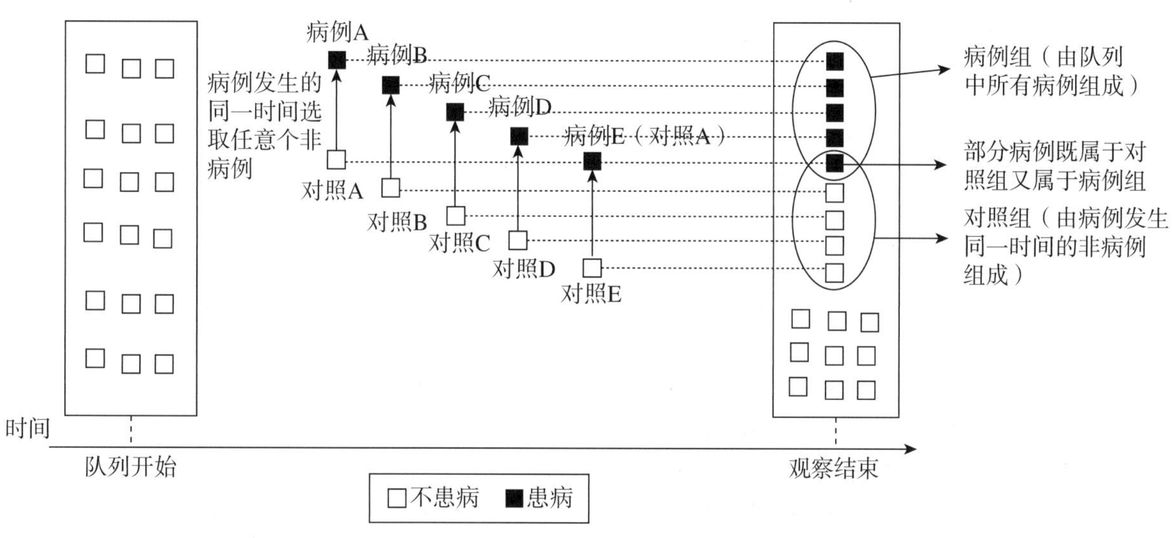

图 3-1　巢式病例 - 对照设计

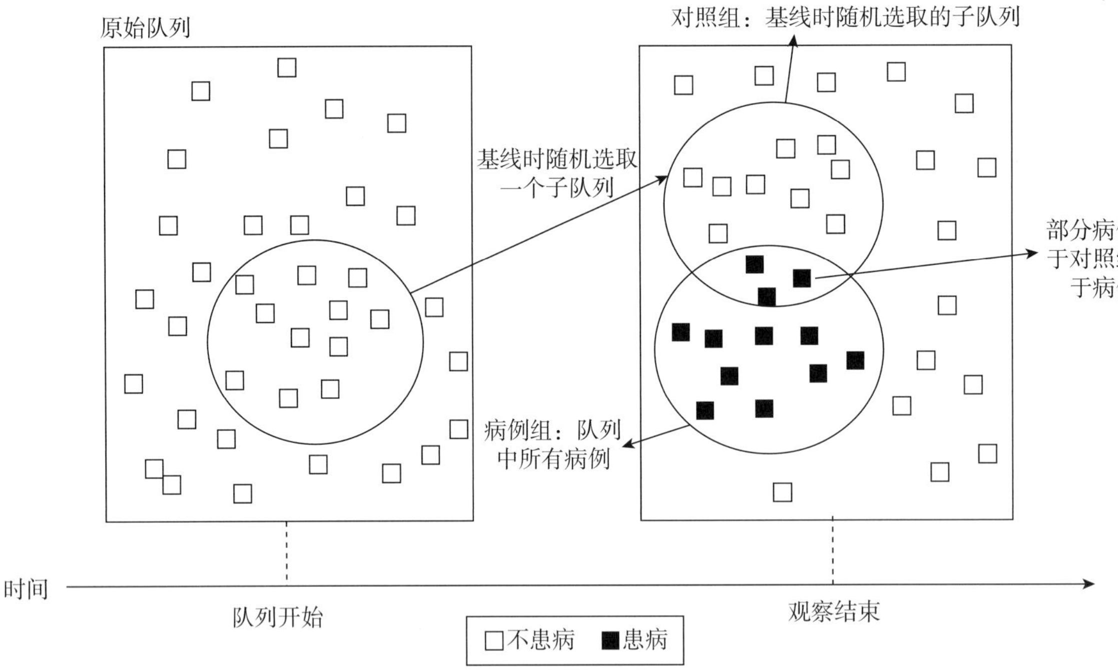

图 3-2　病例队列设计

标志物和临床变量，预测稳定型冠心病患者的死亡率。Ziad 等利用一个患者接受阿哌沙班或华法林治疗的随机对照试验的数据，构建了新的基于生物标志物的风险评分，有助于房颤患者的死亡风险评估。

相比前瞻性队列，RCT 的研究对象纳排标准相对更加明确，质量控制相对更为严格，这些都为预测变量的记录和结局变量的评估提供了实施层面的保障。但必须要认识到，严格的纳入排除标准同时也限制了基于 RCT 数据开发的预测模型的外推性，致使模型在实际应用时，预测概率可能不准确，模型表现下降。当然，若在建模之初，已预先明确模型将要使用的场景，可以通过一些统计方法进行调整。此外，使用 RCT 数据构建预测模型时，还需要特别注意对治疗措施的处理。常见的处理策略有 3 种：一是在建模过程中直接忽略治疗措施，这会导致预测模型表现不佳，给出错误的预测概率。二是仅使用 RCT 数据中的对照组进行建模，这种方法要求对照组必须是空白对照，若对照组为标准治疗则不能使用此策略，另外排除治疗组会损失相当一部分样本量，增加模型参数和模型表现的不确定性。三是将治疗措施作为预测因子加入预测模型。

四、小结

总而言之，诊断模型适用于横断面研究和具有代表性的病例 - 对照研究，无代表性的病例 - 对照研究用于开发诊断模型时具有巨大的缺陷，即无法还原临床应用场景。对于预后模型，相较于队列研究和随机对照试验，其适用于利用病例 - 对照研究的变体。各研究设计的优劣及使用建议详见表 3-2。

表 3-2　预后模型的研究设计对比

设计类型	优势	局限性	推荐程度
双向性队列	数据易得，成本相对较低，能够前瞻性收集结局的情况并弥补回顾性数据的问题	需要平衡队列回顾和前瞻的时间，设计上比较困难。可能同时存在回顾性的资料不准确和前瞻性数据收集时间过长的问题	☆☆☆☆☆
回顾性队列	数据易得，成本低	预测因子完整性不佳，结局变量的判定没有预案	☆☆☆☆☆

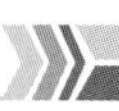

续表

设计类型	优势	局限性	推荐程度
前瞻性队列	研究对象选取符合纳入排除标准，预测因子的测量和结局变量的判定规范	数据收集时间较长	☆☆☆☆☆
随机对照试验	数据质量控制更为严格	纳入排除标准严格导致预测模型可泛化性差。	☆☆☆
巢式病例 - 对照病例队列	当事件发生率较低时，可以提高研究效率	需要对预测概率进行校正	☆☆☆
病例 - 对照	—	无法正确估计结局事件发生率	不推荐

第三节　预测模型开发可用的数据源及其注意事项

以上两部分介绍了如何选择不同研究设计，从收集数据作为起点建立诊断模型和预后模型。但随着健康医疗大数据的日益积累，非研究目的数据逐渐成为预测模型研究的重要资源。非研究目的数据指以临床、管理或政策等非研究目的收集的数据，包括疾病注册数据库、日常诊疗中产生的电子病例数据、医疗保险数据库等。这些数据覆盖范围广、时间跨度长、数据量大，为构建临床预测模型提供了新的机遇。

一、各种类型的数据资源

1. 注册登记数据

注册登记（registry）是指为了达到一种或更多预设的科学、临床或政策目的，利用观察性研究方法，系统收集临床及其他数据来评估某一特定疾病、状况或暴露人群的特定结局的一个系统。注册登记数据的主要类型包括疾病注册登记（disease registries）、产品注册登记（product registries）以及医疗服务注册登记（health services registries）等。已有相当数量的研究利用注册登记数据建立预测模型，如 Shouval 等利用欧洲血液与骨髓移植学会的注册数据，回顾性地分析了来自 404 个中心、在 2000—2011 年接受异体造血干细胞移植的 28 236 位急性白血病患者数据，预测接受造血干细胞移植后 100 天内死亡的概率。

2. 电子病历

电子病历（electronic medical record）记录了大量常规医疗保健活动的数据，包括个人信息、疾病情况及在不同医疗机构的诊疗信息等。由于电子病历的信息全面，时间跨度相对较长，且较前述注册登记数据或医保数据更能反映临床实践情况，使用越来越多。例如，Hippisley-Cox 等利用英国家庭医生诊疗数据开发了 QRISK、QDiabetes、QMortality 等系列预测模型。其中，在发表于 2017 年的 QRISK3 的心血管疾病预测模型中，作者收集了 1998—2015 年间在英国 1309 家初级保健服务机构（家庭医生）有就诊记录的 10 561 101 名一般人群的信息，并链接医院住院信息及死亡登记信息，得到结局事件信息，预测健康人群在 10 年内发生心血管疾病的概率。

3. 体检数据

体检数据（health examination records）是指各级医疗机构的体检科、健康体检中心或其他体检机构收集的，以体检为目的的人群健康评估和身体检查的数据。随着人们生活水平的提高，人们的健康意识也逐渐加强，定期健康体检成为很多人的选择，因此健康体检数据在医院或健康体检等机构的体量也越来越大。因此，利用体检数据构建预测模型成为很多研究人员的选择。例如，2012—2013 年孙凤教授团队使用台湾美兆自动化健康体检机构的数据，分别建立了台湾地区健康体检人群的代谢综合征、2 型糖尿病和肥胖的 5 年发病风险的预测模型及 35 ～ 74 岁男性体检人群骨质疏松症的发病的风险预测模型。

在利用体检数据构建预测模型时，首先要认识到体检数据的研究对象均为自愿参加体检的人群，与一般人群比较存在人口学特征上的差异（例如社会经济地位相对较高的人拥有更多的体检机会）。其次，由于除了部分客观测量的指标，体检数据还包括疾病史、健康史等自报信息，可能存在信息偏倚。此外，由于体检缺乏对疾病的明确诊断，只有链接到疾病确诊信息，才能开发相应的预测建模。

4. 医保数据

医保数据收集了参保用户的个人基本信息、诊疗及费用等信息，一般具有覆盖范围广、收集时间长、利用成本低等特点，优势在于回忆偏倚小，可精确估计发病率、患病率，以及研究结论对一般人群具有代表性。目前常用的医保数据库有美国的 Medicare 和 MarketScan Databases，韩国的 Korean National Health Insurance Service，中国的 National health Insurance Research Database of Taiwan 等。

需要注意，医保数据缺少实验室检查结果，且疾病严重程度等信息易受到报销或理赔政策的影响。此外，医保数据也无法证实实际治疗依从性等问题。

5. 区域医疗数据

区域医疗数据是指将存储于各级医疗机构的电子病历系统、传输系统及通信系统中关于疾病检查、诊断、治疗、康复相关的医疗健康数据通过数据流通和共享，共同组成的一定区域内的医疗相关数据。例如，浙江省宁波市构建了区域医疗信息管理系统，其完整性和实效性居全国前列，为构建不同药品监管提醒或罕见病的预测模型提供了可能。但由于区域医疗数据信息平台的构建仍处于初期阶段，研究者能够获取区域医疗数据使用权限的机会较少，且涉及隐私保护问题、数据实时性与质量问题等，因此是否使用区域医疗数据开发预测模型仍需要综合考虑。

二、数据使用的注意事项

首先，使用非研究型数据应该注意数据的数据适用性。数据适用性（data appropriateness）指数据满足其使用者需求（fitness for use）的质量评价程度，即从数据使用者角度出发进行数据质量评价。目前，世界各国提出的数据适用性评价的维度包括：相关性、完整性、准确性、一致性、合理性、修正度、可比较性、时效性（及时性、准时性）、可及性、可解释性和互联互通性等，研究者可从这些维度判断数据能否满足建模需求。

其次，需要注意验证结局的准确性。目前，结局验证方法主要包括对抽样病历直接进行审查、利用自然语言处理技术或者链接其他电子数据库的方式获取并比对结局信息。例如，在利用内蒙古医疗保险数据库进行儿童肿瘤疾病负担的研究中，研究者审查了数据库中的诊断和 ICD 编码，并利用机器学习和自然语言处理，协助临床医生对肿瘤发病情况进行判断。

最后，使用非研究目的的数据开发预测模型，也需要研究者经过本单位的伦理委员会审批，尤其要确保使用的研究数据不被泄露，同时应注意对个人识别信息去标识化，以保护研究对象的隐私安全。

第四节　本章小结

构建临床预测模型之初，研究者应该明确构建的预测模型的类型（诊断 / 预后），结合目前可及的资源，选择最优的研究设计和最合适的数据来源，在开发预测性能好、外部适用性强、符合临床实际环境的预测模型的同时，尽可能节省人力、物力和时间。

（杨英姿　王胜锋）

第三章参考文献

第四章 临床预测模型开发的研究对象选择

任何临床研究都需要先确定研究对象。搞清开发临床预测模型时的研究对象，其实就是要想清楚将来使用模型评价哪个目标人群。临床预测模型开发时，研究对象的确定与建模的目的紧密相关，诊断模型和预后模型在研究对象的选择上各有不同。

第一节 纳入排除标准的制定

制定纳入标准旨在初步纳入接近目标人群的研究对象。对于诊断模型，纳入的是疑似患有疾病的研究对象，而对于预后模型，纳入的是具有发生预测结局风险的研究对象，需要排除那些在“基线”时已经发生了预测结局的研究对象。例如，对于疾病发生风险的预测模型，倘若单纯依据患者自报情况（不额外进行客观的临床检查和诊断）招募未患病的研究对象，很可能会纳入已患有该病的患者，影响研究样本的代表性，导致模型无法准确估计真正未患病者的发病风险，也会导致高估模型表现。

排除标准的制定旨在对初步纳入的研究对象进行进一步筛选，使其更符合模型应用的目标人群。如果排除标准设置不当，可能会错误地排除一部分预期使用该模型的人群，特别是不当排除的样本足以改变模型在目标人群中的预测表现时，就会导致模型在实际应用中的预测表现与预期表现存在差异。例如，在 Aslibekyan 等的研究中，研究者使用了病例 - 对照研究设计来开发非致命性心肌梗死的预测模型。在这个研究中，所有罹患致命性心肌梗死的研究对象被排除，并且由于无法收集到已死亡心肌梗死患者的回顾性自报告数据，这些研究对象也被排除。因此，开发出来的预测模型其实是基于筛选出的相对健康的研究对象，仅能代表原始人群中具有较低心肌梗死发生风险的样本，存在选择偏倚。当实际应用该模型进行风险预测时，由于无法鉴别并排除将来可能发生致命性心肌梗死的模型使用对象，即使在开发过程中声称该模型仅用于预测非致命性心肌梗死，如此声明也是不准确的。

需要注意的是，排除标准越多，研究对象的纳入就越严苛，这样做的好处是降低了研究对象的异质性，提高了模型的内部效能，但同时也限制了模型应用人群的范围，降低了模型的可推广性。例如，与观察性研究相比，RCT 在研究对象的纳入和排除标准上更为严格，因此研究者和读者需要格外注意基于 RCT 开发模型的可推广性。

为了确保临床预测模型在目标应用人群中具有较好的预测表现，模型开发研究必须遵循以研究问题为导向的原则，并根据具体情况采用合适的研究设计，制定合理、明确的纳入和排除标准。注意这些标准务必是根据研究问题和目标人群的特征来制定的，以确保所纳入的研究对象能够较好地代表目标人群。只有严格遵循这些原则，方可有助于提高模型的可靠性和适用性，并减少预测表现的偏倚。

一、诊断模型

诊断模型用来估计在检验或测量预测因子的同一时间点，研究对象存在某一特定健康状况的概率，包括是否患目标疾病、疾病类别以及疾病严重程度等，因此通常纳入疑似但未知是否存在某种状况的个体。理想情况下，诊断模型纳入的研究对象存在某些特定的症状或体征，或是筛查阳性被怀疑患有目标疾病者。如一个诊断模型旨在从糖尿病患者中识别出青年发病的成年型糖尿病（maturity-onset diabetes of the young，MODY），预期应用人群为确诊糖尿病但尚未确定是否是 MODY 的糖尿病患者，模型开发纳入的研究对象应包括 1 型糖尿病患者、2 型糖尿病患者以及 MODY 患者。

需要注意的是，与诊断模型相似，筛查模型也是通过相对易得的预测指标确定个体是否存在目标疾病或状态，但筛查模型的研究对象是表面健康的一般人群，在应用时需更多地考虑成本效益问题。因此，筛查的疾病或健康状态应是重大的公共卫生问题，有可识别的早期表现，同时具有经济简便且灵敏、特异的筛查手段和有效的治疗方法或预防措施等。

二、预后模型

预后模型旨在预测具有某一结局风险的个体在未来发生该结局的可能性。因此，确定正确的风险人群对预后模型的开发至关重要，这一点主要取决于模型欲解决的研究问题。例如，在缺血性卒中发病风险的预后模型（注意预后模型中的“预后”含义，不同于临床实践中的“预后”）开发研究中，若模型旨在估计 2 型糖尿病患者在未来发生缺血性卒中的风险，研究对象就应纳入无脑卒中病史的新诊断 2 型糖尿病患者，随访观察患者在指示日期之后（新诊断为 2 型糖尿病患者的日期）的特定年限内是否发生缺血性卒中；但若模型的目标人群是一般人群，模型开发时应纳入无目标疾病病史的一般人群，以特定时间内进入队列的时间为指示日期，随访观察研究对象发生首次缺血性卒中的情况。

需要强调的是，无论是诊断模型还是预后模型，均应预先确定研究对象的纳入排除标准，统一应用于所有个体，且研究对象的招募和选取要在一定的时间窗内，并在研究中全程遵从预定方案，以避免选择偏倚。预测模型研究对象纳入排除标准的制定常需考虑多个方面，但核心问题是开发的模型在什么时候用到哪些人群。

第二节　研究对象的招募及选取

连续纳入是选取研究对象最为推荐的做法，但这一策略仅能在部分研究场景中实现，对于无法完成连续纳入研究对象的情况，如基于社区人群资料开展的研究，则需采用合适的抽样方法来选取具有代表性的样本。

一、连续纳入

在模型开发研究中，为了减少选择偏倚，保证研究对象对目标人群的代表性，首选连续纳入研究对象的设计，即在特定的时间范围内纳入所有符合条件的患者。对构建诊断模型的横断面研究而言，指的是在固定的时间范围内纳入怀疑存在目标疾病的所有研究对象；对于纵向研究，指的是将固定时间段内符合条件的所有研究对象纳入队列，随访并观察研究期间每个个体的结局事件发生情况。为体现这一设计，研究者需要在报告中证明纳入的研究对象是未经挑选连续纳入的，或逐一说明招募期间所有患者的纳入或排除理由，且所用的纳入和排除标准应是预先确定并统一应用于所有个体。连续纳入虽然可提高研究对象的代表性和研究结果的可推广性，却只能在特定研究场景中实现，如在医院就诊患者中连续纳入满足标准的病例直至满足样本量要求。对于需要在社区人群中招募研究对象的设计，连续纳入通常由于目标人群过于庞大而无法实现，此时选取具有代表性的样本是更为可行和合理的策略。

二、抽样方法

对于目标人群数量较大的研究，由于时间和资源的局限，研究者无法也无需将目标人群中的所有个体纳入研究。此时，选择适当的抽样策略从源人群中纳入合理数量的具有代表性的样本，以获得对目标人群而言较为可靠的结论就十分重要。研究者通常将抽样策略分为概率抽样和非概率抽样。

在概率抽样中，目标人群中每个个体都有已知的概率被抽取，个体被选中的概率不受结局相关的特征影响。概率抽样中最直接的方法是简单随机抽样，样本从有限总体中逐个抽取，总体中的每个个体都有相同的概率被纳入研究。在应用时，简单随机抽样比较费时、费力，不便应用于分散的总体，且无法在抽样时控制研究对象的某些特征，难以实现从源人群中一次性抽取有代表性的研究对象。因此，简单随机抽样在实际的临床研究中较少单独应用，常常与其他抽样方式相结合，如在分层随机抽样的部分阶段中使用。分层随机抽样也属于概率抽样，多在研究人群被干预措施或结局相关的特征分为明显的亚组时使用。该方法首先根据分层因素对研究人群进行分组，随后采用简单随机抽样选取研究对象。分层随机抽样控制了可能影响研究结果的人群特征，并保证层内的每个个体都有相同的概率被抽取，是临床研究的常用策略。除此之外，其他的概率抽样方法还包括整群随机抽样和多阶段抽样等，但这些抽样方法在临床研究中较少使用，此处不加阐述。

在非概率抽样中，目标人群的个体没有已知或相等的概率纳入研究。这种选择性的抽样会纳入具有某一特征的个体作为研究对象，所得样本对总体不具有代表性，基于该样本构建的模型的普适性也受到限制，需要对模型的应用人群进行明确阐述。例如，一项研究旨在开发心肌梗死患者中心血管疾病死亡风险的预测模型，但研究者只能招募到退伍军人，对总体中的其他亚组人群缺乏代表性，则基于此构建的模型应表明仅适用于预测退伍军人心肌梗死患者的心血管疾病死亡风险。因其相对较低的成本和获取样本的便利性，方便抽样是最常见的非概率抽样方法。但方便抽样也容易导致选择偏倚，所得的样本不能充分反映目标人群的情况，更多用于可行性研究。而对于样本代表性要求更高的研究，通常采用连续抽样的方法，即在方便抽样的基础上采取连续纳入的设计，可以减小方便抽样引入的系统误差。

在抽样策略的选择上，除了考虑研究人群的特征，还需综合考量成本（包括时间、资金及其他资源）和效度（包括研究精度、统计效能、潜在的偏倚等）等，选取可行且对研究人群代表性较好的抽样方法来纳入研究对象。

第三节　研究对象选择的注意事项

一、无金标准结果的研究对象的处理

在诊断模型的开发中，基于某些使研究者怀疑存在目标疾病的症状或体征来选择研究对象后，需要根据参考标准对所有研究对象的指标和结局进行测量，以确定研究对象是否存在目标疾病。但在实际临床实践中，理想的 100% 灵敏、特异的“金标准”是不存在的，即使是 MRI 成像或病理活检也可能出现假阳性、假阴性或无法解释的结果。此外，用于确定研究对象是否患病的参考标准可能会给患者带来负担，如具有侵入性或较为昂贵，并非适用于所有的可疑患者。当目标疾病的参考标准是选择性执行的检查时，结局的评估可能是不完整的。在采用横断面设计的诊断模型研究中，若不能通过参考标准在特定时点确定研究对象是否存在目标疾病（例如，对于以病理活检结果为确诊参考标准的恶性肿瘤的研究，研究对象在影像学上没有可供活检的病变），在研究对象选择时不应直接排除掉缺少参考标准检查结果的个体，以免带来选择偏倚。

对于上述情况，可有以下几种常见的解决办法：①应用基于共识的实用标准替代参考标准，如肝超声检查或磁共振检查结果也可作为肝癌诊断的标准，而无需进行肝穿刺活检。②由独立的专家小组根据临床协议的一般标准和决策规则，基于患者的临床信息逐一进行判断。③临床随访，开展延迟型横断面研究（delayed-type cross-sectional study）：在预先确定的适当时期内随访患者的临床过程。大多数非自限性疾病（如癌症和慢性退行性疾病），通常在首次怀疑诊断后的几个月或 1 年内就会出现临床表现。预设的随访期不应过短或过长，以使最终诊断的假阴性患者数降到最低，且避免随访后的最终诊断与零时点（横断面研究期间）后开始的新发疾病有关。此外，最理想的做法是收集独立于零时点健康状况和检测数据、对最终诊断具有决定性作用的随访数据，并对最终检测结果进行盲法评估。需要注意的是，所描述的临床随访与队列研究中的“随访”不同，临床随访的重点不是将基线数据与随后发生的结局进行关联，其目的是回顾性评估研究对象在零时点（横断面研究期间）的目标疾病状况，以替代在零时点使用参考标准得到的诊断结果。在延迟型横断面研究中，独立专家小组和临床随访可以结合使用，由专家小组对患者个体的随访结果进行评估和确定。

二、利用已有数据时的注意事项

回顾性研究具有简单、可行性高的优势，常用于模型研究的回顾性数据包括既往的队列研究、登记数据以及常规收集的卫生保健数据等。但这些数据并非为了模型开发、验证或更新而采集，通常缺乏科学的数据收集方案，且基于回顾性数据开展的研究只能从既往资料中对患者进行判别，若存在信息缺失或记录错误，就会导致选择偏倚。因此，为弥补上述缺陷，回顾性研究的常常需要关联其他数据库进行资料的补充和确认。例如，监测、流行病学和最终结果（Surveillance，Epidemiology，and End Results，SEER；美国癌症登记数据）包含癌症发病、死亡及肿瘤分期等，通常还需要与医疗保险数据库连接，以补充肿瘤患者的共病及治疗相关信息。使用常规收集的卫生保健数据开展研究时，也需要通过其他登记数据库或国家统计局的数据对患者的死亡情况进行核查补充。

使用现代医院信息系统或电子医疗数据可以方便地获取单中心的患者医疗记录，是一种成本相对较低的数据来源。然而，尽管电子医疗数据量大，通常可以满足模型构建或验证需求的样本数量仍较少（因为缺失、异常值、失访等需要对数据库中对象进行各种剔除），从而限制了模型在目标人群的普适性。原则上讲，多中心的研究是预测模型的基准。来自不同中心的数据反映了目标人群在不同背景下的表现，对于提高模型的普适性和可推广性具有重要意义，基于多中心数据集的预测模型开发研究也备受推荐。但对于已有的资料（如健康医疗大数据），当单中心数据的样本量不足，或期望通过使用多中心数据提高人群代表性时，还需考虑多源数据在结构化、标准化、数据安全、数据储存、管理以及数据质量等方面的问题，不同中心的数据在整合分析上仍存在一定挑战。

第四节　本章小结

临床预测模型的目标人群包括符合模型使用条件的所有个体，为构建对预期目标人群具有良好预测性能的模型，选取能充分代表目标人群的研究对象至关重要。在模型开发研究中，研究对象的选取根据研究问题确定，综合考虑模型的类型、预期用途、所使用的研究设计等维度，制定翔实的纳入和排除标准，建议采用连续纳入的方法，同时注意参考标准的选取及利用已有数据开展研究相关的问题，以避免不恰当的纳入或排除，使得构建的模型未能正确应用于预期目标人群。

（赖雪峰　王胜锋）

第四章参考文献

第五章 结局变量选取及测量方法选择

结局变量（outcome）及其测量方法的选择是临床预测模型的关键环节之一。选择定义明确且具有重要临床意义的结局变量，并遵循相关原则进行测量，以获得最优模型表现以及更好的实际应用价值。本章将从临床和统计角度分别介绍常见的结局变量分类，梳理选择和测量结局变量的原则，并总结建立预测模型时常见的偏倚。

第一节 临床预测模型结局变量的分类

一、临床角度

从临床角度出发，结局事件包含致死事件（fatal events）和非致死事件（nonfatal events），后者可包含以患者为中心的事件（patient-centered events）和更广泛的负担（wider burden）等。

1. 致死事件

预后预测模型的致死事件属于硬终点，包括全因死亡或死因别死亡。此类结局由于易识别、客观、较为准确，存在偏倚的可能性较小，常受到研究者的关注。然而，致死事件的结局仅能反映死亡相关的结局情况，当用于致死率较低的疾病时适用性值得商榷。

生存终点（survival end points）在致死事件的基础上限定了时间，既可用于短时间随访（如 30 天内死亡），也可用于长时间随访，但需注意删失。

2. 非致死事件

非致死心血管事件（如急性冠脉综合征、周围血管病等）、肿瘤复发、血压值变化等是常见的非致死事件。这类非致死事件更倾向于体现疾病进展、合并症以及疾病相关指标等的变化情况。由于非致死事件不如死亡更易识别和记录，准确性稍逊于致死事件。

以患者为中心的事件（patient reported outcome measures，PROM）是以患者主观感受和功能等状态作为终点，具体如症状、健康相关的生存质量、身体功能状态等，多以患者主观表述或量表得分形式呈现。与临床测量相比，此类结局的测量通常更快、收集成本更低。但需要注意的是，鉴于该类结局的主观性，其测量可能受到患者期望的影响，导致对结局的估计存在误差。非致死事件还可将视角扩大至更为宏观的疾病负担层面，例如疾病所致社会生活方面的经济负担、因病缺勤等，此类结局多用于经济学视角的疾病负担评价。

二、统计角度

从统计学角度，常用的结局变量有连续变量（continuous outcomes）、二分类变量（binary outcomes）、多分类变量（multiple categorical outcomes）、时间事件（time-to-event）变量等。不同类型变量各具特点，同时对应不同的统计模型，选择时应充分结合建模目的和结局变量的特点，斟酌利弊进而选择。

1. 连续变量

常用的连续变量包括血压值、量表得分及卫生经济学中的住院时长、就诊支出等指标。连续变量的优势在于可保留指标的原始信息，但目前临床预测模型的开发中应用较少。

2. 二分类变量

二分类变量在诊断和预后模型中十分普遍，如诊断模型中的患病与否，预后模型中的是否死亡、是否并发疾病等。其优势在于能简单、直观地反映多种医学结局或指标（患病 / 非患病、阳性 / 阴性等），便于解释结果；并且，支持二分类结局变量预测的算法较多，模型评价体系成熟，应用广泛。

3. 多分类变量

多分类变量分为无序多分类变量和有序多分类变量。与无序多分类变量相比，有序多分类变量内部存在等级关系。注意有些特殊情况不要将无序分类变量错误理解为有序多分类变量。例如，非精原性生殖细胞瘤化疗后的患者体内可能仍残留着转移癌，这些转移癌可能是良性组织、成熟畸胎瘤或肿瘤细胞。若从选择手术治疗所获收益的角度考虑，残存的肿瘤细胞收益最大，畸胎瘤次之，良性组织没有收益。但是注意以上三类细胞在手术后的收益上存在递进关系，但 3 类细胞在病理上并不存在转化关系，如果构建诊断模型判断到底属于哪一种类型，结局是无序多分类变量。

有序分类变量也可由连续变量根据切点转化得到，但这种转化会造成信息损失、切点设定不确定等问题。此外，有序分类变量也可简化为二分类变量，以格拉斯哥结局量表（Glasgow Outcome Scale，GOS）为例，如表 5-1 所示。该量表常常有 3 种处理方法：①死亡（1）或生存（2、3、4、5）；②不利（1、2、3）或有利（4、5）；③不利（1、2、3、4）或有利（5），进而转化为二分类结局变量进行分析。应避免把有序多分类变量当作连续变量或无序多分类变量进行建模。

表 5-1　格拉斯哥结局量表内容及定义

序号	结局	定义
1	死亡（Dead）	死亡
2	植物人（Vegetative）	不能与外环境互动，无反应
3	严重伤残（Severe disability）	有意识但依赖他人照顾
4	中等伤残（Moderate disability）	生活可自理但残疾
5	恢复良好（Good recovery）	可回归正常工作和社会活动，可能存在轻微行动不便

4. 时间事件变量

预后模型常常关注随访过程中研究对象的生存结局事件及生存时间，其数据形式通常由两列数据组成，即是否出现生存结局和出现生存结局时的生存时间。此时，时间事件变量（或称生存结局变量）成为首选的结局变量。此类数据的优势是可以记录数据的删失。

（1）仅有一个风险事件：最常见的时间 - 事件变量的事件部分仅包含是否发生研究关注的事件。

（2）存在多个风险事件：真实的生存分析常常面临多种竞争风险事件的问题，即关注的结局出现在其他竞争事件之后，导致关注的结局不会出现。例如，死亡是常需考虑的竞争风险事件之一。麻疹多发病于年龄较小的阶段，而前列腺癌的发病偏向年龄较大的阶段。针对同一名患者而言，如果他在年龄较小时死于麻疹，则该患者不会发生前列腺癌；如果该患者在年龄较小时死于麻疹的风险降低，则在未来年龄较大时患前列腺癌的风险升高。此时，生存分析应考虑竞争风险事件的相对发生情况，以更准确地建立模型。

第二节　结局的选择和测量

建立预测模型时，可供选择的结局变量及其测量方式十分多样。为了尽可能降低偏倚，建立具有临床意义、性能更佳的预测模型，需全面考虑以下方面的注意事项。

一、选择结局指标时的注意事项

1. 具有临床意义

建立临床预测模型是为了运用于实际临床问题，所以结局的选择应具有明确的临床意义。若使用替代结局，则其必须与重要的临床结局具有明确的机制或相关关系。例如，开展对于有症状的术后肺栓塞相关研究具有重要临床意义，而常规监测静脉造影上检测到无症状的近端深静脉血栓形成被认为是一个重要的替代结局。因为它的存在倾向于与肺栓塞风险增加有关，故可以作为备选的预测模型的终点选。

2. 具有参考标准

应采用指南或文献中质量较高的判定方法对结局进行判定。若使用次等或较差的方法，则易出现结局归类错误，进而可能导致预测因子的权重或绝对风险的估计出现偏倚，从而导致预测模型出现有偏倚的结果。利用常规医疗登记数据（如电子病历、医疗保险数据）或现有一手数据（如注册登记研究）解决不同研究问题时，同样应谨慎评估结局判定方法的适用性。此外，当涉及主观判断的结局（如影像学结果或病理学结果）时由于对结局判定者的经验依赖性更大，建议选择经验丰富的结局判定者。

二、测量结局指标时的注意事项

1. 预先设定结局及其判定标准

应预先制定出明确的结局定义标准，并统一采用相同的标准对所有研究对象的结局进行判定或归类，以降低偏倚风险。若未预先设定好结局变量的定义，而是通过选择更有利的结局定义以求获得最佳的模型性能，往往会夸大临床预测模型的性能。例如，根据量表结果来主观选择结局变量的切点，以获得预测模型的最佳预测效果，往往会产生较高的偏倚风险。复合结局也存在类似的情况，如果研究者通过调整复合结局事件的定义，如纳入不典型事件或排除典型组分，来达到优化模型性能的目的，同样容易引入偏倚。此外，制定出的结局定义标准应面向所有研究对象，用相同的方式判定其结局。

2. 盲法

理想情况下，结局判定者应在不了解预测因子状态的情况下确定结局的取值，否则可能出现人为加强预测因子与结局变量的关联。盲法的重要性与结局事件有关，当结局是死亡等客观事件时，影响较小；当结局的判定受主观影响时，盲法极其重要。若一项研究是在了解预测因子的情况下判定结局，则认为该评估没有遵循盲法。

3. 应尽量排除预测因子

若结局变量定义或评估中包含预测因子的信息，则易过高估计预测因子与结局变量的关系，导致临床预测模型的准确性受到影响。在诊断研究中，此类情况被称为合并偏倚（incorporation bias）。例如，当临床信息已提示了明显的肺炎特征时，放射科医生更容易识别出肺部 X 线片的肺部浸润。当选择死亡、是否剖宫产等客观结局变量时，产生此类偏倚的风险较低；但是，一旦当结局变量的定义含有预测因子参与的解释时（如某种特定死因引起的死亡），即便死亡，产生偏倚的风险也较高。但事实上，部分结局变量往往难以使用单一的测量指标进行判定，有时难免引入预测因子的相关信息，尤其是对于需要基于所有可用的患者信息进行共识诊断的疾病而言。例如，心肌梗死的诊断需要考虑缺血性胸痛症状、心电图特征和血清心肌酶谱升高与回落，若预测因子包含心脏生物标志物，即为结局定义包含了预测因子。此外，如果研究目标是评估某一特定预测因子的增量效果或比较多个模型的预测性能时，在未知该预测因子的状态下确定结局变量的赋值将会极大减少对特定预测因子增量的过高估计或产生对某种模型的主观性倾斜。常见的错误情景为某些临床预测模型借助量表来确定结局，同时又将量表内的条目作为预测因子变量之一。研究者应谨慎对待此种情况，若结局变量判定过程中存在预测因子的相关信息，则研究者应总体考虑结局可能存在的潜在偏倚。因此，已经包含在结局判定中的变量，不宜作为潜在预测因子。

4. 时间 - 事件变量的信息采集要求

预测因子评估与结局变量判定之间可能会存在时间间隔，该时间间隔对临床预测模型的偏倚风险具有重要的影响。

（1）对于诊断模型，预测因子和结局变量的测量时点应尽可能接近，而不宜过长。考虑实际临床需求应尽可能在已有预测信息情况下做出患者是否患病的判断，尤其对于病程进展较快的疾病。

（2）对于预后模型，结局测量应给予足够随访时长，否则无法观测结局发生。例如，在手术切除结直肠癌后诊断是否存在转移癌的预测模型中，若过早规定了结局变量的检测时间点，则会因转移癌的大小不足以被检测到而导致模型偏倚的出现；宫颈癌发生一般需要 10 ~ 15 年，如果随访时间不足 10 年，很可能导致发生结局事件的患者数不足，从而降低模型的预测效果。

（3）对于预后模型，结局测量的频率也应充分结合研究可行性和结局观测及时性。例如，对于癌症发病的长期观测中，可每隔半年至 1 年进行定期的随访，而若随访开展的频次过于稀疏，则无法准确判断结局发生的时点。因此，应结合实际情况和研究需要，合理控制随访频次和研究期限。

第三节 结局变量的转换

不同类型的结局变量的互相转换关系如图 5-1 所示。以下列举了较为常见的两类转换及其注意事项。

一、连续变量转换为分类变量

连续变量可依据选定切点转换为分类变量。例如，从血压值可判断患者是否患有高血压，即将

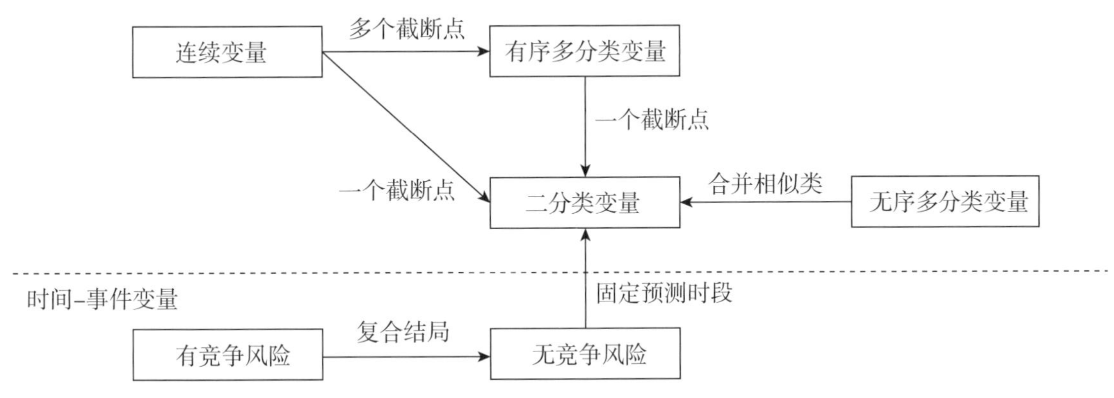

图 5-1 不同类型的结局变量的转换关系

作为连续变量的血压值转换为是否患高血压的二分类变量。注意进行二分类转化时，应参考临床指南中公认的界值标准。而是否需要转换，则需要权衡以下 4 个因素：①模型接受度。多数诊断模型的结局是二分类变量（是否患病），便于解释结果。②样本量利用效率。计算预测模型建模所需样本量时，连续变量的有效样本是所有个体数，二分类变量的有效样本为少数类的个体数。因此，将二分类变量作为结局变量时应考虑样本量是否能满足要求。③模型效果的评价。二分类变量的评价指标多为受试者工作特征曲线（receiver operating characteristic curve，ROC）曲线下面积（area under the curve，AUC）、校准曲线等，相对容易呈现，且较易达到良好的效果。连续变量的评价多用误差、均方误差等评价，较前者更难呈现较好的预测性能。④若无可参考的界值标准，则分界值的选择存在不确定性，盲目追求统计量最优反而会影响模型的可解释性和外推性。当然，界值选择所带来的更根本的问题是，多种衡量相关性的指标（如 OR 值等）和统计效力完全取决于该分界值的大小，一旦选择错误则结果难以解释或意义有限，从事实上违背了建模的初衷。

二、时间 - 事件变量转换为二分类变量

时间 - 事件变量可通过选定的时间切点，判断在此时间点之前是否发生事件转化为二分类变量。

是否将时间 - 事件变量转换为二分类变量需权衡以下 4 个因素：①在选定的时间范围内的失访情况。若在选定的时间范围内，失访人数较多则不宜转换为二分类变量。②预测时间。时间 - 事件变量可用于预测任意时间期限内的事件发生概率，而二分类变量只能预测提前选定的时间期限内事件发生的概率。③结局事件发生时间的集中度。如果结局事件发生时间较为集中，时间的变化较小，故可考虑将时间要素去除，转换为二分类变量。④模型难易程度。时间 - 事件数据的处理需用到生存分析模型，较二分类模型更为复杂，当研究者不具备生存分析建模能力或者使用者不具备使用能力时，可酌情考虑采用二分类模型，但一般情况下更为推荐生存分析模型。

三、将多个竞争风险合并为复合结局

当存在多个竞争风险事件时，研究者可以通过对其取并集来定义一个复合结局（composite end points），其中任一风险事件发生视为发生了复合结局，且最先发生的风险事件时点作为复合结局发生时点。例如，常用于预测人群心血管疾病发生率的 Framingham 模型将心血管事件定义为：致死或非致死的心肌梗死、猝死或（稳定或不稳定）心绞痛。复合终点可增加结局发生数量。

需注意定义复合终点应遵循一些原则：①具有临床相似性的结局事件可合并，比如同为负面（死亡）或同为正面结局（康复）。②复合结局所包含的各子事件的严重程度相似。如主要不良心脏事件（major adverse cardiovascular events，MACE）是复合考虑了心血管事件和死亡，因该复合结局中子事件都相对严重，因此合并是合理的；但若是将死亡和新发糖尿病进行合并，疾病重要性有明显差异，这种复合有待商榷。③预测因子与复合结局中各子事件的关联强度尽可能同质。继续以死亡和新发糖尿病的复合结局为例，研究患有急性肾损伤（eGFR ≥ 60）和复合结局事件发生的关联（表 5-2），但将结局拆分到两个子事件后发现，患有急性肾损伤仅明显增加了新发糖尿病的风险，并未对死亡造成有统计学意义的影响，此时笼统利用是否患有急性肾损伤预测复合结局就欠妥。④建议报告复合终点中各子事件结局数。

相比于使用竞争风险结局的预测模型，使用复合结局进行的建模存在以下局限：①预测复合结局的模型无法准确得到每一个子事件的发生率。②无法评估该复合结局预测模型对每一个子事件预测的模型表现。

表 5-2　急性肾损伤与复合结局及其中各个事件的发生率及发生风险

结局	eGFR < 60（n=2635）	eGFR ≥ 60（n=2634）	HR 值（95%CI）	P 值
新发糖尿病	280（10.6%）	658（25.0%）	0.38（0.33，0.44）	< 0.0001
死亡	30（1.1%）	33（1.3%）	0.91（0.55，1.49）	0.700
复合结局（死亡 + 新发糖尿病）	306（11.6%）	686（26.0%）	0.40（0.35，0.46）	< 0.0001

注：HR= 风险比（hazard ratio）；eGFR：肾小球滤过率。

第四节　常见的与结局变量相关的信息偏倚

在测量结局变量的环节中，由于测量过程、结局判定等方面可能存在测量误差，常常可能导致信息偏倚的产生。

首先，测量方法本身可能不是反映结局的最佳方法，比如定义 BMI 时仅基于自报的身高和体重，或者由于结局事件本身难以测量，已经选择了替代结局作为结局事件。为避免上述偏倚，建议研究者在设计时应遵循相关指南或咨询临床专家，将结局判定方法的灵敏度、特异度等多项指标控制在一定范围内。

其次，在测量过程中，可能存在的测量误差又可以分为主观的、客观的。较为主观的测量误差主要由测量人员引起，例如，进行同一项调查时，调查单位、调查人员的不同均可能造成测量误差。客观的测量误差由测量工具、测量环境引起，如调查使用的量表未进行信效度评价、血压值的测量受到温度、湿度等测量环境的影响。建议研究者在测量前制定方案时，充分考虑可能存在的多种潜在问题并制定对应的对策。此外，还应在调查过程中遵从质量控制措施，保证测量过程的同质性。

最后，在基于测量结果进行结局判定时，可能受到主观影响，例如影像结果的判断很大程度上依赖于临床医生的主观判断。为了尽量避免此类信息偏倚，应在测量过程中严格实施盲法，并邀请多位经验丰富的临床医生进行评估。

第五节　本章小结

选择结局并明确结局的测量方式是建立临床预测模型的关键环节。研究者需要清楚的是，结局变量及其测量方法选择均需结合研究目的及数据特点，并且要遵循相关的原则，以便尽可能减少偏倚。令人遗憾的是，尽管目前临床预测模型研究日渐增多，但相当数量的研究在选择结局变量时仍存在明显不足。未来建议研究者加强对选取和测量结局变量的重视，结合具体关注的疾病及其特征，针对性完善结局变量选择的注意事项，以提高预测模型质量。

（张云静　王胜锋）

第五章参考文献

第六章　预测因子的选取和测量

预测因子是那些可能与结局变量相关的变量，并基于此构建最终的预测模型，预测因子的选取、测量是开发临床预测模型的核心步骤。在预测模型开发过程中，将最初通过发散式思维尽可能考虑到的所有预测因子称为潜在预测因子；而后通过一系列原则对潜在预测因子进行精简，保留的预测因子称为候选预测因子；对候选预测因子进行筛选，确定最终模型中纳入的预测因子，称为最终预测因子（图 6-1）。本章的重点是如何得到潜在预测因子指标池，并通过精简确定候选预测因子，将介绍预测因子的选取和测量中的方法学细节和注意事项，供模型开发者参考。对候选预测因子的筛选将在本书第十章进行详细介绍。

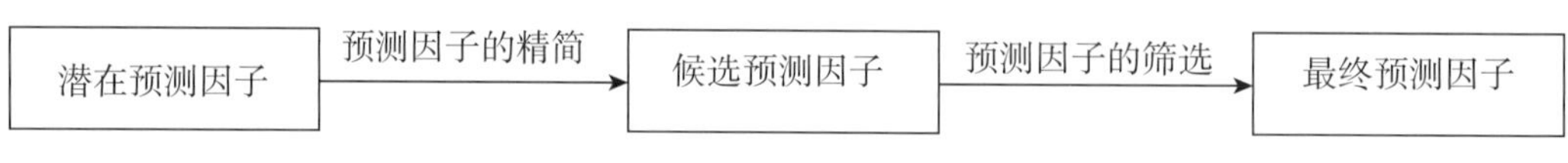

图 6-1　预测因子的选取过程

第一节　预测因子的选取

一、潜在预测因子的来源

1. 潜在预测因子的常见维度

预测因子是可能与临床结局有关联的各种变量，包含许多种类和维度，如：①社会人口学统计资料（年龄、性别、种族、职业、教育水平、收入、社会经济地位等）；②生活方式（吸烟、饮酒、饮茶、体力活动、膳食等）；③生活环境（二手烟、空气污染、噪声等）；④体格检查结果（身高、体重、腰围、臀围等）；⑤疾病的类型和严重程度（主要诊断、表现特征、影像学检查、血尿样检查结果等）；⑥病史特征（既往疾病发作及治疗措施等）；⑦共病情况（伴随疾病等）；⑧身体功能状态（Karnofsky 评分、GOLD 肺功能分级标准等）；⑨主观健康状况和生活质量（心理、认知、心理社会功能等）；⑩遗传特征。临床预测模型通常需要结合多个维度的预测因子进行预测。

2. 制定潜在预测因子指标池的策略

在开发预测模型前，需要预先制定出一个合理的潜在预测因子指标池。潜在预测因子可以通过参考各医学会发布的临床指南（可提供有关某临床结局的预测因子的信息）、对预测模型 / 预测因子 / 风险因素的系统综述和 meta 分析进行文献回顾、参考已发表的单个预测模型 / 预测因子研究、专家咨询（包括团队及个人的临床经验）和学科知识等方法确定，以减少预测因子中存在噪声变量（noise variable，指与结局无关的变量）的可能性。此外，还可以通过研究团队和同事之间的非正式的讨论，或专家调查法（Delphi 法）、焦点小组讨论、问卷调查等更正式的方法确定潜在预测因子。

表 6-1　本书中部分案例举例及其预测因子

预测模型（参考文献）	候选预测因子						
	社会人口学统计资料	生活方式及环境	体格检查结果	临床表现指标、影像学表现	病史特征	共病情况	遗传特征
心血管疾病预测模型的开发与验证	年龄、地域（城乡、南北）	吸烟	腰围	收缩压，总胆固醇、高密度脂蛋白胆固醇水平	使用降压药物	糖尿病	动脉粥样硬化性心血管疾病家族史
肺癌预测模型的开发和验证	年龄、性别、教育程度、职业有害物质暴露史	经常锻炼、被动吸烟	体重指数		慢性呼吸系统疾病史		一级亲属（父母或同胞兄弟姐妹）的肺癌病史
食管腺癌预测模型的开发 / 验证	年龄、性别	每日吸烟状况	肥胖		胃食管反流症状		
生物标志物对缺血性脑卒中临床结局预测增量评估	人口统计学特征	生活方式危险因素		缺血性脑卒中亚型、临床特征、血浆总同型半胱氨酸，血清 RF、hsCRP、MMP-9、HGF、Lp-PLA2、NT-proBNP、胱抑素 C、补体 C3、维生素 D、aPS、aCL	疾病史、用药史		
ABCD 系列评分系统预测 TIA 后卒中风险的外部验证研究	性别、年龄		血压	单侧肢体无力或不伴肢体无力的言语障碍、症状持续时间、双重 TIA*、DWI 高信号	糖尿病史		
二分类结局 logistic 回归预测模型的开发和验证——脑海绵状血管畸形出血后的致残率	人群特征			临床症状学特征、病灶的影像学特征			
基于临床磁共振影像的脑神经血管年龄预测模型的开发			磁共振数据量化的大脑侧脑室周围体积、脑白质深部高信号的体积				

RF，类风湿因子；hsCRP，高敏 C 反应蛋白；MMP-9，基质金属蛋白酶 -9；HGF，肝细胞生长因；Lp-PLA2，1- 烷基 -2- 乙酰甘油磷酸胆碱酯酶；NT-proBNP，N- 末端前体脑尿钠肽前体；aPS，抗磷脂酰丝氨酸抗体；aCL，抗心磷脂抗体；TIA，短暂性脑缺血发作；DWI，弥散加权成像。

* 本次发作前 7 天内有 1 次发作。

二、潜在预测因子的精简

1. 潜在预测因子精简的意义

在制定出潜在预测因子指标池后，还需对其进行精简以得到候选预测因子。尤其是样本量和发生结局的研究对象数量较小时，当每个候选预测因子所对应的事件发生数（number of events per variable，EPV）小于10时，模型纳入无预测作用的预测因子（spurious predictors）或没有纳入重要预测因子的风险较高，且容易导致过拟合，而当EPV大于20时，模型过拟合的风险较低。另外，较少的候选预测因子也可减轻后续预测因子筛选的工作量。

2. 潜在预测因子精简的原则性要求

无论采用何种策略对潜在预测因子进行精简，候选预测因子的确定都需要考虑其潜在预测能力、测量的可靠性、是否用于结局判定、测量是否先于预测时间点等方面。

（1）潜在的预测能力：选取对临床结局有明确或可能的预测能力的因子，可以减少噪声变量存在对真实预测因子的影响。预测能力的判断可基于专业知识和临床经验，也可基于某变量在既往同类模型中出现的频率、在既往分析和研究中与结局变量的关联强度等。例如，幽门螺旋杆菌在胃癌的预测模型中，载脂蛋白E ε4在痴呆的预测模型中，以及*BACA*基因在乳腺癌预测模型中，都是公认的重要预测因子。

（2）测量的可靠性：预测因子测量的可靠性对预测模型的构建非常重要，否则可能导致预测因子与结局之间的关联被掩盖。测量的可靠性主要与预测因子的定义、测量方式、测量仪器、评估的主/客观性等有关。在一项5岁以下儿童脓毒症诊断的预测因子选取研究中，大量失血、头部摆动、剧烈疼痛、皮肤充血减少、收缩压降低在测量可靠性维度评分最低，其原因主要包括对失血量估计可靠性的担忧以及疼痛评估的主观性。在肝癌的预测模型中，肝纤维化和肝硬化的过渡状态很难判断，二者的肝硬度界值仍有待研究。非酒精性脂肪肝（non-alcoholic fatty liver disease，NAFLD）是通过排除患者属于病毒性或酒精性脂肪肝（alcoholic fatty liver disease，AFLD）的可能性来确定；相比之下代谢型脂肪肝（metabolic dysfunction associated fatty liver disease，MAFLD；metabolic dysfunction-associated steatotic liver disease，MASCD）具有明确的定义，可以直接判定，更为可靠。

（3）未用于结局判定：预测因子不应是结局定义中的一部分，否则会导致合并偏倚。合并偏倚最早在诊断试验中提出，当所评价的诊断试验是金标准的一部分，或金标准被用于确定诊断试验的结果时，则会出现合并偏倚，导致灵敏度、特异度均被高估。例如，在预后模型中，若预后的评价指标取决于某量表时，预测因子则不应是该量表中的维度之一。例如，当以SF-36量表测量的生活质量为预测结局时，该量表中包含的情绪状态、日常活动是否受限等因素则不宜作为预测因子。

（4）测量先于预测时间点：预测模型是利用已知的预测因子对未知的结局进行预测，因此在预测时间点所有预测因子都应是已知的，否则会导致模型无法使用。例如，在入院时（预测时间点）对患者死亡风险进行预测的模型，患者在住院期间是否转到ICU在患者入院时不可知，因此不可将其作为预测因子。一个想要在术前使用以预测术后24小时内恶心、呕吐发生风险的预后模型不应该纳入术中用药的预测因子。预测因子信息在模型使用的时间节点上的可获取性也是PROBAST中预测因子领域的评价条目之一，预测因子在模型应用的时间应当是已知的，若模型应用时预测因子信息无法采集到，该领域将被评价为高偏倚风险。

（5）成本可及性：预测因子的选取还应考虑其成本，即临床实践中能否获得该预测因子的信息以及获取该信息的难易程度。不同的预测因子所需要的成本可能不同，既包括费用、收集变量所需的时间和资源，也包括患者的负担。因此应该先考虑容易获得的信息，再考虑较难获得的信息，如先考虑人口统计资料和病史特征，再考虑简单的检查，最后考虑侵入性的或昂贵的检查。总之，预测因子应与临床预测模型的目标使用场景和使用人群相匹配，确保所纳入的预测因子在模型实际运用的时刻可以测量得到，避免获取这些预测因子所需的专业人员和设备在目标场景及人群中是不可及的，如基因检测结果不适用于经济欠发达的国家或地区，较复杂的影像检查结果不适用于初级卫生保健应用的模型，不同精度的设备或不同经验的人员会加大对预测因子测量的误差等。

总的来说，临床预测模型中预测因子的选取倾向于纳入有潜在预测能力、容易获得、测量可靠、花费不高并且在模型应用时可知的变量，并且需要对候选预测因子的数量进行严格控制，减少存在噪声变量的可能性。

第二节 预测因子的测量

在选定预测因子后，还需对其进行测量。若测量出现误差将影响预测模型的校准度、区分度和整体估计等各个方面，因此以下方法学细节需要研究者注意。

一、预测因子的测量误差对模型的影响

预测因子测量的可靠性符合要求后，还需要在模型开发、验证和实际应用的过程中，对预测因子采用相同或类似的测量方式，以上过程中对预测因子测量方式的差异称为预测因子测量的异质性。预测因子测量的异质性会导致模型区分度较差，降低模型预测的准确率。在开发及验证临床预测模型时，应考虑临床实际环境中该预测因子的测量方式可能不同，例如将禁食后测量的高密度脂蛋白（HDL）作为预测因子时，在临床操作中较难实现。在模型使用时，预测因子的测量方式应与原模型保持一致，至少意识到与临床实际环境中测量方式的差异，并量化该测量异质性对模型预测能力的影响。

二、预测因子测量的原则性要求

1. 测量的标准可比

预测因子应按照统一的定义和标准进行测量。例如，“便血”可能会被视为直肠癌诊断模型中的一个预测因子，“便血”的判断可以依据粪便上肉眼可见的血迹，也可以使用大便潜血试验进行检查，这就产生了不同定义和测量标准的问题，若对不同研究对象使用了不同的测量标准，该预测因子就可能带来偏倚；在组学数据处理清洗的过程中，也应保证采样方式、样品储存方式、检测技术的标准化。PROBAST也强调了预测因子定义和测量标准的一致性问题，若不同的定义被用于同一个预测因子，或需要主观解释的预测因子由临床经验各不相同的人员来测量，该领域将被评价为高偏倚风险。尤其是当使用多个数据源（例如数据来自多个中心）开发预测模型时，研究者需特别关注不同数据源中同一预测因子的定义和测量标准是否一致。

值得注意的是，除了同--研究中预测因子的测量标准问题之外，预测因子的定义和测量还会因不同研究而异。如吸烟的测量，包括生物学标志物检测（如硫氰酸盐、一氧化碳、可替宁）、问卷调查等，不同研究中应用的吸烟调查问卷也大不相同，缺乏统一的标准和可比性，定义和测量标准的变化会阻碍预测模型的推广。另外，也有研究表明预测因子测量标准的异质性会严重降低模型预测的准确性。

因此，研究者在构建模型选择预测因子的定义和测量标准时，应尽量与模型目标应用的临床实践一致，保证模型在应用时的表现不会受到预测因子测量的影响，在使用、验证或比较不同预测模型时，也要关注预测因子的定义和测量标准，目前已有通用数据模型（common data model）用于规范不同数据源的数据结构、测量标准和定义，提高不同研究中预测因子的可比性。

2. 精确度

同一预测因子，使用不同的测量方法或工具时可能存在不同的精确度，如肺部的检查可采用X线胸片或胸部CT，其中CT可以提供更为精确和丰富的信息；膳食调查的测量方法可选择膳食记录、膳食回顾、食物频率法等，其中膳食记录法可以记录精确的摄入分量且信息非常充分，而食物频率法很可能存在分量估计不准的问题。一般来说，预测因子测量的精确度越高越好，可以得到更为准确的结果，但要求精确度高可能影响临床实践的可行性，如CT在初级卫生保健或经济落后地区是不适用的，膳食记录法需要大量的人力资源投入并且会给研究对象带来较大的负担，因此研究者在选择预测因子的测量方法时需要在精确度与可行性之间寻求平衡。

3. 可靠性

临床预测模型开发时通常更希望使用定义明确并且由任何观察者都能可靠地测量的预测因子，但临床实践中部分预测因子在测量时可能会产生测量结果的变异。预测因子测量的可靠性主要受到观察者评分的不一致和生物学变异的影响：观察者评分的不一致指不同观察者或同一观察者在不同时间的技术水平、认真程度、生物学感觉差异等导致测量结果不同，常见于病理学家对组织标本的组织学、细胞计数、细胞染色等进行判断，以及放射科医生对X线、CT扫描、MRI扫描和超声测量进行评估等；生物学变异是指由于个体生物周期等原因引起同一测量对象在不同时间获得的测量结果不同，如血压的测量，它的单一测量是非常不可靠的。

模拟数据研究证实，观察者评分的不一致或生物学变异的影响通常会低估预测因子与结局之间的相关性，引起回归稀释偏倚（regression dilution bias），即预测因子的随机测量误差会导致回归斜率趋向于零。增大样本量并不能减小回归稀释偏倚，反而会使错误的估算更加可信，解决该问题的主要方法包括在研究设计阶段对预测因子的定义和测量做出明确规定，或使用更加精密的仪器和测量方法，或进行重复测量。重复测量可由同一观察者进行（如使用3次血压测量值的平均值）或不同的观察者进行（如由两位放射科医生独立阅读影像学结果），对于长期随访时预测因子可能发生的波动，还可以在随访期间进行重复测量从而做出适当的修正。需要注意的是，此方法虽使用了随访期间的数据，但只是建模过程中为了应对生物学变异问题的技术手段，在进行模型实际应用时仅可使用预测时间点之前的信息。

4. 时间依赖性

除了使用基线信息进行预测外，随着社区人群和专病等各类队列的发展以及电子医疗数据库的开发，利用预测因子在不同时间点的重复测量信息进行动态预测的模型逐渐增多。不同的预测因子具有不同的时间属性，部分预测因子是非时间依赖性的，如性别、种族、基因等，而部分预测因子是时间依赖性的，如体重指数、各类生化指标等，基线测量后时间依赖性的预测因子在随访过程中可能会发生变化，对预测因子在不同时间点的重复测量则可以捕捉该变化，为预测模型的构建和风险评估提供新信息。因此动态预测模型可以利用时间依赖的纵向重复测量数据，每当新的信息可用时，风险估计就可以更新，可随时间监控风险。也有研究表明与传统的利用单个时点的预测因子信息进行预测的模型相比，通过整合患者的纵向信息可以提高整体预测的准确性。因此，模型开发者在研究过程中可以根据自己的需求考虑预测因子的时间依赖性，对预测因子进行重复测量，获得更多信息，构建更为准确的预测模型。需要注意的是，在实际应用模型进行预测时只能使用预测时间点之前的信息，在对预测结果进行动态更新的同时，对应的预测时间点也会被延后。

5. 盲法

预测因子测量过程中盲法的使用同样需要研究者重视，当预测因子的测量是在不知道临床结局事件状态的情况下做出的（即使用了盲法），PROBAST中预测因子领域的偏倚风险才较低。未使用盲法会增加将结局信息代入预测因子测量的可能性，从而高估预测因子与结局之间的相关关系，并高估模型表现。对于需要主观解释或判断的预测因子，比如影像学检查、组织学检查、病史等，在测量预测因子时，避免受结局数据影响是尤为重要的。在前瞻性研究中，预测因子的测量早于结局变量的判定，这显然是在不知道临床结局的状态下进行的；而在回顾性记录预测因子的研究或横断面研究中，研究者需特别注意盲法问题，尽量掩蔽临床结局，同时避免回忆偏倚的影响。

总的来说，在测量预测因子时要注意预测因子定义和测量标准的一致性、精确度与可靠性、是否需要重复测量以及测量时是否使用盲法等。

第三节　利用电子医疗数据时关于预测因子的考虑

一、可计算表型

电子医疗数据是开展主动监测的数据来源，但现阶段我国电子医疗数据缺乏统一的标准规范，仅使用国际疾病分类（international classification of diseases，ICD）编码和标准诊断难以界定出具有某一特征的所有研究对象，可计算表型（computable phenotype）应运而生。美国 FDA 于 2020 年明确推荐在利用健康医疗大数据捕获目标结局时应用可计算表型。可计算表型是一种基于电子病历和辅助数据源等电子医疗记录定义的临床特征 / 状况，一般由表型相关的数据元素和定义表型的算法组成，可以整合医疗记录中的结构化数据（如 ICD 编码、疾病诊断、实验室检查指标等）及非结构化数据（如包含症状和体征的主诉、现病史，以及影像学检查报告等），从而更有效、全面地识别目标的临床特征及状况（表 6-2）。

结构化数据定义可计算表型可由数据元素和逻辑表达式（AND，OR，NOT）组成，在非结构化的数据中识别命名变量，以及根据各类诊断标准实现可计算表型的分型，是构建可计算表型工作中的两个关键技术。目前 MedBERT（Med bidirectional encoder representations from transformers）模型已被应用于在中文临床文本记录中识别命名变量，张量分解和基于极大似然估计的锚定回归两种工具也已被开发并用于可计算表型的分型。此外，研究者可考虑使用已发表的可计算表型，作为潜在预测因子的来源（表 6-2）。

表 6-2　已发表可计算表型及使用方式

机构 / 组织	可计算表型	具体信息
Centers for Medicare and Medicaid Services	Chronic Conditions Data Warehouse	https://www.ccwdata.org/web/guest/condition-categories
Healthcare Cost and Utilization Project	Clinical Classifications Software	http://www.hcup-us.ahrq.gov/toolssoftware/ccs/ccs.jsp
National Human Genome Research Institute	eMERGE：Electronic Medical Records and Genomics Network	http://emerge.mc.vanderbilt.edu/
U.S. Food and Drug Administration	Mini-Sentinel	http://www.mini-sentinel.org/
Centers for Medicare and Medicaid Services	QualityNet	https://www.qualitynet.org/
Office of the National Coordinator of Health Information Technology（ONC）	Strategic Health IT Advanced Research Projects	http://www.healthit.gov/policy-researchers-implementers/strategic-health-it-advanced-research-projects-sharp
National Library of Medicine in collaboration with ONC，Centers for Medicare and Medicaid Services	The Value Set Authority Center	https://vsac.nlm.nih.gov/

二、预测因子收集时间窗

预测因子收集时间窗指研究对象在研究中的预测因子收集观察期（图 6-2）。电子医疗数据库中研究对象的用药等信息可能因收集时间窗的不同而异，应对各研究对象收集相同时间跨度内的信息。例如，一项研究构建长期使用阿片类药物风险的预测模型时，纳入预测因子时间窗为索引日期前 365 天。时间窗长短的选取应结合专家咨询、学科知识，参考已发表的单个预测模型 / 预测因子研究，及现有数据库时间跨度进行确定。若选取时间窗跨度过短可能遗漏用药信息，导致时间窗偏倚（time window bias）；若跨度过长可能无法追溯具体信息。

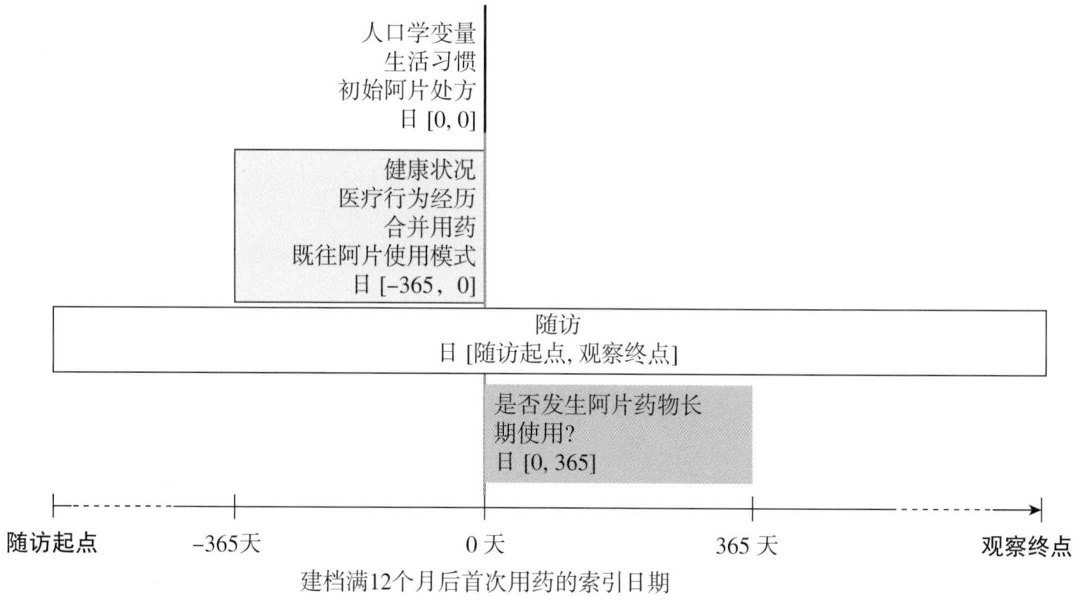

图 6-2　构建长期使用阿片类药物风险预测模型时纳入预测因子的时间窗

浅灰部分，预测因子收集时间窗；索引日期，预测时间点；深灰部分，预测时间范围。

三、数据整合中的统一和标准化

由于各医疗机构对患者信息测量方式和（或）记录方式的不一致，在使用不同省市、地区、中心、医院的电子医疗数据时，应先对不同来源的数据进行规范化整合。得到预测因子测量结果的原始数据后，应尽量补充收集其测量方式，以便对其进行对应调整，且电子医疗数据库获得数据的数据结构通常不适合直接进行模型构建，在统计分析之前需要先对其进行统一合理的编码和处理。

四、数据缺失

在利用多中心电子医疗数据库时，不同中心的变量丰富程度往往不同，研究者纳入的候选预测因子在不同数据库中会出现缺失，如何在充分地利用各中心的预测因子数据是一个亟需解决的关键问题。研究者使用此类数据时应充分了解缺失原因及其对预测模型的影响，可采用分层均值 / 众数填补、演绎填补（deductive imputation）、回归填补（regression imputation）、最近距离填补（nearest neighbor imputation）、热卡填补（hot deck imputation）、冷卡填补（cold deck imputation）和多重插补（multiple imputation，MI）等方法，并考虑不同填补方法对预测模型效果的影响。此外，迁移学习能将已有问题的解决模型运用到其他相似问题上，理论上这种机器学习方法在解决分中心变量系统缺失上也具有一定潜力，有待研究者进行深入探索。

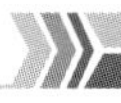

五、信息提取的质量控制

在使用电子医疗数据时需要相关人员进行信息提取，在信息提取过程中应通过双人独立复核、提取代码留存、进行交接记录等方式进行质量控制。在数据传输过程中应灵活选取数据保存的方式。

第四节　本章小结

预测因子是预测模型的重要组成部分。首先，在制定潜在预测因子指标池的过程中，模型开发者需要根据专业知识和文献回顾选取合适的潜在预测因子。其次，在潜在预测因子的基础上进行精简，要同时考虑其可靠性、一致性、适用性、可获取性和测量花费等因素，得到候选预测因子。在预测因子测量的过程中，应注意盲法的使用，并对所有研究对象应采用一致的定义和测量方法。此外，应充分考虑到预测因子测量过程中的常见误差，尽可能避免测量误差或考虑到测量误差对模型应用的影响，从而获得更稳定的预测模型。最后，在利用电子医疗数据库选取预测模型时，可考虑可计算表型等方法，还需考虑到预测因子收集时间窗、数据缺失、异质性等问题，以及在信息提取过程中进行及时的质量控制。

（温俏睿　贺冰洁　王胜锋）

第六章参考文献

第七章 样本量的估算

第一节 如何看待样本量估算

一、样本量估算的原理

样本量估算是通过对未来的预判来估计当下计划纳入的样本数量，一般是依据假设检验来反推样本量。对于抽样调查、诊断性研究，研究者会依据预估的事件发生率、灵敏度、特异度以及期望达到的精度（容许误差）来反推研究所需的样本量；对于效应比较的研究（或者关联研究），研究者则依据预估的效应指标（均数差、率差、相对危险度等），按统计检验水准（通常为双侧 0.05）和把握度（通常≥ 80%）来反推研究所需的样本量。

二、样本量估算的缘由

在研究计划阶段，样本量的估算尤为重要。从科学性上讲，样本量估算可以保障研究的假设检验或者模型拟合满足统计学上的最低要求，提高研究的可行度和成功率；从实际操作上来讲，通过样本量估算可以提前知晓研究所需样本的大小，方便研究者提前做好资源规划，节约资源，而且也更符合伦理的要求。在研究数据分析阶段，样本量的估算（更确切地说是功效分析），也为评估当前研究的样本量是否充足提供参考依据。

三、样本量估算的考虑

1. 样本量估算的要素

从科学性上讲，样本量估算有两方面的考虑：一是预期的结果，如事件发生率、容许误差、效应值大小等；二是统计的性能，比如检验水准，把握度等指标。临床预测模型的样本量估算，也大体遵循类似的思路。

2. 样本量估算的时机

常规来讲，样本量估算属于研究方案的重要内容，需在研究设计之初，研究启动之前进行。这种“事前”的样本量估算，可以方便研究者提前做好资源规划。但也有非常多的研究，是就地取材，基于已有研究项目或非研究目的的数据进行。此时，样本的估算对于研究者在资源规划上已无指导意义，不过，这种“事后”样本量估算的结果可以和当下现有的样本量做比较，以判定研究的可行性及可靠性。此外，当一些研究出现阴性结果时，也可借助样本量估算的原理，基于当下的样本计算检验的把握度，即借助功效分析以判断出现假阴性结果的可能性。

临床预测模型类研究多为基于已有研究项目数据进行，因此，样本量估算更多的是考察研究的可行性。不过，如果在研究设计之时就已经规划了未来会进行预测模型研究，则应确保研究纳入足够的样本，以保障预测模型研究在模型拟合上的可行性。

完整的预测模型开发包括构建和验证两个阶段，因此预测模型的样本量估算，也包括两大块内容。本章将分别对其进行介绍。

第二节 构建预测模型的样本量估计

对于构建预测模型的样本量估计，目前有两种策略：一种是单纯从模型估计的稳定性角度出发，基于统计模拟的经验估计；另一种是从预测效果角度出发，基于效应指标的理论估计。

一、基于统计模拟的经验估计

单纯从模型估计的稳定性角度出发，构建预测模型的样本量估算时会考虑模型中的变量或者需要估计的参数。考虑预测模型中变量个数的策略为模型中每纳入一个变量所需的事件数，此即 EPV（Events Per Variable）策略；考虑预测模型中参数个数的策略为模型中每纳入一个参数所需的事件数，此即 EPP（Events Per candidate predictor Parameter）策略。EPP 策略是 EPV 策略的拓展和延伸。

1. EPV

最常见的 EPV 策略是 10 EPV，要求预测模型中每纳入 1 个预测变量至少需要 10 个事件。该规则简单理解就是阳性事件的样本量应是自变量个数 10 倍以上。这一经验法则是基于模拟研究的结果，模拟试验的结果发现，当结局为分类变量或时间 - 事件变量时，样本量中的事件个数为自变量的 10 倍及以上时估计出的模型系数偏倚较小。引申到连续性变量作为结局时，样本量的个数为自变量的 10 倍。但也有研究建议将 EPV 策略扩大到 15 EPV，甚至 20 EPV。

当预测模型研究的事件率为 $\hat{\phi}$，可以使用以下公式计算样本量 N，注意其中的 n_{var} 是模型拟合时潜在的变量数，而不是模型中最终纳入的变量数。

$$N = \frac{10 \times n_{var}}{\hat{\phi}}$$

2. EPP

EPP 策略关注的是预测模型的候选参数，最常用样本量是候选模型参数个数 10 倍及以上，即 10 EPP。EPP 策略与 EPV 策略的不同之处在于根据模型参数而不是模型变量数来计算样本量，因为一个预测因子在模型中可能会产生多个需要估计的参数（β 项）。例如，多分类变量以哑变量的形式进入预测模型时，一个三分类的预测因子会产生两个估计参数。有时血压等连续性预测因子需要估计非线性效应，此时也会产生两个甚至更多个 β 项。当模型中包含两个或多个预测因子之间的相互作用时也会增加模型参数的数量。考虑到模型可能存在过拟合的情况，在计算样本量时，最好是参考每个候选预测参数的数量进行计算，而不仅仅是最终模型中包含的参数。

二、基于效应指标的理论估计

基于经验的样本量估计在提出时就只关注模型系数估计的偏差、精度和显著性，没有关注模型在风险预测时的准确性，因此经验估计的两个法则计算出的样本量不够可靠。而且还有模拟研究发现把 EPP 规则降到 10 以下时模型的参数估计也能达到预期的精度或是需要把 EPP 提高到 20 以上才能达到模型的预期表现，这些不一致的建议其实也说明样本量的计算不仅取决于事件数量与候选预测参数的比例，还与事件发生率和模型预测性能等相关。因此，基于效应指标的理论估计更能准确地进行样本量估计。

1. 整体流程及概念

基于效应指标估计预测模型的样本量，参考 Riley 等的建议，其整体流程包括 4 个方面考虑，每个步骤都会产生一个研究所需的样本量，最终确定的样本量为 4 个方面中的最大样本量。

第一个方面：样本量需要满足总体结果风险或平均结果值的估计精度的要求。

对于分类变量，需要有足够的样本量来估计总体事件率的要求；对于生存结局，在随访的一个或多个关键时间点，样本量需要能够充分精确地估计总体结果比例；而对于连续性变量结局，样本量必须能够准确估计模型截距。

第二个方面：样本量需要满足对所有个体具有较小平均误差的预测值的要求。

样本量必须满足预测模型能够对于每一个个体都可以给出足够精确的预测值，也即平均绝对预测误差（mean absolute prediction error，MAPE）应尽量小。对于连续性变量则是保证样本量能够以足够的精度估计模型残差，一般建议模型的乘法误差幅度（multiplicative margin of error，MMOE）应在 10% 以内，即 1.0 ≤ MMOE ≤ 1.1。

第三个方面：样本量需要满足模型表现的收缩大于预定标准的要求。

这个方面主要考虑的是预测模型的过拟合问题。过拟合是指模型在训练集中表现较好，但是对于新的数据预测能力却较差的现象。当样本量过小时，模型容易出现过拟合情况，在模型开发中常使用收缩法（又称为惩罚项或正则化）减少模型的预测可变性来处理过拟合问题，即减少极端预测值（如，预测概率接近 0 或 1）。在这方面，一般样本量计算时的要求保证目标收缩系数为 0.9。

第四个方面：样本量需要满足模型拟合的高估值小于预定标准。

样本量应保证所开发模型的表面和高估值调整的 $R^2_{\text{nagelkerke}}$ 差异较小。表面 $R^2_{\text{nagelkerke}}$ 是模型在训练数据集上的表现，而高估值调整的 $R^2_{\text{nagelkerke}}$ 是模型在目标人群中的更为现实的估计值。这个差值是模型拟合的基本整体衡量标准，一般建议这一差值为 0.05 时模型拟合较好。因此通常建议估算出的样本量应满足表面 $R^2_{\text{nagelkerke}}$ 和高估值调整的 $R^2_{\text{nagelkerke}}$ 的差异在 0.05 以内。

2. 3 种变量类型案例

基于上述四个方面依次进行样本量计算比较繁琐，实际中可以直接使用 Ensor 等开发的 R 工具包 Pmsampsize[1] 中的 pmsampsize 函数进行计算，该 R 包可用于计算连续、二分类或生存结局（时间 - 事件）的模型构建时最小样本量，针对不同的变量类型，可选择不同的参数进行计算。

pmsampsize 函数调用时的形式如下：

```
pmsampsize(type=, rsquared=, parameters=, prevalence=, shrinkage=0.9, cstatistic=, seed=123456, rate=, timepoint=, meanfup=, intercept=, sd=, mmoe=1.1)
```

其中，type 用于设置不同的变量类型，rsquared 为预估的模型 R^2（二分类和生存结局模型中，R^2 通常较小），parameters 为模型中的候选预测因子数，prevalence 为二分类变量的事件率，shrinkage 默认为 0.9，cstatistic 用来指定现有预测模型研究中报告的 C 统计量，seed 为种子数，rate 是生存结局的事件发生率，timepoint 用于在生存结局中指定预测的时间点，meanfup 指定预期的平均随访时间，这里的时间单位必须与 timepoint 选项相同（例如年、月）。Intercept 用于估算结局为连续性变量时指定平均结果值，比如平均血压水平，sd 用于指定结果值的标准差（SD），比如所有其他预测指标均为平均值时患者的血压 SD 值。mmoe 是对于连续性结局，在计算截距可接受的 MMOE 时的最小值，默认设定为 1.1。下面将给出不同变量类型的具体实例。

（1）二分类变量：当结局为二分类变量时，设置 type= "b"，输入模型预计的 R^2，rsquared=0.288，候选的预测因子数 parameters=24 以及预估结局事件率 prevalence=0.174，运行如下代码可以得出不同准则下的样本量，其中最大的样本量为 662，因此构建预测模型所需的最小样本量为 662。

```
pmsampsize(type="b", rsquared=0.288, parameters=24, prevalence=0.174)
```

[1] https://CRAN.R-project.org/package=pmsampsize。使用时请以最新版本为准。

运算结果如表 7-1 所示：

表 7-1　二分类结局运算结果

	样本量	收缩系数	预测因子数	Cox-Snell R^2	最大 R^2	Nagelkerke' s R^2	EPP
准则 1	623	0.900	24	0.288	0.603	0.477	4.52
准则 2	662	0.905	24	0.288	0.603	0.477	4.80
准则 3	221	0.905	24	0.288	0.603	0.477	1.60
最终样本量	662	0.905	24	0.288	0.603	0.477	4.80

Pmsampsize 函数的运算结果中列出了满足基于效应指标估计样本量的 3 个步骤中所需的样本量，但是对于第二个方面（样本量需要满足对所有个体具有较小平均误差的预测值）没有考虑。研究者可以通过一个网页计算器（https：//mvansmeden.shinyapps.io/BeyondEPV/）检验目前的样本量是否满足第二个步骤的准则，只需要在该页面输入 3 个参数的值，包括候选预测因子的数量、目标人群中的预期结果比例和预期 R^2_{CS} 进行样本量估计。但是该计算器只适用于 12 个或更少候选预测因子的情况。

对于多分类变量，Pate 等根据以上基于效应指标的估计方法，提出了估计使用多项逻辑回归开发预测模型的最小样本量的方法，具体的开发过程和实例代码可以见相关文献。

（2）生存结局：当结局为生存事件时，设置 type= “s”，输入模型预计的 R^2（rsquared = 0.051），候选的预测因子数 parameters=30，预估结局事件率 rate=0.065，研究的生存时间的关键时间点 timepoint =2 以及预期的平均随访时间 meanfup = 2.07，这两个时间的单位需要一致，比如年份或月份等。代码如下，运行后可以得到模型构建在不同准则下所需的样本量，其中最大的样本量 5143 即所需的最小样本量。

```
pmsampsize(type="s", rsquared=0.051, parameters=30, rate=0.065, timepoint= 2,
meanfup=2.07)
```

运算结果如表 7-2 所示：

表 7-2　生存结局运算结果

	样本量	收缩系数	预测因子数	Cox-Snell R^2	最大 R^2	Nagelkerke' s R^2	EPP
准则 1	5143	0.900	30	0.051	0.555	0.092	23.07
准则 2	1039	0.648	30	0.051	0.555	0.092	4.66
准则 3*	5143	0.900	30	0.051	0.555	0.092	23.07
最终样本量	5143	0.900	30	0.051	0.555	0.092	23.07

注：当风险值为 0.122 时，样本量 n=5143，此时总体风险的 95% CI =（0.113 ~ 0.13）

（3）连续变量：当结局为连续性变量时，设置 type= “c”，输入预期的模型 R^2 rsquared = 0.2，候选的预测因子数 parameters=25、研究人群中预期的平均结果值 intercept =1.9 及标准差 SD=0.6，运行如下代码可以得出研究所需的最小样本量为 918。

```
pmsampsize(type="c", rsquared=0.2, parameters=25, intercept=1.9, sd=0.6)
```

运算结果如表 7-3 所示：

表 7-3　连续型结局运算结果

	样本量	收缩系数	预测因子数	R^2	每个预测参数对应的研究对象数
准则 1	918	0.900	25	0.2	36.72
准则 2	401	0.801	25	0.2	16.04
准则 3	259	0.727	25	0.2	10.36
准则 4*	918	0.900	25	0.2	36.72
最终样本量	918	0.900	25	0.2	36.72

注：截距的 95% CI =（1.87 ~ 1.93），样本量 $n = 918$

有学者开发了一种基于自适应的样本量计算方法，该方法可以在有新的数据进入研究时动态地从模型性能中学习模型表现情况，来预估样本量的大小。这种方法可以作为上文中提到的固定样本量计算的有用补充，因为它允许以动态方式调整样本量以确保适应特定的预测建模情况。

三、构建模型的样本量估计的规范表述示例

在构建模型时，对于样本量估计需要描述以下内容：预测的结局类型，选用的样本量估计方法，候选预测变量的个数及类型，样本量计算使用的参数及预估参数的依据，具体的计算公式和计算过程。

在英国的一项对 10 年后个体全因死亡率预测模型开发的研究中，对样本量估计进行了详细的描述：

为了保证有足够的把握度可以准确地开发全因死亡率预测模型，本研究根据最近的指南计算了开发预测模型所需的样本量。因此，首先估计了开发队列中 10 年随访期间发生的全因死亡率，本次开发的预测模型中预计包括 84 个预测因素，由于 Cox-Lasso 回归中包括的所有变量为二分类或连续变量，因此参数为 84。假设 R^2 的值等于 0.15 倍的 $R^2_{\text{Nagelkerke}}$，根据 Riley 等开发的计算工具，本研究开发预测模型所需的样本量为 n=8978，其中死亡事件为 1118 个（即每个预测因子对应的事件数为 13.3）。本研究使用的样本量为每个预测因子 15 例死亡事件，高于推荐的样本量，说明本研究的样本量充足。

第三节　验证预测模型的样本量

对于验证预测模型的样本量估计，其策略与构建预测模型时一致，一种是从模型性能的稳定性角度出发，基于统计模拟的经验估计；另一种是类比常规的效应比较研究，基于效应指标的理论估计。

一、基于统计模拟的经验估计

根据几个模拟和重采样研究的结果，目前已经形成了一个对于验证模型样本量计算的经验估计，即对于单中心外部验证研究应该，至少有 100 例阳性事件和 100 例非阳性事件，以确保对模型性能指标的精准估计；对于多中心外部验证研究，每家中心至少要求有 50 例阳性事件。当研究需要得出一个合适的校准曲线时，验证模型需要更大的样本量（至少 200 例事件和 200 例非事件）。

但是 Snell 等表明，至少有 100 例阳性事件和 100 例非阳性事件的经验法则并不总是产生对模型预测性能度量的精确估计。因为模型性能估计的精度还取决于除阳性事件和非阳性事件数量之外的其他因素，包括模型的线性预测值在验证数据集中的方差、验证后模型的预期性能以及任何校准误差的预期幅度。

二、基于效应指标的理论估计

基于效应指标的预测模型验证样本量估计，对于不同的结局变量类型需要关注的指标略有不同。二分类及生存结局主要关注模型的区分度（*C* 统计量）、校准度［观察到的结果事件点数除以预期（预测）结果事件点数的比率（如 *O*/*E*）、校准斜率］以及净获益。连续变量则主要关注模型拟合的 R^2 以及结局的方差。

1. 分类变量

当研究的结局为分类变量时，需要基于 4 个评价模型性能的关键指标分别估算模型外部验证的最小样本量，最终验证模型所需的最小样本量为 4 个样本量中的最大值。下面将给出基于 4 个关键指标的样本量计算方式。

（1）基于观察与预期事件比的估计：观察到的结果事件总数除以预期（预测）结果事件总数的比率（the observed/expected ratio，*O*/*E*）可以用来评价预测模型的校准度，该比率小于 1 时表示模型对数据集中的结果事件总数预测过高，而大于 1 时则表示模型对数据集中的结果事件总数预测过低，因此验证模型预估的 *O*/*E* 一般为 1，此时为保证模型有较好的校准度，样本量需要满足 *O*/*E* 的标准误差范围在 0.2［等价于 SE(ln(*O*/*E*))= 0.051］。如果预计事件率（ ϕ ）为 0.5，代入公式 7-1 可以计算出样本量为 385。

$$N=\frac{(1-\phi)}{\phi(\mathrm{SE}(\ln(O/E)))^2} \quad \text{公式 7-1}$$

（2）基于校准曲线的估计：对于分类变量，可以在验证数据集中使用以下 logistic 回归估计校准斜率，$\mathrm{logit}(p_i) = \alpha + \beta \mathrm{LP}_i$，其中 p_i 是验证数据集中预测的个体 i 的事件概率，β 是校准斜率，LP_i 是从个体 i 的预测模型中导出的线性预测值［即，$\mathrm{LP}_i = \mathrm{logit}(p_{\mathrm{PRED}i})$］。根据这个模型的衍变，研究者推导出了在确定预期校准斜率时的样本量计算公式 7-2。

$$N=\frac{I_\alpha}{\mathrm{SE}(\beta)^2(I_\alpha I_\beta - I_{\alpha\beta}^2)} \quad \text{公式 7-2}$$

该公式中的 SE(β) 为预估的校准斜率的标准误，I_α、$I_\alpha I_\beta$、$I_{\alpha\beta}$ 则是根据 α 和 β 的假定值（理想状况下 α=0，β=1）以及外部验证总体中线性预测值（LP_i）的假设分布来估计，但其估计方法较为繁琐，总体原则是模拟一个大型数据集（例如，包含 100 万个线性预测值和结局值的观测），对于数据集中的每个观测，根据预先假定的 α 和 β 计算出 $a_i=\frac{e^{\alpha+\beta \mathrm{LP}_i}}{(1+e^{\alpha+\beta \mathrm{LP}_i})^2}$、$b_i=\frac{\mathrm{LP}_i e^{\alpha+\beta \mathrm{LP}_i}}{(1+e^{\alpha+\beta \mathrm{LP}_i})^2}$、$c_i=\frac{(\mathrm{LP}_i)^2 e^{\alpha+\beta \mathrm{LP}_i}}{(1+e^{\alpha+\beta \mathrm{LP}_i})^2}$，这三个值的平均值分别对应于 I_α、$I_\alpha I_\beta$、$I_{\alpha\beta}$ 的值。

（3）基于 *C* 统计量的估计：当研究者确定验证模型的预期 *C* 统计量及其标准误 SE(*C*) 时，可以使用公式 7-3 进行样本量的推算。该公式中的 *C* 为预期验证模型的 *C* 统计量，SE(*C*) 为预估验证模型的 *C* 统计量的标准误，ϕ 为外部验证总体中的事件率，*N* 为样本量。此公式目前无法通过人工的方式直接算出 *N*，但如能够提供外部验证总体中的预期 *C*（一般可用模型构建时的 *C* 统计量或者略低于其 0.05）和 ϕ，可以使用计算机模拟迭代的方式识别出 SE(*C*) 达到目标值时的 *N*，迭代方法的 Stata 代码可以参考相关资料。

$$\mathrm{SE}(C)\approx\sqrt{\frac{C(1-C)\left(1+\left(\frac{N}{2}-1\right)\left(\frac{1-C}{2-C}\right)+\frac{\left(\frac{N}{2}-1\right)C}{1+C}\right)}{N^2\phi(1-\phi)}} \quad \text{公式 7-3}$$

（4）基于模型净获益的估计：净获益（net benefit）是对临床效用的一种衡量，并提供了在确定的临床风险阈值下使用模型的潜在收益与危害的加权衡量。

当模型用于指导临床决策时，还应评估预测模型对参与者和卫生保健结果的总体（净）效益，也被称为其临床效用。如果模型给出的预测风险高于某个阈值（P_t），那么患者和医疗保健专业人员可能会决定一些临床操作，例如实施特定的治疗、监测策略或改变生活方式。根据所选概率阈值，净效益（NB_{P_t}）为真阳性（TP）结果数比总样本量与假阳性（FP）结果数比总样本量乘以权重因子（结果事件的概率除以没有结果事件的概率）之差，如公式 7-4。

$$\mathrm{NB}_{P_t}=\frac{\mathrm{TP}}{N}-\left(\frac{\mathrm{FP}}{N}\times\frac{P_t}{1-P_t}\right)=\frac{\mathrm{TP}-\left(\mathrm{FP}\times\frac{P_t}{1-P_t}\right)}{N}$$
$$=(sensitivity\times\phi)-\left((1-specificity)\times(1-\phi)\times\frac{P_t}{1-P_t}\right)\qquad\text{公式 7-4}$$

将该公式转换后，可以得出计算样本量的公式为：

$$N=\frac{1}{\mathrm{SE}(s\mathrm{NB}_{P_t})^2}\left(\frac{\text{sensitivity}(1-\text{sensitivity})}{\phi}+\frac{w^2\text{specificity}(1-\text{specificity})}{1-\phi}+\frac{w^2(1-\text{specificity})^2}{\phi(1-\phi)}\right)\qquad\text{公式 7-5}$$

其中 $w=\frac{(1-\phi)}{\phi}\frac{P_t}{1-P_t}$。

以上几种分类变量样本量估算方法的 Stata 代码在相关文献中已经提供。

2. 生存结局

结局为时间 - 事件时，与二分类结果类似，最小样本量需要满足校准度、区分度和净效益 3 个维度的指标。其中，满足校准斜率所需的样本量最大，因此，实际估算时，以此为标准即可。

不过，结局为时间 - 事件的预测模型验证样本量估算，无法通过公式直接计算，只能通过统计模拟获得。Richard 等提出了一个 9 步的模拟计算框架，该过程需要根据模型线性预测值的分布以及结局和删失事件的分布对验证总体进行假设，然后计算校准斜率在特定置信区间宽度为目标时所需的样本量，在这个框架中还可以检查校准曲线、判别和净效益的精确估计。具体可参考 Richard 等的估算验证复发性静脉血栓栓塞预测模型所需的样本量的 R 语言演示案例[①]。

3. 连续变量

对于结局为连续变量的预测模型外部验证所需样本量估计，旨在确保外部验证数据集能精确估计 R^2、平均校准度、校准斜率和结局的方差。该方法需要对每个指标进行单独的样本量估算，估算出的最大样本量就是外部验证研究所需的最小样本量。

（1）基于预测模型 R^2 的估计：当研究者还未收集验证数据时，可以使用开发数据集的 R^2 来估计验证数据集中期望的 R^2_{val} 及其误差。当研究者已经收集验证数据时，可以使用公式 7-6 直接计算验证数据集中的 R^2_{val}：

$$R^2_{\mathrm{val}}=1-\left(\frac{\mathrm{var}(Y_i-Y_{\mathrm{PRED}i})}{\mathrm{var}(Y_i)}\right)\qquad\text{公式 7-6}$$

① https://github.com/gscollins1973/Validation_Survival_Sample_Size/blob/main/pesudo_example.R

而 R^2_{val} 的标准误差则是根据事先限定的 95% 置信区间宽度，通过正态分布公式 $\widehat{R}^2_{\text{val}} \pm (1.96 \times \text{SE}_{\widehat{R}^2_{\text{val}}})$ 反推得出，一般宽度设置为 0.1，可得到 $\text{SE}_{\widehat{R}^2_{\text{val}}} = 0.0255$。

此时可以使用公式 7-7 来计算验证数据集所需的样本量。

$$N = \frac{4R^2_{\text{val}}(1 - R^2_{\text{val}})^2}{\text{SE}^2_{\widehat{R}^2_{\text{val}}}} \qquad \text{公式 7-7}$$

（2）基于平均校准度的估计

平均校准度（calibration-in-the-large，CITL）是用来衡量平均预测结果值（$\overline{Y}_{\text{PRED}}$）与平均观察结果值（$\overline{Y}$）之间的一致性，$\widehat{CITL}_{\text{val}} = \overline{Y} - \overline{Y}_{\text{PRED}}$。

当研究者确定了预期的外部验证人群中由预测解释的方差比例 R^2_{CITL}（一般可取 $R^2_{\text{CITL}}=R^2_{\text{val}}$），目标人群中 Y_i 的预期方差 $\text{var}(Y_i)$ 和期望的 $\text{SE}^2_{\widehat{\text{CITL}}}$，可以使用公式 7-8 来估算样本量：

$$N = \frac{\text{var}(Y_i)(1 - R^2_{\text{CITL}})}{\text{SE}^2_{\widehat{\text{CITL}}}} \qquad \text{公式 7-8}$$

（3）基于校准曲线的估计：基于校准曲线的样本量估算公式如下，其中 λ_{cal}（该值为 1 时表示校准度很好）为外部验证数据集的校准斜率，R^2_{cal} 一般使用 R^2_{val} 作为估计值。推荐的预期校准斜率误差 $\text{SE}^2_{\hat{\lambda}_{\text{cal}}} \leqslant 0.051$。可以使用公式 7-9 来估算样本量：

$$N = \frac{\lambda^2_{\text{cal}}(1 - R^2_{\text{cal}})}{\text{SE}^2_{\hat{\lambda}_{\text{cal}}} R^2_{\text{cal}}} + 1 \qquad \text{公式 7-9}$$

（4）基于模型残差的估计：对于模型的残差，一般建议其 MMOE 应在 10% 以内，即 $1.0 \leqslant \text{MMOE} \leqslant 1.1$，公式 7-10 为 MMOE 的计算公式

$$\text{MMOE} = \sqrt{\max\left(\frac{\chi^2_{1-\frac{\alpha}{2},n-p-1}}{n-p-1}, \frac{n-p-1}{\chi^2_{\frac{\alpha}{2},n-p-1}}\right)} \qquad \text{公式 7-10}$$

该公式中 $\chi^2_{1-\frac{\alpha}{2},n-p-1}$ 是概率为 $1-\frac{\alpha}{2}$，自由度为 n–p–1（n 为样本量，p 是预测因子数）的 χ^2 分布的临界值。根据公式 7-10 可以推导出，若想以足够的精度估计模型残差，所需的最少样本量为 234+p。因此想要精准预测验证模型残留方差的最少样本量为 235。

基于效应指标的预测模型验证样本量估计的过程较为繁琐，目前没有特别方便成熟的工具，Riley 等计划将 pmsamplesize R 包的功能进行扩展，纳入预测模型验证样本量估计的模块，不过目前更新版还没有发布。

三、验证预测模型的样本量估计的规范表述示例

当验证预测模型的研究是基于经验法则进行样本量估计时，研究者首先需要阐述依据的经验法则，然后给出模型中包括的预测因子数以及事件率，最后说明根据该法则估计出的最小样本量。

示例 1

预测模型的验证要求每个候选变量至少有 100 个事件。鉴于验证中使用了 8 个预测因子，因此至少需要 800 个事件才能确保回归模型获得稳定的估计值。在 2013—2014 年的这项全国性研究中，所

有外科手术的平均 30 天死亡率为 0.6%，因此需要至少 133 000（800/0.6%）的样本量才能确保有足够的事件发生。

目前没有基于上述效应指标估计验证模型样本量的研究发表，但是有一项使用模型开发时样本量的准确估算方法的描述可以作为参考，阐述内容包括选用的样本量估计方法、预测变量的个数及类型、与效应指标相关的参数情况以及估算出的最终的样本量。

示例 2

为了计算该外部验证所需的样本量，我们使用了 Riley 等描述的方法来计算临床预测模型中的样本量。本研究使用了两个预测变量：年龄和孕早期流产的数量，两个变量都是连续变量。模型的预估 R^2 的值为 0.1089，预期收缩率为 0.9，流产的发生率预计为 35%。根据 Riley 提供的 R 包 pmsamsize 计算，该预测模型的样本量为 350。

第四节　样本量计算的注意事项

一、熟悉明确研究设计

在开始样本量估计前，研究者应熟悉预测模型研究设计，区分本次研究是构建模型还是验证模型，明确研究结局的类型，以及结局事件率或结局平均值的可能区间，在这些的基础上才能开展样本量的估计。

二、尽可能准确预估参数

预估的结局指标相关参数可以通过预实验来确定，也可以参考既往的文献资料。对于模型的性能参数可以根据研究者对模型的预期或临床需求来估计，也可以参考既往相关模型的性能来预估。

三、如何理解特殊情况的样本量计算

1. 使用特征缩减处理时

在样本量计算中，如需用到预测因子数量的信息，则应使用所有的备选预测因子。在预测模型的变量筛选阶段，可以通过主成分分析、Lasso（least absolute shrinkage and selection operator）、岭回归等筛选主要特征的技术减少最终模型中的预测因子的数量，但是样本量仍需按照变量筛选前的候选变量数计算，因为预测模型的样本量估算包括了对变量筛选过程的考虑。

2. 机器学习模型

机器学习方法如随机森林和神经网络等，建模时的预测变量（特征）即参数的数量通常远远超过回归法，而且模型中往往会考虑多个交互作用项，甚至会出现多项式。既往研究已经证明使用机器学习方法进行预测模型研究可能需要非常大的数据集，即使超过 200 个 EPP 模型也可能显示不稳定。因此机器学习方法并非不受样本量要求的影响，实际上可能需要真正的“大数据”来确保其开发的模型具有较小的过拟合，并发挥其潜在的优势（例如，处理高度非线性的关系和复杂的相互作用）。

3. 模型更新

当现有预测模型更新时，需要使用新的数据集对现有模型方程进行修改。该数据集所需的样本量取决于如何更新模型以及是否包含其他预测因子。

当现有模型中的所有参数都将使用模型更新数据集进行重新估计时，研究人员仍然可以遵循构建模型时的指导来计算所需的样本量，此时预测参数与原始模型中相同，也可以加上任何其他预测参数

所需的新参数。

当只需更新现有模型参数的一个子集时，即只想修改模型截距（或基线生存期），所需的样本量足以精确估计平均结果值或结果风险即可（见上文整体流程及概念）。

4. 数据质量对样本量的影响

预测模型研究对数据的质量要求较高，所收集的数据若质量较差（例如结局事件的随访信息缺失较多、多中心来源的数据之间存在较大的测量误差），每个样本量所能预估的能力就会降低，可能预测出的模型不能反映目标人群和应用环境的真实情况，这样会大大降低模型的预测能力，此时往往也需要更多的样本量来保证模型性能。而且如果收集的患者样本质量不高，即便是利用再大的样本量构建出的预测模型，其在外部验证时模型的预测性能也不高。

5. 建模方法对样本量的影响

使用不同的建模方法，所需要的样本量不同。比如对于复发这样的预后事件，可以把结局看作是分类变量而采用 logistic 回归建模，也可以同时考虑复发的时间因素，采用 Cox 回归进行建模，这时需要的样本量往往大于 logistic 回归建模所需的样本量。

6. 随机拆分验证对样本量的影响

不建议在开发预测模型时将数据随机拆分成训练集和验证集，因为这样会降低模型开发的有效样本量，更好的方法是将所有数据用于模型开发，并使用重抽样（bootstrap）方法进行内部验证或者使用其他来源的数据进行外部验证。

第五节　当样本量不够时的处理

一、如何理解样本量不足的现有研究

目前样本量不足的研究大多数是特征数较多的研究，即高维数据的预测模型开发。这类研究往往是候选预测因子较多时，研究者没有考虑到样本量不仅仅需要涉及最终纳入模型的预测因子，在模型开发过程中，候选因子数才是计算样本量参考的主要指标。

在一个探索循环肿瘤 DNA 甲基化对结直肠癌诊断和预测作用的研究中，研究者使用了来自 801 名患者和 1021 名正常对照组的细胞游离 DNA 样本进行甲基化标志物的筛选并且将所有样本以 2∶1 的比例随机分配到训练集和验证集。研究采用了 Lasso 和随机森林的方法对检测出的 544 个标志物进行了筛选，共有 9 个重叠的标志物纳入了最终的结直肠癌诊断模型中。在这个研究中候选的预测因子数有 544 个，但是在模型开发过程中患者只有 528 人，甚至低于预测因子的数量，可见样本量远不足以支撑本次模型的构建研究。虽然这类研究样本量不足的研究的预测价值有待进一步考量，不过仍可以为未来开展精准预测风险的研究提供一些参考。

二、如何处理样本量不足的情况

当根据样本量估计公式计算发现目前已有的数据集太小（例如，如果不能精确估计总体结果风险），此时需要进一步地收集数据，等到样本量充足时再进行分析，或者可以联合其他课题组，将与本研究目的一致的数据集进行合并后再开展预测模型的分析。

如果样本量不够，而且没有人力物力进行样本量再收集或相关数据集合并时，可以更改研究目的，使用现有样本数据集进行模型验证研究，因为模型验证时需要的样本量一般少于模型开发。如果较小的样本量仍不能满足模型验证研究的需求，建议放弃预测模型的研究工作，改做一些其他研究的尝试。

第六节　本章小结

正确地估算样本量是预测模型研究的基础，没有足够的研究样本，预测模型研究的可信度会受到质疑，样本量不足时可能会夸大或低估某些预测因子的预测效能，甚至会错误地估计模型中的预测因子对结局的预测方向。因此在开展任何预测模型的研究时，都应该重视样本量的估计。本章总结了在模型开发和验证研究中，几种基于经验估计和效应指标估计的样本量估计准则和方式，提出了在样本量估算时重点关注的问题，同时探讨了在样本量不足时应该如何开展进一步的处理，以期能够帮助读者对样本量进行合理的估计以提高预测模型研究的科学性和有效性。

（姜英玉　谷鸿秋）

第七章参考文献

第八章 预测模型研究数据的收集与预处理

数据质量对于任何研究都尤为重要，预测模型类研究亦如此。具体在开展预测模型类研究时，数据既可能来源于新研究项目前瞻性收集的数据集，也可能来源于既往研究已收集的数据集。对于前者，应从研究方案、病例报告表、数据核查计划等相关文件的准备开始，而后进行数据收集、质量控制及预处理；对于后者，也应对数据进行评估，以确定数据的维度和质量是否符合预测模型开发的要求。

临床预测模型研究数据的准备工作可以分数据收集前、收集时和收集后三阶段。对于前瞻性数据收集，应在研究设计之初即考虑临床预测模型研究的需求，数据准备工作需从数据收集之前贯穿到数据收集之后的整个数据管理过程（图 8-1）。然而，现有预测模型研究多是对既往研究数据进行数据分析，对数据的预处理工作也主要是在数据收集之后，根据建模需求对已收集的数据进行评价和清理。不过了解数据在收集前、收集时的细节，对于理解数据，开发预测模型也非常有利。因此，本章将分数据收集前、收集时和收集后三阶段对预测模型研究数据的收集与预处理做简要介绍。

第一节 数据收集前

在研究设计阶段，研究者会按照 PICOS［研究人群、干预（暴露）、对照、结局、研究设计类型］思维框架开发研究方案。对于预测模型类研究，需要考虑开发的预测模型的类型（诊断模型或预后模型）与目前研究设计类型的匹配度，并将研究人群（population），预测因子（predictive factors）、结局（outcomes）以及随访时间（follow-up time）等考虑体现在病例报告表中，按照 PFOT 思维框架刊发研究方案。此外，研究者还可以通过提前制定数据管理计划、数据核查计划提高数据质量，并通过统计分析计划提高分析质量，从而全面提升预测模型研究的质量。

一、病例报告表的考虑

病例报告表（case report form，CRF）是一个大众比较熟知的概念，是根据研究方案设计，用来记录每一位研究对象数据的文件。对于有预测模型类研究需求的项目，在设计病例报告表时，可以按照 PFOT 思维框架梳理需要注意的关键内容（表 8-1）。

PFOT 思维框架中 P（population）即预测模型的研究人群，需要根据明确、适宜的纳入和排除标准来定义。因此，需要在设计病例报告表时就考虑到纳入和排除标准。收集相关信息，以便确定合适的研究人群。比如，如果是预测 5 年内心肌梗死发生概率的预测模型，则研究人群应为基线非心肌梗死患者。但若预测的是心肌梗死患者 1 年内的结局，则研究人群应为诊断为心肌梗死的患者。因此，对于心肌梗死诊断相关的信息就非常重要，需要在病例报告表中提前设计好，以便后续进行数据收集。关于预测模型研究对象的选择，具体可参考本书第四章。F（predictive factors）即预测因子，病例报告表中需要尽可能收集所有的潜在预测因子。关于预测因子的收集及测量注意要点详见第六章。O（outcome）即预测的结局，在研究设计阶段就应该明确结局的定义及其测量方法，关于结局的收集及测量注意要点详见第五章。T（follow-up time）为随访时间。

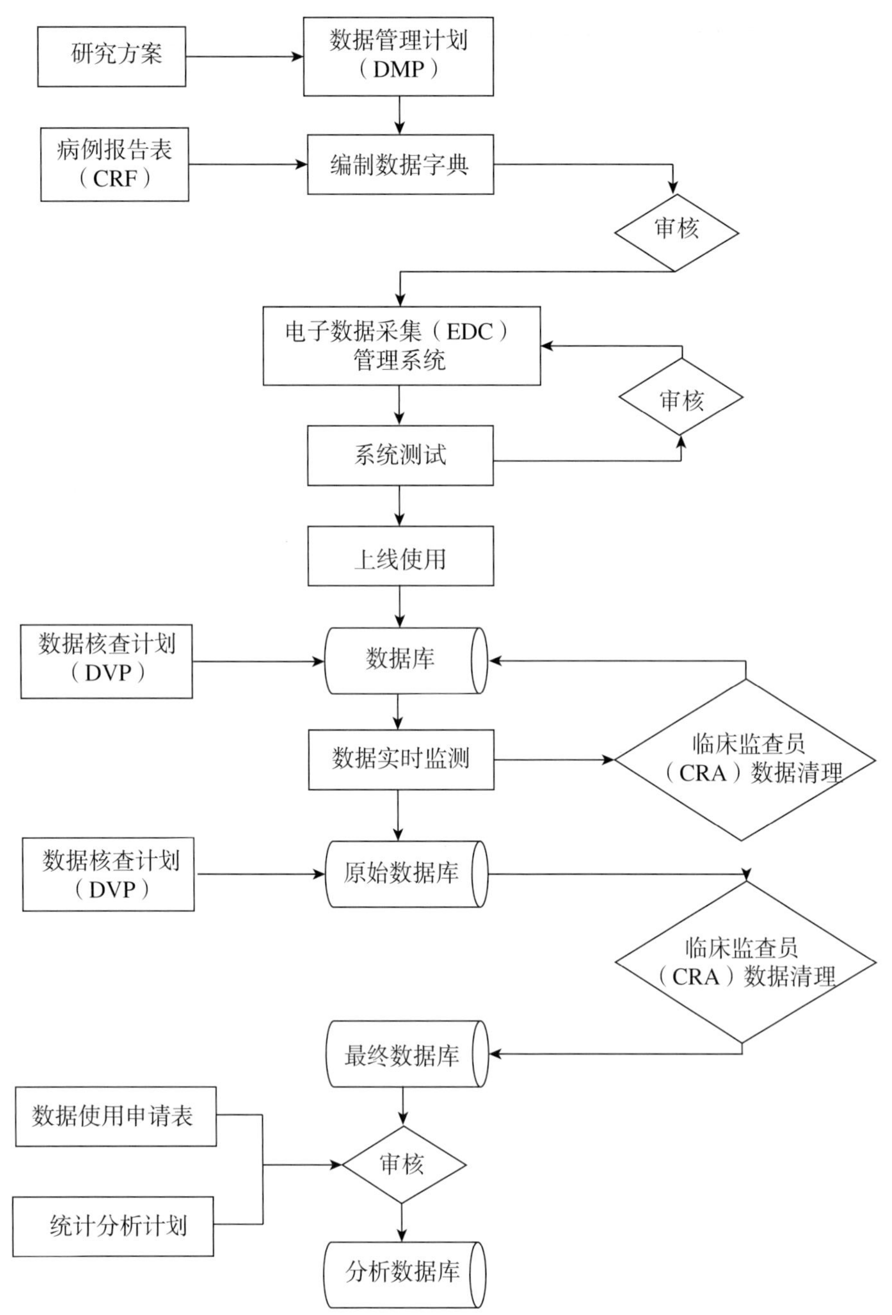

图 8-1　数据管理过程

表 8-1　预测模型类研究病例报告表的考虑

病例报告表的考虑	诊断模型	预后模型
P：研究人群	具有某些症状和体征，怀疑患有某种疾病的人群	当下未患某疾病的人群，未来患病的概率；当下患某疾病的人群，未来预后转归如何
F：预测因子	诊断因子：症状、体征、影像检查、实验室检查（电生理、血样或尿样检查、病理检查）、多组学	预后因子：人口统计学资料、疾病史、体格检查、影像检查、实验室检查（电生理、血样或尿样检查、病理检查）、疾病阶段与特征、多组学
O：结局	当下是否患病，疾病的类型和严重程度	未来某时间点是否患病 / 死亡 / 复发 / 伤残 / 并发症 / 治疗反应等，结局一般包含时间维度，需要收集时间数据
T：随访时间	无随访	通常有具体的随访计划和时间

关于预测模型类研究病例报告表的考虑，总的来说，内容上需保证能完整准确收集关于研究人群、预测因子、结局、随访时间等方面的所有数据，设计时不可漏项；明确收集这些数据的指标定义，清晰无歧义、易于理解、方便填写；这些数据的格式和顺序编排要合理，符合医疗业务流程和疾病发展规律。

二、数据管理计划与数据核查计划的考虑

数据管理计划（data management plan，dMP）和数据核查计划（data validation plan，DVP）是临床试验数据管理中的重要内容，不过注册 / 登记研究、队列研究等其他研究类型，也可以借鉴。

数据收集前，需要撰写数据管理计划，它是一份用于定义从数据收集到存档的整个研究周期中如何管理数据的文档，全面且详细地描述了数据管理过程、数据采集与管理所使用的系统、数据管理各步骤及任务，以及数据管理的质量控制措施，文件内容可参考图 8-2。制定数据管理计划的目的是规范数据管理的具体程序和过程，保证数据的可溯源性、可阅读性、实时性、原始性和准确性。

目录

图 8-2　数据管理计划大纲

数据核查计划是个动态文件，也称逻辑核查计划，是由数据管理员为检查数据的逻辑性，依据研究方案以及系统功能而撰写的系统设置文件。数据核查计划通常包含标题、版本号和详细的更新内容、各个域核查条目数的总结、逻辑核查、质疑文本和离线核查清单。不论是纸质还是电子的数据采集系统，数据管理人员均应在研究开始初期撰写完备、清晰的数据核查计划，明确数据核查内容、方式与核查要求，以便能高效、准确地对数据进行清理，最终获得高质量数据。预测模型类研究的数据

核查计划中，需要重点关注研究人群（P）、预测因子（F）、结局相关指标（O）、事件随访时间（T）等关键变量的数据质量，核查其完整性、准确性和一致性。完整性核查即核查关键变量是否缺失。准确性核查即检查非合理的数值范围、无效的日期和时间等，如身高、体重、血压、生化检查结果等数值变量，除了核查数值有没有超过合理范围，还需要核查数值变量的单位。一致性核查即核查不同数据和不同表单间数据的一致性，如年龄与出生日期的一致性，开始和结束时间的先后次序，不同访视时间伴随用药的一致性，疾病严重程度和转归的一致性。如患者有高血压用药史，但患者没有高血压疾病史，就有可能不符合数据的一致性原则。

三、统计分析计划的拟定

统计分析计划（statistical analysis plan，SAP）是对研究的统计学考虑及拟对数据进行统计分析的清晰描述。统计分析计划展示更详细的统计分析方法，保证研究过程及分析过程的完全透明，使得后期的统计分析有迹可循，保证结果的可重复性。另外，通过统计分析计划可促进统计分析人员和研究者的沟通，提高数据分析质量，从而提升预测模型研究的质量。为了有效地控制分析偏倚，保证研究结论的科学性，应在设计阶段开始时制定统计分析计划，数据锁定前确定统计分析计划，数据锁定后按计划进行统计分析。

统计分析计划的内容包括研究概述、统计分析和统计分析图表模板 3 部分。研究概述部分，通常可直接摘录研究方案。统计分析部分需要清晰地说明本研究预测因子筛选的方法和原则、建模模型的选择、模型表现的评价方法与指标，更新预测模型研究则需要说明预测模型更新的方法。统计分析图表模板则是对统计分析报告中结果的形式轮廓进行描述和示例展示，包括基线表、模型的参数系数表、模型的区分度（discrimination）、校准度（calibration）等。具体来说，预测模型开发验证文章，统计分析计划中的特色内容有：①建模模型的选择，传统模型包括适合二分类变量的 logistic 回归模型、适合生存数据的 Cox 回归模型，以及适合频数资料的简单线性回归模型、Poisson 回归模型等。更具体的模型选择考虑可参考本书第九章。②预测因子的筛选及进入模型的形式：对于预测因子的筛选策略，以及对于非线性、交互项等方面的考虑，详见第十章。③模型内外部验证及性能评价：临床预测模型的验证内容包括模型内部效度和外部效度。内部效度体现模型的可重复性（reproducibility），利用研究项目本身的数据来回答；外部效度体现模型的普遍性（generalizability），需利用研究项目本身以外的数据（从时间上、地理上独立或完全独立的数据）来回答。具体的验证过程和评价指标，详见第十二章。④当预测模型的外部验证表现不佳时，即发生校准度漂移（calibration drift），需对已开发的原始模型在外部验证阶段进行调整或更新，提高模型的可泛化性，详见第十三章。

第二节　数据收集时

数据收集时的工作重点是数据质量控制，数据质量控制主要通过统一、标准的仪器和测量方法，预测因子、结局的测量尽可能互盲，数据录入培训，数据质疑和回复等方式来实现。

1. 数据录入培训

数据收集过程中要对参与录入的人员进行定期录入培训，包括熟悉研究项目背景、病例报告表的结构与编码、数据库录入操作及调查说明。数据收集时，在有知情同意的情况下，通常由经统一培训的临床研究护士或研究助理按照事先制定的研究者手册及标准作业程序（Standard Operation Procedure，SOP）等规则进行收集。为避免数据录入过程中发生数据错误，一般要求由双人背靠背录入双份，如果两人录入不一致，应核对原始数据后再录入正确的数据。通过严格规范的调查说明、统一的标准调查方式等，进行数据质量控制。

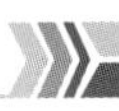

2. 数据的质疑和回复

数据管理员根据数据核查计划进行编程或人工核查，对有疑惑的数据发出质疑（query），通过对质疑的回复来确定数据或者更新数据，提高数据质量。预测模型类研究重点核查研究人群、预测因子、结局、随访时间等关键变量数据填写是否有遗漏，数值是否在允许范围内且无逻辑错误。必要时，可由数据管理员定期描述关键变量的分布情况以发现是否存在离群值，或生成相应的数据汇总表格以发现潜在的数据错误。对于发现的数据质量问题，数据管理员应及时通知监查员，要求研究者做出回复。为便于数据核查，所有数据修改应留痕，避免数据被人为任意修改。通过电子数据库，如电子数据采集（electronic data capture，EDC）系统，将需要核查的逻辑嵌入到EDC系统中，可实现自动化质疑，优化数据收集时的数据治理和质量控制环节。

第三节　数据收集后

虽然数据收集时可以直接通过EDC系统或者数据核查解决一部分数据质量问题，但对于一些复杂的逻辑关系的验证、研究目的特异性相关的一些数据质量问题，仍然需要在数据收集后进行处理。此外，对于基于既往研究项目数据开展预测模型研究，也只能在此阶段进行数据治理。

数据收集后数据治理重点在于对已收集的数据进行评价，并依据研究目的识别并处理异常值、离群值和缺失值。此外，数据收集后的工作也包括对数据形式的整理和相关项目文件管理。

一、数据评估及处理

数据评估包括两个维度，一是评估数据的维数是否涵盖了研究所需的变量，二是评估数据的质量是否满足研究要求。第一点，对于新开展的研究项目来说，在研究设计阶段就已经考虑到，但对于基于既往研究项目开展的预测模型类研究来说，维度的评估直接决定了项目的可行性。第二点，针对数据的质量，其实每个研究项目在研究设计和数据收集阶段都有相应的质量保证措施。不过对于预测模型类研究，在开始数据分析前，仍然需要从离群值、缺失值、逻辑错误等方面进行评估和处理。通常，研究者可以通过统计图形或者描述性统计参数来发现离群值和缺失值。统计图形包括直方图、箱线图、散点图等，统计描述包括平均数和标准差、中位数和四分位数、极值、众数和缺失值等。

1. 离群值（Outlier）

离群值也称为异常值、极端值，离群值的识别可通过标准差法，一般认为99%以上的数值分布在$\mu \pm 3\sigma$（μ为均值，σ为标准差）范围内，超过这个范围的极大或极小值为离群值。也可用Z值法、改良的Z值法、箱线图、直方图等方式等探查离群值。处理离群值最常见的两种标准策略是剪尾法（trimming）和结尾法（winsorizing）。从分布上看，离群值是过大或者过小的值，它们处于分布的两端。因此，剪尾法是剪掉两端尾巴上的异常值，即从数据集中直接剔除离群值；结尾法是把两端尾巴上的异常值统一用离其最近的值结转，即统一用离其最近的值替代。此外也可采用稳健回归法，稳健回归的基本思想是对不同数据点给予不同权重，小残差的大权重，大残差的小权重，以减小异常值对模型的影响。

2. 缺失值（Data Missing）

由于研究对象退出研究，失访，或者纸质版病例报告表填写字迹不清楚，数据系统转换错误等原因，可能导致数据收集不上来或者丢失，造成数据缺失。对于缺失值最好的处理办法是防止数据缺失，但缺失数据在实际研究中在所难免。因此，了解数据缺失机制及应对办法就十分必要。

（1）数据缺失机制：按照Rubin和Little提出的缺失机制，将数据缺失类型分为完全随机缺失、随机缺失和非随机缺失。

1）完全随机缺失（missing completely at random，MCAR）：如果缺失的数据与自身和其他任何变量无关（独立），且完全随机发生，这种类型的缺失为完全随机缺失，任何人都有相同的机会产生缺失，此时对数据的分析是无偏的。这种情况下把缺失数据直接删除不会影响结果估计的准确性，只会影响精确性。比如，在无缺失的情况下系数估计值为 0.6，删除缺失值后系数估计值仍为 0.6，但由于例数变少，标准误会增大，使置信区间变宽。实际情况中很少出现完全随机缺失。

2）随机缺失（missing at random，MAR）：缺失的数据与自身无关，但是与已观测到的数据有关，即随机缺失可以通过其他变量来完全解释（其他变量包括完全变量和不完全变量，不含缺失值的变量为完全变量，含有缺失值的变量为不完全变量），这种情况为随机缺失，随机缺失可以通过已知变量对缺失值进行估计。

3）非随机缺失（missing not at random，MNAR）：非随机缺失指缺失与自身变量有关，不符合 MCAR 或 MAR 的数据缺失属于 MNAR。非随机缺失的非随机性还没有很好的解决办法，删除非随机缺失值可能会导致结果出现偏差，非随机缺失的数据越多，估计的偏差越大，对数据进行填充也需要谨慎。图 8-3 展示了 3 种数据缺失机制及相互关系。

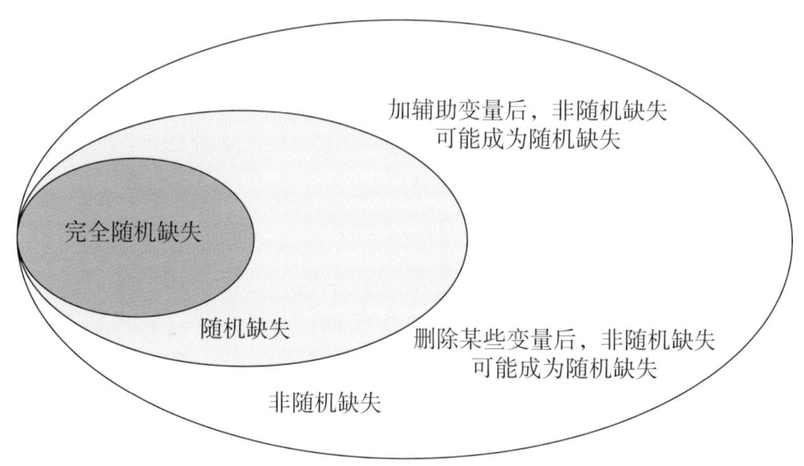

图 8-3　三种数据缺失机制及其相互关系

注：深灰为完全随机缺失，浅灰 + 深灰为随机缺失，白色为非随机缺失。

（2）缺失值的处理：缺失值的处理策略，分为完全数据法、虚拟变量及缺失值填补法三大类。

1）完全数据法（complete-case analysis）：完全数据法又称为成组删除法，指从分析中删除有缺失数据的样本，仅对没有缺失数据的样本进行分析，并比较缺失与非缺失人群的特征。完全数据法通过简单的删除小部分样本（$< 5\%$）来达到目标，建议在样本量较大时使用。如果删除过多样本，可能引入选择偏倚，而且样本量减少导致信息丢失，把握度下降。

2）虚拟变量：若变量是离散型且不同值较少，可转换成哑变量（取值 0 或 1），即把缺失值作为一类。这样类别多了一类，可避免因为某个变量出现缺失，导致整个观测值被删除，一般只用于分类自变量。但考虑到预测模型建立后的实际应用，不建议用“缺失”分类来代替缺失值，即在预测模型开发的数据处理中，不建议虚拟变量法进行缺失值的处理。

3）单一填补：单一填补是指用单个数值填补缺失值，形成完整的数据集后再进行统计分析。常用的方法有统计量（如均值、中位数）填充、末次观测结转法（last observation carried forward，LOCF）和 *K* 近邻法（K-nearest neighbor，KNN）。统计量填充即根据数据分布的情况用基本统计量填充，比如，均值用于正态连续变量填充，用变量的均数来代替该变量中的每一个缺失数据；中位数用于偏态连续变量填充；众数用于分类变量填充。LOCF 即用末次观测数据填补缺失值，通常用于纵向数据 / 多次重复测量数据 / 生存数据中缺失值的填补，具体指利用研究对象脱落或失访前最后一次的

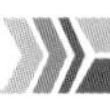

观测值来进行填补，之后各时间点的观测值均为缺失前最后一次时间点的观测值。*K* 近邻法是先根据欧式距离来确定距离含有缺失数据样本最近的 *K* 个样本，将这 *K* 个值加权平均来估计该样本的缺失数据的方法。*K* 均值聚类法（K-means clustering）类似于均值填补。单一填补优点是简单易操作，但可能低估数据的变异，导致 I 类错误。

4）多重填补（multiple imputation，MI）：多重填补旨在基于一个或多个模型填补缺失数据，并正确反映与填补过程相关的不确定性。该方法不是为每个缺失观测填补单个值，而是根据缺失观测的预测分布随机生成一组填补值，从而生成多个不同的填补数据集。然后再对每个填补数据集进行分析，并通过 Rubin 法则合并分析结果。依据缺失的模式（单调或任意）以及所填补变量的类型（连续变量、二分类变量、有序变量或无序多分类变量），可采用不同填补方法，包括线性回归、预测均数匹配、倾向性评分、logistic 回归、判别函数、马尔可夫链蒙特卡洛（Markov Chain Monte Carlo,MCMC）、全条件定义、贝叶斯、随机森林、决策树等模型对缺失数据进行填补。如回归法填补缺失值，以所有被选入的连续变量为自变量，以存在缺失值的变量为因变量建立回归方程，利用该方程对因变量相应的缺失值进行填充。

与单一填补相比，多重填补的优点在于考虑了缺失值填补带来的不确定性，因此多重填补广泛应用于医学研究的缺失值处理中。但是，目前没有特别强的证据，支持多重填补可以用于非随机缺失，多重填补方法也增加了预测模型统计分析的复杂度。关于缺失值多重填补及填补后建模策略，详见第十八章。

5）自动处理缺失值的机器学习模型：很多机器学习算法支持缺失值的自动处理，常见能够自动处理缺失值的机器学习模型有 KNN、决策树、随机森林、神经网络、贝叶斯、基于密度的带有噪声的空间聚类等，数据量很小的时候首推贝叶斯模型。

二、数据形式整理

最常见的数据形式整理是长宽数据转换，长是行数的体现，宽是列数的体现。长宽数据的展示见表 8-2、表 8-3。长宽数据转换是从数据框的统计结构（变量与观测值）到形式结构（列与行）的映射。长数据数据库设计简单，因此有些 EDC 系统的后台数据库采用此种设计。但长数据格式通常不利于数据分析，通常需要转置为宽数据格式后方可为预测模型所用。此外，一些重复测量的值，多次随访的结果如时间序列数据、面板数据也有可能存储为长数据格式，以方便采用随机效应模型，或广义估计方程等统计模型进行统计分析。

表 8-2　长数据格式

ID	变量	数值
ID 1	变量 1	
ID 1	变量 2	
ID 1	变量…	
ID 1	变量 *n*	
ID 2	变量 1	
ID 2	变量 2	
ID 2	变量…	
ID 2	变量 *n*	
…	……	
ID *n*	变量 *n*	

表 8-3　宽数据格式

ID	变量 1	变量 2	变量 3	变量 4	变量…	变量 *n*
ID 1						
ID 2						
…						
ID *n*						

三、项目文件管理

1. 项目文件分类存储

研究过程中，会产生诸多文件，包括研究方案和病例报告表、数据库和变量字典、程序代码、结果图表、研究手稿等。对这些文件进行分类分级存储和管理，不仅可以提高工作效率，也为后期的存档和留痕及核查提供便利。

以国家神经系统疾病临床医学研究中心的实际项目为例，每一个研究项目单独均创建自己的项目文件夹，对文档、数据、代码进行分类存储管理（图 8-4a）。对于每一篇文章，也视为一个项目，单独创建自己的项目文件夹，对文档、数据、代码、输出及手稿进行分类管理（图 8-4b）。

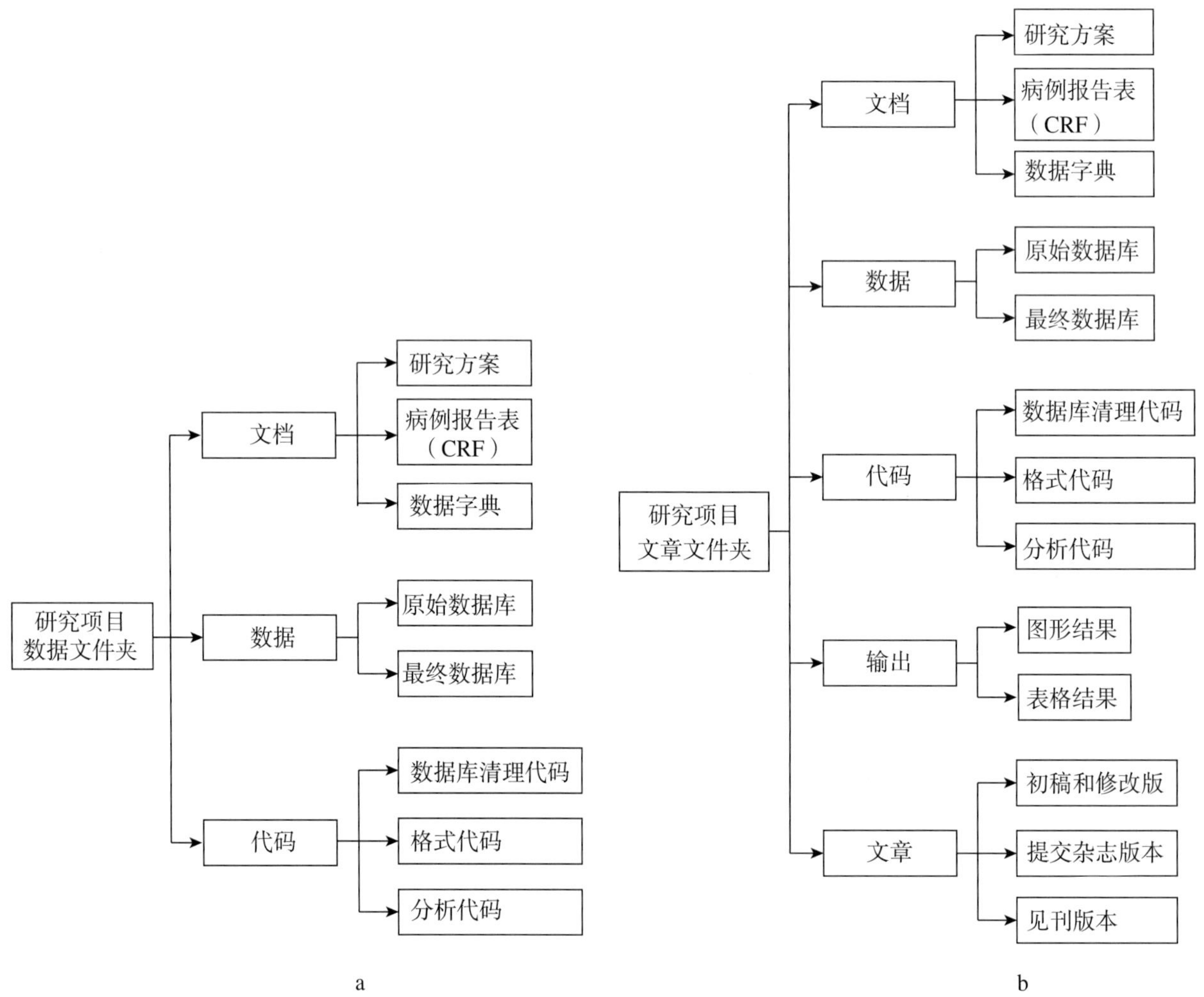

图 8-4　研究项目文件夹

a．项目数据文件存储结构；b．项目文章文件存储结构

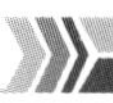

2. 数据字典及目标数据集

数据字典是针对研究数据具体解释、说明性质的必要的配套文件，包含了字段 / 变量名称、含义、类型、合法取值范围和单位等核心内容，数据字典的具体形式可参考表 8-4。

数据字典的编制工作，在研究方案设计时就可以开始，最终版本定稿时间与病例报告表定稿时间基本一致。关于变量标签及变量名编写规则，不同的数据管理软件、EDC 系统对变量名编写规则，变量类型等有不同的要求。临床试验变量的编码可以借鉴临床数据交换标准协会（Clinical Data Interchange Standards Consortium，CDISC）标准，有些行业也有可用的公共数据元（common data elements）可以参考，如神经系统疾病领域有美国国立神经疾病与卒中研究所（National Institute of Neurological Disorders and Stroke，NINDS）的公共数据元。从实践经验来说，推荐变量命名采用英文字母和数字组合，不要包含中文和特殊字符；变量的名字应该有意义，不推荐采用 V01、V02 等毫无"含义"的命名方式；另外，命名的意义和形式尽量保持一致，比如带"m3_"前缀为 3 月随访的结果，则带"m6_"前缀应为 6 月随访的结果。

目标数据集是研究者进行统计分析所要使用的数据集。数据管理员依据统计分析计划中的变量清单，对照数据字典，从原始项目数据集中提取研究者所需人群、预测因子、结局相关指标等变量，构成预测模型研究的目标数据集。研究的统计师则可基于此目标数据集，进行后续的统计分析工作。

表 8-4　数据字典示例

字段 / 变量名称	字段 / 变量含义	是否必填	字段 / 变量类型	默认值	字段 / 变量长度	字段 / 变量合法取值范围和单位	字段 / 变量取值含义	字段顺序
id	患者编号	是	longtext	S21030001	9	S21030001 ～ S21039999	S21030501（针对字符型字段 / 变量，可举例填写）	1
gender	性别	是	longtext	01	2	01 ～ 02，99	01，女；02，男；99 为不详（针对有特定取值的字段 / 变量，可参考填写说明中的规范格式，列出该字段的所有赋值选项）	2
height	身高	是	decimal	160.5	4	0 ～ 300；cm	160.5（针对浮点型字段 / 变量，可举例填写）	3
birthdate	出生日期	是	date	0000-00-00	无	0000-01-01 ～ 9999-12-31	2008-12-02（针对日期型字段 / 变量，可举例填写）	4
diagnosis	诊断	是	longtext	无	300	50 ～ 300；字	肝：形态饱满，包膜完整，肝实质回声前场增强细密、后场衰减，肝内管道走行欠清晰，门脉及胆总管不宽（针对文本型字段 / 变量，可举例填写）	5
death time	死亡时间	是	datetime	0000-00-00 00:00:00	无	0000-01-01 00:00:00 ～ 9999-12-31 23:59:59	2008/12/2　22:06:44（针对时间日期型字段 / 变量，可举例填写）	6

第四节　本章小结

数据收集与预处理的目的是确保数据的可靠、完整和准确，以获得高质量的数据。预测模型开发中的数据的准备工作贯穿数据收集前、数据收集时和数据收集后。数据收集前按照研究方案设计病例报告表，以规范收集数据；制定数据管理计划、数据核查计划，以便在按阶段进行数据清理和核查，保证研究数据的一致性和准确性；制定数据统计分析计划，明确针对建模目标及其他数据进行统计分析的详细方法和过程；数据收集时通过严格规范的调查说明、统一标准的调查方式和培训、数据的质疑和回复等多种方式进行数据质量控制和提升；数据收集后的数据评估，处理离群值、缺失值。此外，还需注意对数据形式的整理和相关项目文件的管理。

（朱之恺　谷鸿秋）

第八章参考文献

第九章　预测模型的模型类型选择

近年来，临床预测模型研究中应用的模型越来越多，从传统的 logistic、Cox 回归等统计模型，到更为复杂的随机森林、XGboost 以及卷积神经网络等机器学习算法均有涉及。这些模型各有其优劣，适应的场景也不尽相同。本章将简要介绍临床预测模型中常用的统计模型。

第一节　决定模型类型的要素

预测模型研究中，研究的目的（如诊断、预后），研究的设计类型（如横断面、队列），预测结局的变量类型（连续、分类、生存）都会影响最终的模型类型的选择。其中，研究的目的和设计类型决定了预测结局的变量类型，而结局的变量类型是模型类型选择的最终决定因素。因此，本章将按结局变量的类型介绍模型的选择。

第二节　不同结局类型的模型类型

结局类型可以从数据类型的角度出发，分为连续变量、分类变量以及时间 - 事件变量。关于预测模型结局的详细介绍，可参考本书第五章。不同的结局类型，决定了预测模型适用的模型类型，比如连续结局变量常采用线性回归模型建模，二分类结局变量则采用 logistic 回归建模，而时间 - 事件变量则常用 Cox 模型建模，具体每种结局类型及其常用的模型类型、模型的公式以及其预测值公式见表 9-1 的总结。

一、连续变量

对于结局为连续变量，还需要进一步考察其数据分布情况。对于正态分布的连续变量，选择线性回归模型即可。对于偏态分布的连续变量，需要进一步确认其分布类型，如对数正态分布、伽马（Gamma）分布、泊松（Possion）分布等，以便选择合适的模型。

1. 正态分布

当结局为正态分布的连续变量（如体重、血压、血管年龄等）时，一般选择线性回归模型，其回归模型可以写成公式 9-1：

$$Y=\alpha+\beta_1X_1+\beta_2X_2+\cdots+\beta_iX_i+\varepsilon \qquad \text{公式 9-1}$$

其中，Y 为结局，α 是模型的截距，β_i 是模型回归系数，X_i 为预测因子，ε 为残差。

通常线性回归要求符合 LINE 假定，即预测因子与结局成线性（linear）关系、各预测因子独立（independent）、结局成正态分布（normal）以及残差同方差（equal）。不过在实践中，很难有研究全部严格满足假定。因此，条件也有一定的容忍。比如，数据大体符合对称分布，预测因子没有强相关、残差没有明显的趋势即可。

临床研究中，由于关注的结局多为临床事件，而非具体的值，基于线性回归的预测模型较为少见，但也有一些应用场景，比如预测体重、血压、生物学年龄等。本书的案例篇，也介绍了利用大脑

表 9-1　预测模型中的结局类型及模型类型

结局变量类型	预测模型	模型公式	预测值公式	应用场景	案例
连续变量					
正态分布	线性回归	$\mu = \beta_0 + \beta_1 X_1 + \beta_2 X_2 + \cdots + \beta_i X_i$	$\hat{Y} = \beta_0 + \beta_1 X_1 + \beta_2 X_2 + \cdots + \beta_i X_i$	体重、血压、血管年龄等	脑神经血管年龄的预测
偏态分布					
对数正态分布	广义线性模型	$\log(\mu) = \beta_0 + \beta_1 X_1 + \beta_2 X_2 + \cdots + \beta_i X_i$, $Y \sim N(\mu, \sigma^2)$	$\hat{Y} = \exp(\beta_0 + \beta_1 X_1 + \beta_2 X_2 + \cdots + \beta_i X_i)$	手术时长、C反应蛋白、抗体滴度等	
伽马分布	广义线性模型	$\frac{1}{\mu} = \beta_0 + \beta_1 X_1 + \beta_2 X_2 + \cdots + \beta_i X_i$, $Y \sim \Gamma(k, \theta)$	$\hat{Y} = 1/(\beta_0 + \beta_1 X_1 + \beta_2 X_2 + \cdots + \beta_i X_i)$	医疗费用、住院时长等	乳腺癌药物反应预测
泊松分布	广义线性模型	$\log(\mu) = \beta_0 + \beta_1 X_1 + \beta_2 X_2 + \cdots + \beta_i X_i$, $Y \sim Poisson(\lambda)$	$\hat{Y} = \exp(\beta_0 + \beta_1 X_1 + \beta_2 X_2 + \cdots + \beta_i X_i)$	罕见事件发生次数、住院时长等	住院时长的预测
二分类变量	logistic 回归	$\text{logit}(P(Y=1)) = \ln\left(\frac{P(Y=1)}{1-P(Y=1)}\right)$ $= \beta_0 + \beta_1 X_1 + \beta_2 X_2 + \cdots + \beta_i X_i$	$P(Y=1) = \frac{\exp(\beta_0 + \beta_1 X_1 + \beta_2 X_2 + \cdots + \beta_i X_i)}{1+\exp(\beta_0 + \beta_1 X_1 + \beta_2 X_2 + \cdots + \beta_i X_i)}$	是否患有某种疾病，短期的事件结局等	肺栓塞诊断模型
多分类变量					
无序多分类变量	无序 logistic 回归（广义 logit 回归）	$\ln\left(\frac{P(Y=j)}{P(Y=g)}\right) = \beta_{0j} + \beta_{1j} X_1 + \beta_{2j} X_2 + \cdots + \beta_{ij} X_i$	$\frac{P(Y=j)}{P(Y=g)} = \exp(\beta_{0j} + \beta_{1j} X_1 + \beta_{2j} X_2 + \cdots + \beta_{ij} X_i)$, $\sum P_G = 1$	疾病的分型	预测急诊科发热儿童的诊断（肺炎、细菌感染、无细菌感染）
有序多分类变量	有序 logistic 回归（累积 logit 回归）	$\ln\left(\frac{P(Y \leqslant j)}{1-P(Y \leqslant j)}\right) = \beta_{0j} + \beta_1 X_1 + \beta_2 X_2 + \cdots + \beta_i X_i$ $(j = 1, 2, \cdots, g-1)$	$P(Y \leqslant j) = \frac{1}{1+\exp(\beta_{0j} + \beta_1 X_1 + \beta_2 X_2 + \cdots + \beta_i X_i)}$	疾病的严重程度	预测缺血性卒中患者出院 90 天后的 mRS 评分
时间 - 事件变量					
无竞争风险事件	Cox 回归	$\ln\left(\frac{h_t}{h_0}\right) = \beta_1 X_1 + \beta_2 X_2 + \cdots + \beta_i X_i$	$P(t, X) = 1 - S(t, X)$, $S(t, X) = S_0(t)^{\exp(\beta_0 + \beta_1 X_1 + \beta_2 X_2 + \cdots + \beta_i X_i)}$	死亡及其他事件	缺血性卒中 1 年 /5 年后癫痫发作的预测

续表

结局变量类型	预测模型	模型公式	预测值公式	应用场景	案例
有竞争风险事件					
	原因别 Cox 回归（cause-specific Cox regression）	$h_k(t,X)=h_{k0}(t)\exp(\beta_{k1}X_1+\beta_{k2}X_2+\cdots+\beta_{ki}X_i)$	$F_k(t)=p(T\leqslant t,D=k)=\int_0^t h_k(u)S(u-)\mathrm{d}u$ $S(t)=\exp\left(-\sum_{k=1}^{K}\int_0^t h_k(u)\mathrm{d}u\right)$	发病、复发、并发症等事件	肺癌风险的预测模型
	Fine-Gray 回归	$\lambda_k(t,X)=\lambda_{k0}(t)\exp(\gamma_{k1}X_1+\gamma_{k2}X_2+\cdots+\gamma_{ki}X_i)$	$F_k(t\mid Z)=1-\exp[-\exp(\beta_{k1}X_1+\beta_{k2}X_2+\cdots+\beta_{ki}X_i)\int_0^t\hat{\lambda}_{k0}(u)\mathrm{d}u]$	发病、复发、并发症等事件	重症监护室压力损伤的预测模型

注：Y 为结局，β_0 是模型的截距，β_i 是模型回归系数，X_i 为预测因子。

侧脑室周围及脑白质深部高信号体积预测脑神经血管年龄的案例，由于脑神经血管年龄是一个大体符合则正态分布的连续变量，因此，研究者采用了线性回归来构建预测模型。

2. 对数正态分布

当结局为对数正态分布的连续变量（如手术时长、C 反应蛋白水平、抗体滴度等）时，一般选择连接函数为 log，分布为正态分布的广义线性回归模型，其回归模型可以写成

$$\log(\mu)=\alpha+\beta_1X_1+\beta_2X_2+\cdots+\beta_iX_i,\ Y\sim N(\mu,\sigma^2) \quad \text{公式 9-2}$$

临床研究中的很多连续变量结局值，比如手术时长，C 反应蛋白、抗体滴度等血液指标等，其中位数小于均值，取值仅为正值，且异方差性（方差随期望增大而增大）也很常见，此类数据常符合对数正态分布。例如，有研究者对手术时长做了专门的拟合和比较，发现其更符合对数正态分布的特性。对于此类数据，研究者可能会采用先 log 转换而后拟合简单线性回归，但考虑此方法的一些缺陷，比如：结局变量的尺度已经改变，log 转换并不能同时改善非线性和异方差性等因素，因此建议选择广义线性模型，而非 log 转换后的简单线性回归。

3. 伽马分布

对于一些右偏态分布的连续变量（如医疗费用、住院时长等），伽马分布也是常用的一种分布类型，其回归模型的形式如公式 9-3：

$$\frac{1}{\mu}=\alpha+\beta_1X_1+\beta_2X_2+\cdots+\beta_iX_i,\ Y\sim\Gamma(k,\theta) \quad \text{公式 9-3}$$

$\Gamma(k,\theta)$ 中形状参数 k 控制了分布的形状，尺度参数 θ 控制了分布的尺度。

某研究在研究医保状态和总医疗费用的关系时，分别尝试了基于 log 转换后的最小二乘算法（OLS）和基于伽马分布及 log 连接函数的广义线性回归，发现异方差性可能导致 OLS 模型中的偏差和低效，因此研究者最终使用了基于伽马分布及 log 连接函数的广义线性回归。此外，也有研究者基于伽马分布预测了乳腺癌药物反应。

4. 泊松分布

对于偏态的连续变量，除了上述的对数正态分布、伽马分布外，泊松分布和负二项分布也是常用的分布类型。泊松回归模型的形式如公式 9-4：

$$\log(\mu)=\alpha+\beta_1X_1+\beta_2X_2+\cdots+\beta_iX_i,\ Y\sim Poisson(\lambda) \quad \text{公式 9-4}$$

泊松回归常用于单位时间 / 空间内某罕见事件发生次数的预测。此外，对于住院天数，院内并发症的个数结局，也可以考虑采用泊松分布。泊松分布是负二项分布的一个特例，当泊松分布的方差大于均值时，采用负二项分布能更准确地描述数据的变异性。

某研究预测初次全膝关节置换术患者的住院时长时，考虑到数据的分布特性，便分别尝试了用泊松回归和负二项模型建立模型。

二、分类变量

临床研究中的无明显时间属性的事件类结局为分类变量，如是否患病，患哪种类型的病。具体而言，分类变量可分为二分类、无序多分类以及有序多分类 3 种情况。

1. 二分类变量

二分类结局变量是临床中最为常见的结局类型。比如，是否患有某种疾病、是否伤残等。针对二

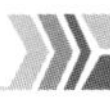

分类变量结局，logistic 回归模型是拟合此类结果最为广泛的统计模型。Logistic 回归模型的形式如下：

$$\text{logit}(P(Y=1))=\ln\left(\frac{P(Y=1)}{1-P(Y=1)}\right)=\beta_0+\beta_1X_1+\beta_2X_2+\cdots+\beta_iX_i \quad \text{公式 9-5}$$

其中，logit 表示进行 logit 变换，$P(Y=1)$ 表示 $Y=1$ 的概率，X_i 为个体的自变量值，β_0 是模型的截距，β_i 为回归系数。

Logistic 回归预测的事件概率为：

$$P(Y=1)=\frac{\exp(\beta_0+\beta_1X_1+\beta_2X_2+\cdots+\beta_iX_i)}{1+\exp(\beta_0+\beta_1X_1+\beta_2X_2+\cdots+\beta_iX_i)} \quad \text{公式 9-6}$$

Logistic 回归模型应用最为经典的预测模型场景便是诊断模型。例如，有研究者基于多因素 logistic 回归模型构建了一个完全基于临床变量的肺栓塞诊断模型。此外，对于一些短期内的事件结局和并发症的预测，也可以应用 logistic 构建预测模型。例如，某研究者，根据格拉斯哥结局量表评分，采用 logistic 回归模型构建了 3 个月后患者死亡及功能性残疾的预测模型；也有研究者利用住院资料基于 logistic 回归模型构建了糖尿病酮症的预测模型。本书案例篇的预测脑海绵状血管畸形出血后的致残也是基于二分类 logistic 回归模型构建。

2. 无序多分类

无序多分类变量，常见于临床研究中的疾病分型。针对无序多分类变量结局，可拟合无序 logistic 回归，也称名义 logistic 回归。构建无序 logistic 模型时，选择结局中的某一个类别作为参照，剩余各类别分别与选定的类别对比，构建模型。若结局变量包括 G 个类别，则需构建 $G-1$ 个模型，且各模型的截距和系数均不同。假设以 g 类为参照类，无序 logistic 模型的通用公式可表示为：

$$\ln\left(\frac{P(Y=j)}{P(Y=g)}\right)=\beta_{0j}+\beta_{1j}X_1+\beta_{2j}X_2+\cdots+\beta_{ij}X_i \quad \text{公式 9-7}$$

其中，$j=1$，2，…，$G-1$。β_{0j} 为第 j 个回归方程的常数项，β_{1j}，β_{2j}，…，β_{ij} 为第 j 个回归方程自变量 X_1，X_2，…，X_i 的回归系数。其预测的概率，可通过如下方程计算获得：

$$\frac{P(Y=j)}{P(Y=g)}=\exp(\beta_{0j}+\beta_{1j}X_1+\beta_{2j}X_2+\cdots+\beta_{ij}X_i) \qquad \sum P_G=1 \quad \text{公式 9-8}$$

无序多分类结局，主要应用于临床研究中的诊断模型。例如，有研究者想要对急诊科发热儿童的诊断做出预测，诊断结局分为 3 个类别，包括肺炎、其他细菌感染和无细菌感染。此结局为无序多分类变量，因此研究者使用了无序 logistic 回归构建了一个诊断模型。

3. 有序多分类

有序多分类变量，常见于临床研究中疾病的严重程度，比如心功能分级等。针对有序多分类变量结局，可拟合有序 logistic 回归。有序 logistic 回归模型是基于累积概率构建的回归模型。若结局变量包括 G 个等级，则需要构建 $j=G-1$ 个模型。与无序 logistic 回归模型不同，有序 logistic 回归模型中虽然各模型的截距项不同，但相同的预测因子在各模型中的回归系数相同。有序 logistic 回归模型的通用公式可表示为：

$$\ln\left(\frac{P(Y\leqslant j)}{1-P(Y\leqslant j)}\right)=\beta_{0j}+\beta_1X_1+\beta_2X_2+\cdots+\beta_iX_i \qquad \text{公式 9-9}$$

其中，j=1，2，⋯，G–1。β_{0j} 为第 j 个回归方程的常数项，β_1，β_2，⋯，β_i 为回归方程自变量 X_1，X_2，⋯，X_i 的回归系数。其预测的概率，可通过如公式 9-10 计算获得：

$$P(Y\leqslant j)=\frac{1}{1+\exp(\beta_{0j}+\beta_1X_1+\beta_2X_2+\cdots+\beta_iX_i)} \qquad \text{公式 9-10}$$

$$\sum P_G=1$$

有序多分类变量作为研究结局在临床研究中比较常见。比如，在缺血性卒中功能结局预后的研究中，通常采用改良 Rankin 评分量表（modified Rankin Scale，0 ～ 5 分）作为结局。大多数研究将 mRS 以 2 分为界值将结局转化为二分类结局，但也有研究者将 mRS 评分视为 0 ～ 5 的等级变量，采用有序 logistic 回归模型建立预测模型预测缺血性卒中患者出院 90 天后的 mRS 评分。

三、时间 - 事件变量

临床研究中，很多事件类的结局不仅关注其是否出现了某种结局，还关注出现这些结局所经历的时间长短，此类结局多为时间 - 事件变量，这在长时间随访研究中尤为明显。时间 - 事件变量的另一个特点就是有可能出现删失：由于失访等原因未能观察到随访对象发生终点事件，或研究对象虽然已发生关注的结局但无法获得其确切的发生时间。时间 - 事件变量结局需要采用生存分析的方法进行分析，另外，根据有无竞争风险事件，生存分析又分为存在和不存在竞争风险两种情况。

1. 不存在竞争风险事件

对于不存在（或者不考虑）竞争风险事件的时间 - 事件变量，主要应用 Cox 比例风险回归模型（proportional hazards regression model）进行建模。Cox 模型由英国统计学家 Cox 于 1972 年提出，该模型的基本形式为：

$$h(t,X)=h_0(t)\exp(\beta_1X_1+\beta_2X_2+\cdots+\beta_iX_i) \qquad \text{公式 9-11}$$

其中，t 为生存时间，X 为预测因子，$h_0(t)$ 表示所有 X 取值为 0 时的个体在 t 时刻的瞬时风险率。如果用生存函数表示，则模型可写为：

$$S(t,X)=S_0(t)^{exp(\beta_1X_1+\beta_2X_2+\cdots+\beta_iX_i)} \qquad \text{公式 9-12}$$

其中，S(t,X) 是具有协变量 X 的个体在 t 时刻的生存率，$S_0(t)$ 为在 t 时刻的基础生存率，其计算如下：

$$S_0(t)=\mathrm{e}^{-\int_0^t h(u)\mathrm{d}u} \qquad \text{公式 9-13}$$

据此，预测的事件率为：$P(t,X)=1-S(t,X)$。

不考虑竞争风险的时间 - 事件变量，在临床研究中非常普遍。例如，有研究者曾基于瑞士缺血性卒中患者信息，建立了缺血性卒中后 1 年和 5 年的癫痫发作的预测模型，此预测模型便是基于不考虑竞争风险事件的 Cox 比例风险模型。案例篇中的预测中国人群动脉粥样硬化性心血管疾病 10 年发病风险的预测模型，也是基于 Cox 比例风险模型而开发。

2. 存在竞争风险事件

不考虑竞争风险事件，这其中有技术层面的因素（研究者对考虑竞争风险的统计模型相对陌生），也有现实的因素（竞争风险事件率低，对结果的影响小）。不过，现在越来越多的研究者开始考虑规避方法学上的瑕疵，采用考虑竞争风险事件的方法，目前常用的处理竞争风险事件的模型有两种：原因别 Cox 模型与 Fine-Gray 模型。

（1）原因别 Cox 模型：原因别 Cox（cause-specific Cox）模型的思路是分别每一个原因别进行 Cox 回归，回归时将发生了竞争风险事件的研究对象归为删失。假设终点事件 D 有 K 个不同的竞争风险事件（D=1，2，…，K），对于某原因别事件 K，其原因别的 Cox 模型的基本形式为：

$$h_k(t,X)=h_{k0}(t)\exp(\beta_{k1}X_1+\beta_{k2}X_2+\cdots+\beta_{ki}X_i) \quad \text{公式 9-14}$$

其中，t 为生存时间，X 为预测因子，$h_{k0}(t)$ 表示所有 X 取值为 0 时的个体在 t 时刻的瞬时风险率。同理，如果用生存函数表示，则总生存函数 $S(t)$ 和原因别事件 K 的累计事件函数 $F_k(t)$ 分别为：

$$S(t)=\exp\left(-\sum_{k=1}^{K}\int_0^t h_k(u)\mathrm{d}u\right)$$

$$F_k(t)=P(T\leqslant t,\ D=k)=\int_0^t h_k(u)S(u-)\mathrm{d}u$$

其中 $S(u-)$ 是截止时间 u 的总生存概率。

采用原因别 Cox 模型开发预测模型的案例较少。例如，有研究者在开发原发性肺癌患者的 10 年内第二原发性肺癌风险的预测模型时，由于原发性肺癌患者有相当大的比例在发展第二原发性肺癌之前因合并症较高而死亡，因此研究者在开发预测模型时，采用了原因别 Cox 回归以处理竞争风险事件。

（2）Fine-Gray 模型：处理竞争风险更为常用的模型是 1999 年 Fine 和 Gray 提出的次分布风险（subdistribution hazard）模型，即 Fine-Gray 模型。不同于原因别 Cox 模型将发生竞争风险事件的研究对象视为删失，Fine-Gray 模型将发生竞争风险事件的研究对象仍纳入风险集，相当于为竞争事件定义了无限长的删失时间，或删失时间晚于最后观测失效的时间，保留了更多存在竞争风险的研究对象。Fine-Gray 模型的基本形式为：

$$\lambda_k(t,X)=\lambda_{k_0}(t)\exp(\beta_{k1}X_1+\beta_{k2}X_2+\cdots+\beta_{ki}X_i) \quad \text{公式 9-15}$$

其中，X 为协变量，β_k 表示协变量 X 对次分布函数的影响。$\lambda_{k_0}(t)$ 是次分布风险基线函数。Fine-Gray 模型中，事件 K 的累计事件函数为：

$$F_k(t\,|\,x)=1-\exp\left[-\exp(\beta_{k1}X_1+\beta_{k2}X_2+\cdots+\beta_{ki}X_i)\int_0^t\hat{\lambda}_{k_0}(u)du\right]$$

临床研究中采用 Fine-Gray 模型处理竞争风险并开发预测模型的案例不少。例如某研究在开发老年乳腺癌患者 10 年复发风险预测模型时，便分别使用 Cox 回归模型与 Fine-Gray 回归模型做对比，结果显示 Cox 回归模型高估了复发的发生率，在竞争风险较高的人群中，应用 Fine-Gray 模型更为适合。又如，某研究在对重症监护室中患者患压力损伤（压疮、褥疮）的风险开发预测模型时，考虑到死亡为获得性压力损伤事件的竞争风险事件，研究者便采用了 Fine-Gray 模型。

3. 注意事项

临床研究中，除了以全因死亡作为终点事件外，其他研究终点普遍存在竞争风险事件。如果竞争风险事件的发生率不低，忽略竞争风险事件，采用传统的 Kaplan-Meier 法会高估事件风险。在采用考虑竞争风险事件的原因别 Cox 模型和 Fine-Gray 模型时，需要注意：

（1）无论使用哪种模型，不能忽略竞争风险事件的存在，同时展示所有竞争风险事件的分析结果，给出全貌。

（2）原因别 Cox 模型的回归系数有实际意义，适合于病因学研究；Fine-Gray 模型的回归系数仅有数学含义，适合于预后类研究。

（3）原因别 Cox 模型和 Fine-Gray 模型均可用于预测模型。原因别 Cox 模型计算预测概率较为繁琐，Fine-Gray 模型可由分布风险函数直接计算每个事件的累积发生率，故在预测模型研究中应用更为普遍。但其估计的所有事件的预测概率加和后可能大于 1。

此外，如果采用多中心的数据，考虑到数据的群组聚集效应，在建模时，需要采用广义估计方程或者混合效应模型处理数据的中心内的相关性。

第三节　机器学习模型

近年来，基于机器学习算法开发分类或者回归的预测模型越来越普遍，这其中主要应用正则化技术（Lasso、岭回归和弹性网络）、支持向量机（support vector machine，SVM）、神经网络（卷积神经网络，循环神经网络、图神经网络等）以及一些集成学习方法（如随机森林、XGBoost 等）。关于利用机器学习算法构建预测模型的具体技术细节请参考本书第二十一章“基于机器学习的预测模型概述”。

第四节　本章小结

模型类型的选择是临床预测模型建模的关键，预测结局的变量类型是决定模型类型的关键。若结局为连续变量，则常用线性回归模型；对于偏态的连续变量，则可考虑广义线性模型，并选择合适的分布和连接函数。若结局为二分类变量，常选择 logistic 回归模型；多分类变量依据是否有序，可以选择无序 logistic 回归、有序 logistic 回归；若结局为时间 - 事件变量，通常选择 Cox 回归模型，此时还应提前考虑是否存在竞争风险，以选择原因别 Cox 模型或者 Fine-Gray 模型；此外，除了传统的统计模型，一些基于机器学习的算法，如决策树、随机森林、神经网络等也在预测模型研究中得到广泛的应用。但机器学习的模型预测能力是否优于传统预测模型方法尚存在争议。

（杨凯璇　谷鸿秋）

第九章参考文献

第十章　预测因子进入模型的形式及筛选

本章主要讨论预测因子是否应该纳入模型，以及进入模型的具体形式。虽说从直觉逻辑来讲，“是否”是前置问题，“如何”是后续问题，但是变量的形式或变量转换，在一定程度上会影响变量筛选的结果。从操作层面上，恰恰是转换在前，筛选在后。因此，本章首先介绍预测因子进入模型的形式，再解释预测因子如何筛选。

第一节　预测因子进入模型的形式

连续预测因子通常是通过对它们进行分类转换或者假设预测因子和预测结局是线性关系，但很少讨论选择连续预测因子以这种形式建立模型的原因。一项系统综述对 2023 年 7 月发表的模型研究进行分析，118 项研究中仅 18 项研究评估了连续变量与结局的线性假设。在实际建立模型时，预测因子与预测结局的关联，可能为线性，也可能为非线性。如果预测因子进入模型的形式未能反映预测因子与预测结局真实的关联形式会影响模型表现。因此，开展预测建模工作，需要准确找到上述关联，必要时对预测因子进行适当的转换，尽可能提高预测模型表现。

一、判断预测因子与结局的关联形式

预测因子与预测结局的关联形式可能有多种，包括简单线性关系、对数关系、指数关系、“U”形关系等，也可能是上述几种关系的组合。如果两者不是线性关系而强制以线性关联进入模型，可能会导致该因子的贡献较小或基本无贡献，最终导致模型表现下降，因此事先判断预测因子与预测结局的关联形式可以很好地提高预测模型表现。常用的判断方法包括以下两种：

1. 既往相关文献或专家经验

探索预测因子与预测结局的关联首先应该综合查寻文献并咨询同行专家，这均可为探索两者的关联提供参考，并更容易得到同行专家的认可。需注意，即便专家没有文献依据，但他们对预测因子与预测结局的关联有自己的经验或认识。因此，在建立模型前，应尽可能咨询专家意见少走弯路。比如 BMI、血糖、血压、白细胞计数等与疾病的关联多呈 U 形关系。但也有一些指标呈指数关系，如 C 反应蛋白，在健康人中非常低，在炎症性疾病患者中急剧升高。

2. 散点图

在预测因子与预测结局的关联不太确定时，散点图是比较重要的观察两者关联的方法。在实践操作中，可以对每个预测因子与预测结局做一个散点图，观察两者的关联形式。散点图简单易操作，但对于预测模型建立的意义非常大。从散点图中可以看到不同的关联模式（图 10-1）。只有左上角是线性关联，其他可能是“U”形曲线、双曲线、对线曲线、指数曲线和“S”形曲线。

注意，如果结局是二分类变量，可以将连续变量分成多组（如 10 组），计算每组的结局发生率，将每组连续变量均值与发生率制作散点图，如图 10-2 显示 10 个年龄组与发病率的散点图。根据散点图中两个变量的关联趋势，可以大致判断两者的关联模式。也可以使用一些平滑曲线技术，如局部加权回归散点平滑法（lowess），来探索预测因子与预测结局的关联形式。

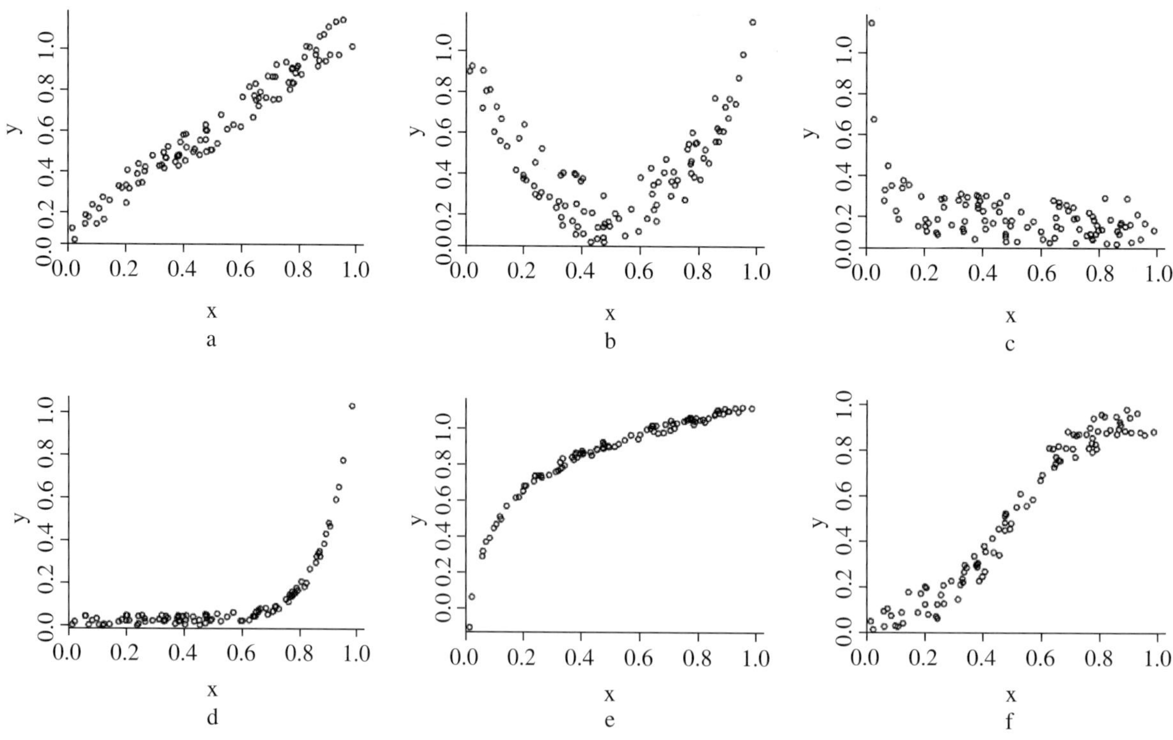

图 10-1　预测因子与预测结局的散点图模式

a．线性关联模式；b．U 形曲线模式；c．双曲线模式；d．指数曲线模式；e．对数曲线模式；f．SAS 曲线模式

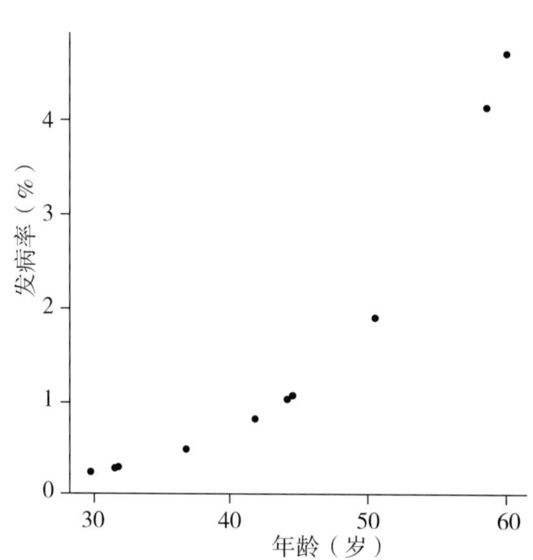

图 10-2　各年龄段发病率的散点图

二、预测因子形式转换的原则

预测因子以何种形式进入模型，需要综合考虑模型表现、复杂性、临床常识与经验等方面。需要注意以下几个基本原则：①模型准确性是预测模型的基础，预测因子的转换尽量不要损失模型表现。如与预测结局关联的预测因子，应以连续变量直接纳入，倘若强制进行分类转换，则会损失信息，造成模型表现下降。②在模型准确性相差无几的前提下，模型应尽量简单、易懂。如尽量以线性形式，少用 log 转换、二次方、三次方，尽量用主效应，少用交互作用。③预测因子的形式转换应从临床常

识与经验出发，避免单纯依赖统计方法探索新切点。如针对中国人群的体重指数，若决定以分类形式纳入，临床通常推荐以 18.5、24、28 为切点。

对于连续变量，常见的转换方法包括对数转换、标准化和归一化，三者的目的与区别见表 10-1。

表 10-1 对数转换、标准化和归一化的统计操作与适用场景

类型	统计操作	统计公式	适用场景	注意事项
对数转换	取对数	$\ln(x)$	可以用于处理数据呈现出指数增长或衰减的情况，使数据呈现出线性关系	对于等于 0 或同时存在正负数的数据无法处理，需要先转成正值再处理
标准化	与均值的差值除以标准差	$\frac{x-\mu}{\sigma}$	可以将数据转化为标准正态分布，方便进行比较和统计分析	对异常值敏感
归一化	与最小值的差除以极差	$\frac{x-x_{\min}}{x_{\max}-x_{\min}}$	可以将数据放到相同的尺度上，避免不同变量间的尺度差异对模型的影响	对异常值敏感

对数转换是指将数据取自然对数，这是对右偏态数据进行处理的常用方法，常用于对生化指标的转换。通过转换，可以使少数的极大值变小，数据更趋于集中和正态分布。标准化是指将数据变换为均值为 0，标准差为 1 的分布，变换后依然保留原数据分布形态。归一化是指将预测因子变化到某个固定区间（范围）中，通常，这个区间是［0，1］，广义地讲，可以是各种区间，比如映射到［0，1］一样可以继续映射到其他范围，图像中可能会映射到［0，255］，其他情况可能映射到［-1，1］。

对数转换、标准化和归一化本质上都是不改变数据顺序的情况下对数据的单调变换，而它们最大的不同是对数转换后的分布和范围仍不确定；归一化会将原始数据规定在［0，1］中，而标准化则是将数据调整为均值为 0、标准差为 1 的分布。归一化只与数据的最大值和最小值有关，缩放比例为取值范围（极差），平移量等于最小值。而标准化的缩放比例等于标准差，平移量等于均值，缩放比例和平移量受数据中所有样本取值的影响。

什么时候使用上述转换呢？①当量纲 / 分布不同对建立模型产生重要影响时，如回归分析和神经网络等方法特别容易受偏态分布和极值的影响，导致模型拟合错误。②当采用基于数据距离的聚类和分类算法进行建模时［如主成分分析（PCA）、KNN、*K* 均值聚类算法等］，距离估算会受到量纲较大的特征影响。一般推荐使用标准化处理距离以度量相似性。③当使用梯度下降参数估计时，归一化 / 标准化后可以提升模型收敛速度。同时需注意，机器学习领域更倾向于使用标准化，尤其当数据存在极端的最大 / 最小值时，不建议用归一化处理。

三、如何将连续变量纳入预测模型

1. 直接线性纳入

将预测因子直接以线性形式纳入模型最简单、最容易解释，大多数回归模型都默认将连续变量直接以线性形式纳入，但注意此时要求连续型预测因子和预测结局符合线性关联的假设，否则可能会损失原本具有预测价值的连续型预测因子的预测能力，甚至会导致预测能力被虚假地掩盖。

2. 以非线性形式纳入

在实践中，预测因子与结局是线性关联的情况可能并不常见，因此我们经常要探索连续预测因子与结局的非线性关联。非线性形式纳入模型的方法有多种，在纳入非线性形式前，应该先通过文献、散点图等方法观察预测因子与预测结局的关联形式，以便以合适的非线性形式纳入模型。非线性形式较多，以多项式转换和样条函数两种方式应用最广泛，因此本书主要介绍这两种方法。

（1）多项式转换：当连续型预测因子与预测结局不满足线性关联的前提时，可以考虑将连续变量进行多项式转换后再纳入预测模型，常见的处理包括加入平方根、立方根、二次方项、三次方项等。实践操作中判断到底采用哪一种多项式转换，除绘制散点图外，还可采用回归测试方法。

采用回归测试时，一般直接将连续变量的常见多项式转换形式（如平方根、立方根、二次方项，三次方项），与其他预测因子一起作为自变量纳入回归模型，观察该自变量是否与预测结局存在关联。当转换形式后的变量与预测结局的关联存在统计学意义时，可考虑选择将连续变量以此形式纳入。需注意，具体尝试时，一般先采用复杂模型，如同时包含二次方项、三次方项，先检验三次方项是否有意义，若无意义，则删除三次方项，继续考察二次方项，依次类推，逐步降低模型复杂程度。此外，采用多项式转换时，一般只考虑平方根、立方根、二次方项、三次方项，很少会进行更高阶的转换，当然多数情况下上述转换已可以充分拟合常见的非线性关联。

（2）样条函数：当连续型预测因子与预测结局不满足线性关联，且常见多项式转换无法拟合两者关联时，需要将传统多项式进行拓展，即采用广义相加模型（generalized additional model，GAM）。该方法是对传统广义线性模型的非参数拓展，可有效处理预测因子与预测结局间复杂的非线性关系，最大的优势是允许在预先不知晓预测因子与预测结局之间关联模式到底如何的情况下，使用非线性平滑项拟合模型。

假设 x_1 与 y 之间为线性关联，而 x_2 与 y 之间为复杂的曲线关联，则广义相加模型可写为公式 10-1：

$$g-1(y)=\beta_0+\beta_1 x_1+f(x_2) \quad \text{公式 10-1}$$

上述模型公式有两个部分：参数项 $\beta_0+\beta_1 x_1$ 和非参数平滑项 $f(x_2)$。其中，参数项可以理解为最小二乘回归模型以及广义线性模型中可以包含的所有参数项，如线性项或多项式项。而非参数平滑项是广义相加模型的关键部分，也是理解广义相加模型的关键点。对于模型的左侧 y，与广义线性模型一样，可以是预测结局本身，也可以是对预测结局进行变换后的形式。

理解非参数平滑项的理念，需要先清楚简单线性回归和多项式回归的局限。两种传统回归方法的建模拟合都是全局性的，也就是说，采用相同的回归方程来对预测因子的每一个取值进行预测。然而，这种策略忽略一个事实，即当预测因子与预测结局之间为模式不明确的非线性关联时，随着预测因子取值的变化，其与预测结局之间的关联也在不断变化，这就导致单纯用一个回归方程来实现预测因子所有预测的取值就不太合理。为处理这一问题，可直接将连续型预测因子划分成多个连续的区间，再在每一个区间内采用单独的线性函数或非线性的低阶多项式函数进行拟合。上述改进方法称为样条（spline）函数，此时生成的回归线为平稳、光滑的曲线，因此，经样条函数转化后的预测因子也被称作非参数平滑项。

作为现在最常用的一种非线性拟合方法，限制性立方样条也属于广义相加模型，是多项式的广义相加模型的特例。它一般要求多项式最高幂次为 3，每个节点上连续且二阶可导，这样是为了保证曲线的平滑性。样条回归往往会在曲线的两头，预测的区间会非常宽，因此需要再加一个边界限制条件即样条函数在自变量数据范围两端的两个区间内为线性函数，这样使得两边的预测更为准确一些。从图 10-3 可以发现，年龄与结局为非线性关联，而是在 85 岁左右出现拐点，据此可以将年龄进行限制性三次样条转换。

广义相加模型通过添加非线性平滑项拟合非线性模型，这里的非线性平滑项可以是上面提到的多项式回归、样条函数，实现各类非线性关系模型的建立。对于临床医生来说，广义相加模型复杂程度可接受，且其结果容易解释。

在流行病学和临床研究中，可在存在“零点尖峰”变量，即一部分人对感兴趣的风险因素的暴露为零，而对于其余的人，风险因素的分布是连续的。我们称之为“零点尖峰”或“半连续变量”，例如吸烟、母乳喂养或饮酒。以吸烟为例，一部分个体是非吸烟者，剂量为零，而对于吸烟者，剂量变量是连续的。此外，实验室值和其他测量值的经验分布可能为半连续分布，因为测量值的检测下限

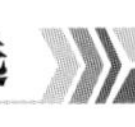

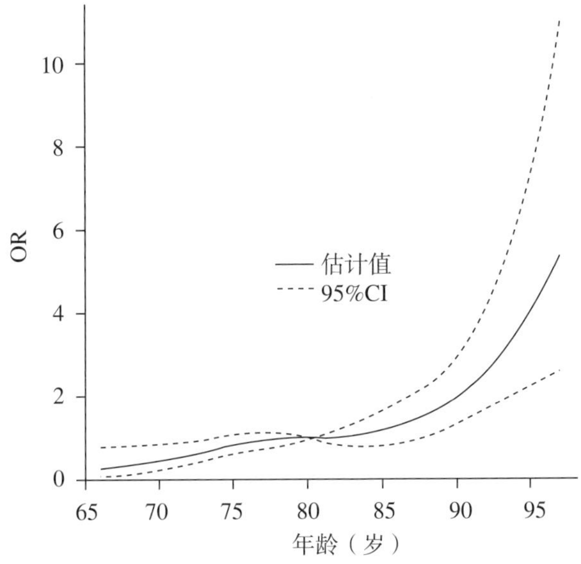

图 10-3　限制性立方样本回归中 OR 与年龄的曲线图

被指定为零值。这样的变量不能直接用分段多顶式回归（fractional polynomial，FP）进行分析。这类变量可以通过分类进行分析，使用零类别作为基线，但该方法具有转换成分类变量后的信息损失等缺点。此类变量的处理建议使用分数多项式的扩展版本，即生成二元指示符变量 Z（暴露 / 非暴露），并且建模涉及 Z 和零点尖峰变量 X 处的尖峰，其中变换仅应用于 X 的正部分，研究证明它允许研究人员将曾经吸烟者相对于非吸烟者之间的“定性”差异与仅使用吸烟者数据估计的“定量”剂量反应关联区分开来。

3. 转化为分类变量纳入

不少研究者习惯将预测因子中的连续变量转换为分类变量，常见的理由包括诸如连续型预测因子与预测结局未必是单调的线性关系、连续型预测因子导致模型计算量大、分类变量利于临床解释和使用等。但其实更多的研究者逐渐认同不宜盲目地将连续型预测因子转换为分类变量，常见理由包括但不限于：①导致信息损失，降低模型准确性。②参考缺乏实际意义或临床依据的切点进行转换时，很难得到同行专家的认可。③转换后的分类变量存在“风险跃层”的问题，相对难以解释。如将年龄以 35、60 岁作为切点分组时，相比 18 ~ 34 岁的成人，59 岁的个体被划分到 35 ~ 59 岁组，60 岁的个体被划分为 60 ~ 79 岁组，导致 59 岁和 60 岁的个体发生结局的风险存在跃层。④即便连续型预测因子与预测结局不是线性关系，可以选择多项式转换和样条函数转换等。⑤模型计算并不需要医生手动实现，可借助系统自动计算。综上，连续变量不应该首先考虑转化成分类变量，而应该考虑适当地以函数转换形式建立模型，并报告报告所使用的方法，例如线性、变换、限制性立方样条（包括结点的数量和位置）和分数阶多项式。

概括来讲，不推荐将连续型预测因子转化为分类变量，但的确仍有研究者习惯性地如此操作，表 10-2 汇总了常见转换方法，供读者识别参考。

（1）临床切点或公认切点：在临床实践中，多数检验指标都有生理参考值范围，这些范围一般可以作为临床切点。此外对于常见数据也有一些公认的分类切点，如果年龄可以使用 18、60、65、75、90 岁等作为切点，BMI 可以使用 18.5、24、28 kg/m^2 等作为切点。

表 10-2 连续型预测因子转化为分类变量的方法汇总

转换方法名称	转换思路	常见应用场景	举例	使用建议
临床 / 公认切点	应用公认切点转换	多数临床检验值与疾病的关联呈 U 形关系	血糖、血压、BMI	当有临床 / 公认切点，可以使用
分位数切点	将数据进行等分，检验效能较高	社区人群或体检人群的预测因子多数集中且在正常值范围内	如骨密度、血脂、量表得分等	当无临床 / 公认切点，可以使用
受试者操作特征曲线	同时关注阳性和阴性预测准确性	阳性和阴性人群样本量差异较大时	如量表得分筛选疾病	不推荐
最大选择检验	按切点分组后组间差异最大	无公认切点时，从大量数据中学习得到切点	无公认的新指标	不推荐

（2）分位数切点：分位数（X-percentile）切点是指以分位数将连续变量转换成分类变量。常用的是四分位数，可以将人群等分为 4 组，这在健康管理中比较常用，因为体检人群的异常人群较小，分位数切点可以保证将人群按比例分组，可以观察等级间的线性或非线性趋势。

（3）受试者操作特征曲线（ROC）：在 ROC 曲线上，每个点代表特定切点下的灵敏度和特异度。常用的选择切点的方法是约登指数最大化法，也即假设灵敏度和特异度同等重要，从而寻找灵敏度和特异度之和最大时的切点。这种方法只适用于预测结局是二分类的情况，且容易高估模型表现，一般不推荐。

（4）最大选择检验：最大选择检验是将某连续变量按不同的切点进行分类，然后应用某种统计方法进行统计检验，比较不同切点下的检验统计量，以最大检验统计量对应的切点作为推荐切点的方法。该方法原理简单，但需要一定的计算量。如果结局是二分类变量，可以将连续变量进行分类，与结局变量进行卡方检验，得到卡方值。遍历所有可能的切点后，可以得到所有切点对应的卡方值。在卡方值最大时，可以认为两组差异最大，可以推荐作为切点。同时如果是生存结局，可以将连续变量分类后，进行 log-rank 卡方检验，得到不同切点下的卡方值，其他过程同上。上述过程计算量较大，编程软件可以提供相关分析包，如 R 软件的 maxstat 包。此外 X-tile 软件也是基于这个原理开发的一个小软件，简单易用，可以尝试使用。但这种方法也容易高估模型表现，一般不推荐。

四、如何将分类变量纳入预测模型

将分类变量纳入预测模型时，至少需要考虑以下三方面：

1. 选择哪一组作为参照组?

对于分类变量，参照组的选择需要注意以下原则：①参照组的样本量需要相对较大（统计分析中，参照组发挥类似分母的作用），否则可能导致结果不稳定；②对无序多分类变量，建议设置哑变量，以预测结局概率最大或预测结局概率最小的组作为参照组，以便模型解释；③对有序多分类变量，当样本量较大时，首选按②处理，当样本量不足时，可尝试以连续变量形式纳入，以降低自由度，提高模型拟合。

2. 同一个分类变量的多个分组是否需要进行合并?

对于多分类变量，有时会见到将某几个分类亚组进行合并，这种处理降低了模型的自由度，但同时会造成信息的损失。正因为如此，对多分类变量的分组进行合并，一般仅用于以下情形：①部分分组的样本过少，如不合并会导致模型拟合不收敛，或者模型可以拟合但稳定性较差；②某两个或多个分组的结局发生率接近。如 60 ~ 64 岁年龄组和 65 ~ 69 岁年龄组的 5 年死亡率分别为 2.1% 和 2.2%，这时就可以考虑合并成 60 ~ 69 一个年龄组。

 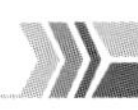

3. 多个分类变量是否需要合并成一个综合的分类变量?

变量的合并指将几个变量合并成一个变量，可以降低模型的自由度和模型的复杂性。在分类变量中常用的方法是根据实际意义进行人为合并。它常适用于非均衡变量取值的合并，如疾病史和合并症。例如，具有高血压疾病史的人如果不到1%，其在模型拟合中可能导致模型不收敛或模型不稳定，如果其他疾病史也存在同样情况，就可以简单地将多个疾病史合并成一个变量：疾病史的数量，将疾病史的数量纳入模型，可能比单个疾病史纳入模型更具有优势。当然还可以对疾病史的数量进一步分层，如分成无疾病史，1 ~ 3 种疾病史，4 种以上等。这种分类具有较强的主观性和经验性，可依据类似模型的分类进行合并操作。需要指出的是一般不能将重要的预测因子进行合并，比如在评估主动脉夹层的风险时，根据数据的实际分布，可以合并多种症状为一个变量，但胸痛症状一般作为单独预测因子，不能与其他预测因子进行合并。

五、预测因子形式转换的注意事项

1. 连续变量是否需要正态化处理?

非正态分布数据在建立预测模型时，在某些取值范围内数据较多，预测的精确度较高；而在某些取值范围内，数据较少，造成预测有准确性较差。但非正态分布本身一般不影响回归模型的建立，注意回归模型中的正态性要求，是要求预测模型的残差正态，而非每个自变量是正态的。因此，这不是非正态分布的数据必须要进行转换的理由。正态化处理的好处可以使数据分布相对集中，模型拟合时更容易收敛，避免一些极值的影响，但各变量的相对关系发生改变，因此建议尽可能兼顾预测因子与结局关系，选择合适的正态化转换方法。

2. 连续变量如何处理离群值

离群值会较大地影响模型的拟合，在箱图中，离群值的表现形式为比第 75 百分位数高 3 倍四分位间距或比第 25 百分位数低 3 倍四分位间距的数。

当出现离群值时，首先要对离群值的准确性进行核查，如果是由于测量不准确导致的，要及时进行更正，因此应核对原始数据，如果核对医疗信息中或原始的病例报告表中该数据是否正确。其次要核对其生物学合理性，这需要咨询相关专家和检验检查的相关技术人员。如血糖高于 25 ~ 30 mmol/L 时可能是测量试剂的极限，血压高于 250 mmHg 是人体血管所承受的极限，高于这些值可能被认为存在错误或有些数据系统将这些值赋予缺失值。最后，可以单独看离群值的样本是否具有某种特征，比如更容易出现结局或出现结局的概率非常低，这类样本可以单独进行预测并在病例入选标准和排除标准中进行排除。如果离群值是准确的而且不具备某些特征，就没有理由排除这些样本，就应该作为病例和数据纳入模型进行正常的建立模型过程，但可能对变量进行一定转换。如最高的 1% 数据转换成第 99 百分位数，最低的 1% 数据转换成第 1 百分位数。

3. 是否需要考虑交互作用?

交互作用（interaction）是指一个因素各个水平之间反应量的差异随其他因素的不同水平而发生变化的现象。它的存在说明同时研究的若干因素的效应非独立。交互作用的效应可度量一个因素不同水平的效应变化依赖于另一个或几个因素的水平的程度。举个例子，例如男性人群中，某干预因素的 RR 是 0.8，女生人群中 RR 是 0.5，则性别与干预因素可能存在交互作用。

交互作用可以通过以下几个方面进行判断：①基于已经积累的专业知识或相关研究；②散点图法，对两预测因子与结局建立三维散点图或分层散点图，观察关联形式是否相同，判断交互作用是否存在；③分层分析，可按一个预测因子进行分层后，观察另一个预测因子与结局的关系，如果不同层的关联方向或程度不相同，可以认为存在交互作用；④在回归模型中纳入两个预测因子的乘积项，如果有统计学意义，可以判定为存在交互作用。

临床预测模型中的需要考虑交互作用的常见变量，包括年龄、地点、周期性时间（季节、时辰等）、疾病类型与严重程度、治疗方式等，这些变量通常与其他预测因子存在交互作用。

当存在交互作用时，应当将交互作用放入模型，以提高模型表现。常见的交互作用放入的形式包括以下两种：

（1）预测因子交叉：预测因子交叉是指将两个或多个预测因子进行组合，形成新的预测因子。这种方法适用于线性模型或基于线性模型的模型，例如逻辑回归或线性回归。通过对预测因子进行交叉，可以捕捉到预测因子之间的交互作用。例如，如果有两个预测因子 A 和 B，可以创建一个新的预测因子 A × B 作为交叉预测因子。根据 A 和 B 的数据类型不同，又可以分为分类变量间的相乘（A 和 B 都是分类变量）、分类变量与连续变量的相乘（A 和 B 一个是分类变量，一个是连续变量）、连续变量间的相乘（A 和 B 都是连续变量）。需要注意，连续变量间的相乘时，两个连续变量不能同时有正负值或都有 0 值。

（2）条件模型：在存在交互作用时可以引入条件模型来处理不同变量之间的交互作用。条件模型会将一个或多个预测因子作为条件变量，并基于这些条件变量来建立联合预测模型。

第二节　预测因子的筛选

建立预测模型过程中一个重要的挑战就是预测因子的筛选，它对于模型表现、经济性、实用性等都具有重要的影响，甚至具有决定性作用。本节将介绍用于预测因子筛选的方法，提出预测因子的筛选原则。本部分内容适用于回归分析、分类树浅层模型，深度学习模型不在本节的讨论范围内。

一、为何要对预测因子进行筛选?

预测因子的筛选过程是预测模型建立最具有挑战性的步骤之一，它对于预测模型的建立、验证和应用都具有重要的影响。首先，如果未纳入关键预测因子，可能会导致预测模型的表现不佳，造成使用者对模型不认可。其次，如果预测因子过多，可能导致模型建立过程出现模型过拟合、模型的可用性差和临床推广困难等一系列问题。最后，预测因子之间多有一定的相关性，很多预测因子可以被其他预测因子替代，不必要全部纳入预测模型，这样可以简化模型，降低建立模型的难度和复杂性，提高模型的外部适用性。

二、预测因子筛选的原则

在建立预测模型的过程中，应结合要建立模型的目的和应用场景，选择合适的筛选方法。在一般建立模型时，以下几种原则可能在多数场景下适用。

1. 专家意见为主，统计显著性为辅

在筛选预测因子时，专家的意见可能与统计分析中是否有显著性一般情况是一致的，但有时候可能是不一致的。在这种情况，需要综合考虑专家意见和统计分析结果，但统计结果可能会受样本代表性、信息偏倚等的影响，且统计显著性不代表临床显著性，应该将其作为参考，由该领域的专家决定预测因子的筛选结果。

2. 因果关系为主，关联关系为辅

在预测因子筛选时，有些预测因子和结局是因果关系，有些是关联关系，上述两类预测因子都可以作为预测因子建立模型。若两类预测因子都具有预测意义，更倾向使用具有因果关系的预测因子，因果关系是一种客观存在的规律，在外部人群中，应用因果关系建立的预测模型在验证时结果更稳定，应用更广泛。

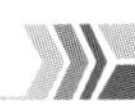

3. 原有模型中的预测因子为主，新的预测因子为辅

如果一个研究问题已经有相关预测模型存在，应尽量保留原有预测模型中的预测因子，再添加新的预测因子，尤其是预测因子未经任何研究验证过与结局相关时，应该谨慎。

4. 临床可获得性为主，预测效能为辅

预测模型建立要以应用为目的，现在预测模型开发的文章很多，投入实际应用的很少。一方面是预测模型开发不规范，未经过外部验证，外推性有限；另一方面是预测因子获取的成本较高或在某些场景不可获取，导致模型无法使用。在建立模型时，需要重视预测因子的可获取性，提高模型的适用范围，必要时可以同时建立复杂模型和简化模型，方便在不同场景使用。

三、如何对预测因子进行筛选?

对预测因子进行筛选的方法有很多，总结起来可以归纳为基于数据驱动的预测因子筛选方法和基于专家驱动的预测因子筛选方法。两类筛选方法往往交叉使用，基于数据驱动的预测因子筛选方法为基于专家驱动的预测因子筛选方法提供数据支持，而基于专家驱动的预测因子筛选方法为基于数据驱动的预测因子筛选方法提供方向。

1. 基于数据驱动的预测因子筛选方法

（1）去除缺失较多的预测因子：缺失值的处理在模型建立过程中是一个棘手的问题。如果任由缺失的存在，可能导致存在缺失的样本数据被删除。缺失值的填补方法很多，但总体来说，不同方法都有其局限性，应用的场景有限。在缺失值处理方面建议如下：

缺失比例在 20% 及以上的预测因子，可以考虑剔除，不建议填补，因为填补的数据会存在可靠性问题。而不填补直接纳入，会导致相当数量的样本被排除。需要注意，前瞻性研究中如果数据缺失在 10% 以上，也可适当考虑剔除。

对于缺失比例小于 20% 的预测因子，建议基于缺失机制进行填补。如果不填补，在建立模型时会删除每个预测因子有缺失的数据，导致被删除的样本数较多。详细参见本书第二十章“缺失值插补及插补后建模策略”。

（2）去除信息量较小的预测因子：如果一个预测因子的信息量较少，其对预测模型的贡献可能有限。具体操作时，分类变量可以参考多数类的样本比例（注意某一个组别的比例不能过大），连续变量则可以参考信息熵、基尼系数，但都不完美。对于分类变量，举个例子，如果 99% 的样本属于 A 类，那这个变量对于预测的意义可能不大。

信息熵（information entropy）是信息论的基本概念，用于描述信息源各个可能事件发生的不确定性，解决了对信息的量化度量问题。变量的不确定性越大，熵也就越大，把它搞清楚所需要的信息量也就越大。香农多样性指数（Shannon's diversity index，SHDI），是一种基于信息理论的测量指数，SHDI 增大代表各类别均衡出现，可能的信息量也越大。

基尼系数（Gini index）：基尼系数常用于衡量分类问题中的纯度。对于一个给定的预测因子，基尼系数衡量了从该数据集中随机选择两个样本，其类别标签不一致的概率。基尼系数越小，表示数据集的纯度越高，信息量越低。与信息熵类似，如果数据集中的样本都属于同一类别，基尼系数为 0，表示纯度很高；如果样本均匀分布在不同类别中，基尼系数较高，信息量较高。

（3）基于单因素分析筛选变量：根据单因素分析和多因素分析筛选预测因子，这是建立预测模型最常用的方法。这种方法虽然简便易行，但也存在较大问题，可能会漏掉重要的预测因子。

在单因素分析中进行变量筛选是较常用的变量筛选方法，但具有较多的局限性。首先，单因素分析无统计学意义的预测因子仍可能有预测价值，只是这种预测价值可能会被其他预测因子隐蔽或干扰，直接将无统计学意义的因素剔除可能会漏掉有预测价值的预测因子；其次，预测因子的形式与单

因素分析的结果存在关联，预测因子形式变化可能会影响单因素分析的结果，因此当预测价值不高时，研究者可能会改变预测因子的形式后再进行单因素分析，重复进行，使模型外部验证的效能与内部效能相差较大。

（4）子集筛选法筛选预测因子：在多数回归分析中，提供了预测因子的筛选方法，包括逐步向前纳入法、逐步向后剔除法，以及最优子集法，这些都属于子集筛选法的范畴。子集筛选法常用的判定标准有 R^2、似然比检验、赤池信息标准（Akaike information criterion，AIC）或贝叶斯信息准则（Bayesian information Criterion，BIC），以及 p 值等。其中，最优子集筛选法的步骤如下：

1）记 M_0 为空模型，该模型中无预测变量，只存在截距项；

2）对于 k=1，2，…，p：

- 选取所有 C_p^k 个包含 k 个自变量的模型进行拟合；
- 从 C_p^k 个模型中选择最优模型，记为 M_k［因为 C_p^k 个模型的自变量数均为 k，所以此处最优模型可以通过最小的方差（$D=-2l(0)$）或最大的 R^2 选取］。

3）从 M_0，…，M_p 中选择一个最优模型，选取标准包括交叉验证（cross-validation）的预测误差、AIC、BIC 等。

（5）应用 L1 正则化方法（Lasso 算法）筛选预测因子：正则化（regularization）是通过加入额外信息来控制模型的复杂度，从而避免过拟合等问题。预测模型的训练过程，就是要找到一个足够好的函数用以在新的数据上进行预测。为了定义什么是“好”，引入了损失函数的概念。损失函数是用来描述真实值和模型预测值之间的差距。由于损失函数只考虑在训练集上的经验风险，这种做法可能会导致过拟合。为了对抗过拟合，需要向损失函数中加入描述模型复杂程度的正则项。

L1 正则化是在所有回归系数绝对值之和前乘以一个正则化系数或者惩罚系数 λ（公式 10-1）。这个惩罚系数是调节模型复杂程度的关键参数。Lasso 算法（least absolute shrinkage and selection operator，最小绝对值收敛、选择算子、套索算法）是一种通过 L1 正则化实现预测因子筛选的方法，旨在增强统计模型的预测准确性和可解释性，最初由斯坦福大学统计学教授 Robert Tibshirani 于 1996 年提出。它通过对回归系数进行惩罚，将一些预测因子的回归系数压缩为 0，即将其从模型中剔除，从而得到更简单的模型。

$$J(\theta)=\frac{1}{2}\sum_{i=1}^{m}\left(h_\theta(x^{(i)})-y^{(i)}\right)+\lambda\sum_{i=1}^{n}|\theta_j| \quad \lambda>0 \qquad \text{公式 10-2}$$

当预测因子存在高度相关性时，使用 Lasso 算法可以在一定程度上缓解共线性、高维度灾难等问题。

惩罚系数 λ 的确定一般通过交叉验证法，即对给定的一系列 λ 值，进行交叉验证，从中选取交叉验证误差最小的 λ 值。如此时对应的预测因子个数仍然较多，可适当增大 λ 值。

Lasso 回归中通常包含预测效能非常弱的变量。另外当存在共线或分组变量的情况下，Lasso 回归无法选择组中的所有变量。为了解决这些问题，学者们提出了弹性网络和自适应 Lasso 回归。弹性网络结合了 L1（相当于 Lasso 回归）和 L2（岭回归）惩罚，消除了对所选变量数量的限制，同时也鼓励分组选择。弹性网络的一个优点是它包含 L1 和 L2 惩罚作为特殊情况。自适应 Lasso 回归用 λ 乘以绝对回归系数的加权和来惩罚对数似然，其中权重在预先估计步骤中确定，通常来自最大似然或岭回归拟合的倒数绝对回归系数。这样做的理由是在惩罚项中减轻强预测变量的惩罚并增加弱预测变量的权重。通常，它会产生变量更少、效应更强的模型。

（6）基于机器学习算法筛选预测因子：很多机器学习算法，如 Bagging、Boosting 等，也提供了预测因子筛选的功能、关于机器学习算法的介绍，详见第二十一章“基于机器学习的预测模型概述”。

2. 基于专家确认 / 驳回筛选预测因子

模型的建立和验证是建立在大量已有研究和专家意见的基础上，因此在筛选预测因子时，必须咨询专家意见，结合预测因子收集的成本和便利性，综合确定预测因子。

专家长期在该领域进行实践和研究工作，对该领域的最新进展和发展过程有深入的理解，并在亲身实践的基础上形成对疾病自然史、病因、治疗和预后的独特认识。所有的模型应该在实践和研究的基础上，并准备用于指导临床实践，辅助决策，因此咨询该领域的专家是非常必要的。专家除了可以在确定潜在预测因子的指标池（详见第六章）的过程中发挥重要作用外，最终纳入的预测因子，也应得到专家的认可，使其更容易推广应用。预测模型建立完成后，咨询专家预测模型的因子的个数及因子的预测方向是否与临床实践相符合。

收集专家意见可以采用问卷调查或专家访谈法，现在更加流行和标准化的方法是德尔菲法。需要注意，应咨询本领域有重要影响力的权威专家，而且最终决策应遵循多数专家的共同意见。

四、对预测因子筛选的注意事项

1. 降维和筛选的区别

在统计分析中，降维是降低参数个数的方法，可分为线性和非线性降维，后者又分为基于核函数和基于特征值的方法，最常用的方法是主成分分析（principal component analysis，PCA）。

PCA 常用于高维数据的降维，可用于提取数据的主要特征分量。PCA 通过将多个变量通过线性变换以选出较少的重要变量。它往往可以有效地从过于“丰富”的数据信息中获取最重要的元素和结构，去除数据的噪音和冗余，将原来复杂的数据降维，揭示隐藏在复杂数据背后的简单结构。

筛选是通过一定的原则和技术去除没有预测价值或预测价值较低的预测因子。

降维和筛选都可以降低维度，减少预测参数。两者不同的是：降维是通过综合各预测因子的信息，将预测信息重新组合，常用于去除共线性，但各预测因子的信息都对新维度（预测因子）有一定的贡献；而筛选则是去除无用的预测因子，只留下预测价值较高的预测因子。

2. 强相关变量的处理

强相关性一般指两个变量相关系数超过 0.7，可能会在模型拟合时产生共线性。需要指出，共线性尽管会影响存在强相关预测因子的回归系数估计（模型稳健性有所欠缺），但不会影响模型的预测性能。但需注意，强相关性提示一个预测因子的信息可能可以由另外一个预测因子的信息代替，可能意味着模型可以简化，建议充分利用临床专家的经验和知识先排除其中一个再进行上述的筛选流程。目前对于构建预测模型时如何处理强相关变量尚无最优的推荐方法，慎重使用任何上述变量筛选方法。此外，PCA 作为常用解决共线性的方法，由于其产生的预测因子（新维度）不太容易解释，不建议先行 PCA 再建立模型。

3. 结合变量的关联形式进行变量选择

在预测因子与结局存在非线性关系的情况下，变量选择是一项更加复杂的工作。实践中，筛选特定预测因子以及对这些预测因子和潜在混杂因素的函数形式进行建模的决策会相互依赖相互影响。因为连续预测因子的“重要性”和（或）统计显著性可能很大程度上取决于其与结局的关系的建模方式。多变量分数多项式（MFP）方法是建立多变量模型的实用方法，它可以同时实现选择重要变量并确定连续预测变量的合适函数形式，通过设置显著性水平可以确定模型复杂性。样条回归通常不对变量进行筛选，但可以通过为每个平滑项添加额外的惩罚来对对数似然进行零空间惩罚。如果该项的所有平滑参数都趋于无穷大，则它将被惩罚为零并实际上从模型中删除。上述方法在实践中应用是否比广义线性模型更优，尚需要进一步研究提供更多证据。

第三节　本章小结

预测因子的形式直接影响其是否纳入预测模型，连续变量不要分类处理，减少变量的信息损失，分类变量需要注意参照组的选择，对于某一个变量内比例较低的分组或某一组变量阳性数较少（如合并症），可进行适当合并。预测因子的筛选需要综合数据分析结论和专家意见，整个过程需要充分发挥研究者的经验和创意。这不仅是一项技术，更像是一门艺术。

（张　华　王胜锋）

第十章参考文献

第十一章 最终模型的确定、呈现及使用

一个完整的预测模型，从形式上可以简单理解为 $g(y)=f(x)$ 形式。其中 $g(\cdot)$ 是指结局的链接函数，$f(\cdot)$ 是指预测因子的组合形式。前面的相关章节已经分别介绍了预测模型的预测结局 (y)，模型类型 $g(\cdot)$，以及预测因子 X 的及其进入模型的形式 $f(\cdot)$。但预测模型的最终确定还需要基于最终的拟合策略在最终的数据集上拟合获得。本章将对预测模型的最终确定，其呈现方式及使用方法做简要介绍。

第一节 最终模型的确定

一、最终模型拟合的数据集

首先需要明确，最终的预测模型，是在开发队列上拟合确定的，与验证队列无关。验证队列的数据是用来验证开发的模型的预测效果，不参与模型的开发。

其次，尽管在不同的内部验证方式中，研究者会将以不同的方式划分训练集和验证集，但最终的预测模型，应该是在开发队列的所有数据上拟合而定的。划分这些训练集、验证集，做模型的拟合和验证，目的是验证我们在开发队列的所有数据上获得的模型的可重复性和稳定性。

也有一些研究者，将开发队列的数据简单拆分为训练集和验证集，预测模型仅在训练集上拟合确定，这种做法会造成一定比例数据的损耗，没有尽可能利用所有数据，因此不是推荐的做法。

二、确定最终模型的策略

最简单的情况下，基于选定的模型类型、预测因子及预测因子的组合形式，直接在所有开发队列数据上拟合而得的模型，即为最终的预测模型。但下列情况下，需要重新拟合模型，更新模型的参数。

（1）模型中有多分类预测因子。如果预测因子有多分类变量，在模型拟合时需要设置哑变量，但通过模型算法筛选后最终只有某一个哑变量进入模型。此时，需要把此预测因子的所有哑变量强制进入模型，重新拟合，以获得最终的模型参数。

（2）采用了 Lasso 等压缩算法拟合模型。当采用压缩算法拟合模型时，模型中预测因子的回归系数被压缩，如果直接采用此压缩后的系数作为预测模型的系数，则预测结果会有较大偏离。因此，需要采用压缩算法筛选出来的预测因子，在不压缩的算法下重新拟合模型，以获得正常的模型系数。

（3）专家增减预测因子。在各种筛选算法的基础上，专家基于其经验，可能会增减预测因子，此时，也需要基于新确定的预测因子重新拟合模型。

三、预测概率的校正

研究者如果利用特殊的研究设计（如巢式病例 - 对照、病例 - 队列）获取数据，开发预测模型，此时模型开发数据集中的结局事件的发生率已偏离原始队列人群中的结局事件发生率，因此需要对预测概率的进行校正。比如，原始队列人群中共 1000 名患者，其中发生结局事件的为 100 人，未发生结局事件的为 900 人，则实际事件发生率为 10%。此时若利用巢式病例 - 对照研究方法，按照 1∶2 的比例从未发生结局事件的患者中抽取 200 人作为对照组，那么在新构建的模型开发数据集中，事件

发生率变为33.3%。若基于此数据开发预测模型，每个个体的预测概率，都会被高估，所以我们需要对最终的预测模型和预测概率进行校正。

1. 通过加权回归校正预测模型

当利用巢式病例 - 对照数据建模时，我们可以在拟合模型时对每个个体根据被选入研究数据集的概率进行逆概率加权。对于 logistic 回归，事件组权重为 $1/\pi_1$，对照组权重为 $1/\pi_0$；对于 Cox 模型，权重为 $1/p_j$，p_j 表示个体 j 被纳入研究数据的概率，计算公式如公式 11-1：

$$p_j = 1 - \prod_{i, s_j \leqslant t_j \leqslant e_j}\left(1 - \frac{m}{M_i - 1}\right)\left[1 - Y_j(t_j)\right] \quad \text{公式 11-1}$$

其中 $Y_j(t_j)$ 是个体 j 在 t_i 时刻前是否发生事件的指示函数，s_i 为个体 j 进入观察的时间，e_i 为个体 j 结束观察的时间，通过连乘得到个体 j 作为对照时和成为事件时（如果个体 j 发生了事件）被选入研究数据的概率。

在权重计算完成后，只要在模型拟合过程中，选择加权回归模型，即可以得到校正后的风险预测概率。加权回归模型在 R 软件中很容易实现，在使用 glm 命令（logistic 模型）或 survival 包中的 coxph 命令（Cox 模型）拟合模型时，将 weights 选项指定为提前计算好的权重，即可完成加权回归模型的拟合。

2. 通过公式 / 函数转换校正预测概率

（1）校正 logistic 回归截距项：与直接使用队列数据相比，利用巢式病例 - 对照数据拟合 logistic 回归模型得到的斜率（β）为无偏估计，但是截距（α）会随发生结局事件组和未发生结局事件组中抽样比例的不同产生一定程度的偏差。也就是说，当利用巢式病例 - 对照数据构建预测模型时，预测因子的权重不需调整，仅需对斜率项进行相应的校正，即可得到与原始队列数据相吻合的绝对风险的预测。

不失一般性，假设 π_1 为事件组抽样比例（通常 π_1 取值为 1），π_0 为非事件组抽样比例，则校正后的 logistic 回归截距可以通过公式 11-2 计算：

$$\alpha^* = \alpha + \log(\pi_0/\pi_1) \quad \text{公式 11-2}$$

其中 α 为基于巢式病例 - 对照数据建模得到的截距项，α^* 为校正后的截距项。

当 $\pi_0 < \pi_1$ 时，$\log(\pi_0/\pi_1)$ 取值为负数，可以达到校正因非事件组中进行欠抽样造成的事件发生概率高估的目的，从而得到正确的预测概率水平。

（2）校正 Cox 模型的基础风险值：对于生存数据，巢式病例 - 对照数据和病例队列数据，也都可以得到回归系数的无偏估计。由于 Cox 模型中没有截距项，对于预测概率的校正，是通过加权 Breslow 法计算累积基础风险值来实现的：

$$\widehat{\Lambda}_0(t) = \sum_{i=1}^{n_c} \frac{I_{[t_i \leqslant t]}}{\sum_{j \in R_i} w(t_i) \mathrm{e}^{x_j \widehat{\beta}}} \quad \text{公式 11-3}$$

其中 $I(\cdot)$ 为指示函数，n_c 是发生事件数，t_i 是第 i 个事件的发生时间，R_i 是包含第 i 个事件以及与其对应的对照数据的集合，$w(t_i)$ 是权重，计算公式如公式 11-4：

$$w(t_i) = \frac{M_i}{m+1} \quad \text{公式 11-4}$$

其中 M_i 为在 t_i 时刻仍未发生事件且未失访的个体，m 为对应每个事件抽取的对照个体的数量。与原始 Breslow 基础风险值估计相比，公式 11-3 仅增加了权重项 $w(t_i)$，代表了在每个事件发生的时间点，每个被纳入研究的数据样本，代表了多少个原始队列中的数据。

以上计算可以借助 R 软件中 survival 包来完成：第一节用 coxph 命令拟合 Cox 模型；第二步通过 basehaz 命令，并且将 centered 选项设置为 FALSE，得到未加权累积基础风险值；第三步通过对未加权累积基础风险值后项减前项，得到每个时间点的未加权基础风险值；第四步将每个时间点的未加权基础风险值乘以根据公式 11-4 计算的权重，即可得到校正后的基础风险值，最后将每个时间点之前的校正后的基础风险值进行累加，得到校正后的累积基础风险值。

3. 针对目标人群对模型进行调整

（1）基于倾向性评分的数据标准化：倾向性评分方法多用于因果推断，临床预测模型类研究通常并不是为了解释预测因子和结局变量之间的因果关系，在预测模型中加入倾向性评分作为独立的预测因子也无助于提升模型表现。然而，在模型扩展应用方面，倾向性评分方法为模型构建提供了新的可能。

假设模型开发数据来源于某一群体 A（比如严格限制了纳入排除标准的 RCT 数据），然而模型具体应用的目标群体是与 A 有一定差异的 B，这时，我们可以通过倾向性评分的方法，衡量模型开发数据中每一个个体患者，来自目标群体 B 的可能性（即倾向性评分得到的属于群体 B 的概率），以此作为权重，使得加权后的模型开发数据更接近于模型应用的目标群体。

具体实现方法如下：

首先，将患者组别（A 或 B）作为因变量，将患者特征及结局变量作为自变量，计算组别倾向性评分

$$m_{G_i}(\mathrm{B}) = \Pr(G_i = \mathrm{B} \mid X_i, Y_i) \qquad \text{公式 11-5}$$

其中 G_i 代表患者 i 的组别，X_i 代表患者 i 的特征，Y_i 为患者 i 的结局。

其次，根据倾向性评分计算权重

$$w_i(\mathrm{B},\mathrm{A}) = \frac{m_{G_i}(\mathrm{B})}{m_{G_i}(\mathrm{A})} \qquad \text{公式 11-6}$$

最后，可以利用通过公式 / 函数转换校正预测概率中的方法，对数据进行加权回归，建立预测模型。

利用倾向性评分对模型开发数据进行标准化有一定的局限性：若要计算倾向性评分，必须有一定数量的目标群体的个体患者数据，而此时我们可以直接根据目标群体的患者数据进行建模，无需多此一举。因此只有在特定情况下，此方法可能会得到更好的模型表现，比如：①目标群体患者数据量较少，无法满足建模基本需求；②目标群体患者数据中预测因子信息较少，无法得到预测表现较佳的模型。

（2）基于熵平衡法的数据标准化：相比于倾向性评分法，熵平衡法（entropy balancing）的适用条件较为宽松。熵平衡法在目标群体样本较少时也有较好的将数据标准化的能力，甚至在没有个体患者数据，而仅有患者群体特征（如性别比例、年龄的均值和方差等）信息时，也可以进行数据标准化。这为模型开发数据向目标群体数据靠拢提供了一种更为可行的方法。

第二节　模型的呈现和使用

最终模型确定后，研究者下一步需要思考以何种形式呈现模型，以方便临床医生在诊断、预后和治疗上进行个体化决策，最终达到帮助临床实践的目的。TRIPOD 针对作者报告开发或验证预测模型的关键信息提供了指导。尽管 TRIPOD 声明强调了展示模型的重要性，但关于如何在模型开发后呈现和使用预测模型的实际指导相对较少，这一问题也经常被忽视，相关的研究者在这方面也有很多讨论。

预测模型不仅仅是在发表的杂志期刊上呈现，更重要的是让医疗工作者能够在特定的临床环境中使用该模型。在选择呈现预测模型的形式时，研究者应该仔细考虑目标人群、使用场景和使用时间。“哪些患者将使用预测模型？在什么时间、什么场景下使用？”思考这几个问题将帮助研究者选择更好的形式呈现预测模型。预测模型的开发者应该为目标人群（包括医疗工作者、患者和公众在内）提供各情况下预测模型的最佳表现形式。当使用的主要环境无法接触计算机或访问移动设备受限时，电子化的预测模型就不是最佳选择。当使用的主要对象不是医生而是公众时，开发者需要考虑到预测模型对公众的适用性。总结而言，预测模型的呈现形式，需要综合考虑模型的目标人群（医疗工作者、患者和公众）、模型应用的场景（如临床、病床旁或在家）、预测信息的详细程度（近似还是精确的风险估计）、预测模型使用的友好程度（简单还是复杂），以及预测模型呈现的媒介（纸质版还是电子版）。

目前预测模型的常见展示形式包括了数学公式、打分卡、列线图、网页计算器或小程序等，下文将逐一介绍。

一、数学公式

首先，研究者应在期刊文章上将完整的模型（数学公式）准确、清晰地展示出来，这对于其他研究者进行独立的外部验证至关重要。

某研究者利用免疫抑制药物硫唑嘌呤治疗原发性胆汁性肝硬化疗效的随机对照试验数据开发了因原发性胆汁性肝硬化死亡的预测模型。模型一共有 5 个预测变量，其完整公式也在文章中进行了报告：

$$\text{LPi} = [0.02\times(\text{年龄}-54.8)] + [1.06\times(\text{肝硬化}-0.285)] + [-0.06\times(\text{白蛋白}-34.4)] + [1.59\times(\text{胆汁淤积}-0.179)] + (0.31\times\text{治疗药物})$$

患者最终因原发性胆汁性肝硬化死亡概率公式：

$$1 - S(t) = 1 - S_0(t)^{\exp(\text{LPi})}$$

基于美国社区动脉粥样硬化风险研究（Atherosclerosis Risk in Communities Study，ARIC Study）和心血管健康研究（Cardiovascular Health Study，CHS Study）两项队列数据开发了心源性猝死的 10 年风险预测模型（表 11-1）。最终，一共有 14 个预测变量纳入预测模型中，研究者在文章中报告了模型中各变量的系数和标准误，并给出了心源性猝死的 10 年预测公式：$1 - 0.995222^{\exp(\Sigma\beta x-3.0702734)}$。

二、评分系统

在评分系统中，预测模型会根据每个患者的各预测因子给出其对应的风险得分，并汇总可得出一个风险总分，而风险总分会映射到相应的事件发生风险或者生存概率。评分系统的使用群体是医生和患者。评分系统可以作为诊疗过程中的一部分，显示在电子设备上，也可以打印出来交给患者，或者在病房中使用作为参考。

前面介绍的原发性胆汁性肝硬化随机对照试验数据构建的预测模型，表 11-2 展示了每个预测变量不同取值的赋分情况。患者根据年龄、是否肝硬化、白蛋白水平、是否胆汁淤积以及是否接受干预治疗将所对应的分值求和，得到预测的总分，再根据表 11-3 将分数对应出 1 年和 3 年的死亡风险。

另一个预测模型，SeLECT 评分是预测晚发性卒中后癫痫发作的简易预后工具。表 11-4 展示了 SeLECT 打分系统。例如一名 73 岁男性因急性缺血性卒中入院，入院 NIHSS 评分为 12 分，梗死累及大脑皮质和大脑中部区域，卒中分型为大动脉粥样硬化亚型，患者在卒中发生后没有出现早发性癫痫发作。根据该名患者这 5 个变量的情况对应打分卡进行分数求和，这名患者 SeLECT 总分为 6 分。再根据的 SeLECT 总分为 6 分的那条累积风险曲线可预测患者卒中后 2 年发生癫痫的风险是 25%。

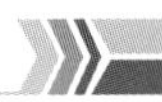

表 11-1　两项队列数据中纳入 14 个预测变量的心源性猝死预测模型

	估计	标准误
人群		
年龄（以 54 岁为中心，每增加 1 岁）	0.043	0.014
男性	0.858	0.175
黑种人	0.597	0.179
心血管疾病危险因素		
目前吸烟	0.881	0.159
收缩压（每增加 1 个标准差）	0.347	0.062
使用降血压药物	0.322	0.171
糖尿病	0.792	0.181
血清检测		
钾（以 4.4 mmol/L 为基线值，每增加 0.5 mmol/L）	−0.004	0.007
钾（二分类）	0.0009	0.0003
白蛋白（每降低 0.3 g/ml）	0.253	0.081
高密度脂蛋白（每增加 1 个标准差）	0.202	0.097
eGFR 60 ～ 90 ml/（min・1.73 m^2）	0.315	0.175
eGFR ＜ 60 ml/（min・1.73 m^2）	0.849	0.348
QT_c 间隔（每增加 1 个标准差）	0.158	0.052

表 11-2　预测模型中每个预测变量不同取值的赋分情况

预测变量	分数
年龄	
25 ～ 34	−2
35 ～ 44	−1
45 ～ 54	−1
55 ～ 64	0
65 ～ 78	1
肝硬化	
没有	0
有	3
白蛋白（g/dl）	
20.0 ～ 24.9	2
25.0 ～ 29.9	1
30.0 ～ 34.9	0
35.0 ～ 39.9	−1
40.0 ～ 44.9	−2
45.0 ～ 49.9	−3
50.0 ～ 56.5	−4
中枢性胆汁淤积	
没有	0
有	5
治疗	
硫唑嘌呤	0
安慰剂	1

表 11-3　预测模型分数对应 1 年和 3 年的死亡概率

总分数	死亡概率	
	1 年	3 年
−6	0.008	0.029
−5	0.011	0.040
−4	0.014	0.054
−3	0.020	0.073
−2	0.027	0.098
−1	0.036	0.131
0	0.049	0.175
1	0.067	0.231
2	0.090	0.301
3	0.121	0.387
4	0.161	0.487
5	0.213	0.598
6	0.280	0.712
7	0.361	0.818
8	0.458	0.902
9	0.566	0.958
10	0.681	0.987
11	0.790	0.997
12	0.881	1.000

表 11-4　SeLECT 评分的打分系统

分类	SeLECT 评分
(Se) 卒中严重程度	
NIHSS ＜ 3	0 分
NIHSS4 ～ 10	1 分
NIHSS ≥ 11	2 分
(L) 大动脉粥样硬化	
没有	0 分
有	1 分
(E) 早期癫痫发作（≤ 7 天）	
没有	0 分
有	3 分
(C) 皮质受累	
没有	0 分
有	2 分
(T) 大脑中动脉（MCA）分布区受累	
没有	0 分
有	1 分

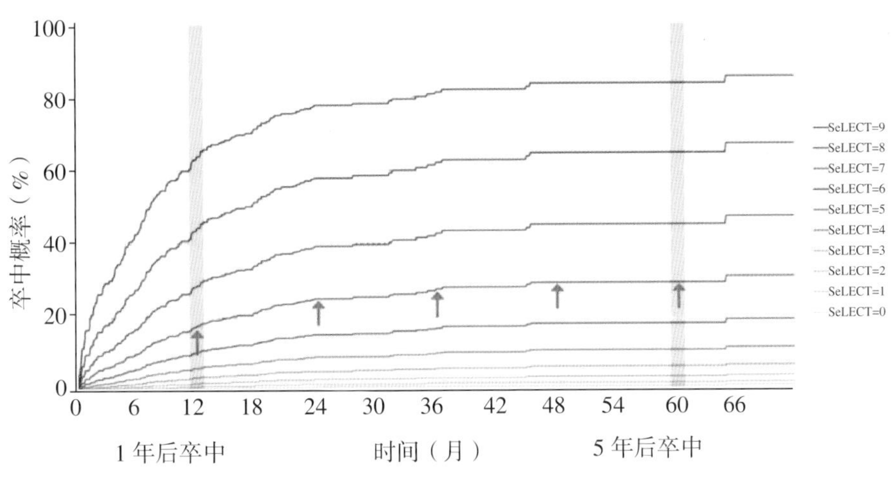

图 11-1　根据 SeLECT 总分计算的累积风险曲线

三、图示打分表

图示打分表的原理和评分系统是相似的，但是在呈现形式上进行了优化，它将评分系统的两部分图表整合在了一张图上。基于原发性胆汁性肝硬化随机对照试验数据构建的预测模型的图示打分表如图 11-2 所示。

四、列线图

列线图，又称为诺莫图，是预测模型另一种图形呈现方式。跟评分系统原理一样，它也是基于个体预测变量的数值来计算每项得分，再根据总分计算某事件发生风险或生存概率。

依然基于原发性胆汁性肝硬化随机对照试验数据构建的预测模型，图 11-3 以列线图的形式展示了患者 1 年和 3 年的生存概率。使用者可以通过每个预测变量的值对应的顶部得分来计算患者的总得分，然后通过总得分来读取对应的风险或生存概率。

从图 11-3 可以看出，患者年龄为 55 岁（24 分），肝硬化（42 分），白蛋白 34.4 g/gl（65 分），中央胆汁淤积（62 分），使用硫唑嘌呤治疗（0 分），总得分为 193 分。这对应的 1 年和 3 年死亡概率分别为 40% 和 85%。

五、网页计算器或小程序

目前，越来越多的预测模型可以过网页计算器、平板电脑或智能手机的小程序来计算评估风险。这些网页计算器或者电子 App 通常是交互式的图形应用界面，需要使用者输入患者各个预测变量的值，计算器或小程序自动给出风险估计值，并根据预测模型提供个性化的风险估计。

目前很多预测模型都已开发了网页计算器或者智能电子设备的小程序。全球急性冠状动脉事件登记（GRACE，1999—2009）是一项国际登记研究，旨在追踪急性冠状动脉综合征（ACS）患者的住院和长期预后。GRACE 在 30 个国家拥有近 250 家医院，招募了 102 000 多名患者。基于此登记研究开发的 GRACE 评分已开发成一款应用程序。图 11-4 展示了 GRACE 小程序页面。

我国利用超过 12 万人的前瞻性队列随访数据开发了中国动脉粥样硬化性心血管疾病 10 年发生风险预测模型（Prediction for ASCVD Risk in China，China-PAR）。为了方便基层医生开展心血管病风险筛查，ChinaPAR 风险评估研究开发了网站（www.cvdrisk.com.cn）和心脑血管风险手机 App 软件两种风险评估工具。使用者将性别、年龄、血压水平、总胆固醇水平等结果输入程序中，可快速获知自身的心血管病发生风险，具体见《中国心血管病风险评估和管理指南》。

硫唑嘌呤治疗		无中心性胆汁淤积							中心性胆汁淤积						
		白蛋白 (g/dU)							白蛋白 (g/dU)						
年龄（年）	Cirr.	20 to 25	25 to 30	30 to 35	35 to 40	40 to 45	45 to 50	≥50	20 to 25	25 to 30	30 to 35	35 to 40	40 to 45	45 to 50	≥50
25 到 35	没有	0.05	0.04	0.03	0.02	0.01	0.01	0.01	0.21	0.16	0.12	0.09	0.07	0.05	0.04
	是的	0.12	0.09	0.07	0.05	0.04	0.03	0.02	0.46	0.36	0.28	0.21	0.16	0.12	0.09
35 到 45	没有	0.07	0.05	0.04	0.03	0.02	0.01	0.01	0.28	0.21	0.16	0.12	0.09	0.07	0.05
	是的	0.16	0.12	0.09	0.07	0.05	0.04	0.03	0.57	0.46	0.38	0.28	0.21	0.16	0.12
45 到 55	没有	0.07	0.05	0.04	0.03	0.02	0.01	0.01	0.28	0.21	0.16	0.12	0.09	0.07	0.05
	是的	0.16	0.12	0.09	0.07	0.05	0.04	0.03	0.57	0.46	0.38	0.28	0.21	0.16	0.12
55 to 65	没有	0.09	0.07	0.05	0.04	0.03	0.02	0.01	0.36	0.28	0.21	0.16	0.12	0.09	0.07
	是的	0.21	0.16	0.12	0.09	0.07	0.05	0.04	0.68	0.57	0.46	0.36	0.28	0.21	0.16
≥65	没有	0.12	0.09	0.07	0.05	0.04	0.03	0.02	0.46	0.36	0.28	0.21	0.16	0.12	0.09
	是的	0.28	0.21	0.16	0.12	0.09	0.07	0.05	0.79	0.68	0.57	0.46	0.36	0.28	0.21

死亡的可能性　0.0～0.1　0.1～0.2　0.2～0.3　>0.3

图 11-2　原发性胆汁性肝硬化患者死亡概率评分图

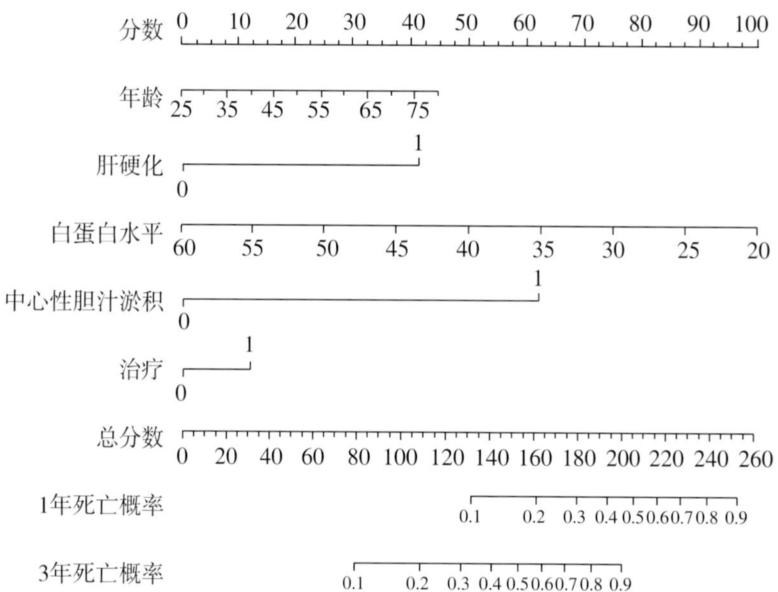

图 11-3　原发性胆汁性肝硬化患者死亡概率列线图

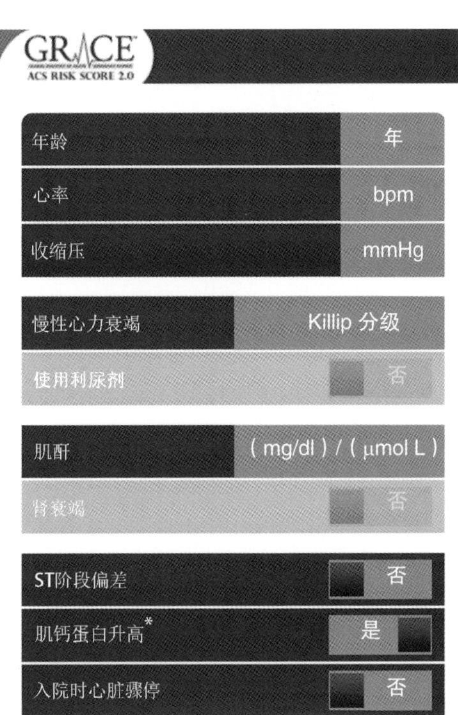

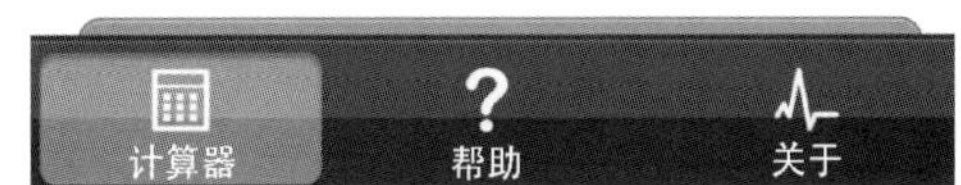

图 11-4　GRACE 风险评分小程序页面

六、集成于病案系统

前文介绍的 GRACE 预测模型已集成到全球 ACS 患者日常临床管理中使用的电子病历系统中。自 2010 年以来，英国国家健康与临床优化研究所（NICE）指南建议采用 GRACE 风险评分。

七、不同呈现形式的比较

综上，预测模型的呈现形式多种多样，从最简易的数学公式到可视化的打分图表再到交互式的网页计算器和小程序最后还可嵌入到病案系统里。不同的呈现形式有其各自的特点和所应用的场所。表 11-5 介绍了各个形式的优缺点。

表 11-5　预测模型不同展示形式的优缺点

方式	优点	缺点
评分系统/图示打分表	操作简单，易于理解	• 预测的风险概率是近似估计值 • 每个感兴趣的时间点都需要一套单独的打分系统 • 连续变量必须转换为分类变量
列线图	可以在计算机以外或网络受限地区使用	• 较难理解 • 预测风险概率准确度受图像分辨率影响
网页计算器或小程序	• 视觉上吸引人 • 可以在后台自动执行复杂的预测模型计算过程 • 可以在后端保留完整的数学公式 • 可以在多个时间点快速计算预测结果 • 可以自动提取预测变量取值	• 过度使用 • 很难将预测模型转换为图形工具 • 互联网访问，数据隐私、安全和存储问题需要考虑

第三节　本章小结

当临床实践中使用预测模型时，预测模型的展示形式需要谨慎考量。准确、清晰地展示预测模型不仅为其他研究者可以独立验证模型提供基础，还帮助医疗工作者、患者和公众等人群使用模型。除了提供必不可少的完整数学公式，很多形式可以展示模型以帮助其在临床中使用，如评分系统、列线图、网页计算器和小程序。最佳的预测模型展示形式应该根据使用者和使用环境而异。据此，最好邀请医疗工作者和患者一起参与来确定最佳的展示形式。

（金奥铭　谷鸿秋）

第十二章 模型表现的评价方法及模型验证

模型验证是临床预测模型开发过程中不可或缺的重要步骤，临床预测模型用于临床实践前，必定是经过了严格的内部验证及外部验证流程。临床预测模型类研究中，对于模型表现的评价，贯穿于模型开发、内部验证、外部验证的全过程。目前研究人员对各种评价及比较模型表现的指标进行了广泛而深入的研究，形成了相对完整的综合评估指标体系。

本章第一节首先介绍了模型表现评价的维度及不同维度之间的关系，然后针对不同结局指标的类型，分别介绍各个维度下模型表现评价指标的选取及计算方法；第二节介绍模型验证的种类、方法及注意事项，为临床研究者理解、掌握、重视模型评价和验证提供参考。

第一节 模型表现的评价方法

一、模型表现评价的维度

根据预测模型类研究中统计分析的顺序及模型表现指标间的逻辑关系，对预测模型的评价主要从模型整体表现、模型区分度、模型校准度等方面展开。另外，如果为了评价一个新的预测因子对现有模型的改进，我们可以考察预测因子在以上维度的预测增量值。最后，临床预测模型的一个重要应用是支持临床决策，包括是否需要进一步诊断试验，或是否接受特定治疗等决策。虽然临床预测模型通常会给出连续的预测值或预测概率值，但是临床决策通常是二元的，需要根据相应的临床决策阈值来确定。对于确定的决策阈值，可以构建混淆矩阵（或称 2×2 表格），并计算相应的模型准确性指标，如灵敏度、特异度等。以此为基础，还可以进一步评估对于特定决策阈值，该预测模型的临床效用(clinical utility)。图 12-1 总结了模型表现的不同评价维度及维度之间的关系。

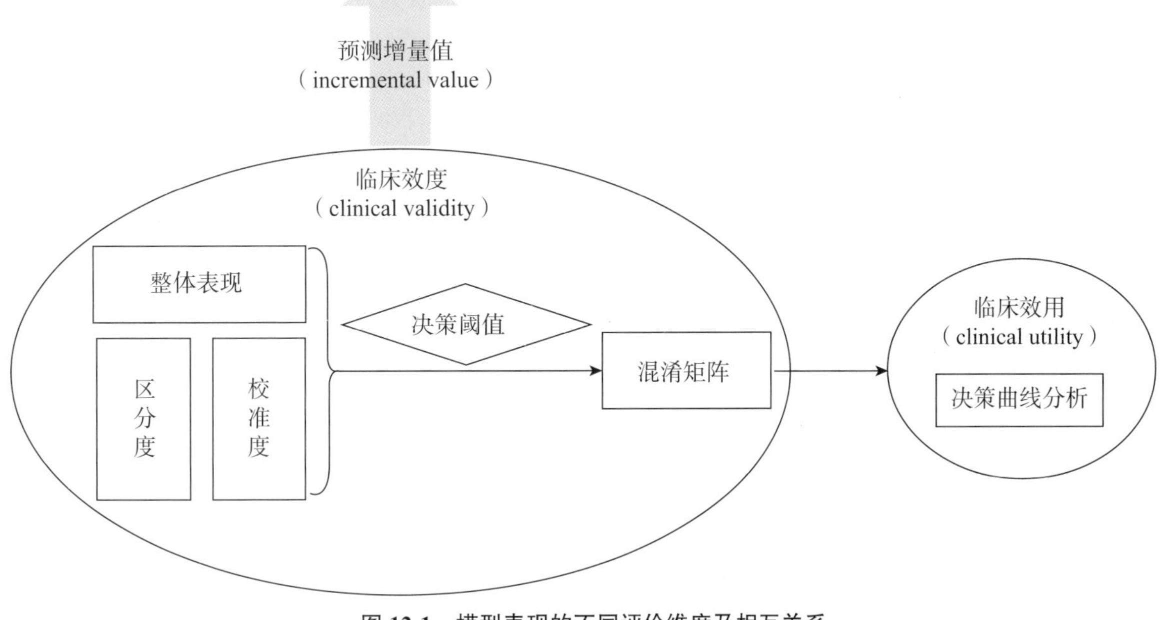

图 12-1 模型表现的不同评价维度及相互关系

二、模型临床效度的评价指标

针对不同类型的结局变量开发的预测模型，模型表现的评估指标及计算公式有所差异（表 12-1）。本节将根据评价维度，分别对不同结局变量类型的评价指标进行详细介绍。

表 12-1　针对不同类型结局变量的预测模型表现评估指标

	二分类	多分类	连续型	生存结局
整体表现	Brier 评分	Brier 评分	均方误差	Brier 评分（时间依赖）
	Cox&Snell R^2 Nagelkerke R^2	Cox&Snell R^2 Nagelkerke R^2	R^2 R^2_{adj}	Nagelkerke R^2、O'Quigley R^2、Royston R^2（全局指标）
区分度	*C* 统计量 ROC 曲线	*C* 统计量 ROC 曲线	Wilcoxon 秩和检验	Harrell *C* 指数、Uno *C* 指数、Efron *C* 指数（全局指标） 时间依赖 ROC 曲线（时间依赖）
校准度	*O*/*E*	*O*/*E*	—	*O*/*E* 比值
	校准截距	校准截距	校准截距	校准截距
	校准斜率	校准斜率	校准斜率	校准斜率
	校准度图	校准度图	校准度图（散点图）	校准度图
混淆矩阵	灵敏度 特异度 阳性预测值 阴性预测值 ……	灵敏度 特异度 阳性预测值 阴性预测值 ……	—	灵敏度 特异度 阳性预测值 阴性预测值 ……

三、整体表现

模型预测结果与实际观测之间的差距（即预测误差），是量化模型整体表现的核心出发点。对于连续型结局，预测误差是 $Y-\hat{Y}$，其中 Y 是实际观测值，$\hat{Y}$是模型预测值；对于二分类结局，预测误差是 $Y-\hat{p}$，其中 Y 是实际观测值，取值为 0 或 1，$\hat{p}$ 为模型给出的事件预测概率；对于生存结局，Y 是通过 KM 曲线估计的生存概率或事件发生率，$\hat{p}$ 是既定时间点的事件预测概率。

最常见的基于预测误差的模型整体表现的评价指标是均方误差（mean squared error，MSE），对于二分类或生存结局，也叫作 Brier 评分（Brier score，BS）。对于同一个连续型结局变量，模型的均方误差越小越好，但是因为受到变量本身的分布及数量级的影响，并不能跨数据集进行比较。Brier 评分理论上的取值范围为 0 ～ 1，合理的取值范围为 0 ～ 0.25。Brier 评分越接近 0 表示模型整体表现越好，Brier 评分等于 0.25 时表示模型毫无预测能力，Brier 评分等于 1 时表示所有预测与实际观测完全相反。Brier 评分是对模型区分度和校准度的综合考量，有研究表明在事件发生率较低、临床实际需要高灵敏度预测模型的情况下，Brier 评分会更倾向于高特异度的模型。即使模型的校准度极差，给出概率预测［预测概率 $p(Y=1)$］的模型也会比给出分类预测（预测发生、未发生）的模型得到更好的 Brier 评分，因此用于模型效果解释时也需慎重。

另外一个常用的评价模型整体表现的指标是决定系数（coefficient of determination，记作 R^2），通常用来评价统计模型的拟合优度。对于连续型结局，R^2 的计算与上文中介绍的预测误差有一定联系。R^2 代表模型所解释因变量的变异占因变量总变异的百分比，取值在 0 ～ 1 且无单位。R^2 越大，模型解释的变异越高、拟合效果越好。通过 R^2 可以从宏观角度比较预测因子的不同编码、连续预测因子与结局的关系以及包含交互项的预测因子不同筛选方法的影响。因为 R^2 趋于随着变量数量的增加而自然增加，常采用调整后的决定系数（校正 R^2）校正模型中变量的数量。

对于临床预测模型，因变量多为二分类变量或事件 - 时间变量，常用广义线性模型建模（如 logistic 回归、Cox 模型等），为此 Nagelkerke 提出了基于对数似然的广义决定系数 Nagelkerke R^2，以评价模型解释的变异占总变异的比值。另外，还有学者提出了专门用于生存结局的 R^2 系数。需要注意的是，这些 R^2 都是基于偏似然（partial likelihood）计算，不支持通过 R^2 数值来比较基于不同数据集的模型的预测表现。并且，在非线性回归模型的拟合情况中可能会出现 R^2 大于 1，不适用于非线性回归模型中。

1. 二分类结局

对于二分类结局，可计算 Brier 评分，其中 Y_j 为样本的实际观测值，取值为 0 或 1；P_j 为模型预测的发生结局的概率，N 是预测事件数量，Brier 评分越小则校准效果越好（公式 12-1）。

$$\text{Brier} = \frac{1}{N}\sum_{j=1}^{N}(Y_j - P_j)^2 \qquad \text{公式 12-1}$$

Brier 评分较大程度上受结局事件发生率影响，当终点事件发生率较低（非均衡数据）时，Brier 评分较低。为解决这一局限，可以使用尺度调整后的 Brier 评分（Scaled Brier Score，SBS），其计算公式为公式 12-2 和 12-3。

$$\text{Brier}_{\text{scaled}} = 1 - \frac{\text{Brier}}{\text{Brier}_{\text{max}}} \qquad \text{公式 12-2}$$

$$\text{Brier}_{\text{max}} = \text{mean}(p) \times [1 - \text{mean}(p)] \qquad \text{公式 12-3}$$

其中 $\text{Brier}_{\text{max}}$ 取值范围为 0 ～ 1，指所有个体风险预测值设定为事件发生率的模型（即最简单的直接预测所有个体的风险均相等的模型）对应的 Brier 评分，例如某结局事件的实际发生率为 10%，$\text{Brier}_{\text{max}} = 0.1 \times (1 - 0.1) = 0.09$。

对于二分类结局，患者出现结局的对数似然为 log(*p*)；未出现结局的为 log(1 － *p*)，Cox 和 Snell（1989）提出广义决定系数 R^2 用来测量自变量对因变量的总体预测或解释能力。当自变量与因变量完全无关时，其值趋近于 0；当拟合模型能够完美预测时，其值趋近于 1，计算公式为：

$$R^2 = 1 - \left\{\frac{L(0)}{L(\hat{\theta})}\right\}^{\frac{2}{n}} \qquad \text{公式 12-4}$$

式中 $L(0)$ 为仅含截距的空模型的似然值，$L(\hat{\theta})$ 为所求模型的似然值，n 为样本含量，R^2 值越接近 1，说明实际数据与模型拟合得越好。为使公式 12-4 所求的 R^2 理论上能够等于 1，Negalkerke 于 1991 年又提出了最大调整决定系数（max-rescaled R-square）的指标（公式 12-5），决定系数 ${R_{\text{res}}}^2$ 越趋近于 1，模型越优：

$$R_{\text{res}}^2 = \frac{R^2}{R_{\text{max}}^2}，\text{其中 } R_{\text{max}}^2 = 1 - \{L(0)\}^{\frac{2}{n}} \qquad \text{公式 12-5}$$

但亦有研究指出 R^2 是多变量线性回归中经常用到的一个指标，表示的是因变量的变动中由模型中自变量所解释的百分比，并不涉及预测值与观测值之间差别的问题，因此对于二分类结局的预测模型并不适用。

2. 多分类结局

多分类结局又可分为有序多分类，例如疾病的严重程度（轻度、中度、重度）、治疗效果（无效、有效、痊愈)、肿瘤分期（N0—N3 期）以及无序多分类，例如肿瘤类型（鳞癌、腺癌、小细胞癌)、高血压亚型（单纯收缩期高血压、单纯舒张期高血、收缩期舒张期高血压）等。

多分类预测模型的整体表现，可通过广义决定系数 R^2 和 Brier 评分反映，计算公式可参照二元 logistic 回归模型。由于涉及针对不同结局类别的评价，Brier 评分的公式可如下表示，其中 N 为样本数量，R 为结局类别数量，i 为某结局类别：

$$\text{Brier} = \frac{1}{N}\sum_{j=1}^{N}\sum_{i=1}^{R}(Y_{ji} - P_{ji})^2 \qquad \text{公式 12-6}$$

3. 生存数据

生存数据的一个关键特征是存在删失，因此无法对所有研究对象追踪足够长的时间判定结局是否发生，无法获取每个独立研究对象的生存概率，也就无法直接计算 Brier 评分。当存在删失时可以采用逆概率删失加权法（inverse probability of censoring weighting，IPCW）计算。可以限定固定的时间点，采用该时间范围内研究对象的生存概率，计算时间 t 评估的预期 Brier 评分：

$$\text{Brier(t)} = \frac{1}{N}\sum_{j=1}^{N}(w_j(t)Y_j(t) - \hat{S}(t\mid X_j))^2 \qquad \text{公式 12-7}$$

其中 $Y_j(t)$ 是第 j 名受试者在时间 t 时的事件状态，$\hat{S}(t\mid X_j))^2$ 是该个体在时间 t 的生存概率。时间 t 时，失访者 $w_j(t) = 0$。当 Brier 评分＜ 0.25 时，该模型被认为具有良好的表现。

Cox&Snell R^2 和 Negalkerke R^2 也可用于二分类生存结局的预测模型表现评价中，也有研究者从解释变异度、解释随机性、预测准确性等方面开发了十余种专用于生存数据的 R^2 计算方式，例如 O′ Quigley R^2_{PM} 和 Royston R^2_{D}，R^2_{PM} 不受删失影响，R^2_D 不受协变量影响，同时 R^2_{PM} 和 R^2_{D} 呈单调性，并且其解释性也相当于是线性回归中 R^2 的扩展。

$$R^2_{\text{RM}} = \frac{\sum_{j=1}^{n}(\hat{Y}_j - \overline{Y})^2}{\sum_{j=1}^{n}(\hat{Y}_j - \overline{Y})^2 + \pi^2/6} \qquad \text{公式 12-8}$$

$$R^2_D = \frac{D^2(8/\pi)}{D^2(8/\pi) + \pi^2/6} \qquad \text{公式 12-9}$$

其中 $\hat{Y}_j$ 表示每个预测值，$\overline{Y}$ 表示均值，D 值为模型的估计回归系数。

4. 含竞争风险的生存数据

竞争风险是指在观察队列中，存在某种已知事件可能会影响另一种事件发生的概率或者是完全阻碍其发生，则可认为前者与后者存在竞争风险。竞争风险模型适用于多个终点的生存数据，关心终点 A 与不关心终点 B 非相互独立且存在竞争关系，A 发生导致 B 不会发生，例如女性发生乳腺癌与死亡、老年人发生 / 死于心血管疾病与其他死因存在竞争风险。累积发生函数（cumulative incidence function，CIF）又称累积发生率，是其中的一个重要概念，可以理解为：没有发生其他结局事件的受试者在时间 t 之前发生 K 类结局事件的概率。

$$\text{CIF}_K(t) = \Pr(T \leqslant t,\ D=K) \qquad \text{公式 12-10}$$

其中函数 CIF(t) 表示在时间 t 及其他类事件之前第 K 类事件的概率，D 表示发生的事件的类型。当存在竞争风险时，结局不仅是生存、死亡，而 CIF 代表各自的关心事件累积发生函数、竞争事件累积发生函数。CIF 假设事件每次发生有且仅有一种，具有期望属性，即各类别 CIF 之和等于复合事件

CIF。当存在竞争风险时应该采用 CIF 估计粗发生率。

Brier 评分是结局事件和预测风险之间的平方差，对于竞争风险模型，Brier 评分是预测时间范围末的主要结局事件与该时间点的绝对风险估计之间的平均平方差，可用 SBS 评分公式 12-2。在竞争风险模型中，$Brier_{max}$ 计算可通过 Aalen-Johansen 法计算。

5. 连续型变量结局

对于连续变量，通过线性回归拟合模型后，可采用决定系数 R^2 评价模型的拟合程度。实际上，在线性回归中的 R^2 解释性要优于在 logistic 回归模型中的。决定系数 R^2 计算公式为：

$$R^2 = \frac{SS_{回归}}{SS_{总}} = 1 - \frac{SS_{残差}}{SS_{总}} = \frac{\sum_{j=1}^{n}(\hat{Y}_j - \overline{Y})^2}{\sum_{j=1}^{n}(Y_j - \overline{Y})^2} = 1 - \frac{\sum_{j=1}^{n}(Y_j - \hat{Y}_j)^2}{\sum_{j=1}^{n}(Y_j - \overline{Y})^2} \quad \text{公式 12-11}$$

其中 $SS_{回归}$表示回归模型可以解释的变异，表示每个预测值 $\hat{Y}_j$ 与均值 $\overline{Y}$ 间的离散程度；$SS_{残差}$表示回归模型不能解释的变异，表示每个变量 Y_j 与每个预测值 $\hat{Y}_j$ 间的离散程度。$SS_{总} = SS_{残差} + SS_{回归}$，总变异由能被模型（即纳入的自变量）所解释的部分和不能被模型所解释的部分组成。R^2 取值范围在 0 ～ 1 之间，R^2 越接近 1，表示预测模型对结局变量的解释越好。

由于用 R^2 评价拟合模型的优劣具有一定局限性，即使向模型中增加的变量没有统计学意义，R^2 值仍会增大，常采用调整后的决定系数（校正 R^2）校正模型中变量的数量。

$$R_{adj}^2 = 1 - \frac{n-1}{n-p-1}(1-R^2) \quad \text{公式 12-12}$$

其中 n 为样本量，p 为模型中自变量的个数，根据公式 R_{adj}^2 总是小于 R^2 的，公式可得出若模型中增加的变量没有统计学意义时，R_{adj}^2 会减少，但当 p/n 很小，如小于 0.05 时，调整作用趋于消失。

对于连续变量结局，拟合的预测模型表现主要是评价预测值与实际值的差异，也可采用绝对误差（mean absolute error，MAE）、均方误差（mean squared error，MSE）、标准化后的平均绝对误差（normalized mean squared error，NMSE）等指标。MAE、MSE、NMSE 指标的值越小，说明模型的表现越好。

MAE 是绝对误差的平均值，能更好地反映预测值误差的实际情况。

$$MAE = \frac{1}{n}\sum_{j=1}^{n}|Y_j - \hat{Y}_j| \quad \text{公式 12-13}$$

MSE 是观测值与真值偏差的平方和与观测次数的比值，是线性回归中最常用的损失函数，用于评估数据的变化程度和模型之间预测性能比较。

$$MSE = \frac{1}{n}\sum_{j=1}^{n}(Y_j - \hat{Y}_j)^2 \quad \text{公式 12-14}$$

NMSE 是对均方误差的标准化改进，计算了待评估模型和以均值为基础（即仅包含截距项）的模型之间的准确性比率。

$$NMSE = \frac{\frac{1}{n}\sum_{j=1}^{n}(Y_j - \hat{Y}_j)^2}{\frac{1}{n}\sum_{j=1}^{n}(Y_j - \overline{Y})^2} \quad \text{公式 12-15}$$

其中，$Y_j - \hat{Y}_j$ 为实际值与预测值的差值，$Y_j - \overline{Y}$ 为实际值与均值的差值。均方根误差（root mean square error，RMSE）、平均绝对百分比误差（mean absolute percentage error，MAPE）、对称平均绝对百分比误差（symmetric mean absolute percentage error，SMAPE）等指标也可进行应用。

四、区分度

区分度（discrimination），又称为模型的判别能力或排序能力，用于评价模型区分个体相对风险水平的能力，即发生终点事件的患者应有相对较高的预测发生概率，未发生终点事件的患者应有相对较低的预测概率。衡量区分度最常用的指标是一致性统计量（concordance statistics），又称 *C* 统计量或 *C* 指数（C-index）。*C* 统计量最早是由范德堡大学（Vanderbilt University）生物统计教授 Frank 于 1996 年提出，可以解释为随机抽取一个发生事件的个体和一个未发生事件的个体，前者模型预测概率高于后者模型预测概率。*C* 统计量的取值范围为 0 ～ 1，*C* 统计量越接近 1 表示模型区分度越好；C 统计量等于 0.5 时表示模型没有预测能力，等同于抛硬币；*C* 统计量小于 0.5 表示模型预测与实际结果相反。

区分度仅取决于风险评分或预测概率的排序，不能体现模型绝对风险概率的预测是否准确。即便一个模型具备很好的区分度，也可能会带来误导性的绝对风险（即校准度不佳）。例如，用于预测与心脏手术相关的死亡率的模型 EuroSCORE Ⅱ，在验证队列中显示出极好的区分能力（*C* 指数为 0.80），然而它在很大程度上过高估计了高危患者的死亡率，对于接受 EuroSCORE Ⅱ 预测死亡率风险为 50% 的择期手术的个体，术后死亡的实际风险为 25%，这种虚假的高死亡率风险可能导致患者选择不接受手术，因此在临床应用中，需要谨慎解释这些评价指标。

1. 二分类结局

对于二分类变量，常用受试者工作特征曲线（ROC curve）来展示模型区分度。ROC 曲线是一条连续预测因子在所有可能的阈值上的灵敏度和特异度组成的连线，以 1 - 特异度（假阳性率）为横坐标，灵敏度（真阳性率）为纵坐标绘制。曲线下面积（area under the curve，AUC）即 ROC 曲线下各部分的面积之和，对于二分类变量 AUC 与 *C* 统计量数值相同。

一个具有良好区分度的模型，可将发生事件组的风险得分与未发生事件组的风险得分尽可能分散开（图 12-2，模型 1），而区分度低的模型，则不具备这样的能力（图 12-2，模型 2）。

C 统计量本质上是一个 0 ～ 1 的比例，这个比例的分母等于所有可能配对的组合数，例如，发生结局的有 3 人，没有发生结局的有 7 人，两两之间配对，记为 pair (i, j) 一共有 $3 \times 7 = 21$ 种配对组合，分母即为 21。在二分类变量的 logistic 回归中，*i* 是属于发生结局的患者，*j* 属于没有发生结局的患者。

$$C\text{统计量} = \frac{\text{一致对子数}}{\text{配对对子数}} \qquad \text{公式 12-16}$$

若发生结局患者 *i* 的预测概率大于没有发生结局患者 *j* 概率，则 pair (i, j) 就记为一个一致对子数，*C* 统计量即为一致对子数与配对的对子数的比值。如果"样本量足够大"，一般可以使用正态近似法估算 *C* 统计量的置信区间，计算公式为 *C* 指数 $\pm 1.96 \times \text{SE}$，SE 可计算为：

$$\text{SE} = \sqrt{\frac{C\ \text{统计量}\ (1 - C\ \text{统计量})}{n}} \qquad \text{公式 12-17}$$

在研究样本量不够大的情况，可引入重抽样技术（bootstrap），对给定数据集进行有放回的重抽样以创建多个模拟数据集，从而生成一系列待检验统计量的经验分布，计算 AUC 或 *C* 统计量的 95% 置信区间，以增加模型表现指标计算的可靠性。此处重抽样技术是用于计算 *C* 统计量的置信区间，与后文内部验证应用重抽样技术的目的相区别。

一直以来，AUC 和 *C* 统计量都是评估诊断模型或预后模型的主要指标。ROC 曲线直接评估模型

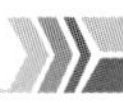

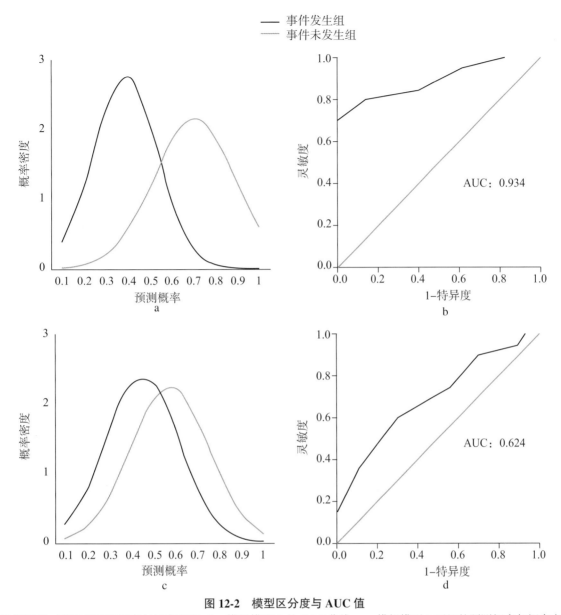

图 12-2　模型区分度与 AUC 值

a．模拟模型，两组的预测概率与概率密度；b．模拟模型 1 的 ROC 曲线；c．模拟模型 2 两组的预测概率与概率密度；d．模拟模型 2 的 ROC 曲线

区分度，不受模型校准度（即预测风险概率与实际风险概率的匹配程度）的影响，当研究问题是区分不同患者时，如区分患病和未患病人群时，该指标较适用。然而，由于 ROC 曲线和 AUC 是对区分度的总体衡量指标，没有针对特定分类阈值给出正确分类和不正确分类的绝对人数或比例，所以该指标没有直接的临床解释。另外，根据实践经验，AUC 的绝对变化量通常很小，尤其是当模型的 AUC 较大时，即便是更好的模型也很难继续提高 AUC。

2. 多分类结局

虽然 ROC 曲线最常应用于结局指标为二分类数据的情况下，但是针对多分类结局指标，可将多分类拆解为二分类或采用加权法来绘制 ROC 曲线。可参照 macro 和 micro 的原理实现。

假设有待进行 ROC 分析的数据样本量为 n，结局的分类数为 g，由此可以获得一个 [n，g] 的结局矩阵 L，矩阵 L 中为 0/1 的数值（表 12-2）。相应地，通过统计模型预测到每个样本归到结局各个分类中的概率，同样可以得到一个 [n，g] 的概率矩阵 P，矩阵 P 中为 0 ～ 1 的数值（表 12-3）。

表 12-2 不同分类的实际结局事件

样本	分类 1	分类 2	分类 3
A	1	0	0
B	0	1	0
C	0	0	1
D	0	1	0

表 12-3 不同分类的预测概率

样本	分类 1	分类 2	分类 3
A	0.7	0.2	0.1
B	0.2	0.5	0.3
C	0.1	0.25	0.65
D	0.2	0.7	0.1

micro 法（表 12-4）：将矩阵 L 和矩阵 P 分别按行展开，转置后形成长度为 $n \times g$ 的两列，可将多分类的结局转化为二分类的情况，后续进行经典的二分类结局的 ROC 分析即可。

表 12-4 不同分类结局与预测概率

样本	结局	概率
A	1	0.7
A	0	0.2
A	0	0.1
B	0	0.2
B	1	0.5
B	0	0.3
C	0	0.1
C	0	0.25
C	1	0.65
D	0	0.2
D	1	0.7
D	0	0.1

macro 法（表 12-5）：分别提取矩阵 L 和矩阵 P 中的对应一列，进行 g 次的 ROC 分析，可以绘制出 g 条 ROC 曲线。对于每一个特异度取值，分别计算 g 条 ROC 曲线对应的灵敏度，取平均后绘制最终的 ROC 曲线。

表 12-5 不同分类结局与预测概率

样本	分类 1	概率	样本	分类 2	概率	样本	分类 3	概率
A	1	0.7	A	0	0.2	A	0	0.1
B	0	0.2	B	1	0.5	B	0	0.3

续表

样本	分类 1	概率	样本	分类 2	概率	样本	分类 3	概率
C	0	0.1	C	0	0.25	C	1	0.65
D	0	0.2	D	1	0.7	D	0	0.1

3. 生存数据

在生存研究中，每个研究对象都有连续的随访时间，但随访可以因结局事件的发生或删失而终止。因此，生存数据的信息包括随访结束时的结局发生状态组合和随访时间，对于模型预测可以在观察到的随访时间的整个范围内进行评估，也可以在感兴趣的固定时间范围内发生的事件进行评估，前者为全局区分度，后者为时间依赖区分度。全局区分度反映的是完整随访时间之前发生事件的患者比完整随访时无事件的患者具有更高估计风险的概率。时间依赖区分度反映在选定的时间范围内，随机选择的的患者比随机选择的存活时间更短的患者具有更好的预测存活（事件风险更低）的概率，会在每个时间点观察结局状态。

对于全局区分度最常用的是 Harrell 提出的 Harrell *C* 统计量，其原理是，将所有观测对象随机的两两配成对子，首先判断对子为有效对或无效对。

若一位患者的实际生存时间较长，而预测生存时间相对于对子中的另一位患者也较长，则称为预测结果与实际结果一致。其计算公式为：

$$\text{Harrell } C=\frac{n_c+0.5n_e}{n_c+n_d+n_e} \qquad \text{公式 12-18}$$

其中 n_c 表示一致对子数，n_d 表示不一致对子数，n_e 表示预测打结对子数（两个患者实际生存时间不同，而模型预测的生存概率相同时，该配对为预测打结对）。Harrell *C* 统计量的 95% 置信区间可以通过一致率 p_c、不一致率 p_d、打结率 p_e 及队列人数 n 进行估计：

$$\text{Harrell } C\ 95\%\ \text{CI}=\frac{w+2C}{2(1+w)}\pm\frac{\sqrt{w^2+4w\times C(1-C)}}{2(1+w)} \qquad \text{公式 12-19}$$

$$\text{其中 } w=\frac{2z_{\alpha/2}^2}{n(p_c+p_d+p_e)}$$

Harrell *C* 统计量对删失数据采用秩排序，在一定程度上解决了删失数据的问题，但在删失较多的情况下会导致 Harrell *C* 统计量高估模型表现。通常在超过 50% 的受试者出现终点事件后，才认为生存数据相对达到成熟。

2011 年 Uno 等提出了一种新的 *C* 统计量计算方法，即 Uno *C* 统计量，它不受制于研究特定的删失分布，可在删失数据较多的情况下得到可靠的估计。

除了这两种全局 *C* 统计量，对于生存数据，许多研究者还提出了基于不同删失数据处理方法的时间依赖 *C* 统计量或时间依赖 ROC 曲线，用于评价特定时间点的模型区分度（图 12-3）。计算时间依赖指标的难点在于，对于生存数据终点事件是否发生会随时间变化，即事件组和非事件组的划分，取决于观察时间，同时还需考虑到删失数据的影响。基于特定随访时间发生与未发生终点事件的定义，可以分别计算时间依赖的灵敏度和特异度，并由此绘制时间依赖 ROC 曲线。对于时间依赖灵敏度和特异度的计算方法，Heagerty 等提出 3 种定义：累积灵敏度 / 动态特异度（cumulative/dynamic，C/D）、新发事件灵敏度 / 动态特异度（incident/dynamic，I/D）和新发事件灵敏度 / 静态特异度（incident/static，I/S）。

（1）累积灵敏度 / 动态特异度（C/D）：C/D 定义了 t 时刻在阈值 c 下的灵敏度和特异度，阳性事件是在基线 t=0 和时刻 t 时之间发生事件的个体，对照是在时刻 t 时仍未发生事件的个体。

$$\text{Sensitivity}^{C}(c, t)\text{：}P(M_j > c \mid T_j \leqslant t)=P(M_j > c \mid N_j^*(t)=1) \quad \text{公式 12-20}$$

$$\text{Specificity}^{D}(c, t)\text{：}P(M_j \leqslant c \mid T_j > t)=P(M_j \leqslant c \mid N_j^*(t)=0) \quad \text{公式 12-21}$$

累积灵敏度为生存时间小于 t 的人群中，M_j 大于阈值 c 的人群所占的比例（图 12-3 中的 A、B、E）；动态特异度指生存时间大于 t 的人群中，M_j 小于等于阈值 c 的人群所占的比例（图 12-3 中的 C、F）。在时间 t，改变阈值 c 从最低的值到最高的值，可以得到整个 ROC 曲线。C/D 定义下事件发生组和未发生组均随着时间变化而变化，某个体可能在不同时间点分别划入两组，故可能存在信息重复使用的情况。

（2）新发事件灵敏度 / 动态特异度（I/D）：I/D 定义的阳性事件是在时刻 t 时发生事件的个体，对照是在时刻 t 时未发生事件的个体。

$$\text{Sensitivity}^{I}(c, t)\text{：}P(M_j > c \mid T_j=t)=P(M_j > c \mid dN_j^*(t)=1) \quad \text{公式 12-22}$$

$$\text{Specificity}^{D}(c, t)\text{：}P(M_j \leqslant c \mid T_j > t)=P(M_j \leqslant c \mid N_j^*(t)=0) \quad \text{公式 12-23}$$

灵敏度为在生存时间等于 t 的人群中，Mj 大于阈值 c 的人群所占的比例（图 12-3 中的 A）；动态特异度为生存时间大于 t 的人群中，Mj 小于等于阈值 c 的人群所占的比例（图 12-3 中的 C、F）。

（3）新发事件灵敏度 / 静态特异度（I/S）：I/S 定义的阳性事件是在时刻 t 时发生事件的个体，对照是通过固定随访期的未发生事件的个体，对照是静态的不会改变。

$$\text{Sensitivity}^{I}(c, t)\text{：}P(M_j > c \mid T_j=t)=P(M_j > c \mid dN_j^*(t)=1) \quad \text{公式 12-24}$$

$$\text{Specificity}^{S}(c, t^*)\text{：}P(M_j \leqslant c \mid T_j > t^*)=P(M_j \leqslant c \mid N_j^*(t^*)=0) \quad \text{公式 12-25}$$

灵敏度为在生存时间等于 t 的人群中，M_j 大于阈值 c 的人群所占的比例（图 12-3 中的 A）；静态特异度为固定随访期（0，t^*）生存时间大于 t 的人群中，M_j 小于等于阈值 c 的人群所占的比例（图 12-3 中的 C），t^* 需足够长来观察终点事件。

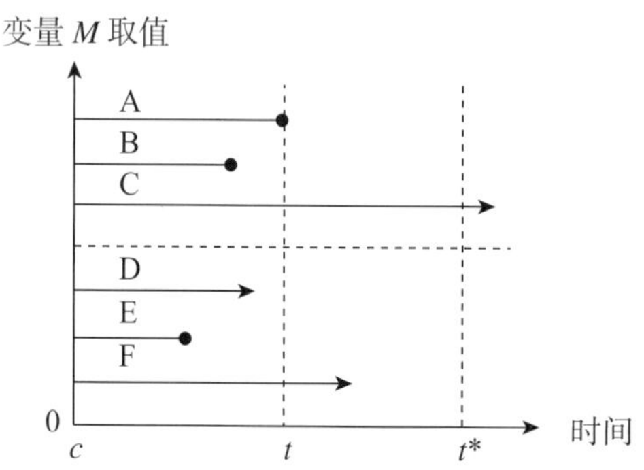

图 12-3　时间依赖 ROC 的 3 种定义示意图

目前 C/D 定义应用最为广泛，但如果研究者有特定的兴趣时间点以便区分该时间点下的事件发生组和未发生组，则 I/D 或 I/S 可能更合适。生存数据的结果变量是时间相依的，灵敏度和特异度可看作是时间的函数，获得不同阈值 c 的灵敏度和对应的特异度，以灵敏度为横坐标，1 − 特异度为纵坐标绘制时间依赖的 ROC 曲线，可视化生存数据模型的区分能力，时间依赖的 ROC 曲线通过计算不同的时间点预测模型预测结局中一致对数占总对数的比例，可用于评价该预测模型在多个特定时间点的区分度。时间依赖 ROC 的 X 值可以是指标原始值也可以是预测模型生成的预测概率，可以评价单个时间随时间变化对结局的影响。应注意时间依赖灵敏度和特异度在删失存在时，需结合相应的生存函数，经典的 Kaplan-Meier（KM）法在估计每种可能的情况下的灵敏度特异度时，不能保证其单调性，可采用基于 C/D 定义的近邻估计（nearest-neighbor estimator，NNE）方法。

4. 含竞争风险的生存数据

C 统计量、C/D 定义下 ROC 曲线等指标被用于竞争模型区分度评价。当计算累积发生率时，建议按结局发生情况进行配对，其中一个在预测范围内发生结局事件，而另一个稍后发生结局事件或发生竞争事件。当前者预测出的估计风险也高于后者时，这样的配对被认为是一致的。在没有删失或无信息删失情况下，将竞争事件患者的随访时间设置为研究设计中的最大随访时间便于计算 *C* 统计量；当存在删失时可以采用逆概率删失加权法（IPCW）计算。

如果只对单一时间点的事件发生预测能力感兴趣（如 5 年复发风险），而不是在观察到的随访的全部范围内，C/D 定义下的 AUC_t 面积可作为区分度的度量，AUC_t 计算与 *C* 统计量类似。可以分别计算多个时间点下的 AUC_t，并以曲线形式显示。

5. 连续变量结局

连续变量是由一系列的点组成，针对连续变量结局的预测直接为预测结局值，可通过比较预测结局值与实际值的秩次排序作为区分度的反映，可采用非参数检验中的 Wilcoxon 秩和检验，把预测值与实际值混合从小到大编秩比较预测模型对于结局的差异性，若检验统计量显著，则说明该预测模型具有区分度。但在该类预测模型研究中，仍以计算整体模型表现指标为主。

五、校准度

校准度指预测与实际结果之间的一致性，可用来反映模型的绝对风险预测值是否准确，例如，如果预测患者在 30 天内死亡的风险为 5%，则观察到的比例应为 100 例中有 5 例死亡。校准度不佳的模型容易产生误判，导致治疗不足或过度治疗，模型校准度不佳或不明，也被研究者称为临床预测模型的“阿喀琉斯之踵”，是大部分预测模型无法应用于临床实践的重大缺陷缘由。

为更精确地描述校准度的具体含义，Van Calster 等定义了平均、弱、中、强 4 个校准级别，较高水平的校准级别需要更严格的条件，并意味着已经符合较低校准水平的条件。

（1）平均校准：指在群体层面考察实际终点事件发生率是否等于平均预测风险，即比较实际发生率和所有预测发生率的均值，计算校准截距，若截距等于 0 意味着达到平均校准。对于开发样本较小的情况，平均预测风险易存在一些错误校准。平均校准有助于检测过度拟合，但将平均校准作为唯一的标准是不够的，例如，当结局事件的发生率为 30%，患者平均预测风险也为 30%，此时平均预测风险等于结局事件发生率，平均校准是完美的，但特定群体的发生率可能存在严重差异，对于个体来说并不能提供任何价值信息。

（2）弱校准：指模型不存在过度拟合，也不会高估或低估风险，需同时考察校准截距和校准斜率，即校准截距等于 0 且校准斜率等于 1。弱（或逻辑）校准只是一种较弱的校准表现：一是由于校准曲线仅由截距和斜率两个参数进行总结，缺乏灵活性；二是如果使用如逻辑回归模型最大似然比等的标准估计方法，在模型开发样本集上呈现弱校准，但可能未考虑如连续预测因子的非线性效应是否存在以及如何被解释，或者是否包含了重要的交互项等因素。

（3）中校准：指预测的风险等于实际终点事件发生率，按预测概率分组，预测的风险等于组内事件发生率，可通过观察校准曲线进行判断。例如，在预测风险为 20% 的患者中，每 5 个人中就有一个应发生结局事件。为评估模型是否满足此校准级别，需获取不同风险状况下观察到的事件发生率，即需获取样本的绝对风险水平。中校准可使用灵活的校准曲线，如限制性立方样条等非参数法拟合，或直接比较不同分组的预测概率与实际概率。通过这些方法也可揭示弱校准中未发现的错误校准。例如，在弱校准框架下强相互作用或非线性可能导致模型开发样本集中的错误校准。

（4）强校准：指预测风险对应于每个协变量模式下的实际终点事件发生率，需要考察在任何协变量的组合中（即对于所有的个体患者可能表现出的风险特征），实际发生率都与平均预测概率接近，例如在老年男性和女性或其他亚组患者中预测概率和实际概率是相似的。然而，在实证分析中需考虑：①强校准要求模型形式（如广义线性模型、logistic 回归）正确，但实际上，真正的模型是未知的，可能没有广义线性形式，甚至可能不存在。②使用最大似然估计仅产生个体系数的渐近无偏估计，即使在无偏估计模型系数时，也存在过度拟合趋势。③强校准不仅需要正确估计模型预测因子主要效应的回归系数，还需对所有非线性和相互效应进行完全正确的建模。对于有限数量的分类预测器，可拟合一个包括所有一阶和高阶交互项的“全模型”，但不适用于连续预测因子的情况，因为其无法进行亚组分类。④预测模型的测量误差在实践中经常被忽略，会使回归系数产生偏差。

模型校准错误可能会导致决策过程中的系统误差。虽然中校准一定程度上保证了基于模型的决策没有临床危害，也被建议作为预测模型校准度的适当目标，但仍需对标强校准，因为这使得在个体和群体水平上的预测更准确，能协助制定最佳决策。然而，研究者也指出，强校准需要假设模型公式完全正确，并得到无偏的模型系数和无偏的线性预测指标。这只能在一个无限大的数据集中被识别出来，例如在 100 个患者组成的小数据集中，有 81 种预测因子组合的亚组，许多亚组仅包含 1 个患者的情况。预测概率与实际概率容易产生明显差异，只有数据集非常大时才能识别出强校准，过于理想化。

1. 二分类结局

预测风险和观察到的结果之间的一致性可以用统计量或图形形式反映，可以用 *O*/*E*、校准截距和校准斜率（calibration slope）等统计量来量化；图形方式涵盖校准度图（Calibration curve）、直方图、折线图和散点图等，也可使用基于局部加权回归散点平滑法（locally weighted scatterplot smoothing, lowess）或者样条函数的个体水平的非线性曲线可视化反映模型的校准情况。其中校准截距可用于校准级别中平均校准的评价，校准截距和校准斜率是评价弱校准的两个重要参数，对于校准的图形评估可以在中校准层级对模型校准度进行评价。目前推荐同时用图和统计量的展示方法反映模型的校准度。

（1）统计量：*O*/*E* 比率是结局事件发生例数和预测发生例数的比值，*O*/*E* 为 1 表示校准较好，小于 1 表示模型预测平均过高，大于 1 表示模型预测平均过低。

校准截距即反映模型预测概率的均值和实际结局事件发生概率的差异。对于二分类结局，实际是比较 $\text{logit}(y_{new}=1)$ 和 $\text{logit}(\hat{y})$，y_{new} 为实际结局发生概率，$\hat{y}$ 为预测模型计算出的概率。校准截距的公式为公式 12-26。

$$\text{logit}(y_{new}=1)=a+1\times\text{logit}(\hat{y}) \qquad \text{公式 12-26}$$

截距 a 反映了预测和观察结果之间对数概率的差异。若校准截距大于 0，代表预测概率低于实际发生率，模型存在低估；小于 0，则相反。截距 a 的统计学意义可以用标准回归检验，如 Wald 检验或似然比（LR）检验。

校准斜率能反映对开发数据的过拟合和对预测因子影响的真实差异。将根据原始模型计算的预测概率作为唯一的自变量，在开发或验证队列中重新拟合模型，由此得到的回归系数 $b_{overall}$ 就是校准斜率。

$$\text{logit}(y_{new}=1)=0+b_{overall}\times\text{logit}(\hat{y}) \qquad \text{公式 12-27}$$

若校准斜率小于 1，表示模型预测值过于极端，即对于低风险预测过低，高风险预测过高，容易发生在较小的模型开发数据集中；也反映模型在开发过程中有一定程度的过度拟合，缺乏泛化性，需要在验证设置中进行校正。斜率大于 1 表明相反的情况，即对于低风险预测过高，高风险预测过低。截距斜率的统计学意义也可采用 Wald 检验或似然比检验。

有研究为了对校准度进行量化，也尝试用统计检验（如 Hosmer-Lemeshow 检验，HL 检验）评估模型预测值和实际观察值之间的差异，以确定是否可以通过偶然性来解释终点事件模型预测值和实际观测值间的差异。HL 检验与绘制校准图时的操作相似，也是将个体数据按其预测概率做升序排列，第一组包括估计概率最小的那些观测案例，而最后一组包括估计概率最大的那些观测案例。

HL 统计量可以从观测频数和预测频数构成的 $G\times 2$ 列联表中求得，其统计公式为公式 12-28。

$$\mathrm{HL}=\sum_{g=1}^{G}\frac{(Y_g-n_g\widehat{P}_g)}{n_g\widehat{P}_g(1-\widehat{P}_g)} \qquad \text{公式 12-28}$$

其中 G 代表分组数，且 $G\leqslant 10$；n_g 为第 g 组中的案例数；Y_g 为第 g 组事件的观测数量；$\widehat{P}_g$为第 g 组的预测事件概率；$n_g\widehat{P}_g$为事件的预测数，实际上它等于第 g 组的预测概率之和。通过采用 Pearson 卡方检验来概括这些分组中事件结果的观测数和预测数，然而将其与自由度为 $G-2$ 的卡方分布进行比较，检验结果不显著表示模型拟合数据，检验结果统计显著表示拟合不好。

然而必须要注意的是，HL 检验结果可能会根据患者的分组方式和分组的数量而变化，且得到的 P 值并不能用来量化模型校准度，不能表明差异的大小，也不能表明低风险与高风险患者之间的差异。更要明白的是，HL 检验结果受样本量（10 等分、20 等分等）影响较大。当样本量较大时，预测风险和观察风险之间的临床微小差异可能导致 HL 检验具有统计学意义，而在小样本量中可能不显著，有一定误导性，因此不推荐此检验。并且在实际应用中，因为很多观测案例有同样的预测概率，而具有相同预测概率的所有观测案例都在同一组中，所以通常各组的规模不可能完全相同，并且 HL 检验仅能判定预测模型的预测值与观测值是否存在差异，不能用于不同模型的比较，反映孰优孰劣。

（2）对于校准的图形评估：校准度图，又称校准曲线，是反映模型预测概率和实际概率一致性的一种可视化方式。对于二分类结局，由于实际发生率需要分组才可以计算，所以通常是将所有个体按预测概率从低到高排序，并按 10 等分分为 10 组（也可以 20 组），分别计算每组预测概率的均值和事件发生比例，然后以模型预测概率作为 X 轴，以实际事件发生比例为 Y 轴，绘制散点图。例如预测 100 个人诊断某疾病的概率，通过模型计算出 100 个概率，值在 0 ～ 1.0，按从小到大每组 10 人，分为 10 组。预测概率是每组的平均预测概率作为 X 轴，这 10 个人实际诊断该疾病的率（实际概率）作为 Y 轴，就得到了一致性曲线图，曲线越靠近在 45° 对角线代表模型拟合越好。最理想的情况下，校准曲线是一条对角线（预测概率等于经验概率），但校准曲线不一定会单调递增。如果预测概率大于实际概率，则曲线在对角线之下，代表高估风险；如果预测概率小于实际概率，则曲线在对角线之上，代表低估风险。应注意，校准曲线的斜率是根据分组概率拟合得出，并不等同于上文中的校准斜率。

对于二分类结果，在对于校准的图形评估中，另一种方法是使用更平滑的局部加权散点图，例如 lowess 算法、限制性三次样条（restricted cubic spline，RCS）函数或分数多项式（fractional polynomials，FP）等非线性关系建模方法，其中 lowess 算法应用较多。绘制平滑回归曲线可以检查预测值范围内的校准，并确定是否存在模型校准不佳的范围段。图形上含有平滑回归曲线及带有单位斜率的对角线，平滑回归曲线与对角线存在偏差表明模型缺乏校准，研究者可以很容易地确定在不同的风险层中是否发生了高估或低估（即，低估是否发生在观察到结果概率低的研究对象中，而高估是否发生在观察到的结果概率高的研究对象中）。该图的特征是反映基线风险差异的校准截距和反映预测中总体预后效应的校准斜率。即使在样本量较小的情况下，基于 lowess 算法的校准曲线也表现良好，能反映出预测模型的校准度水平。如果未考虑连续预测变量的非线性关系，或连续预测变量与分类预测变量间的交互作用，图形会显示缺乏校准。报告综合校准指标（integrated calibration index，ICI）、E50、E90、$E._{max}$ 值可量化平滑回归曲线的校准度。ICI 是 lowess 观测概率与预测模型的预测概率之间的加权差值；E50 和 E90 表示平滑观测概率和预测概率之间绝对差值的中位数和第 90 个百分位数；$E._{max}$ 是平滑观测概率与预测概率之间的最大绝对差值，值越小反映校准度越好。

2. 多分类结局

对于多分类结局的校准度评价，同样可以采用统计量和图形形式反映，包括校准截距、校准斜率、校准图等，每类结局的预测概率可通过回归方程计算而出，作为参照的结局的预测概率为其他结局预测概率累积与 1 的差值，进而计算校准度指标。例如一项预测 COVID-19 严重程度的研究中，结局指标为无临床恶化、临床恶化需门诊评估、住院治疗及入住重症监护室 / 死亡，研究中采用校准度、校准斜率、校准截距及 E_{max} 等指标评价校准水平，lowess 算法被用于拟合曲线生成校准图。

3. 生存数据

生存数据的特点包括时间和状态，对于个体而言，其结局预测的准确性需要看模型在既定随访时间点，所预测的结局是否和真实的状态一致，两者一致说明模型表现不错。虽然大部分患者随访时间不一致，但对于生存分析来说，更关注群体一段时间内的效应，如 1 年生存率、3 年生存率和 5 年生存率，以及中位生存率。可以在固定时间点或通过对事件进行分组并比较这些组的预测和观察到的生存率来评估校准。

评价 Cox 回归模型时，就需要先设定用于评价模型的时间点。可以使用 KM 方法对患者进行分组，计算生存率。Harrell 建议每组至少有 50 名研究样本，比较观察到的生存率与预测模型的平均预测生存率。通过将 Cox-Snell 残差与右删失生存时间进行比较，可以获得平滑的校准曲线。也可将不同时间点的校准曲线绘制于同一图形中。预测概率等于实际概率，校准曲线均与 45° 对角线重合，表示实际概率和预测概率之间具有良好的一致性；如果预测概率大于实际概率，代表预测模型高估风险，反之低估风险。应注意的是评价时间点不能超过最大随访时间，要明确评价的时间单位，前后所用数据的天、月、年应是与设定时间的单位保持一致。

4. 含竞争风险的生存数据

对于竞争风险模型的校准度评价，同样可采用统计量和图形评估的方式。

根据特定时间点总结总体校准的一个简单方法是使用 *O*/*E*。在存在竞争事件的情况下，*O*/*E* 可以计算为预测范围所观察到的结果比例与被评估的预测模型估计的平均风险的比率。另一种定量方式是计算兴趣时间点的校准截距和校准斜率，若平均风险估计值等于观察到的结果比例，则校准截距为 0；若模型的预测值与结果事件之间完全匹配，则校准斜率等于 1，反映模型的校准度较好。

在图形评估中，可以通过将预测概率排序后分组，观察每组实际的结局事件发生比例与预测概率（CIF 累积生存率）判断校准情况，同样也可以根据每个个体的预测概率绘制平滑回归曲线。但在竞争风险模型中，难点在于如何将删失数据和竞争事件纳入观察到的结局事件比例的计算中，可以采用 Aalen-Johansen 法估计观察的结局事件比例，同时建议在校准度图中绘制平滑曲线。

5. 连续型变量结局

在线性回归模型中，*X* 轴为经预测模型计算出的预测值，*Y* 轴为实际值。预测模型预测出来的 $\hat{Y}$ 和数据真实的 *Y* 之间的距离越小越好。校准截距即为平均 y_{new} 值与平均 $\hat{y}$ 值的差值，截距的统计学意义可以采用单样本 *t* 检验法；校准截距为 0、校准斜率为 1 反映预测模型的校准度符合弱校准层级；校准度图即为一个简单的散点图，拟合的曲线在 45° 对角线上反映校准良好。

六、基于混淆矩阵的模型表现

不论是诊断模型还是预后模型，模型给出的预测值或预测概率皆为连续数值。在将预测值或预测概率用于临床决策时，需要结合决策阈值，得到二分类的判断。对于二分类后的结果，会以混淆矩阵为基础，通过灵敏度、特异度等指标来评估模型的表现。基于混淆矩阵的评估指标在不同学科中常有不同命名，然而实际上不同学科中不同的命名常反映的是同一概念。

混淆矩阵，也称误差矩阵（confusion matrix），是分类规则特征的表示，它包括了每一类的样本个数，包括正确和错误的分类，主对角线给出了每一类正确分类的样本个数，非对角线上的元素则表示未被正确分类的样本个数。混淆矩阵是一种特殊类型的列联表（contingency table）或交叉表（cross tabulation or crosstab），其有两维［真实值（actual）和预测值（predicted），用T和F或1和0来表示］。预测为T，实际分类为F，称为假阳性（false positive，FP）；预测为F，实际分类为T，称为假阴性（false negative，FN）；预测为T，实际分类为T，称为真阳性（true positive，TP）；预测为F，实际分类为F，称为真阴性（true negative，TN）。二元分类典型混淆矩阵见表12-6。

表12-6　二元分类典型混淆矩阵

预测类别	实际类别		
	1	0	合计
1	TP（真阳性）	FP（假阳性）	TP+FP
0	FN（假阴性）	TN（真阴性）	FN+TN
合计	P	N	P+N

（1）灵敏度：灵敏度（sensitivity，Se），又称真阳性率（true positive rate，TPR），在其他学科又称为召回率（recall）、查全率，是实际发生事件的研究对象中预测为阳性的概率，反映预测模型发现阳性个案的能力。

$$Se=TP/(TP+FN)=TP/P$$　公式12-29

（2）特异度：特异度（specificity，Sp），又称真阴性率（true negative rate，TNR）是实际未发生事件的受试者中预测为性阴的概率，反映预测模型发现阴性个案的能力。

$$Sp=TN/(TN+FP)=TN/N$$　公式12-30

灵敏度是反映检出阳性个案能力的指标，而特异度是反映鉴别阴性个案能力的指标，两个指标都是越大越好。

（3）假阳性率：假阳性率（false positive rate，FPR），又称误诊率（mistake diagnostic rate），表示实际未发生结局事件但被预测为阳性的概率。

$$FPR=FP/(FP+TN)=FP/N=1-Sp$$　公式12-31

（4）假阴性率：假阴性率（false negative rate，FNR），又称漏诊率（omission diagnostic rate），表示实际发生结局事件但被预测为阴性的概率。

$$FNR=FN/(FN+TP)=FN/P=1-Se$$　公式12-32

（5）阳性预测值：阳性预测值（positive predict value，PPV），又称精确度（precision）、查准率，是预测为阳性的受试者中实际发生事件的概率。

$$PPV=TP/(TP+FP)$$　公式12-33

（6）阴性预测值：阴性预测值（negative predict value，NPV）是预测为阴性的受试者中实际未发生事件的概率。

$$NPV=TN/(TN+FN)$$　公式12-34

（7）准确率及Youden指数：比较两个预测模型时，单独使用灵敏度与特异度指标，可能出现一个诊断模型的灵敏度高，而另一个诊断模型的特异度高，无法进行比较，由此，如准确率、Youden指数等指标被提出被用于评价预测模型的准确度。

准确率（accuracy），又称总符合率，是在所有受试者中，预测结果与实际结果一致的概率。

$$Accuracy=(TP+TN)/(P+N) \quad \text{公式 12-35}$$

但准确率在很大程度上依赖研究对象结局的发生率，例如发生结局的研究样本占比为 5%，将所有样本都预测为未发生结局，也可有 95% 的准确率。因此，准确率需要和其他指标联合使用。

Youden 指数（Youden index，YI）反映预测模型准确性的另一个综合指标。

$$YI=Se+Sp-1 \quad \text{公式 12-36}$$

YI 值为 −1 ～ 1，其值越大，说明预测模型的真实性越好，当 YI 小于等于 0 时，该预测模型无任何临床应用价值。

在临床实践中，不同的情况决定了不同的重要性水平的灵敏度和特异度，考虑到灵敏度和特异度权重不同，可报告加权 YI，加权 YI = 2×［ω× 灵敏度 +(1 − ω)× 特异度］− 1(ω 为权重，$0 \leqslant \omega \leqslant 1$)；加权 YI 取值范围为 0 ～ 1，越接近 1，代表真实性越大。若更关注灵敏度，可设定 $\omega > 0.5$；若更关注特异度，可设定 $\omega < 0.5$。

（8）F1 值：F1 值是阳性预测值（精确度，precision）和灵敏度（召回，recall）的调和均数（两者倒数和除以 2 再取倒数）。F1 值越大，反映预测模型的性能越好。

$$F1\text{ 值}=2\times Precision\times Recall/(Precision+Recall) \quad \text{公式 12-37}$$

1. 二分类结局

预测模型的表现也是灵敏度和特异度之间的权衡，降低阈值时预测模型会做出更积极的预测，假阴性的数量下降而假阳性上升，从而增加灵敏度、降低特异度；反之增加阈值会降低灵敏度、增加特异度。

对于二分类结局，实际类别即为 1 和 0，而预测模型计算出的为预测概率，无法直接进行混淆矩阵指标的计算，需要设置预测模型的截断值（cut off）将预测结果划分为 1 和 0，设置不同的阈值可获得许多灵敏度和特异度对子。绘制所有这些对子的灵敏度与（1 − 特异度），即真阳性率与假阳性率，即可获得 ROC 曲线。计算约登指数作为截断值确定最佳的灵敏度 / 特异度数值，但该方法是基于数据而非现实规律，一般可通过临床实践经验选取截断值。确定预测模型的截断值后即可计算混淆矩阵派生的各类指标，最常使用的指标主要为灵敏度、特异度、阳性预测值、阴性预测值；若是采用机器学习技术构建的预测模型，常报告灵敏度（查全率）、阳性预测值（查准率）与 F1 值。

2. 多分类结局

对于多分类结局，每两两类别的组合都对应一个混淆矩阵，可采用 macro 和 micro 法计算模型的综合表现。例如，若是在 n 个二分类混淆矩阵上综合考虑灵敏度、阳性预测值，一种直接的做法是先在各混淆矩阵上分别计算出灵敏度（查全率）、阳性预测值（查准率），再计算两个指标的平均值，即可获得宏查全率（macro-R）、宏查准率（macro-P），以及相应的宏 F1（macro-F1）。另一种做法是先将混淆矩阵的对应元素进行平均，得到 TP、FP、TN、FN 的平均值，再基于这些平均值计算出微查全率（micro-R）、微查准率（micro-P），以及相应的微 F1（micro-F1）。

七、模型临床效用的评价指标

在临床实践中，模型的区分度与校准度良好并不意味着最终能让患者从使用模型中受益。比如用于普通人群中筛查肿瘤的模型，更重视模型的灵敏度而不是特异度。而对于确诊疾病的模型，比起灵敏度，可能更关注其特异度。这就意味着在临床实践中应用模型时，需要额外的信息去评价模型是否“值得使用”。从临床研究思路出发，可通过随机对照实验研究设计，比较使用预测模型与不使用预测模型的两组患者的临床结局，判定群体患者是否能够受益；从卫生经济学思路出发，通过综合多种证据来源的决策分析模型（decision analytic model）可用于评估临床实践中应用模型的成本效益，广义上的成本可能包括患者的预后（死亡率、发病率、生活质量）以及经济成本（包括针对检查、治疗干预、住院费用、随访费用等），同时临床实践中更关注某治疗或干预措施对个体层面的健康结果影响。

在统计决策分析理论中，通过引入损失函数可以考察统计推断结果的优劣。目前在临床预测模型研究中常用的是最早于2006年由Andrew Vickers等开发的决策曲线分析（DCA），用以衡量患者可能获得或损失的临床效益，通过比较净获益值（net benefit，NB）量化预测模型的临床效用，评判模型的可用性及效益，是一种简化的决策分析模型技术。

净获益（NB）的计算为公式12-38

$$NB=\frac{\text{真阳性数}}{n}-\frac{\text{假阳性数}}{n}\left(\frac{P_t}{1-P_t}\right) \qquad \text{公式 12-38}$$

其中n为样本量，Pt为概率阈值。例如一项有关成人脓毒症幸存者1年后计划外再住院或死亡的预后模型中，阈值设定为45%，模型中真阳性数为34.7%（32 868/94 748），假阳性数为16.6%（15 725/94 748），估计的净获益值为0.21。临床效用价值常用决策曲线图展示，横坐标为概率阈值，纵坐标为获益减去损失后的净获益。在决策曲线图上有两条参考线，横线表示若所有样本都被判定为阴性、都不接受干预，净获益为0；斜线表示若所有样本都被判定为阳性、都接受干预。DCA越接近这两条线，模型的临床效用越差，在某概率阈值下模型的NB均高于两条参考线的情况下，模型才有临床实际价值。AUC高的预测模型其NB不一定高，因为NB与模型校准存在很大关系。NB的理论范围是从负无穷到终点事件的发生率，如果患者的净获益在可接受范围内，可以被推荐进行干预或治疗。

决策曲线在使用中的注意事项：一是应注意不能通过DCA分析结果确定最优概率阈值，该阈值确定需全方面考虑，不仅要兼顾预测模型在该阈值下的表现，还需考虑干预措施的成本、损害等因素。二是一般来说，治疗越有效，阈值概率越低，部分模型预测的不是绝对风险，而是治疗益处，如“预计患者的绝对风险降低2%”，而不是“患者发生该事件的绝对风险为20%”，决策曲线分析一定程度上反映了治疗的效果。三是决策曲线分析比完整的决策分析更快、更容易，它需要指定的参数更少（实际上只有阈值概率的合理范围）。但是，这样做涉及简化假设，DCA不能完全取代传统的决策分析及成本-效益分析。

对于模型临床效用的评价，在本书第十八章中会展开详细讨论。

八、预测因子的预测增量值的评价指标

探索新的预测因子有助于改善诊断和预后模型的预测准确度，随着技术的进步和基础研究的发展，大量新指标，包括基因组学、转录组学、蛋白质组学、代谢组学、宏基因组学、影像学技术指标等被发现和提出。然而，新的预测因子在提升预测模型准确性的同时，也增加了模型的复杂度以及测量成本和可能的侵入性操作。因此，当评价新的预测因子的预测能力时，尤其是对于测量成本较昂贵的指标，不应只针对该预测因子自身进行评估，而应根据已有的基于易获取预测因子的临床预测模型，评估新预测因子的预测增量值（incremental value）。

传统的量化预测因子的增量值的指标包括似然函数、ROC曲线/C统计量的变化值。当新模型和原有模型为嵌套关系时（例如新模型仅比原有模型多出一个新的预测因子），可以通过似然比检验来检验模型的改进。当新模型与原有模型为非嵌套关系时，可以使用其他基于似然函数的评价指标，例如赤池信息标准（Akaike information criterion，AIC）或贝叶斯信息标准（Bayesian information criterion，BIC）。原始AIC对每个新增变量施加2个自由度的惩罚，而广义AIC则可以使用任意惩罚函数。BIC通常对样本数量的对数值[ln(N)]施加较大的惩罚，因此，与AIC相比，它更倾向于简化模型，故很难得到新的预测因子具有附加价值的结论。

随着对增量值研究的深入，研究者们提出了一系列基于模型预测重分类的替代指标来进行评价。

风险重分类的思想最初由 Cook 等提出，目的是显示有多少个体在模型增加新的预测因素后风险分层将发生变化。而风险重分类指标最早是由 Pencina 等学者提出的，主要包括净重分类改进指数（net reclassification index，NRI）和综合判别改进指数（integrated discrimination improvement，IDI）。

九、净重分类改进指数（NRI）

按照某一阈值将预测概率进行风险分层，一部分研究对象在旧模型中被错分，在新模型中得到正确划分，同样还有一部分研究对象在旧模型中正确划分但在新模型中被错分，研究对象的分类在新、旧模型中会发生变化，净重分类改进指数即是根据这些重新分类的变化而计算的，NRI 关注的是两个模型在正确分类研究对象个数上差距的量化，包括事件发生组改善概率［NRI (+)］与未发生组改善概率［NRI (−)］，计算公式如下：

$$\mathrm{NRI}=\mathrm{NRI}(+)+\mathrm{NRI}(-)=\left[P_{(\mathrm{up/event})}-P_{(\mathrm{down/event})}\right]+\left[P_{(\mathrm{down/nonevent})}-P_{(\mathrm{up/nonevent})}\right] \qquad \text{公式 12-39}$$

Up 表示向上转移到更高风险类别，down 表示向下转移到更低风险类别。Event 代表事件数，nonevent 代表非事件数。

NRI 最大值为 2，大于 0 表示新模型的预测能力更好。从公式中可以看到，NRI 可以分为两个部分：事件组 NRI[NRI(+)] 和非事件组 NRI[NRI(−)]。其中 NRI(+) 是两个比例的差值，即事件组中转移到更高风险类别的患者比例 $P_{(\mathrm{up/event})}$ 减去事件组中转移到更低风险类别的患者比例 $P_{(\mathrm{down/event})}$。如果 NRI（+）的计算结果为正，则表明更多的事件组患者被新模型转移到更高风险类别而不是更低风险类别，也就是被重新分类为更合适的风险类别。相应地，NRI(−) 也是两个比例的差值，即非事件组中转移到更低风险类别的患者比例 $P_{(\mathrm{down/nonevent})}$ 减去非事件组中转移到更高风险类别的患者比例 $P_{(\mathrm{up/nonevent})}$，如果 NRI(−) 的计算结果为正，则表明未发生事件的患者被新模型转移到更低风险类别的人数要多于转移到更高风险类别，即被重新分类为更合适的风险类别。

以表 12-7 在 QRISK-3 心血管疾病预测模型中增加基因信息的风险重分类数据为例，根据以上公式计算分类 NRI。在英国生物银行样本数据中，共有 6239 例患者在随访期间发生冠状动脉疾病事件，作者将模型预测概率 10% 为界分为两个风险类别，该阈值的确定来源于在英国初级保健中若达到该阈值需开始使用他汀类药物。计算出事件发生组 NRI(+) 为 (411−141)/6239=0.043，事件未发生组 NRI(−) 为 (2359−4521)/344 491=−0.006，计算出 NRI 为 3.7%。这表明在额外增加基因信息后，预测模型正确分类的比例仅仅提高了 3.7%。

表 12-7　在 QRISK-3 心血管疾病模型中增加基因信息后的风险重分类

原模型（QRISK-3）	发生冠状动脉疾病（*n*=6239）			未发生冠状动脉疾病（*n*=344 491）		
	新模型（包括基因信息）			新模型（包括基因信息）		
	＜ 10%	≥ 10%	总数	＜ 10%	≥ 10%	总数
＜ 10%	5175	411	5386	332 698	4521	337 219
≥ 10%	141	512	653	2359	4913	7272
总数	5316	923	6239	335 057	9434	344 491

在实际应用中，NRI 值的大小与预测概率的风险分层密切相关。若分层过于粗略，NRI 可能会较小而无统计学意义；而过于精细时，NRI 值会更精确但可能对临床的指导意义不大，需要结合临床专业需求确定风险分层以保证对临床实践的指导。如果没有给定的阈值，可以考虑根据事件发生率 P，设定阈值为 $P/2$、P 和 $2P$，将所有患者分为 4 个风险组。另一种特殊的情况，是以 P 作为阈值将预测结果分为两组，这时计算的 NRI 值通常用 NRI(P) 来表示。需要提醒读者的是，NRI(P) 虽然具有一些

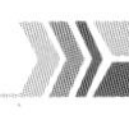

不错的统计属性，也与其他评价模型表现的统计量有一定关联，但是缺乏临床意义，无法对临床决策产生重要影响。

由于风险分层的确定可能并不容易或者目前缺少分层界值，Pencina 还提出连续净重分类改进指数（category-free net reclassification improvement，cfNRI），当每个预测的个体以自己作为一个单独风险分层时，分类净重分类改进指数即为连续净重分类改进指数，也叫无分类净分类改进指数。常以 NRI（> 0）表示，其内涵及公式同 NRI 类似，只是在定义个体风险分级变动时，认为只要新模型的预测概率大于旧模型，则认为是“上移”，反之为“下移”。NRI（> 0）仅基于判断是否有任何程度的增加或降低，界值为 0，而不需要预先指定的类别并判断类别是否发生改变，所以不会由于风险分类造成信息丢失。

十、综合判别改进指数（IDI）

常用的 NRI 依赖于事先确定的风险分层或设定的某些阈值，且只考虑了是否有改善，综合判别改进指数则可以从个体层面考察模型的预测概率的改善程度。IDI 反映的是两个模型预测概率差距上的量化，分为绝对 IDI 和相对 IDI。

绝对 IDI 是新模型中事件组别预测概率均数差与旧模型中事件组别预测概率均值差的差值：

$$IDI=\left[\overline{P_{(new/event)}}-\overline{P_{(new/nonevent)}}\right]-\left[\overline{P_{(old/event)}}-\overline{P_{(old/nonevent)}}\right] \quad \text{公式 12-40}$$

相对 IDI（rIDI）是新模型中事件组别预测概率均值差和旧模型中事件组别预测概率均值差的比值与 1 的差值：

$$rIDI=\left[\overline{P_{(new/event)}}-\overline{P_{(new/nonevent)}}\right]/\left[\overline{P_{(old/event)}}-\overline{P_{(old/nonevent)}}\right]-1 \quad \text{公式 12-41}$$

$\overline{P_{(new/event)}}$、$\overline{P_{(old/nonevent)}}$分别为结局事件发生组中，新模型和旧模型对于每个个体预测概率的均值，两者相减表示预测概率提高的量；对于结局事件发生组，预测患者的概率越高，表示模型越准确，即差值越大提示新模型越好。$\overline{P_{(new/nonevent)}}$、$\overline{P_{(old/nonevent)}}$分别为结局事件未发生组中，新模型和旧模型对于每个个体预测概率的均值。IDI 结果解读与 NRI 类似，若 IDI > 0，则为正改善，说明新模型比旧模型的预测能力有所改善，若 IDI < 0，则为负改善，新模型预测能力下降，若 IDI=0，则认为新模型没有改善。

结合表 12-8 中的示例数据来区分一下分类 NRI、连续 NRI 和 IDI 在计算时的差别。

表 12-8　在事件组和非事件组中计算分类 NRI、连续 NRI 和 IDI 的示例

序号	是否发生事件	原模型	新模型	阈值	重分类指标计算（事件组）		
					分类 NRI	连续 NRI	IDI
1	是	0.12	0.09	0.10	−1	−1	−0.03
2	是	0.09	0.12	0.10	+1	+1	+0.03
3	是	0.13	0.11	0.10	0	−1	−0.02
4	是	0.11	0.12	0.10	0	+1	+0.01
5	否	0.11	0.09	0.10	+1	+1	+0.02
6	否	0.09	0.11	0.10	−1	−1	−0.02
7	否	0.13	0.11	0.10	0	+1	+0.02
8	否	0.11	0.12	0.10	0	−1	−0.01
9	否	0.12	0.09	0.10	+1	+1	+0.03
10	否	0.11	0.13	0.10	−1	−1	−0.02

表 12-8 中前 4 位患者的数据，假设他们都发生了目标事件，所以都属于事件组。假定我们提前选定的阈值是 0.10，预测风险概率大于 0.10 的作为高风险组，小于 0.10 的作为低风险组。患者 1 在原模型中的预测概率为 0.12，属于高风险组；而在新模型中预测概率为 0.09，被重新分类为低风险组。所以对于分类 NRI 的计算贡献为－1，连续 NRI 只考虑预测概率是否增加，所以是－1，IDI 计算概率增加的具体数值，所以患者 1 对于 IDI 计算的贡献是 0.09 －0.12= －0.03；患者 2 刚好与患者 1 相反，预测概率从 0.09 变为 0.12，所以对各指标的贡献也与患者 1 相反。患者 3 在原模型和新模型中，都被分为高风险组，风险分组没有改变，所以对于分类 NRI 的贡献为 0，由于新模型的预测概率低于原模型，所以连续 NRI 的贡献为－1，IDI 的贡献则为预测概率的增加程度 0.11 －0.13= －0.02。患者 4 与患者 3 类似，风险分组没有改变，但是风险预测值有所增加，所以对分类 NRI 的贡献为 0，对连续 NRI 的贡献为 +1，对 IDI 的贡献为 0.12 －0.11=0.01。若需在非事件组中计算上述指标，也可以此类推，只需对变化的方向进行相应调整。表 12-8 后 6 位患者的数据，假定其均未发生事件，计算过程与前述 4 位类同，只是计算结果的符号发生改变。

表 12-8 示例中的计算，只是演示每个患者对不同指标的贡献如何确定。在计算最终指标时，应首先将每个患者的贡献除以数据中的事件数（对于非事件组则除以非事件数）。IDI 与其他的一些评价模型预测表现的指标有着密切的关系，它等于新模型与原模型的区分度斜率（又被称为 Yates 斜率）的差值，并且等于新模型与原模型的尺度调整后的 Brier 评分的差值。对于二分类或生存模型，与 NRI 相比，IDI 的值通常很低，并且难以解释。即使新模型未增加增量值，IDI 也可能错误地发现新模型的显著改进。在实际应用时可以考虑将 IDI 除以原模型的区分度斜率作为区分度斜率的相对变化值。

十一、模型表现评价的注意事项

预测模型的建立需要依据严谨的统计方法和良好的模型评价，否则会错误指导医生制定治疗决策或配置医疗资源。对于不同类型的预测模型，都需要使用符合研究问题的模型表现评价指标，在评价过程中可综合考虑及使用不同视角下的评价指标。

1. 区分度、校准度与整体表现的关系

区分度反映区分发生结局事件的和不发生结局事件人群的能力，校准度反映观察到的风险和预测的风险之间的一致性，校准不良是预测模型适用性的致命弱点，但这两个指标并非完全孤立。区分度是保证模型表现的基础，也是模型拥有良好校准度的前提条件，区分度好的模型其校准度不一定好；区分度不好的模型，其校准度往往不会好。因此，若模型区分度较高，但校准度不佳，可通过重新校准提高模型表现；但若模型区分度不佳，通常无法获得良好的校准度，尤其是模型开发时的内部验证中发现模型区分度较低，则无必要继续评估其他表现指标，而应该首先考虑改善模型的区分度。一个好的预测模型应同时具备较高的区分度和校准度，Brier 评分是综合区分度和校准度表现的指标，Brier 评分统计学上可以理解为均方差，其计算为每个个体预测概率与实际概率之差的平方和，然后除以样本量。也可拆解为：

$$\mathrm{BS}=\frac{1}{N}\sum_{j=1}^{N}(\overline{Y}_j-P_j)^2-\frac{1}{N}\sum_{j=1}^{N}n_j(\overline{Y}_j-\overline{Y})^2+\overline{Y}(1-\overline{Y}) \qquad \text{公式 12-42}$$

BS 拆解成的三部分相当于“校准度－区分度 + 不确定性”，Brier 评分值越小，一方面反映预测概率与实际概率的差异越小，即预测风险和实际概率之间的一致性越好，校准度越好；另一方面也说明实际概率为 1 的个体的预测概率会更接近 1，而实际概率为 0 的个体的预测概率会更接近 0，从而使结局事件发生组的预测概率与结局事件未发生组的预测概率尽可能分散开，反映区分度水平。不过当我们想要评价模型预测的表现时，实际上研究区分能力和校准能力能提供模型的更多信息，比 R^2 或 Brier 评分等综合指标更有意义。

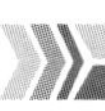

2. 决策阈值的选择

在评估模型及其改进时，了解阈值的影响非常重要，如 NRI 值直接取决于阈值的设定。理想情况下，阈值应反映重要的临床风险层，能协助确定治疗策略，让高风险患者可以获得最佳护理，同时防止低风险患者的过度治疗。在对患者进行分类时总是希望设定的阈值正确无误，比如根据某类人群 5 年内癌症发病的预测模型将该人群划分为高危组和低危组，最佳状况是低危组 5 年内癌症发病率为 0，实际上很难实现，假阳性（高危组但没有发病）和假阴性（低危组但发病）是不可避免的。设定的阈值应尽可能减少假阳性和假阴性，但是假阳性和假阴性的危害程度在不同的临床场景下存在较大差异。同样是假阴性，导致患者甲状腺癌漏诊和甲状腺结节漏诊的代价有很大区别。

目前将患者划分为预测风险组的阈值通常是以临时方式定义的，缺乏临床或理论基础。例如，“约登指数最大化”一般同等看待模型的灵敏度和特异度，是一种常用的设定阈值的策略，但该阈值在临床实践中可能不合适；或者如果使用来自同一人群的另一个数据集，可能获得不同的阈值。适当的阈值显然取决于临床情况，也需考虑假阳性和假阴性导致的相关成本，仅从开发或验证风险模型的数据集中推导出来阈值并不十分合适。预测模型开发者需要与临床医生合作，以确定这些阈值是否合适，可以考虑通过一种健康经济学的视角来分析这个问题。真阴性、真阳性、假阴性和假阳性都有各自的价值权重，然后根据可能的组合情况，进行相应边界的探讨。

3. 时间维度及删失处理

对于生存数据，不是所有的研究对象都能观察到结局事件，比如研究对象出现了失访或退出研究，就无法追踪研究对象最后到底是否发生结局事件，或者到研究结束时，研究对象在观察时间内中没有发生事件，从而无法得到完整的生存时间。在时间 - 事件终点中容易出现右删失，即结局事件本身没有被观察到。生存分析模型离不开删失处理，我们通常没有关于研究对象的完整信息（不管是否发生事件），而仅能在一个固定的时间间隔（长度为 t）内观察它，其关键点在于如何估计时间 t 的生存率 $S(t)$。在这段时间内，研究对象可能被观察到的状态有 3 种：x 时刻发生事件；直到 t 时刻也未发生事件；在获得最终状态之前于 c 时刻离开观察，每一个研究对象会按照其在时间 t 的状态被划分到事件发生组或未发生组。

Heagerty 等提出的 3 种定义：累积灵敏度 / 动态特异度、新发事件灵敏度 / 动态特异度和新发事件灵敏度 / 静态特异度，其原因：①是需要分时间段，如 3 年内生存率、5 年内生存率等；②考虑了删失数据的对事件发生组和未发生组的划分，在某时间点根据不同定义的事件发生和未发生组的数量是不一样的。可根据两组间数据及时间点计算生存率，若在竞争风险模型中，在考虑时间和删失信息外，还需增加竞争事件的影响，一般是用累积发生函数（CIF）反映生存率。

第二节　模型验证

近年来，预测模型因其在个性化医疗、个性化决策和风险分层中的潜在用途而受到关注，这促使研究者开发了无数的预测工具、风险评分、列线图、决策树和网络应用程序。尽管这一发展改善了某些领域的患者预后，但这些模型的质量和临床影响明显落后于其应发挥的预测价值。其中一个原因是很多研究者只重视模型的开发，却忽略了模型验证，无法为临床医生提供有用的附加信息以改善治疗决策，甚至错误引导，导致最终仅极少数模型可应用于临床实践。由于预测模型在新人群中的表现通常比在模型开发人群中差，在有效外部验证前不应推荐用于临床，模型验证是临床预测模型开发过程中不可或缺的重要步骤。

完整的临床预测模型构建过程至少需开发及验证两个步骤，用于模型建立的人群称为开发集（derivation set），另一组用于对开发的模型进行验证的人群称为验证集（validation set）。模型开发数据集用于模型的建立，包括变量转换、变量筛选、模型拟合以及内部验证等全过程。验证数据集用于检测模型的可重复性（reproducibility）和可移植性（transportability），可重复性指模型在来自同一目标人群的新样本中表现得足够准确，可移植性指模型在不同但相关的源总体的样本中表现良好。

一、模型的表面表现（apparent performance）

根据开发队列估计的模型的预测表现通常是乐观的、可被接受的，当发生结局事件的例数与候选预测因子比值（events per variable，EPV）高且样本量极大时，过度拟合和乐观偏差不会过高地影响模型的预测能力。然而这种最理想的状态在实际研究中很难达到，乐观偏差（optimism）被定义为真实模型表现与表观模型（apparent model）表现的差值，其中真实模型表现指的是在总体人群中的估计性能，而表观模型表现指的是在样本人群中。通常情况下，在模型开发过程中，由于样本量较小，发生终点事件的研究对象明显很少、连续型预测因子的二分类化等，都会导致模型存在过度拟合，乐观偏差出现的可能性更高。因此，要证明预测模型是有价值的，仅仅证明它成功地预测了初始开发队列的结果是不够的，还需有验证步骤。

二、内部验证

内部验证常作为模型开发的一部分，其目的是检验模型开发过程的可重复性，就是量化模型的过度拟合和其在预测能力上所表现出的乐观偏差，进而调整或缩减模型预测性能估值和模型中的预测因子效应量以尽量减少偏差。内部验证特指为校正模型过拟合和模型表现高估的内部验证，需注意的是，内部验证是针对整个建模过程中的所有步骤，包括变量转换、变量筛选及模型拟合，甚至需要包括对数据缺失值的插补，而不是仅针对最终模型进行验证。内部验证使用与模型建立相同的源开发数据集，验证方法包括随机拆分验证、交叉验证、bootstrap 及“内部 - 外部”交叉验证等，需要特别指出，bootstrap 和交叉验证是实现模型内部验证的技术手段，这些方法也广泛应用于模型参数的选择（例如 Lasso 模型中的惩罚因子）或确定最优模型。因此，并不能根据是否在分析中使用了这些方法，来判断是否对模型进行了内部验证。

1. 随机拆分验证

模型的内部验证，最初的做法是将模型开发队列随机分为训练集和验证集两部分，通常两者比例为 1∶1 或 2∶1。以 2∶1 为例，首先从开发队列中随机抽取 2/3 的数据作为训练集，剩余 1/3 数据作为验证集。但要注意两点，其一，如果样本是完全随机拆分的，可能导致预测因子和结局事件的分布严重不平衡，例如拆分来自 GUSTO-I(n=429) 的小样本，30 天死亡率的平均发生率为 5.6%（24/429），但在 50% 的随机部分很容易为 4%，在另一个部分为 7%；其二，通常这一拆分过程仅进行一次，在开发队列样本量较小的情况下，是对开发数据极大的浪费，该类方法已被证实是一种不太恰当的检验乐观偏差的方法，不被推荐应用。

2. 交叉验证

交叉验证又称 K 折检验，是一种统计学上将数据样本切割成较小子集的实用方法，是随机拆分验证的改进。K 层交叉检验之后，会得到 K 个不同的模型误差估算值（$e1$，$e2$，…，eK），理想情况下，这些误差值相加得 0。把所有这些误差值相加，平均值越低，模型越优秀；所有误差值的标准差越小说明模型随训练数据的变化越小。常用的有 K 折交叉验证和重复 K 折交叉验证。

（1）K 折交叉验证法：较为常用，是将数据分成 10 份，将开发队列随机分为 K 份（如 10 份），每次利用其中 K-1 份作为训练集，剩余 1 份作为验证集，并重复这一过程（图 12-4a）。这种方法可以确保模型验证时使用的数据是模型拟合过程中未使用的数据，然后重复该过程，每次构建模型的训练数据集都保留不同的子集，直至所有的子集都用于模型验证为止，可以避免过拟合及欠拟合状态的发生。然而，整个交叉验证过程可能需要重复多次才能获得真正稳定的结果，故交叉验证对于模型开发数据的使用效率不佳，后续逐渐被 bootstrap 方法取代。

（2）重复 K 折交叉验证（repeated K-fold cross validation）：将数据拆分为 K 份的过程重复多次，可以提高对平均模型表现的估计，常见的重复次数包括 3、5、10 次，例如使用 5 次 K 折交叉验证的重复来估计模型表现，这意味着需要拟合和评估 $5K$ 个不同的模型，适用于小型到中等大小的数据集。

交叉验证会得到多个模型表现值，可直接报告多个表现值中的最大值、最小值、中位数。如需对多个表现值进行汇总，可参照 meta 处理方法得到模型表现汇总值。

3. Bootstrap 方法

bootstrap 方法最早由美国斯坦福大学统计学教授 efron 于 1979 年提出，是基于大量计算的一种模拟抽样统计推断方法。用 bootstrap 方法进行内部验证，是通过在模型开发队列中进行有放回抽样，一般构造一个相同样本量大小的 bootstrap 重抽样样本，并将此样本作为训练集，将原始模型开发集作为验证集评价模型性能重复此过程 n 次，就可得到模型在内部验证中的表现（图 12-4b）。bootstrap 方法根据技术细节，又细分为简单 bootstrap 法、加强 bootstrap 法和 0.632 法。

（1）简单 bootstrap 法：最为直观，直接将 n 次重抽样获得的样本拟合的模型在开发样本量中的表现进行平均作为内部验证表现，然而这种方式改变了原始数据的分布，容易引入乐观偏差。

（2）加强 bootstrap 法：该方法最为常用。通过计算模型表现在训练集和验证集中的差异，得到模型表现的乐观偏差，并根据乐观偏差调整模型表现。使用加强 bootstrap 法对原始数据进行 K 次有放回的重抽样，得到 K 个与原始模型样本量相等的数据集作为内部验证集。利用上述数据集进行模型的构建与拟合，得到 K 个不同的预测模型，并计算模型表现。将原始开发数据分别代入上述模型，再次计算模型表现。分别计算内部验证集模型表现与原始开发数据集模型表现的差值，得到乐观偏差值，求乐观偏差的均值，得到乐观偏差调整值。用原始模型的模型表现减去乐观偏差调整值，得到内部验证后的模型表现。

（3）0.632 法：可以计算乐观偏差，需要用到 bootstrap 重抽样中未被选择的样本作为验证集，采用 bootstrap 进行抽样时，有一个特性，即总有一部分样本抽不到，每个样本被抽到的概率是 $1/n$，未被选中的概率是 $(1-1/n)$，需要重抽样 K 次，一个样本在 K 次都未被选中的概率 $(1-1/n)^K$，当 K 足够大时该概率近似为 $e^{-1}=0.368$，被选中的样本作为训练集，而没有进入训练集的样本作为验证集进行分析，模型表现是所有样本集上的模型表现和验证集上模型表现的加权组合，估计表现为 0.368× 表观模型表现与 0.632× 验证集平均模型表现的加和。0.632 法相当于交叉验证的拓展，可用于小型数据集的错误率估计。

4. “内部 - 外部”交叉验证

“内部 - 外部”交叉验证是交叉验证的特殊情况，其在拆分数据时不是随机分组，而是根据数据来源分组，这种方法多用于多中心大样本的数据开发队列。通过迭代地将每个聚类（或中心）的数据作为验证集，剩余数据作为训练集，重复此过程使每一个中心的数据都曾被用作验证集（图 12-4c）。最后将每次“内部 - 外部”交叉验证中获得的模型表现汇总，得到内部验证中的模型表现。“内部 - 外部”交叉验证的优势是在模型开发过程中利用了全部开发队列数据（因此仍属于内部验证），同时在内部验证中通过非随机拆分，实现了外部验证的效果，多次评估了模型的可移植性。

内部验证队列的人群与开发队列的人群来自于相同的源人群，不包括新人群，因此主要提供的是有关预测模型可重复性的信息。在选择内部验证方法时，需要考虑数据集的大小、模型的复杂度（含多预测因子、交互项和或非线性效应等），以及需要评估的预测因子特征等因素。理论上内部验证应验证模型开发的全过程，但在实际应用中通常只重复变量筛选和模型拟合，或仅重复模型拟合。内部验证可有效避免模型过拟合和欠拟合状态的发生，校正乐观偏差，建议所有模型开发研究都包括某种形式的内部验证，尤其是在无其他外部验证的情况下。

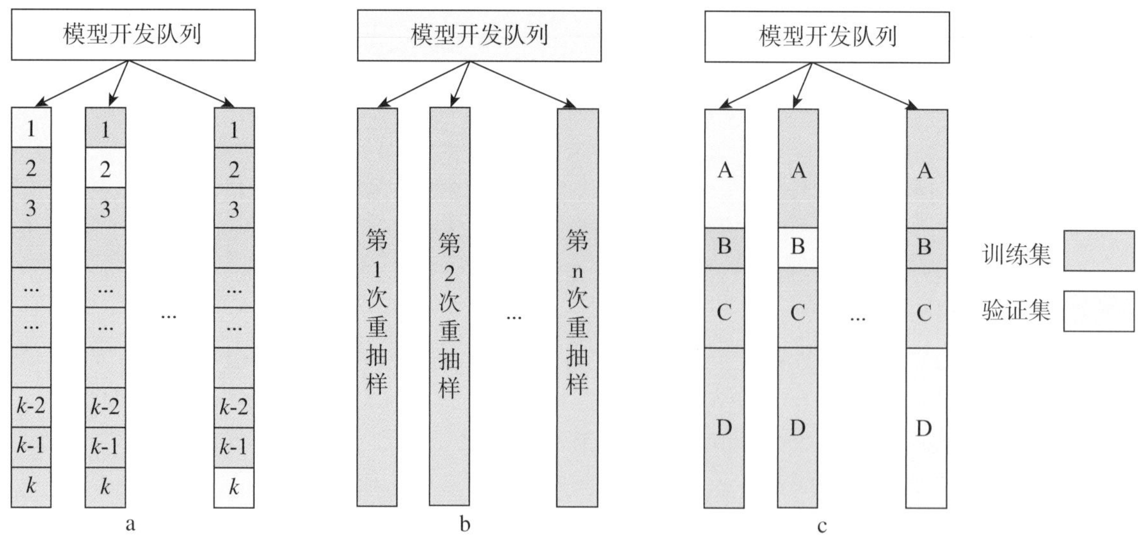

图 12-4 几种内部验证方法的原理和步骤

a．*K* 折交叉验证法；b．bootstrap 方法；c．“内部 - 外部”交叉验证。

三、外部验证

外部验证是利用模型开发中未使用过的数据来评估模型在新数据中的表现。相对于内部验证，外部验证更关注的是模型的可移植性（transportability）和可泛化性（generalizability），即评价模型在与模型开发队列不同时间段，不同区域或不同人群中的表现是否与模型开发时一致。模型一般在开发人群中具有较优表现，但在外部队列中表现不佳。为了提高研究成果的质量并且使预测模型更有公信力，外部验证是必不可少的。尽管开发新的和可能更好的模型可能对研究者更有吸引力，但绝大多数开发的模型永远不会被利用。对现有模型的外部验证可以消除这种研究浪费，并有助于弥合预测模型开发和实施之间的差距。

1. 外部验证的类别

根据模型验证队列数据来源的不同，外部验证可分为以下几类：

（1）时段验证（temporal validation）：指的是利用与模型开发队列来源相同，但是时间段不同的数据对模型表现进行验证。最常见的是在模型开发过程中继续收集数据，在模型开发完成后，利用新收集的数据对模型进行外部时段验证。例如一项预测手术治疗后肺癌患者 5 年生存期的研究中，利用 2003—2016 年期间的手术患者数据进行预测模型开发，后续利用 2017—2020 年的数据进行验证。

（2）空间验证（geographical validation）：指的是对模型在其他中心甚至其他国家的数据中的表现进行验证，验证队列可能采用与开发队列不同的纳入 / 排除标准或不同的预测因子和结局变量的测量方法。空间验证比时段验证能更好地检验模型的可转移性和泛化性。在一项脑淀粉样血管病诊断模型研究中，为更新及验证波士顿脑淀粉样血管病诊断标准在全球范围内的适用性，同时在 2012—2018 年波士顿 159 个中心及 2004—2018 年非波士顿 59 个中心进行了时间和地理上的验证。

（3）领域验证（domain validation）：是指在不同的临床场景中对模型进行验证，例如模型开发时是基于医院的患者数据，在领域验证时可以利用社区居民数据检验模型在不同人群中的表现。例如在健康人群中开发 10 年后心血管疾病发生的预测模型，利用糖尿病人群进行验证。或在成人中开发的模型用儿童来验证。

2. 模型外部验证过程

外部验证需要将待验证的模型应用于验证队列数据中，计算出预测值并与观测值相比较，以评估预测能力，这就要求待验证的模型提供了完整的信息，包括预测变量的赋值方法、权重（回归系数）。对于 Cox 模型还需要知道基础生存曲线或每个风险分组对应的生存曲线。但目前许多预测模型研究未完整报告回归系数、截距等重要信息，阻碍原始模型开展外部验证。

外部验证最重要的准则，就是需要严格按照待验证的原始模型，计算风险评分（即风险因子乘以回归系数后相加得到的线性预测值）或预测概率，在验证步骤中不得对原模型进行调整，以确保验证结果的客观公正。

Debray 等提出了临床预测模型外部验证的方法学与统计学框架（表 12-9）：

步骤 1：量化开发和验证队列样本的相关程度，两个样本可以具有从“相同”到“完全不相关”的任何程度的相关性。在许多预测文章中，与开发队列高度相似的验证队列被视为优势，然而这意味着验证只能评估可重复性，两个样本基线存在较大差异同样具有重要意义，能反映预测模型推广到不同人群是否存在优势。在很多情况下，模型表现的差异可归因于病例组合差异，病例组合是指预测因子或集群特征（例如接受的治疗）及结局事件患病率或发病率的分布，比较数据集之间样本病例组合相似性的方法有助于解释实施变异性。变异性的来源可能是由于变量定义、数据质量、护理质量、未测量预测因子分布的差异以及预测因子与结果的不同关联等。

Debray 等提出两种统计方法分析数据集间的相关性：一是区分验证和开发数据集的个体，通过估计一个二元逻辑回归模型，称为隶属模型（membership model），以预测个体属于开发数据集与验证数据集的概率。此模型的因变量对于开发数据集的个体为“1”，对于验证数据集的为“0”。该模型至少应包括原始预测模型的预测因子和结局事件作为自变量。如果隶属模型的区分度差（或很好），则两个样本在所考虑的预测变量和结果状态方面具有很强（或不大）的相关性。二是比较开发和验证数据集之间的预测风险：通过计算开发和验证数据集中原始模型的差值和线性预测值的平均值实现。LP 的变异性增加（或减少）表明开发和验证数据集之间病例组合的异质性增加（或减少），从而表明其总体目标人群的异质性。

步骤 2：通过模型表现指标评价模型外部验证的表现，至少包括区分度和校准度的评价。首先对预测因子按照模型开发过程中同样的方法进行转化，例如对于函数转换，要用同样的转化公式；对于分类转换，要用模型开发过程中的阈值，在外部验证的数据集中应用开发队列中形成的模型，基础线性预测值和预测概率，分别计算模型表现评价的各类指标，包括 Brier 评分、区分度（C 统计量）和校准度（校准截距、校准斜率、校准度图）等。此模型拟合中得到的 C 统计量的估计，就是原始模型在外部验证中的 C 统计量。另外，将根据原始模型计算的风险评分作为唯一的自变量，在验证队列中重新拟合模型，得到的回归系数，即为校准斜率，若是 logistic 回归还可得到校准截距，若校准斜率小于 1，表示模型在开发过程中有一定程度的过度拟合，也预示着模型预测值过于极端（低风险预测过低，高风险预测过高），且在外部验证中的区分度会低于模型开发时报告的区分度。若校准截距大于 0，代表模型验证队列的事件发生率高于模型开发队列。在当前关于预测模型的文献中，模型校准的重要性往往被低估。然而，充分的模型校准对于充分告知患者其风险和决策支持至关重要。最后，可通过计算验证队列中每个个体的绝对概率预测值和结局变量值，计算 Brier 评分，验证原始模型的整体表现。

步骤 3：结合前两步的结果分析出影响现有模型在外部验证表现的因素，当外部验证显示不同的（通常较差的）表现时，应讨论原因以加强解释。例如，原因可能包括病例组合、预测因子和结局事件定义或测量、随访时间的差异。必要时可针对这些影响因素进行调整或更新现有模型，从而让模型具备较好的泛化能力。模型更新旨在通过添加更多预测因子或更改部分公式以更好地适应新人群来改进现有的预测模型。对于模型更新的方法及评价，在第十三章中会展开详细讨论。

表 12-9　临床预测模型外部验证的方法学与统计学框架

步骤	内容
步骤 1	量化开发和验证队列样本的相关程度 • 区分验证和开发数据集的个体 • 比较开发和验证数据集之间的预测风险
步骤 2	通过模型表现指标评价模型外部验证的表现 • 整体表现（Brier 评分） • 区分度（*C* 统计量） • 校准度（校准截距、校准斜率、校准度图）
步骤 3	模型结果的解释及模型更新

四、模型验证中的注意事项

1. 模型验证的方法

预测模型按照其建立过程可划分为：开发预测模型、开发预测模型和内部验证、开发预测模型和外部验证、仅外部验证等。只有模型开发类的文章，才有内部验证，内部验证是临床预测模型的最低要求，推荐开发预测模型时同时进行外部验证，此时需要两个独立的数据集；而模型验证类的文章，只有外部验证。

模型内部验证的方法包括 *K* 折交叉验证或 bootstrap 方法等，但这些技术主要为统计学方法，可用于模型预测因子变量筛选、置信区间估计等方面，而不仅限于模型验证。在研究中使用了该类方法并不代表进行了内部验证，需要仔细分辨分析的目的。模型外部验证需获取原始模型中的回归系数、权重、基础生存概率等信息。对于 logistic 回归，只要原文中报告了风险评分的计算方法（回归系数或权重），就可以通过 logistic 函数变换得到相应的绝对风险预测；对于 Cox 模型，模型开发者需要给出基础生存概率，通过计算每个个体的绝对风险评价模型的校准度。这就意味着为扩大模型的可推广性，模型开发者应尽可能全面地报告模型的各项参数便于更多的外部验证。

2. 影响模型验证表现的因素

预测因子效应的异质性意味着同一预测因子在不同的人群中可能具有不同的预后价值，会影响模型在不同环境和人群中的表现。例如，在拥有私有化医疗保健系统的国家，社会经济地位可能是一个重要的预后因素，而在拥有全民医疗保健的国家则对结局的影响下降。这种异质性很可能导致外部验证中的区分度和校准度较差。此外，结局事件发生率的差异也会影响模型的表现，尤其是在校准度指标上。在评价不同场景下模型的可移植性时，可能会因结局发生率差异而导致校准错误。可通过调整基线风险或模型截距以相对保守的方式更新模型，以更好地适应新人群中的平均结局事件风险。

模型在外部验证中较差的表现可能是来自于预测模型开发过程中的方法学缺陷。例如，模型开发所用数据集的样本量较小，预测因子的测量时间晚于指定的预测时间点，或连续预测因子处理不当等。此类由方法学缺陷造成的问题很难在模型开发阶段发现。这也体现了外部验证的重要性。

3. 从模型验证到临床应用

预测模型开发的数量远远超过了影响研究的数量，在将新的预测模型纳入临床实践之前，临床医生必须评估证据的强度和预测模型的有效性。内部有效性是外部有效性的先决条件，外部有效性是在新环境中实施的先决条件，但在内部验证或一次外部验证中的良好表现并不意味着预测模型在预期的临床环境中运行良好。Reilly 和 Evans 确定了预测模型及其对临床实践影响的证据的 5 个水平：Ⅰ级推导预测模型；Ⅱ级：预测模型狭义验证（有 1 个前瞻性研究）；Ⅲ级：预测模型广泛验证（各种临

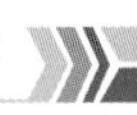

床环境下）；Ⅳ级：用作决策的预测模型的狭义影响分析（在 1 种环境中）；Ⅴ级，用作决策的预测模型的广泛影响分析（各种环境和患者中）。虽然对于需要多少累积验证才能声明模型已得到充分验证，目前还没有达成共识，但从模型推导至临床决策还需进行广泛而谨慎地论证。

第三节　本章小结

2009 年 *BMJ* 发表系列文章以指导预测模型的研究，并在 2013 年 PROGRESS 系列中提出了进一步的建议。这些文章都强调了预测模型研究的 3 个基本组成部分：模型开发、模型验证和模型效用评价。本章介绍了对预测模型的评价主要从整体拟合效果（决定系数 R^2，Brier 评分等）、区分度（ROC 曲线等）、校准度（校准曲线等）、预测增量值（NRI、IDI 等）、临床效用（DCA 等）方面展开。对于不同类型的结局数据，需要灵活采用相对应的模型表现的评价指标，至少需要包括区分度和校准度这两个维度。模型在初步拟合后并不能直接应用于临床实际，必须经过谨慎而科学的验证，包括内部验证和外部验证，以证明模型的可重复性、可移植性及可推广性。

（李秋萍）

第十二章参考文献

第十三章 预测模型的更新

已开发的临床预测模型在外部验证阶段常表现不佳，更会导致研究者做出错误决策。主要原因包括验证集数据在研究对象特征（如病例组合、构成比）、患者纳入 / 排除标准、样本量大小及来源（如研究地点、机构选择）、预测因子与结局关联强度的改变、变量定义和测量差异、结局指标发生率、疾病病种应用等与原始开发集数据有所差异。此时考虑对原始模型进行更新（updating）以改善模型表现。

以时段验证为例，尽管此时待验证与原始模型差异仅在于研究对象纳入时段不同，模型校准度仍可能因患者群体特征，或疾病发病风险基准值，或潜在的未测量因素等随时间推移的内在变化而发生改变，造成验证集与开发集信息差异，使得已开发模型在验证集中校准度降低，发生“校准度漂移（calibration drift）”。因此需对已开发的原始模型在外部验证阶段进行调整或更新，提高模型的可移植性。本章系统介绍临床预测模型更新的适用情况、针对所用数据为个体数据或汇总数据分别对应的更新策略及实现、注意事项。

第一节　预测模型更新的适用情况

当原始预测模型的外部验证表现不佳时，重开发（即开发一个视该验证集为开发集的全新临床预测模型）或模型更新（即对已开发的原始预测模型相关参数进行调整）可使模型在验证集中保持可接受的校准度。目前尚无明确标准规定何种情况选择更新或重开发，本节从模型表现、数据集特征及临床意义方面进行讨论（图 13-1）。

一、考虑验证集中模型表现

若已有模型在验证集中表现不佳，可根据不同模型评价指标（区分度、校准度等）选择模型更新或重开发。若区分度较好但校准度在新数据集中不佳，可优先考虑模型更新；若区分度不佳，且通过模型更新后区分度始终无法达标，则应考虑调整原有预测因子，适当进行模型重开发。

二、考虑数据集特征

模型开发通常基于大样本开发集，以此保证样本代表性和模型外推性。而验证集样本量常远小于原始模型开发集样本量。过拟合的产生通常与样本量不足，模型中预测因子纳入是否合理及统计学方法选取是否恰当有关。该情况可通过模型校准斜率判断，当校准斜率＜ 1 时，预测模型对于低风险的预测过低，对于高风险的预测过高，可能发生过拟合。当验证集样本量过小时，重开发过拟合风险较大，此时推荐模型更新，通常再校准等简便策略即可优化模型表现。虽然模型更新的重估计也存在过拟合风险，但更新方法多样，综合采用各种策略且可利用正则化等统计学手段优化模型，故当发生过拟合时，选择模型更新比直接重开发模型更为合适。

三、根据临床实际意义

模型重开发主要基于验证集数据，较少利用模型开发研究中的经验信息；模型更新则在原始模型基础上将开发集与验证集中的信息相结合。当某一相同结局或相似临床背景下已有较多已开发模型时，不建议进一步重开发新模型，易对后续同领域研究者模型选择造成困扰。此外，模型更新和重开

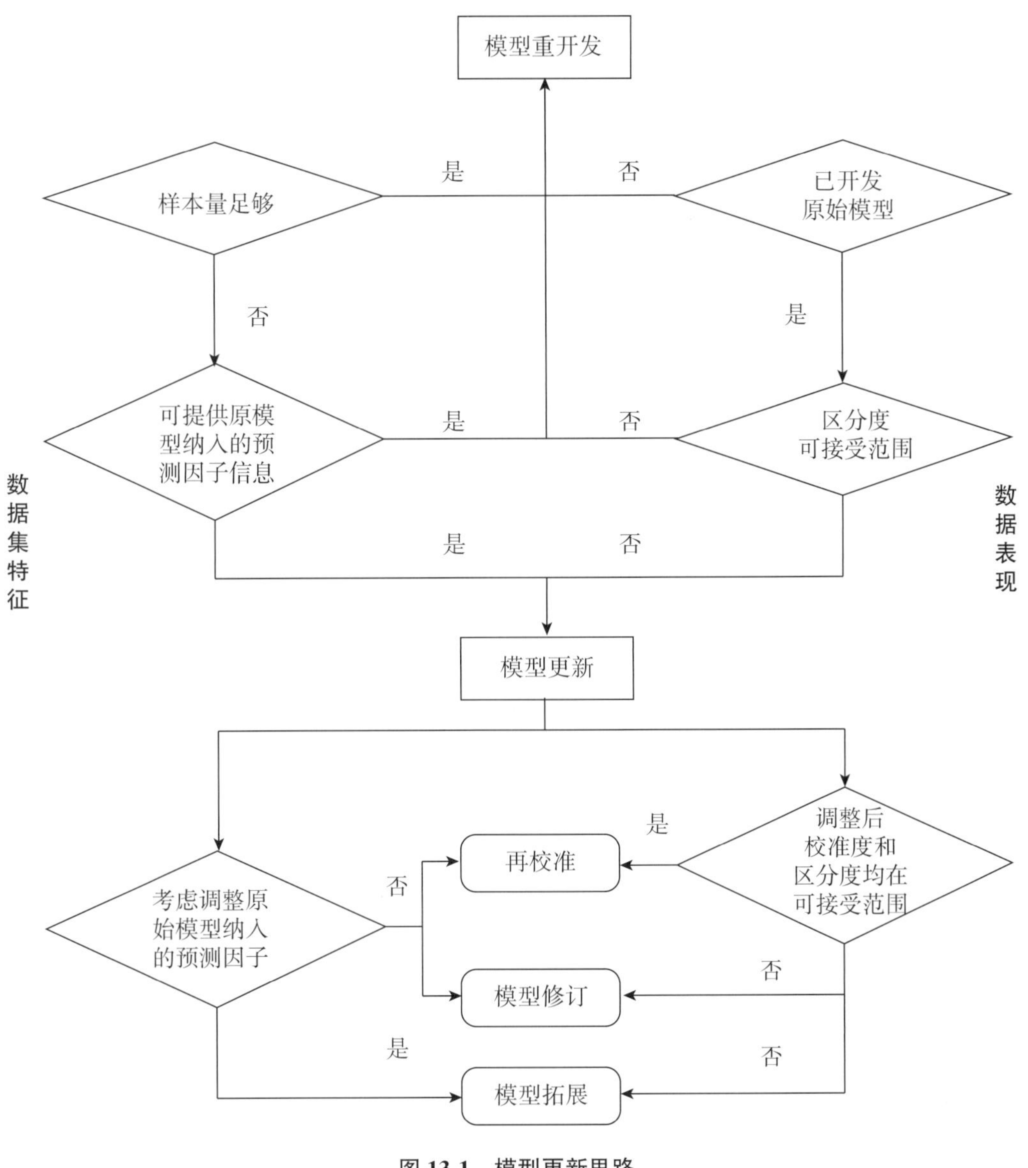

图 13-1　模型更新思路

发都需要考虑预测因子在临床实际应用时的可获取程度。验证集中若无特殊对结局有重大预测价值的新预测因子，或验证数据中预测因子在模型实际应用环节难以获取，模型重开发的意义不大，可在原有模型预测因子集下进行更新。对于不易于从临床资料中获取的（如非临床常规检测指标），或者需要花费较大代价（时间、经费等）才可获取的预测因子，在模型更新阶段也可综合模型表现和实际临床应用价值考虑剔除原始已开发模型。如针对现有糖尿病预测模型的系统综述和外部验证研究中发现即时模型纳入的预测因子个数不同，模型在区分度和校准度上也不会有显著性能优劣的差异，且相对纳入特征个数更多的模型，其使用的部分预测因子为非临床常见的预测因子（如“抗凝血剂的使用”）。这类预测因子（尤其在医疗资源相对较差的临床环境中）的纳入实则限制了模型的广泛使用。

第二节　基于个体数据的模型更新策略

更新策略从数学方程建模角度对原始模型中的相关参数进行调整。依据原模型在外部验证中表现出的缺陷，模型更新策略可分为：再校准、模型修订、模型拓展（图 13-1）。再校准主要为解决原始模型在新数据集中区分度较好，而校准度不佳的情况；模型修订主要为解决区分度不佳情况；若再校准和模型修订皆无法对原模型进行有效的改进，则考虑进行模型拓展，纳入新的预测因子。以上 3 种策略是由简单至复杂的层级关系，在保证更新模型表现的前提下，应去繁就简。研究表明使用再校准与修订的模型表现无明显差异；修订等复杂策略需在验证集较大样本量时，并结合收缩等统计方法才可明显改善模型。因此，模型更新的选择原则是应按照验证集数据特点及研究者自身预期拟合需要，对原始模型进行适当而非过度的优化，以有效提升临床预测或诊断水平为最终参考依据进行策略选择。现对此三种更新策略及实现方法进行详述及比较（表 13-1、表 13-2、表 13-3）。

一、模型的再校准（Recalibration）

目标结局发生率在验证集与开发集中的较大差异是提示研究者预判原始模型在新背景医疗数据下可能不再适用的最直观指标。再校准策略即是更新模型的基线风险以改善模型校准度，是对模型在外部数据中进行更新的最基本步骤。如 Slieker 等在对糖尿病风险预测模型系统综述并在荷兰 Hoorn 糖尿病专病队列（Hoorn Diabetes Care System Cohort）中进行外部验证时，首要步骤即是对纳入的可进行外部验证的所有 21 个预测模型进行结局发病率的调整。Logistic 模型中表现为调整原始模型中的截距（α）和（或）总体斜率（β），Cox 模型中表现为调整基线危险率［$h_0(t)$］。但也有研究显示再校准尚不能明显改善模型区分度。

1. 方法 1：仅再校准基线风险

最简单的再校准通过校准截距（calibration-in-the-large，α-recalibration）实现，不对除校准截距外的其他任何参数进行调整。方法 1 更新模型如下：

$$\text{Model}_{\text{updated-1}} = \alpha_{\text{recalibration}} + \text{Lp} = \alpha_{\text{recalibration}} + \sum_{i=1}^{m} x_i \beta_i \qquad \text{公式 13-1}$$

其中，$\alpha_{\text{recalibration}} = \alpha_{\text{original}} +$ 校正因子 $_{\alpha} + \alpha_{\text{original}} + \ln\left[\frac{\text{观察到的结局发生率}/(1-\text{观察到的结局发生率})}{\text{平均预测概率}/(1-\text{平均预测概率})}\right]$

原始预测模型为：$\text{Model}_{\text{original}} = \alpha_{\text{original}} + \sum_{i=1}^{m} x_i \beta_i$

2. 方法 2：同时校准基线风险和总体斜率

再校准截距基础上，对模型整体更新统一、唯一的总体斜率（β-recalibration），而非对各项预测因子的回归系数进行单独的更新。该法可在原始模型经方法 1 更新后仍拟合情况不良（过拟合或拟合不足）的情况下使用。方法 2 更新模型如下：

$$\begin{aligned}\text{Model}_{\text{updated}-2} &= \alpha_{\text{recalibration}} + \hat{\beta}_{\text{recalibration}} \times \text{Lp} \\ &= \alpha_{\text{recalibration}} + \hat{\beta}_{\text{recalibration}} \times \sum_{i=1}^{m} x_i \beta_i\end{aligned} \qquad \text{公式 13-2}$$

二、模型修订（Revision）

模型修订是在更新截距的基础上，对预测因子的回归系数进行选择性（方法 3）或非选择性（方法 4.1 和 4.2）重新估计（re-estimation）。此时截距和斜率都被更新。经修订后模型区分度通常得到优化，但易造成过拟合及验证集样本量较小时回归系数不稳定。为规避上述不良情况，可采用收缩调整方程中回归系数，使回归系数稳定化并避免过拟合。由此，模型修订适用于较大样本量的模型更新，如逐年增加新样本的动态更新预测模型。

表 13-1　常用模型更新的再校准策略比较

更新策略			模型解释		适用情况	优点	缺点
			斜率 β	截距 α			
再校准	1	仅再校准基线风险	不更新斜率； Lp 为原始预测模型中的预测因子作用权重部分； 在更新模型中视 Lp 整体为回归系数固定为 1 的线性预测因子（偏移量），即模型中唯一的协变量	仅调整截距， 基于验证集中的平均预测风险和观察到的结果频率计算校正因子； 若校准因子大于 0，代表验证集的事件发生率高于开发集	开发集和验证集的目标结局发生率不同，无需新增预测因子时	最简便的更新策略：不对各预测因子进行复杂的单独调整； 优化校准度，尤其是小样本验证集中； 数据中预测因子需满足 logistic 回归；	不能优化区分度； 模型需满足假设：验证集中所有预测因子对模型的贡献强度与开发集中保持一致； 模型不能调整校准斜率，不适用于结局发生率过高或过低的情况
	2	同时校准基线风险和总体斜率	再校准总体回归系数， 即由原始模型的回归系数乘以校准斜率得出 校准斜率 =1 则意味着原始回归系数无需调整	调整截距， 基于验证集中的平均预测风险和观察到的结果频率计算校正因子	策略 1 发生过拟合或拟合不足时（通常造成该情况是因验证集的样本量太小，但考虑了太多的预测因子）	优化校准度，尤其是小样本验证集中； 有效克服模型过拟合	不能优化区分度； 模型需满足假设：验证集中所有预测因子对模型的贡献强度与开发集中保持一致； 需已知模型中所有协变量的数据

表 13-2 常用模型更新的修订策略比较

更新策略			模型解释：斜率 β	模型解释：截距 α	适用情况	优点	缺点
模型修订	3	经变量筛选的选择性重新估计	在 logistic 校准基础上，调整模型中部分预测因子的回归系数。即再校准 + 选择性重新估计。所调整的预测因子对验证集中结局变量的贡献权重与对开发集中不同，用再校准回归系数偏差（γ_i）表示该差异 若 γ_i=0，表示经 logistic 校准后，验证集中预测因子 x_i 对目标结局的贡献权重与开发集中相同。若所有预测因子的 γ_i 均为 0，此时策略 3 方程与策略 2 一致	策略 1	验证集中有个别预测因子的回归系数（对目标结局的贡献权重）与开发集中不同时	优化区分度， 利用先验信息， 策略 2 的泛化形式	易发生过拟合， 所需验证集样本量较大， 需已知模型中所有协变量的数据
		收缩	朝回归系数再校准值方向收缩				
	4.1	仅利用验证集的重新估计	相当于仅基于验证集的信息进行重开发模型，保留原始模型中预测因子的数量和种类，重新估计所有预测因子的回归系数，不经变量筛选	策略 1	验证集中有所有预测因子的回归系数（对目标结局的贡献权重）与开发集中不同时	策略 3 的泛化形式 可用于领域验证	易发生过拟合， 所需验证集样本量较大， 需已知模型中所有协变量的数据， 利用的先验信息较少
		收缩	朝回归系数再校准值方向收缩，收缩因子同策略 3				
	4.2	利用开发集和验证集的重新估计	类似策略 4.1	策略 1	策略 4.1 适用情况，考虑增减原始预测因子纳入更新后方程时	样本量得到扩大	相当于模型重开发，忽略先验信息
		收缩	朝 0 值收缩				

表 13-3 常用模型更新的拓展策略比较 .0

更新策略			模型解释	适用情况	优点	缺点
模型拓展	5	基于再校准的选择性拓展	再校准 + 选择性拓展 逐步新增 n 个预测因子，其回归系数为 γ_j	结合上表各策略， 需增加原始模型中未纳入但重要的潜在预测因子	新增预测因子，推动模型精准化发展	一定程度限制模型的适用人群
	6	基于经变量筛选的选择性重估计的选择性拓展	再校准 + 选择性重新估计 + 选择性拓展			
	7	基于不经变量筛选的重估计的选择性拓展	再校准 + 不经变量筛选的非选择性重新估计 + 选择性拓展			

1. 方法 3：经变量筛选的选择性重新估计

将已校准方程中某些（非全部）预测因子进行重新估计，实质为增减个别回归系数的权重进行局部调整。通过比较方程中预测因子分别对于验证集与开发集中的目标结局影响权重进行变量筛选，但不引入任何新的预测因子。未重估计的预测因子则继续使用其原模型中的各回归系数。方法 3 更新模型如下：

$$\begin{aligned}\text{Model}_{\text{updated}-3} &= \alpha_{\text{recalibration}} + \widehat{\beta}_{\text{recalibration}} \times \text{Lp} + \sum_{i=1}^{u} x_i\gamma_i \\ &= \alpha_{\text{recalibration}} + \widehat{\beta}_{\text{recalibration}} \times \sum\nolimits_{i=1}^{m} x_i\beta_i + \sum\nolimits_{i=1}^{u} x_i\gamma_i \quad (u \leqslant m)\end{aligned} \qquad \text{公式 13-3}$$

其中，$\gamma_i = \beta_{\text{re}-\text{estimation}-i} - \widehat{\beta}_{\text{recalibration}} \times \beta_i$

m 为原始模型中预测因子个数（共 m 个预测因子），u 为需进行重新估计的预测因子个数（$u \leqslant m$）。v 为需进行拓展（新增）的预测因子个数。

采用收缩可进一步优化模型。本法在原始模型基础上进行更新，充分利用先验信息，故采用的收缩算法为将更新后模型的回归系数朝再校准值方向收缩，即将回归系数的偏移量（γ）趋近于 0 值。方法 3 更新模型的收缩优化如下：

$$\beta_{\text{updated}-3} = \widehat{\beta}_{\text{recalibration}} \times \beta_i + \text{收缩因子} \times \gamma_i \qquad \text{公式 13-4}$$

其中，$\text{收缩因子} = \dfrac{\text{Model}\chi^2_{\text{updated}-\text{recalibration}} - \text{df}}{\text{Model}\chi^2_{\text{updated}-\text{recalibration}}}$

2. 方法 4.1：仅利用验证集数据，进行不经变量筛选的重新估计

不经变量筛选表明对原始模型中所有预测因子的回归系数都直接进行重新估计。此时方程中所有预测因子回归系数的偏移量均为重新估计的回归系数与原始模型回归系数之差（方法 3 中部分预测因子回归系数的偏移量为 0）。即本法仅保留原始模型中预测因子的数量和种类，但忽略其原始回归系数和截距的先验信息。方法 4.1 更新模型如下：

$$\text{Model}_{\text{updated}-4.1} = \alpha_{\text{recalibration}} + \sum_{i=1}^{m} x_i\beta_{\text{re-estimation-}i} \qquad \text{公式 13-5}$$

本法收缩也为将更新后模型的回归系数朝再校准值方向收缩。方法 4.1 更新模型的收缩优化如下：

$$\beta_{\text{updated}-4} = \widehat{\beta}_{\text{recalibration}} \times \beta_i + \text{收缩因子} \times (\beta_{\text{re-estimation-}i} - \widehat{\beta}_{\text{recalibration}} \times \beta_i) \qquad \text{公式 13-6}$$

3. 方法 4.2：结合开发集和验证集数据，进行不经变量筛选的重新估计

利用结合后的数据集进行模型重开发。利用更少的先验信息，仅将原始模型中的预测因子作为参考。若某预测因子对模型贡献权重过小，最终模型可剔除该预测因子。故本法收缩方程中预测因子的回归系数为朝 0 值方向收缩。方法 4.2 更新模型如下：

$$\text{Model}_{\text{updated}-4.2} = \alpha_{\text{recalibration}} + \sum_{i=1}^{m} x_i\beta_{\text{re-estimation-}i} \qquad \text{公式 13-7}$$

方法 4.2 更新模型的收缩优化如下：

$$\beta_{\text{updated}-4.2} = \text{收缩因子} \times \beta_{\text{re-estimation-}i} \qquad \text{公式 13-8}$$

其中，收缩因子 $= \text{Model}\chi^2_{\text{updated-original}} - \text{df} / \text{Model}\chi^2_{\text{updated-original}}$

三、模型拓展（Extension）

当待验证新数据可提供某些重要但尚未纳入原始模型中的预测因子时，模型拓展策略可将更多的协变量逐步纳入方程，有利于精准医疗个体化风险评估。如随着致病机制了解的深入，乳腺癌预测 BRCAPRO、BOADICE 等模型在经典 Gail 模型基础上新增了重要遗传预测因子，有助于个体化医疗干预。

1. 方法 5：基于再校准的选择性拓展

本方法是较为简便的拓展策略，适用于需要新增预测因子，且原始模型调整基线风险后发生过拟合的情况，尤其适用于验证集样本量较小时。方法 5 更新模型如下：

$$\begin{aligned}\text{Model}_{\text{updated-5}} &= \alpha_{\text{recalibration}} + \widehat{\beta}_{\text{recalibration}} \times \text{Lp} + \sum_{j=1}^{v} x_j\gamma_j \\ &= \alpha_{\text{recalibration}} + \widehat{\beta}_{\text{recalibration}} \times \sum_{i=1}^{m} x_i\beta_i + \sum_{j=1}^{v} x_j\gamma_j\end{aligned} \qquad \text{公式 13-9}$$

2. 方法 6：基于经变量筛选的选择性重估计的选择性拓展

对模型进行选择性重估计易造成过拟合，故使用本法时同样需要注意利用收缩等统计手段调整回归系数。适用于较大样本量的模型更新场景。方法 6 更新模型如下：

$$\begin{aligned}\text{Model}_{\text{updated-6}} &= \alpha_{\text{recalibration}} + \widehat{\beta}_{\text{recalibration}} \times \text{Lp} + \sum_{i=1}^{u} x_i\gamma_i + \sum_{j=1}^{v} x_j\gamma_j \\ &= \alpha_{\text{recalibration}} + \widehat{\beta}_{\text{recalibration}} \times \sum_{i=1}^{m} x_i\beta_i + \sum_{i=1}^{u} x_i\gamma_i + \sum_{j=1}^{v} x_j\gamma_j \qquad (u \leqslant m)\end{aligned} \qquad \text{公式 13-10}$$

3. 方法 7：基于不经变量筛选的重估计的选择性拓展

相当于利用验证集数据进行模型的重开发，利用的先验信息极少并新增专属于验证集情况下的预测因子，适用于验证集与开发集变异程度极大的验证情况，如领域验证。方法 7 更新模型如下：

$$\text{Model}_{\text{updated-7}} = \alpha_{\text{recalibration}} + \sum_{i=1}^{m} x_i\beta_{\text{re-estimation-}i} + \sum_{j=1}^{n} x_j\gamma_j \qquad \text{公式 13-11}$$

第三节　利用汇总数据的模型更新策略

大多模型更新是针对单一背景下的验证数据，不考虑样本来源背景所造成的随机差异。当汇总数据来源于多中心时，如多家医院的超样本（superpopulation），可利用随机效应模型（random effects model）解决以上问题，充分利用数据信息并减少选择偏倚，该模型也可与贝叶斯估计联合使用进行随机效应估计。

贝叶斯估计要求验证集中包括所有原始模型中的协变量数据，常和其他统计学方法合用。如贝叶斯估计结合条件似然（conditional likelihood ratios，CLRs）方法有效提高前列腺癌预测模型表现。该方法常适用于验证集较大样本情况。

除对单一原始模型更新外，利用 meta 统计方法进行 meta 模型（meta-model）更新可有效解决不同背景人群间的异质性问题。具体实现方法由简至繁包括基本 meta 更新、模型平均、堆叠回归和不同统计方法的混合使用，其实现过程和优缺点详见表 13-4。

表 13-4　基于汇总数据的 meta 模型更新

实现方法	实现过程	优	缺
基本更新 meta	（1）用新数据集开发预测模型； （2）提取新建预测模型的参数，将其与已发表模型的参数 meta 合并	整合手头数据与已发表模型参数为一个新的预测模型中，充分利用先验信息	所有模型都具备相同的一组预测因子
模型平均（model averaging）	（1）对所有原始预测模型进行更新*； （2）对所有原始预测模型进行贝叶斯模型平均（Bayesian model averaging），获得每个数据集的加权平均预测参数； （3）用加权平均预测值作为因变量，用已建立模型中的所有变量作为自变量，重新开发 meta 模型	（1）不需所有模型都具备相同的预测因子； （2）对每个原始模型更新的过程中，给表现更佳或更新策略更简便的原始模型更大的权重	模型更新环节中使用哪种具体的更新策略未有标准：若采用不同的策略，则分配给已建立模型的权重将不同，导致最终 meta 模型也不同
堆叠回归（stacked regression）	开发组合器算法（combiner algorithm），将其他算法的所有预测作为附加输入（additional input）进行最终预测。 常使用单层 logistic 回归模型作为组合器	（1）不需所有模型都具备相同的预测因子； （2）与模型平均相比，使用较少的验证集参数； （3）更新后模型表现明显优于单一模型，可能优于模型平均	meta 模型中存在多重共线性
混合方法（hybrid method）	即模型更新 + 堆叠回归。 用堆叠回归重新校准多个预测模型， 同时用验证集中每个个体信息更新特定协变量，构造包含多个预测模型参数的样本集，进而使用 meta 方法建立新预测模型	尤适用于小样本验证集	操作复杂

注：* 原始模型更新指模型再校准、修订、拓展（方法 1-7）。Meta 模型更新基于已使用方法 1-7 的模型利用机器学习算法进行进一步更新实现。

第四节　模型更新的注意事项

一、更新后仍需进行外部验证

更新后的预测模型在用于此验证集数据背景下表现优化，但并不代表在此数据集之外的其他新背景下仍具有良好拟合度。尤其是对于相当于重开发模型（方法 4.2、方法 7），较少地利用先验信息后务必注意需在其他数据集中进行新一次的外部验证之后，才可合理评价模型是否具有较好的更新效果，科学评估模型表现。因此，更新后的预测模型仍需要进行外部验证，在证实具有良好模型表现或进一步更新后，才可应用于其他新背景医疗数据。

二、利用持续收集数据进行动态更新

以多中心、大数据、动态循证为导向的临床预测模型更新可满足数据的动态追踪和临床实际应用的可泛化性。目前预测模型可根据持续收集的数据进行开发和外部验证。如利用观察性健康医疗数据科学与信息学计划（OHDSI）多中心真实世界数据，开发相关预后模型并在医疗保健数据库中外部验证；基于电子病历系统开发医疗事件预测模型等。对于模型更新的相关研究甚少。

动态更新（dynamic updating）是实现已开发模型定期数据整合。区别于传统模型开发、模型验证及若干年后对模型更新（如阶段性模型修订）或重开发新模型，动态更新强调将模型更新作为预测模型开发的闭环反馈机制中的重要一环，模型开发和模型更新后定期模型监测（model surveillance），进行检测后反馈，反馈将进一步用于更新已开发模型，是预测模型未来发展的范式需求。具体实现需要将考虑时间因素的预测模型嵌入患者个体数据自动化收集系统，以实现定期的模型更新。实施方法上，最简单建立动态更新预测模型的方式即把时间因素纳为预测因子。常见思路是将随访时段切割为多个时间窗口，在不同时间窗内进行建模，随时间变化调整一个或多个模型中预测因子的回归系数。如贝叶斯动态模型可以将历史信息作为先验信息与随时间更新后的预测因子信息结合得到更新后的估计，也可以考虑按时间远近给预测因子信息分配不同的权重，较小权重分配给历史信息，较大权重分配给随时间更新得到的新信息，达到“有选择性地遗忘”，但又利用历史信息，同时考虑更新后的新信息进行动态预测。Schnellinger 等对不同更新间隔期的多种更新策略进行模型表现比较发现，涵盖更长时间信息（更多历史先验信息）的更新后模型改善模型区分度，增加模型更新频率可有效改善预测模型整体性能。实现过程需注意数据质量及统计方法适用性。Siregar 等动态模型更新 5 年期院内死亡数据，发现对比原始静态模型，动态更新有效提高原始模型的预测能力，不同更新策略均优化了原始模型的区分度和校准度，且动态更新频次的提高可弥补小样本的局限性。然而，动态更新的应用局限于诊断模型或短期结局追踪的预后模型（如院内死亡），无法实现对于需长期随访才能观察到结局的预测模型更新。应在适用范畴内探索比较模型，有助于最大程度利用先验信息，避免临床预测模型的过度开发。

第五节　本章小结

模型的更新是指通过再校准、修订、拓展等策略优化已开发模型，使其在新的数据背景下仍具有良好的统计学拟合表现度和临床适用性。当使用个体数据对模型更新时，常用的 3 种模型更新策略包括：利用再校准更新预测模型基线风险，模型修订调整预测因子贡献权重，模型拓展增减预测因子。当基于汇总数据进行模型更新时，可采用策略包括模型平均、堆叠回归、混合方法等方式实现模型更新。

（于玥琳　王俊峰　王胜锋）

第十三章参考文献

第十四章 预测模型的偏倚风险评价

随着预测模型的不断发展，针对同一临床结局或目标人群可能存在多个预测模型，通过对相关研究系统评价和总结，可以为模型的选择和应用提供参考。由于原始研究存在潜在偏倚（bias），在进行系统综述时对偏倚风险（risk of bias）进行评价，并据此筛选出合格研究进行证据整合，为临床循证决策提供可靠依据。

2019 年提出了预测模型研究的偏倚风险评价工具（prediction model risk of bias assessment tool，PROBAST）。本章将对该工具的适用范围、评价步骤、条目和注意事项进行解读，以方便读者了解、使用和推广该评价工具，更好地提升预测模型原始研究和综述的质量。

第一节 PROBAST 工具简介

PROBAST 工具适用于评价多因素诊断 / 预后模型的开发或验证相关原始研究的偏倚风险和适用性。预测模型的开发包括在现有预测模型中增加新的预测因子，如果在对现有模型验证时进行了模型的更新和扩展，也属于开发新模型。PROBAST 不只用于预测模型的系统综述，也可作为预测模型研究的通用评价工具。

偏倚是指随机误差以外的，可导致研究结果与真实情况差异的系统误差。在预测模型开发和验证中，研究设计、实施和分析中的局限性都可能影响模型预测能力并导致偏倚的产生。预测模型研究同样存在偏倚，如结局评价者对其他研究特征是否采用盲法、预测因子或结局的定义和测量是否始终保持一致等。

当原始研究的人群、预测因子或结局与系统综述的特定研究问题存在差异时，可能产生适用性的问题。例如，预测模型的研究对象来自医院，而系统综述关注的是社区人群，这时预测模型报告的校准度和区分度可能并不适用，因为医院来源患者的疾病通常比社区人群的更重。而当原始研究的人群纳入标准、预测因子和结局与系统综述的问题直接匹配时，就不会出现对于适用性的顾虑。由于系统综述在检索原始研究时通常会设置更宽泛的检索策略，因此，需要仔细评价每个原始研究对实际问题的适用性。

更多关于 PROBAST 使用的指导性说明可以参考 PROBAST 网站（www.probast.org）。网站提供了关于 PROBAST 每个条目的详细解释与案例，并提供了 5 个利用 PROBAST 工具进行评价的实例供读者参考。

第二节 评价步骤

利用 PROBAST 工具对预测模型研究进行的偏倚风险评价一般分 4 步：①明确系统综述的问题；②区分预测模型研究的类型；③评价各领域偏倚风险和适用性；④对偏倚风险和适用性的总体判断。其中，步骤 1 对每篇文献进行一次评价，步骤 2 需要对文献中每个相关结局的模型完成一次评价，而步骤 3 和 4 需要对文献中每个不同预测模型的开发和验证单独进行一次评价。

步骤 1：明确系统综述的问题

系统综述的研究问题明确可以参考 CHARMS（checklist for critical appraisal and data extraction for systematic reviews of prediction modelling studies）清单，从模型使用目的、目标人群、预测因子和预

测结局等方面进行评价。

步骤 2：区分预测模型研究的类型

不同的信号问题适用于不同类型预测模型的评价，每个模型按期研究内容可以分为“仅开发”、“开发加验证”和“仅验证”3 类。实际操作需要注意 3 点：①此处模型验证特指外部验证，即采用独立于构建模型所用训练数据集的新数据集；②模型更新或参数调整视为构建了一个新模型；③每个预测模型都要单独评价一次，如同时报告模型构建及验证、模型验证及更新时，需要进行拆分。

步骤 3：偏倚风险和适用性评价

PROBAST 工具将预测模型研究中所涉及的潜在偏倚分为 4 个领域（domain），即研究对象、预测因子、结局和分析，每个领域均包含 4 个方面：用来支持判断的信息、2 ~ 9 个信号问题（共 20 个）、偏倚风险的判断和判断的基本原理（表 14-1）。评价者根据文献对每个信号问题进行判断，结果为“是”“可能是”“可能不是”“否”或“未提供信息”。其中，“是”代表低偏倚风险，“否”代表高偏倚风险。若原始研究中确实未介绍相关信号问题的内容，则判断为“未提供信息”。若原始研究中提供的信息不足以得出确定的判断，可归为“可能是”或“可能不是”。预测模型的适用性评价包含前 3 个领域，判断过程与偏倚风险相似，但没有信号问题。

表 14-1　PROBAST 工具的偏倚风险和适用性评价的步骤 3 内容汇总

1. 研究对象	2. 预测因子	3. 结局	4. 分析
判断信号问题			
1.1. 所采用的数据来源是否合适？例如队列、随机对照试验、巢式病例 - 对照研究数据？	2.1. 所有研究对象的预测因子定义和测量是否一致或类似？	3.1. 结局的测量方法是否合适？	4.1. 发生结局的研究对象数量是否合理？
1.2. 研究对象的纳入排除标准是否合适？	2.2. 预测因子的测量是否与结局无关？	3.2. 结局是否采用预先确定或标准的定义？	4.2. 连续变量、分类变量同时处理是否恰当？
—	2.3. 在模型使用的时点是否能够得到所有预测因子的信息？	3.3. 结局的定义中是否排除预测因子的信息？	4.3. 所有纳入对象是否都纳入了统计分析？
—	—	3.4. 所有研究对象的预测结局定义和测量是否一致或类似？	4.4. 研究对象的缺失数据是否处理恰当？
—	—	3.5. 结局的确定是否与预测因子无关？	4.5. 预测因子的选择是不是基于单变量分析 * ？
—	—	3.6. 预测因子的测量与结局确定之间的时间间隔是否合适？	4.6. 数据中的复杂问题（如删失、竞争风险、对照抽样等）的处理是否恰当？
—	—	—	4.7. 模型评价是否恰当？
—	—	—	4.8. 是否考虑了模型的过度拟合、拟合不足等问题？ *
—	—	—	4.9. 最终模型中预测因子及其权重是否与报告的多变量分析结果一致？ *
评价偏倚风险			
研究对象的选择	预测因子或其评价	结局或其确定	分析

 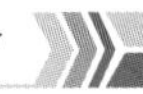

续表

1. 研究对象	2. 预测因子	3. 结局	4. 分析
评价适用性			
纳入的研究对象或环境设置与综述问题不匹配	预测因子的定义、评价或时间与综述问题不匹配	结局的定义、评价或时间与综述问题不匹配	—

[*] 仅适用于模型开发

步骤 4：总体判断

在步骤 3 偏倚风险分类的基础上，评价者可以将预测模型整体和每个领域的偏倚风险分为低、高或不清楚。每个领域内的结果汇总借鉴了“短板理论”，只有该领域所有信号问题都回答“是”或“可能是”才视为“低风险”，只要有一个信号问题回答“否”或“可能不是”就有可能为“高风险”，当某个信号问题被判断为“未提供信息”而同时其他信号都为“低风险”时，则该领域归为“不清楚”。同样，对于整体偏倚风险，只有每个领域都评为“低风险”才将整体视为“低风险”，只要一个领域被评为“高风险”就视为“高风险”，若某个领域被评为“不清楚”而同时其他领域都为“低风险”时，则整体归为“不清楚”。此外，对于构建模型的研究，即便 4 个领域都评为低风险，若没有外部验证仍降级为高风险；但在模型验证研究中，只要被验证模型的构建基于庞大数据集且构建时进行了内部验证，仍可认为整体属于低风险。

同样，基于步骤 3 对每个领域的适用性的评价，评价者可以将预测模型整体的适用性分为低、高或不清楚。对于研究对象、预测因子和结局 3 个领域，只有当所有领域都为低风险时，整体才判断为“低风险”，如果有一个或多个领域判断为高风险，则整体归为“高风险”。若某个领域判断为“不清楚”且所有其他领域都为低风险时，则整体归为“不清楚”。

对于整体汇总结果，工作组建议以表、图、文字 3 种形式呈现，便于读者快速了解研究整体水平。其中，表 14-2 列举每个研究在每个领域及汇总的风险水平，图 14-1 展示每个领域上各等级的研究所占比例，文字讨论补充各种偏倚风险构成模式对研究问题的证据支持力度。

表 14-2　PROBAST 评价结果示意表

研究	偏倚风险				适用性			总体	
	研究对象	预测因子	结局	分析	研究对象	预测因子	结局	偏倚风险	适用性
1	+	—	?	+	+	+	+	—	+
2	+	+	+	+	+	+	+	+	+
3	+	+	+	?	—	+	+	?	—
4	-	?	?	—	+	+	—	—	—
5	+	+	+	+	+	?	+	+	?
6	+	+	+	+	?	+	?	+	?
7	?	?	+	?	+	+	+	?	+
8	+	+	+	+	+	+	+	+	+

注：“+”表示低风险 / 低风险，“-”表示高风险 / 高风险，“？”表示不清楚。

第三节　信号问题解读及判断标准

根据 PROBAST 及其解释说明文件，结合既往研究经验，本节将针对各个领域每个信号问题的偏倚风险判断标准进行介绍和总结。

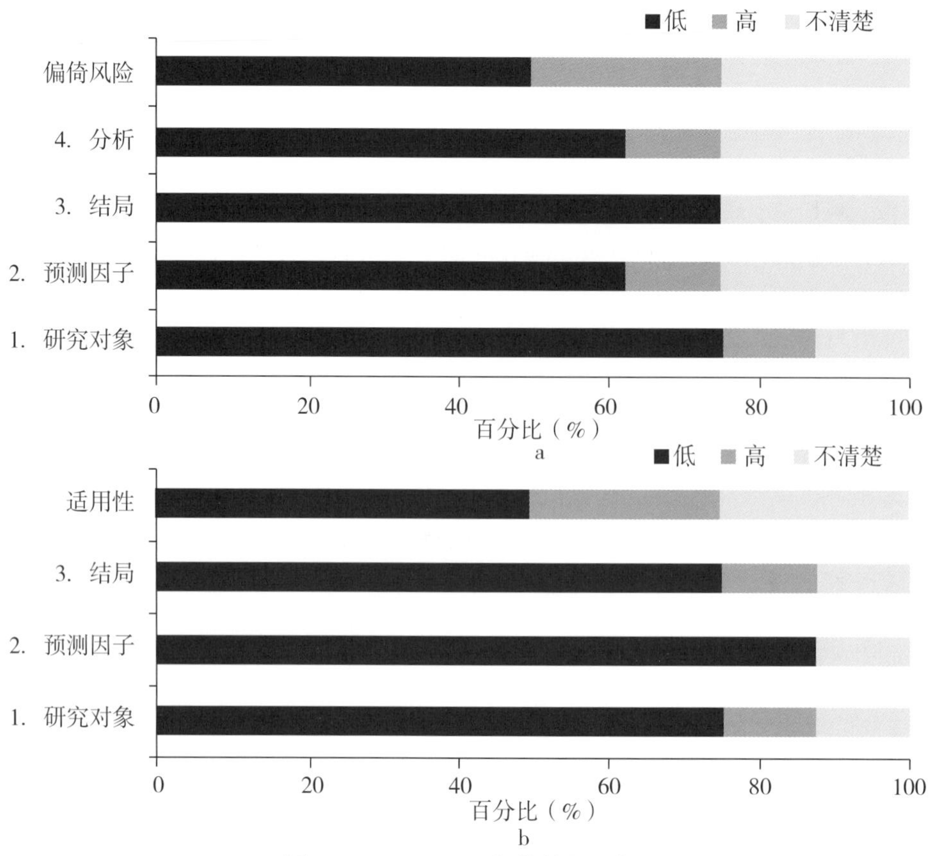

图 14-1 PROBAST 评价结果示意图

a. 偏倚风险评价；b. 适用性评价。

一、研究对象

含 2 个信号问题，主要用来说明研究对象的代表性，以便评价者判断预测模型是否正确反映了源人群中预测因子和预测结局之间的关系。实际评价时需要掌握两点：①对于研究设计，预后预测模型研究推荐前瞻性队列研究，而诊断预测模型研究推荐横断面研究，少部分依赖随访获取结局信息的也可采用队列研究。模型研究不推荐使用传统的病例 - 对照研究，巢式病例 - 对照研究或病例队列研究在经特殊分析后可视为低偏倚风险。②对于研究对象、纳入排除标准要慎重制定，避免诊断预测时排除合并其他疾病者、预后预测时纳入基线已患疾病尚未确诊者等不当处理。具体判断标准见表 14-3。

表 14-3 研究对象偏倚风险评价标准

1.1. 所采用的数据来源是否合适？例如队列、随机对照试验或巢式病例 - 对照研究？	
低风险（是 / 可能是）	高风险（否 / 可能不是）
• 前瞻性纵向队列（或合理的注册登记研究），具有一致的研究对象纳入排除标准、事先定义的预测因子以及事先定义的随访结局的确定方法 • 随机对照试验，具有更广泛的纳入标准并包括了治疗措施作为预测因子 • 巢式病例 - 对照或病例队列研究，针对原始结局的频率进行了调整（如逆抽样比率）	• 现有队列的研究对象纳入 / 排除标准可能不一致（为开发和验证预测模型之外的其他目的收集的数据） • 随机对照试验的研究对象资格范围较窄 • 非巢式的病例 - 对照设计
1.2. 研究对象的纳入排除标准是否合适？	
低风险（是 / 可能是）	高风险（否 / 可能不是）
• 合适的研究对象纳入排除标准，可以获得目标人群的代表性样本	• 不合适的目标人群的研究对象纳入 / 排除标准 • 纳入的研究对象已经发生了结局

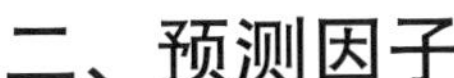

二、预测因子

含 3 个信号问题，主要用来判断针对所有研究对象是否运用了相似、真实可靠的方法来定义和测量预测因子。预测因子的范畴很广，包括人口学特征、医疗史、体格检查、影像指标、电镜指标、血尿生化、组织标本、疾病分期或特征、组学、其他生物指标等。设置的 3 个问题分别对应预测因子的定义及测量方法、测量过程、测量时点。推荐所有研究对象都采用同一定义、同一测量方法，测量时采用盲法，保证所有预测因子的信息在模型应用时点都可获取。实际评价时，需要掌握 3 点：①预测因子指研究中纳入探讨范围的所有潜在预测因子，不考虑是否纳入最终模型。②仅针对某一预测模型的系统综述，可只关注最终纳入模型的预测因子。③在结局发生之前测量预测因子的前瞻性研究，默认采用了盲法，而若在结局发生之后才测量预测因子或采用回顾性队列时，如对既往影像资料重新读片或回顾性检测冷藏标本时，测量过程就容易受到已发生结局的干扰，偏倚风险较大。具体判断标准见表 14-4。

表 14-4　预测因子偏倚风险评价标准

2.1. 所有研究对象的预测因子定义和测量是否一致或类似？	
低风险（是 / 可能是）	高风险（否 / 可能不是）
• 所有研究对象的预测因子以相同的方式定义和测量	• 预测因子的定义或测量方法不同 • 预测因子的测量涉及主观判断或技能培训，并由不同经验的测量人员完成
• 对于非研究目的从多个来源收集的数据（即常规收集的数据），需要仔细核查是否使用了不同的定义	
2.2. 预测因子的测量是否与结局无关？	
低风险（是 / 可能是）	高风险（否 / 可能不是）
• 预测因子测量者明显无法获得结局信息 • 对结局采用盲法	• 测量预测因子时使用了结局信息 • 结局缺乏盲法 • 回顾性地记录预测因子
2.3. 在模型使用的时点是否能够得到所有预测因子的信息？	
低风险（是 / 可能是）	高风险（否 / 可能不是）
• 包含的预测因子在模型使用时可以得到	• 包含的预测因子在模型使用时无法得到 • 对于验证研究，验证数据集中缺少模型所需的预测因子数据

三、结局

设有 6 个信号问题，主要用来判断所有研究对象是否运用了相似的、真实可靠的方法来进行定义和测量预测结局。如果结局的定义或测量不当，直接导致结局错分，从而造成模型的回归系数、截距和基线风险都发生偏倚，影响模型效果评价。和预测因子相似，此处的 6 个问题对应了预测结局的定义及测量方法、测量过程和测量时点。推荐所有研究对象都采用同一预先设定的定义、同一测量方法，测量时采用盲法并选取恰当的时点。实际评价时，需要掌握 5 点：①预测结局的定义和测量需要较强的临床知识，很多结局已经形成默认的推荐方法，建议直接参考。②一般结局定义根据多个条件判断时，容易对条件判断不一，偏倚风险较大。③某些情况下很难完全避免预测因子对结局测量时的干扰，如结局本身需要专家参考尽可能多的信息才能判断时，容易高估预测因子和结局之间的关联大小。④诊断试验有时无法对每个对象都采用完全相同的结局测量方法，如肿瘤领域，作为金标准的病理检测只会用在已有检查结果阳性（如影像学检查）的个体中，阴性个体后续或者不做任何进一步检查，或者采用其他准确性较低的替代确诊方法，导致偏倚。⑤预测因子与结局测量的时间间隔是否恰当，也需要较强的临床知识加以判断。诊断预测研究一般要求预测因子和结局指标的测量在同一时间点，少数结局的测量和预后预测研究一样，也需要随访。此时时间间隔太短会造成结局出现太少，太长结局性质可能会发生变化。具体判断标准见表 14-5。

表 14-5 结局偏倚风险评价标准

低风险（是 / 可能是）	高风险（否 / 可能不是）
3.1. 结局的测量方法是否合适？	
• 最佳的结局测量方法或被相关指南或既往文献采纳	• 结局的测量方法不是最佳的，导致确定研究对象的状态时出现错误 • 主观结局（例如，影像学结果、外科医生判断的结果或需要特殊技能培训才能判断的结果）
3.2. 结局是否采用预先确定或标准的定义？	
• 使用预先确定的或标准的结局定义，该定义已由临床指南、既往发表的研究或已发表的研究方案中的定义证实	• 使用了连续尺度上的非典型阈值 • 排除非典型成分的复合结局 • 基于共识的结局
3.3. 结局的定义中是否排除预测因子的信息？	
• 结局的定义中未使用预测因子的信息	• 预测因子是结局定义的一部分 • 通过小组共识定义结局
3.4. 所有研究对象的预测结局定义和测量是否一致或类似？	
• 所有研究对象的结局都以类似的方式定义和策略	• 部分研究对象的结局明确以不同的方法定义和测量
3.5. 结局的确定是否与预测因子无关？	
• 确定结局状态时不了解预测因子的信息 • 研究明确报告的结局状态是在不了解预测因子信息的情况下确定的 • 客观结局	• 预测因子的信息被用于确定结局状态
3.6. 预测因子的测量与结局确定之间的时间间隔是否合适？	
• 预测因子测量和结局确定之间的时间间隔能够正确记录结局并获得具有代表性的事件数量	• 预测因子测量与结局确定之间的时间间隔过长或过短，无法正确记录结果并获得有代表性的事件数

四、分析

含 9 个信号问题，主要用来说明统计方法的选择和使用是否恰当，以便评价者判断由于统计分析和报告的问题，哪些结果是虚假、存在偏倚的。采用不恰当的统计方法或者忽视重要的统计原则都会增加偏倚风险。该部分评价需要较多的专业知识，因此建议至少需要一位在预测模型研究领域的统计专家参与。实际评价时，需要掌握 5 点：①预测模型研究中，样本量更关心的是发生预测结局的研究对象数。构建模型时，当发生结局的研究对象数 / 候选预测因子数比值小于 10 时，除要求采用各种内部验证技术定量评价外，后续还应再采用收缩回归系数等方法对参数进行调整。②构建模型时，尽量不要到分析阶段再将连续变量根据手头数据特征转为二分变量，必须如此操作时，同样要补充内部验证和收缩回归系数调整，否则只要有一个连续变量在分析阶段临时转为二分类变量进行预测，即视为高风险。注意那些在设计阶段就决定按照某一标准（如临床界值）分为两组的连续变量，不在该讨论范围之内。③分析过程中，对某一多分类的预测因子进行亚组合并时（该合并是为了处理某些亚组人数相对较少），若合并后该预测因子仍未纳入最终模型，可认为偏倚风险较小，反之偏倚风险较大。④避免分析时因某些预测因子难判断、存在异常值或缺失而将研究对象剔除，如剔除预测因子模糊不清（如影像学检查或实验室检查）的个体，可能导致纳入分析的都是极端取值个体，从而高估模型区分能力；注意并非只要有数据因为上述原因剔除就一定判断为“高风险”，当只有一小部分研究对象不纳入分析且纳入部分仍具有代表性时，偏倚风险可能评价为“低风险”，但遗憾的是到底多小才认定为“可以接受的一小部分”尚无明确标准。⑤变量筛选切忌单纯依赖单变量分析，而是要结合已有临床知识、预测因子测量的可靠性、一致性、适用性、可及性和测量成本。⑥病例队列、巢式病例 - 对照研究要考虑抽样比例计算绝对结局事件概率（如采用逆概率加权的 logistic 回归）；结局存在竞争风险或随访存在删失的数据，需采用整合时间 - 事件信息的 Cox 回归方法；结局可以复发（如癫痫）时需采用多水平模型或随机效应模型。⑦当结局事件过少、结局事件数 / 待筛选因子数比值过小、连续变量转为二分变量，利用单变量分析或前进 / 后退自动法筛选变量时，过度拟合问题会更为突出，要补充内部验证和调整收缩回归系数。具体判断标准见表 14-6。

表 14-6　分析偏倚风险评价标准

低风险（是 / 可能是）	高风险（否 / 可能不是）
4.1. 发生结局的研究对象数量是否合理?	
• 对于模型开发研究，如果发生结局的研究对象人数相对于候选预测因子（event per variable，EPV）的数量 ≥ 20 • 对于模型验证研究，如果发生结局的研究对象人数 ≥ 100	• 对于模型开发研究，如果发生结局的研究对象人数相对于候选预测因子的数量 < 10 • 对于模型验证研究，如果发生结局的研究对象人数 < 100
4.2. 连续变量、分类变量同时处理是否恰当?	
• 连续预测因子不进行二分类处理 • 对连续预测因子进行非线性检查 • 对于验证研究，使用相同的定义收集预测因子，或使用相同的截断点进行分类	• 对连续预测因子进行二分类处理 • 使用普遍认可的临床截断点或数据驱动的截断点对连续预测因子进行分类 • 对于验证研究，使用不同的定义收集预测因子，或使用不同的截断点进行分类
4.3. 所有纳入对象是否都纳入了统计分析?	
• 所有符合研究纳入标准的研究对象都被纳入分析，或只有极少数被排除	• 分析中不恰当地排除了一些研究对象或亚组（如结果不明者、数据缺失者、异常值、随访不完整者）。
4.4. 研究对象的缺失数据是否处理恰当?	
• 预测因子或结果无缺失。研究明确报告没有因数据缺失而将研究对象排除 • 使用多重插补的方法处理缺失数据 • 比较有缺失数据和无缺失数据的结果 • 对于验证研究，删除系统性缺失的预测因子	• 分析中删除了缺失数据（如完整病例分析） • 处理缺失数据的方法存在明显缺陷（如缺失指标法或不恰当地使用末次结转值） • 研究没有明确提及处理缺失数据的方法

续表

4.5. 预测因子的选择不是基于单变量分析？*	
低风险（是 / 可能是）	高风险（否 / 可能不是）
• 根据现有知识选择预测因子并强制纳入模型 • 任何不基于预测因子与结果之间的先验统计检验的方法（如主成分分析） • 建模过程中的多变量选择策略需要进行过拟合测试	• 在进行多变量建模之前，根据单变量分析选择预测因子
4.6. 数据中的复杂问题（如删失、竞争风险、对照抽样等）的处理是否恰当？	
低风险（是 / 可能是）	高风险（否 / 可能不是）
• 病例队列或巢式病例 - 对照设计考虑了抽样比例 • 对于发生删失的长期结局使用 Cox 回归 • 对于同一结局的多个事件使用多水平或随机效应模型	• 没有适当考虑数据的复杂性 • 忽视竞争风险
4.7. 模型评价是否恰当？	
低风险（是 / 可能是）	高风险（否 / 可能不是）
• 校准度和区分度均恰当评估 • 在预测生存结局的模型评价中考虑了删失（如 *D* 统计量、Harrell *C* 指数）	• 校准度和区分度均未评估 • 仅使用拟合优度检验来评估校准度（如 Hosmer-Lemeshow） • 在预测生存结局的模型评价中未考虑删失 • 使用从现有数据集中得出或基于非临床截断值的预测概率阈值来呈现分类指标（如灵敏度、特异性或预测值）
4.8. 是否考虑了模型的过度拟合、拟合不足等问题？*	
低风险（是 / 可能是）	高风险（否 / 可能不是）
• 必要时，重抽样法或交叉验证进行内部验证，并随后调整模型性能的估计值	• 未进行内部验证，或内部验证仅包括对研究对象数据的单个随机分割样本 • 重抽样法或交叉验证没有包括所有模型开发过程（如变量选择过程）
4.9. 最终模型中预测因子及其权重是否与报告的多变量分析结果一致？*	
低风险（是 / 可能是）	高风险（否 / 可能不是）
• 最终模型中的预测因子和回归系数与多变量分析结果一致	• 最终模型中的预测因子和回归系数与多变量分析结果不一致

* 仅适用于模型开发。

第四节　实例分析

我们以 PROBAST 网站上提供的文献为例简单介绍应用 PROBAST 工具进行偏倚风险评价的具体方法。该案例一文由 Perel 等于 2012 年发表于 *BMJ*，旨在开发和验证预后模型用于预测创伤性出血患者的早期死亡。

步骤 1： 明确系统综述的问题。我们首选需要确定系统综述所研究的问题，总结模型使用目的、目标人群、预测因子和预测结局等信息。例如，该实例文献目的是“识别有早期死亡风险的创伤性出血患者，从而为及时的护理决策提供依据”，研究对象是“在急诊室（医院）就诊的创伤患者”，预测因子是“年龄、性别、受伤类型、受伤时间、血压、心率、呼吸频率、毛细血管再充盈时间、格拉斯哥昏迷评分，预测因子是在进入急诊科时测量”，结局是“早期全因死亡”。

步骤 2： 区分预测模型研究的类型。根据研究目的，我们可以纳入“仅开发”以及“开发加验证”两种类型。实例中的文献是“开发加验证”型的。

步骤 3： 偏倚风险和适用性评价。对纳入的每篇文献根据条目进行逐一评价，篇幅原因我们在此只呈现了偏倚风险评价的结果（表 14-7），实际操作时，应该对每个信号问题根据文献进行描述，并就其偏倚风险进行评价判断，具体请参考 PROBAST 网站。对于模型的适用性评价，需要结合系统综述的问题从研究对象、预测因子和结局 3 个领域进行综合评价。

步骤 4： 总体判断。根据偏倚风险的评价结果，整体视为“低偏倚风险”。模型适用性上，若均符合研究目的，则整体视为“低风险”。

对于纳入的每一篇文献，都根据上述步骤进行判断，最后采用图、表或文字的形式进行汇总和呈现。

表 14-7　PROBAST 应用举例：偏倚风险评价

信号问题	偏倚评价原因	问题评价		领域评价
		开发	验证	
1. 研究对象				低风险
1.1. 所采用的数据来源是否合适？例如队列、随机对照试验，或巢式病例 - 对照研究数据？	没有 CRASH-2 试验（开发数据集）的纳入和排除信息，但不会对结果产生较大影响；CRASH-2 试验引用了文献	是	是	
1.2. 研究对象的纳入排除标准是否合适？		可能是	是	
2. 预测因子				低风险
2.1. 所有研究对象的预测因子定义和测量是否一致或类似？	未发现明显问题	可能是	可能是	
2.2. 预测因子的测量是否与结局无关？		是	是	
2.3. 在模型使用的时点是否能够得到所有预测因子的信息？		是	是	
3. 结局				低风险
3.1. 结局的测量方法是否合适？	可能利用现有的预测因子信息确定结局（全因死亡）；开发和验证的随访定义有所差别，开发数据中随访的定义为“院内或出院后 28 天内”，验证数据中随访的定义为“入院期间任何时间（持续时间未定义），但这些不会对结果产生较大影响	是	是	
3.2. 结局是否采用预先确定或标准的定义？		是	是	
3.3. 结局的定义中是否排除预测因子的信息？		是	是	
3.4. 所有研究对象的预测结局定义和测量是否一致或类似？		是	是	
3.5. 结局的确定是否与预测因子无关？		可能不是	可能不是	
3.6. 预测因子的测量与结局确定之间的时间间隔是否合适？		是	是	
4. 统计分析				低风险
4.1. 发生结局的研究对象数量是否合理？	在模型开发时使用了完整病例分析，但缺失数据的比例较低（RCT 数据），因此偏倚风险仍认为较低。该领域不存在其他问题	是	是	
4.2. 连续变量、分类变量同时处理是否恰当？		是	是	
4.3. 所有纳入对象是否都纳入了统计分析？		否	是	
4.4. 研究对象的缺失数据是否处理恰当？		未报告	是	
4.5. 预测因子的选择是不是基于单变量分析[*]？		是		
4.6. 数据中的复杂问题（如删失、竞争风险、对照抽样等）的处理是否恰当？		是	是	

续表

信号问题	偏倚评价原因	问题评价		领域评价
		开发	验证	
4.7. 模型评价是否恰当?		是	是	
4.8. 是否考虑了模型的过度拟合、拟合不足等问题*?		是		
4.9. 最终模型中预测因子及其权重是否与报告的多变量分析结果一致*?		可能是		

* 仅适用于模型开发。

第五节　本章小结

PROBAST 是第一个严格开发的专门评价开发、验证或更新个体水平预测模型的原始研究偏倚风险的工具。它适用于诊断预测研究和预后预测研究，且不受医学领域、研究结局或预测因子的变量类型、统计方法的限制。PROBAST 的潜在使用者包括系统综述的作者、医疗保健决策者、对循证医学感兴趣或参与指南制定的研究人员和临床医生以及期刊编辑和审稿人。在实际使用时，需要评价者具备预测模型和临床两方面的专业知识，单纯临床医生或者方法学专家都难以单独完成。所有评价者都需要进行专业培训，并根据事先制定的详细的判断标准进行双人背靠背评价，对判断结果进行一致性评价，对于不一致的地方采用讨论决定，若意见分歧持续存在，可加入第三名有相关经验的评价者最终确定，以保证评价的准确性。预测模型的系统综述作为一个相对独立的研究领域，不仅偏倚风险和适用性评价有独特之处，其实从研究问题的提出、文献检索、文献纳入排除、数据分析、结果解读到论文报告都有针对性的方法学探讨，也正在逐渐形成一套独立的方法学体系，限于篇幅本文将不再一一介绍。

PROBAST 虽然是针对预测模型的偏倚风险评价工具，但其使用并不仅限于预测模型的系统综述。研究者可以利用 PROBAST 对自己开发的模型进行独立的方法学评价，也可以对已发表的单个模型进行外部评价，还可以对预测模型的进行单纯的方法学评价研究。例如，Li 等开发并验证了针对 COVID-19 住院患者院内死亡的预后模型，并邀请未参与模型开发和验证的专家使用 PROBAST 对模型进行了质量评价，将评价结果直接提供给读者，展示了模型较高的方法学质量。Wang 等在对接受抗逆转录病毒治疗的 HIV 感染者生存预后模型进行外部验证时，先利用 PROBAST 对模型的方法学进行了评价，由于模型被判断为高偏倚风险，后续的外部验证结果也无法确认模型的有效性和适应性，提示了方法学质量对模型验证的重要性。Wynants 等对 COVID-19 的诊断和预后模型进行了系统检索，并利用 PROBAST 对方法学质量进行了评价和总结，发现大多数已发表的模型存在较高的偏倚风险。

除了 PROBAST，其他与预测模型相关的质量评价工具包括针对预后研究的质量评价（QUIPS，Quality In Prognosis Studies）、针对诊断试验准确性的评价工具 -2（QUADAS-2，Quality Assessment of Diagnostic Accuracy Studies-2）。此外，研究者还可以使用 Cochrane 偏倚风险评价工具 2.0 评价基于随机对照设计的预测模型研究的方法学质量，或使用 ROBINS-I（Risk Of Bias In Nonrandomized Studies of Interventions，非随机干预研究的偏倚风险评价）工具评价非随机设计的比较研究。研究者需要结合具体的研究目的和研究设计来选择适宜的评价工具。

目前，对预测模型方法的研究仍处于起步阶段，但预测模型的系统综述越来越多。PROBAST 的出现对今后相关原始研究和系统综述都有很好的推动和规范作用。与其他医学评价指南一样，PROBAST 也会随着预测模型研究方法的发展而不断更新。因此，PROBAST 工具的出现，至少会推动以下研究领域的兴起和发展：①针对 PROBAST 工具的细节完善和方法学探索，如对于机器学习建模的针对性条目的开发与验证（PROBAST-AI）、针对生存分析资料模型评价指标的优化等。②针对已有预测模型的质量评价，找出差距以便针对性完善现有预测模型的不足。③针对 PROBAST 工具的推广效果评价，通过对比工具提出前后，发表的预测模型质量变化，反应工具的推广和接受程度。④针对预测模型的系统综述，方法学的提出将会吸引不同专业领域的学者关注对预测模型进行系统综述，综合回答实际问题。而伴随上述这一系列研究的积累和探讨，预测模型的原始研究势必会越来越规范和科学，相关系统综述工作也势必会越来越完善和普及。

（陈　茹　马　捷）

第十四章参考文献

第十五章　临床预测模型的报告准则和写作规范

完整报告预测模型开发和验证过程，可提高模型透明度，这对于模型外部验证及临床应用极其重要。然而已发表的预测模型类论文的报告质量并不尽如人意。Bouwmeester 等分析了 6 本高影响力期刊上刊载的所有预测模型研究，结果显示模型各方面信息的描述并不充分，报告规范性较为欠缺，严重影响了模型的可用性。基于此，专家协作组于 2015 年公布了《个体预后或诊断的多变量预测模型透明报告》（*Transparent Reporting of a Multivariable Prediction Model for Individual Prognosis or Diagnosis*，TRIPOD）及相应的说明文件，用以规范预测模型的报告过程；随后为进一步提高报告质量评价的客观性及一致性，于 2019 年公布了 TRIPOD 报告规范依从性评判标准，此标准也可作为提高研究报告准确性和完整性的指导文件。

随着预测模型研究的深入，TRIPOD 也不断出现了许多拓展版，例如针对基于聚类数据集构建 / 验证预测模型的 TRIPOD-Cluster 清单、针对人工智能预测模型的 TRIPOD-AI 清单，及针对预测模型系统综述的 TRIPOD-SRMA 清单等。同时，也有用于诊断准确性研究的报告规范、用于医学影像 AI 的报告清单等相关准则被应用于预测模型类的研究论文报告中，能够提升研究者的报告质量，以及帮助检查预测模型类的研究工作及其他资料在实施和报告过程中的最佳实践及伦理标准，帮助研究者、编辑及同行评议和生物医学出版过程中的其他人员创作和传播准确、清晰、可重复、无偏倚的医学期刊论文。

第一节　TRIPOD 报告规范介绍及解读

一、TRIPOD 报告规范概述

从 2011 年开始，由统计学专家、流行病学专家等多学科团队组建的专家协作组通过文献检索及专家小组会议的形式，尝试制定用于预测模型的报告规范，在 2013 年形成了 129 条指标条目，再经由 25 名预测模型领域专家将条目精简至 76 条，最后协作组深入讨论完善制定了专用于多变量预测模型开发或验证的 TRIPOD 报告规范，并于 2015 年 1 月在 *BMJ*、*Circulation*、*Annals of Internal Medicine* 等多本国际知名期刊上同时刊出，并配发了相应的说明和详述文件，为开发或验证多变量预测模型类的文章提供了报告框架。TRIPOD 报告规范旨在提高预测模型类文章的报告质量，主要用于协助研究者撰写描述预测模型开发，验证或更新的报告，帮助编辑和同行评审员审查提交出版的手稿，并帮助读者批判性地评估已发表的报告。TRIPOD 报告规范涵盖仅报告开发预测模型的研究、预测模型的开发和外部验证，以及仅外部验证（有或没有更新）的研究，但不适用于病因学研究中的多变量建模或研究单个预后因素的研究，也不适用于量化使用预测模型后对参与者或医生行为及管理、参与者健康结局或护理成本效益等影响的研究。

TRIPOD 报告规范包括题目和摘要、前言、方法、结果、讨论和其他信息 6 个部分，共 22 个条目，适用于模型开发、验证、增量值等研究类别。TRIPOD 官方网站（https：//www.tripod-statement.org/）也提供了由中国学者制作的中文翻译版供研究者使用。TRIPOD 专家协作组认识到了报告指南的广泛二次使用。为促进 TRIPOD 报告规范应用的定量评价及评价结果的可比性，专家协作组经过多轮讨论及论证，在 2019 年发布了 TRIPOD 报告规范依从的系统性评价标准，针对规范中每一条目制定了相应的信息报告要求，判断在预测模型的报告中是否提供了每个依从性要素中所要求的信息，以促进并确保在未来研究中衡量对 TRIPOD 依从的一致性。

二、TRIPOD 报告规范条目解读

TRIPOD 报告规范专家协作组对清单中 22 个条目进行了逐一解释与说明，其中 6 个项目仅适用于预测模型的开发（10a、10b、14a、14b、15a 和 15b），6 个项目仅适用于外部验证（10 c、10e、12、13 c、17 和 19a）。除条目 17 外，所有 TRIPOD 条目均被认为适用于增量值研究的报告。各条目解读见表 15-1。

表 15-1　TRIPOD 清单

主题	条目	适用条件	条目内容
题目和摘要			
题目	1	建立 / 验证	应明确研究为预测模型建立研究还是验证研究，研究目标人群和预测的结局指标
摘要	2	建立 / 验证	概述研究目标、研究设计、研究场景、研究对象、样本量、预测因子、结局指标、统计分析方法、结果和结论
前言			
背景和目的	3a	建立 / 验证	阐述研究的医学背景（包括是诊断还是预后）以及建立或验证多因素预测模型的理由，包括对现有模型的引用与参考
	3b	建立 / 验证	详细说明研究目标，包括研究是建立模型还是验证模型，或两者都有
研究方法			
数据来源	4a	建立 / 验证	描述研究设计或数据来源（如随机对照试验、队列研究或注册登记研究数据等），并分别描述建立或验证模型的数据集
	4b	建立 / 验证	详细描述关键研究日期，包括数据收集的开始时间、结束时间，如果适用还应有随访结束时间
研究对象	5a	建立 / 验证	详细说明研究场景的关键信息（如初级医疗机构、二级医疗机构或普通人群），包括研究中心的数量和位置
	5b	建立 / 验证	描述研究对象的纳入标准
	5c	建立 / 验证	如相关，详述研究对象接收干预治疗的具体细节
结局指标	6a	建立 / 验证	清晰定义预测模型所要预测的结局指标，包括如何以及何时进行评估
	6b	建立 / 验证	报告对预测结局指标盲法评价的所有细节
预测因素	7a	建立 / 验证	清晰定义建立或验证多因素预测模型所使用的所有预测因素，包括如何以及何时测量
	7b	建立 / 验证	报告对预测因素指标盲法评价的所有细节
样本量	8	建立 / 验证	解释研究样本量是如何确定的
缺失数据	9	建立 / 验证	描述缺失数据的处理方法（如仅分析完整数据、单一插补和多重插补等），并详细说明插补方法
统计方法	10a	建立	描述预测因素在分析中是如何处理的
	10b	建立	详细说明模型类型，建模过程（包括预测因素的选择）和内部验证方法
	10c	验证	描述模型验证中预测值的计算方法
	10d	建立 / 验证	详述评估模型预测效果（或比较不同预测模型）的所有方法
	10e	验证	如果有，描述验证模型后进行的任何模型的更新（如再校准等）
风险分层	11	建立 / 验证	如果进行了风险分层，提供如何建立风险分层的细节

续表

主题	条目	适用条件	条目内容
数据比较	12	验证	识别建模数据集与验模数据集在研究场景、纳入标准、结局指标和预测因素上的任何差异
结果			
研究对象	13a	建立 / 验证	描述研究对象纳入研究的过程，包括有结局或无结局的研究对象数量以及随访情况（如果适用），建议制作流程图
	13b	建立 / 验证	描述研究对象的特征（包括人口学资料、临床特征与可用的预测因素），以及缺失预测因素与结局指标的研究对象的数量
	13c	验证	比较模型验证数据集与模型开发数据集在重要变量上的分布差异，如人口学资料、预测因素和结局指标等
模型建立	14a	建立	明确每个分析中的研究对象和结局事件的数量
	14b	建立	可报告每个候选预测因素与结局指标的未校正的关联程度
模型详述	15a	建立	提供可对个体进行预测的完整预测模型（如所有的回归系数、模型截距或既定时间点的基线生存率等）
	15b	建立	解释如何使用预测模型
模型表现	16	建立 / 验证	报告预测模型的预测效果参数（及其可信区间）
模型更新	17	验证	如果有更新，报告模型的更新结果（即更新后的模型参数和模型预测效果）
讨论			
局限性	18	建立 / 验证	讨论研究的局限性（如非代表性样本、预测结局指标平均事件不足、缺失数据等）
解释	19a	验证	讨论模型在模型验证数据集与模型开发数据集或与任何其他模型验证数据集中的预测效果的对比
	19b	建立 / 验证	结合研究目的、局限性、其他相似研究的结果和其他相关证据，对研究结果进行整体解释
意义	20	建立 / 验证	讨论模型的潜在临床应用和对未来研究的启示
其他信息			
补充信息	21	建立 / 验证	提供补充资料和信息，如研究方案、网页计算器和数据集
资助	22	建立 / 验证	提供研究资金来源和资助方在本研究中的角色

（1）条目 1（题目）：文章标题中应明确描述以下 4 方面信息：①根据研究类型，标注开发、验证、增量值等字样；②明确文章为预测模型类研究，需包含预测、预后、风险评分等字样；③明确研究目标人群（即 participants）；④注明主要预测结局（即 outcome）。

（2）条目 2（摘要）：摘要是读者快速掌握文章主题及判断是否值得阅读全文的关键所在。TRIPOD 提出摘要应为结构式，利用有限的字数传达足量信息，需简明清晰地描述条目中提到的每个要素，应注意：①预测因子的描述，若预测因子数量较多难以全部列出，宽泛描述即可，如“患者疾病史及体检指标”；②模型性能指标的描述，若研究同时包括模型建立及验证，应分别报告模型表现的评价指标。

（3）条目 3（背景和目的）：在背景中需充分描述开展本模型研究的国内外现状、必要性等内容，以及还需列出现有模型并给出验证、更新或开发新模型的原因。

研究目标是研究中要解决的特定目标或研究问题，本条目要求描述研究预测的目的、预测的结局及模型适用的人群，还应说明本研究是模型建立还是模型验证，或两者都有。

（4）条目 4（数据来源）：本条目要求应明确报告研究设计类型或数据来源。预测模型包括诊断模型和预后模型，对研究设计要求不同。诊断模型的预测因子与结局变量是在同一时点或很短时间窗内测量，可利用横断面研究数据、病例 - 对照研究数据；预后模型的预测因子与结局存在因果关系，可利用队列研究、随机对照试验、巢式病例 - 对照等研究数据。同时需详实描述数据收集（患者招募）的起始和结束时间，以及随访结束时间 3 个重要时间节点。诊断模型不涉及随访时间，预后模型需给出随访时长的计算方法和预测的时间范围。

（5）条目 5（研究对象）：预测模型很难直接在不同类型的临床场所中互通应用，研究场景的详细描述能便于判断模型的应用范围。在报告研究对象时，应报告其来源，包括研究中心信息，以及研究中心的数量和地理位置，这些特征决定了预测模型应用的目标人群。同时还需详实描述研究对象的纳入和排除标准。纳入标准是否合理会影响研究对象的纳入过程及模型预测的准确度，也会影响模型验证的表现。

TRIPOD 报告规范依从性标准指出，研究对象的纳入标准不应只在流程图中简略说明，而需作为单独的内容呈现。对于预后模型，还应详细描述基线或随访期间所接受的治疗干预措施，因为这些干预措施可能会改变结局的发生，从而影响预测模型的准确性。

（6）条目 6（结局指标）：结局指标报告重点在于 3 方面：①明确结局定义，且需声明和引用该定义的权威出处；②清晰描述结局的组成部分及其测量方法；③注明各指标测量时间及频率。虽然不是每项研究都应用了盲法，但如果在研究过程中实施了盲法则需说明具体的实施策略。

（7）条目 7（预测因素）：研究者需对所有预测变量进行充分定义，根据变量类型提供度量单位或分类类别，同时清晰描述各变量测量的方法及时间。需注意的是，对于模型开发研究，所有预测因素是指所有可能进入最终预测模型中的变量，即所有备选变量，而不仅仅是最终模型中包含的变量；而对于模型验证研究，所有预测因子则是指被评估模型中所包含的变量。

如果预测因素的测量涉及研究对象或研究者的主观判断或评估，应采用盲法进行测量或评价，有效避免信息偏倚。预测因素的盲法报告需考虑两方面：①预测因素与结局指标之间互盲，否则会人为增加预测因素与结局间的关联；②预测因素之间也应避免可能出现主观判定的情况。

（8）条目 8（样本量）：在预测模型的研究中需说明样本量的计算方法，是基于统计方法，还是基于现实考虑（比如使用现有数据）。样本数量能体现出预测因素与结局之间的关联是否稳固、预测模型拟合是否合适、模型是否存在潜在过度拟合。

（9）条目 9（缺失数据）：在研究者尽可能完善数据质量的前提下，临床研究仍易出现变量信息缺失。缺失数据对于研究结果的影响不容忽略，然而对缺失数据不恰当的处理方法将会引入更多偏倚。研究者需明确报告本研究分析的数据是否存在缺失，若存在缺失应详细描述缺失数据的处理方法，包括具体插补的变量及插补次数。

（10）条目 10（统计方法）：研究者需明确描述：①每个预测因素的处理方法，包括将连续变量转换为分类变量时的切点值界定方法，原始数据的转换方法，以及预测因素与结局之间的线性或非线性关系。若模型为非线性回归模型，还应报告采用的方法，如多项式回归或限制性立方样条；若为线性回归模型，建议报告预测因素与结局指标呈线性关系的假设。②报告预测模型建立时所用的所有统计方法，应至少包括：a. 统计模型类型，如 logistic 模型、Cox 模型等；b. 备选预测因素的选定，指在建模前所有潜在预测变量是通过什么方式选定的；c. 进入模型预测因素的筛选方法，指在建模中进入最终回归模型中的预测因素的筛选过程，如单因素分析、逐步回归等；d. 交互项的处理；e. 比例风险假设（适用于 Cox 模型）；f. 内部验证方法，如重抽样、交叉验证等。③个体结局发生概率预测值的计算方式，包括但不限于直接使用被评估预测模型公式或简化评分规则或列线图等。④预测模型表现的评价指标，至少包括区分度和校准度，也可增加 R^2、灵敏度、特异度、决策曲线等多维度反映模型性能，若要评价引入新预测因子后的预测效能增加值，也可使用综合判别改进指数（IDI）及净重分类改进指数（NRI）等指标。

当在其他个体中验证或应用现有预测模型时，预测表现通常会变差，此时可考虑进行模型更新。若存在模型更新，还应详细描述更新的方法，如重新校正校准截距或回归系数、添加新的预测因素等。

（11）条目 11（风险分层）：预测模型一般获得的是绝对风险值，即结局事件发生的概率，并不能直接指导临床决策，根据发生概率将研究对象划分为不同风险等级有助于临床实践。风险分层的建立方法及划分的层数要求虽尚无明确共识，但若研究进行了风险分层，研究者应详细描述风险分层的具体细节，包括风险阈值的界定、层数等信息；研究同时包括开发和验证时则应分别描述。

（12）条目 12（数据比较）：模型验证是评价模型可推广性及可移植性的重要过程。无论是内部验证还是外部验证，需清楚地报告验证数据集的研究场景、研究对象的纳入标准、结局指标与预测因素的定义、测量方法及编码方法，且这些内容是否与建模数据集存在差异，应明确强调任何差异以及差异的处理方法。

（13）条目 13（研究对象）：了解研究对象纳入研究的过程便于读者判断模型适用的人群及范围，需报告从更大的初始群体中选定研究对象的过程、研究对象的基线数据，涵盖模型验证的研究需同时报告模型建立与验证数据集中研究对象的基线特征、预测因素及结局指标的分布情况，用于判断模型验证或应用的人群特征。仅在新拟合模型中增加预测因素、不修订原始模型的增量研究中，则不适用。

（14）条目 14（模型建立）：预测模型类研究中的有效样本量是最后用于统计分析的样本量，研究对象结局发生数量与纳入模型的预测变量数量会直接影响模型的拟合，应全面描述每个模型开发中所涉及的研究对象数量及结局事件发生数量。单因素分析能为了解某一因素从未校正到校正分析后其对结局预测能力的变化差异提供信息，若研究方法中提出要进行单因素分析，则结果中应报告每一变量的效应值；若存在缺失数据，还应报告每个单因素分析中所包括的研究对象数量。

（15）条目 15（模型详述）：预测模型应提供足够详细的信息，以便开展模型验证或应用实践，实现对个体或群体的预测。对于二分类 logistic 回归模型，需报告模型中每个预测因素的回归系数或比值比及其置信区间，以及模型截距项；对于基于 Cox 回归的模型，需逐一报告模型中各因素的回归系数、风险比及其置信区间，为评估个体在特定时间点结局发生概率，还应报告该时间点的基线累积风险；对于其余模型构建方法，均需报告效应值或相应的参数。

为促进预测模型的临床可用性和可解释性，研究者常将发生概率公式转化为简化评分规则、列线图或在线计算器等展示形式易于临床应用，需详实报告该预测模型的具体使用方法，让其他使用者能直接进行验证或实践。

（16）条目 16（模型表现）：与条目 10d 相对应，在方法中描述的区分度、校准度及其他模型表现的评价指标均应在结果中报告。研究中若建立或验证了多个模型，每个模型的性能指标都应报告。

（17）条目 17（模型更新）：与条目 10e 相对应，若在模型验证研究进行了模型更新，则应详细报告模型更新的方法，更新后模型中各预测因素的回归系数、截距或基线累积风险以及模型的区分度及校准度等参数信息。

（18）条目 18（局限性）：研究中难以避免存在局限，研究设计、研究方法等原因都可能造成研究局限，应在讨论中清楚说明本研究存在的任何局限性，阐明局限是否会对模型开发或验证造成影响，是否会影响模型的可信性、适用性和可推广性。

（19）条目 19（解释）：对于模型验证的研究，应明确描述验证的模型与原先开发的模型之间的一致性或差异性，当验证的模型显示出（与模型开发时或其他验证研究中）不同的预测效果时还需分析可能的原因。

对研究结果展开全面的解释及讨论，需同既往研究结果进行比较分析，尤其是与作用于同一人群同一结局指标的不同预测模型的比较，进一步探讨本研究开发或验证的模型的优劣势。

（20）条目 20（意义）：预测模型有助于临床诊疗决策、患者预后管理及卫生资源配置，其应用价值可能不仅在于临床实践，也可以是理论上的革新，有必要报告本研究中预测模型的潜在应用场景及应用条件，并结合当前研究的局限性、不足之处提出对未来研究的启示。

（21）条目 21（补充信息）：研究应提供足够详细的信息以便读者能直接验证或应用该模型，包括研究方案、网页计算器和数据集等补充材料。如果预测模型过于复杂难以完整报告或需要不断进行模型更新，则还需提供能计算预测概率的可访问的源代码。

（22）条目 22（资助）：研究资金来源和资助方角色能一定程度上反映研究中是否存在潜在利益冲突，研究者应披露本研究所获得的所有资金来源，并说明资助者在研究过程中所起的作用，或明确说明未得到任何外部资助。

第二节　利用 TRIPOD 建立写作框架

2022 年 12 月全国标准信息公共服务平台网站发布了《学术论文编写规则》（GB/T 7713.2—2022），于 2023 年 7 月 1 日起实施，在标准中指出学术论文一般由 3 部分组成，分别为：①前置部分：题名、作者信息、摘要、关键词及建议或允许标注的其他项目。②正文部分：引言、主题、结论、致谢及参考文献等。③附录部分：以附录的形式对正文部分的有关内容进行补充说明。

对于临床预测模型类文章，文章同样包括这些组成部分，TRIPOD 报告规范包括标题和摘要、前言、方法、结果、讨论和其他信息 6 个部分 22 个条目，基本涵盖了学术论文 3 部分的核心要素，条目 1、条目 2 对应前置部分，条目 3 至条目 20 对应正文部分，条目 21、条目 22 对应附录部分，TRIPOD 报告规范可以作为临床预测模型类文章的写作指引。TRIPOD 报告规范依从的系统性评价标准则是针对规范中每一条目制定了相应的信息报告要求，该工具将每一条目内涉及的元素分解成单独的元素，并开发相应的评价标准，即根据符合情况勾选赋值。该工具虽开发用于对 TRIPOD 报告规范依从性的情况，同样也可用来指导临床预测模型类文章的写作报告。在每一部分的写作中，需呈现出相应的元素。

本内容会依据 TRIPOD 报告规范和 TRIPOD 报告规范依从性标准，结合《开发和验证估计未来心血管疾病风险的 QRISK3 风险预测算法：前瞻性队列研究》（*Development and validation of QRISK3 risk prediction algorithms to estimate future risk of cardiovascular disease*：*prospective cohort study*，下文简称《前瞻性队列研究》）和《新西兰初级保健机构 14 000 名癌症幸存者的心血管疾病风险预测方程的表现：一项验证研究》（*Performance of cardiovascular disease risk prediction equations in more than 14000 survivors of cancer in New Zealand primary care*：*a validation study*，下文简称《新西兰研究》），逐一对照及梳理预测模型类文章各部分写作时的要求及注意事项，并给出相应的示例，旨在指引预测模型类文章的报告要点及提升报告质量。

《前瞻性队列研究》一文为预测模型的开发、验证及更新，主要为通过 QResearch 数据库中的初级保健患者数据，789 万人作为开发队列集，267 万人作为验证队列集，采用 Cox 比例风险模型分别开发并验证了更新的预测男性和女性 10 年内心血管疾病发生风险的 QRISK3 模型，结果显示 QRISK3 预测模型具有良好的校准度和高区分度，且更新后的 QRISK3 预测模型的表现与 QRISK2 预测模型相似。《新西兰研究》一文为预测模型的外部验证，主要为将 PREDICT 开放队列的 30 ~ 74 岁 14 263 名癌症幸存者作为验证队列集，分析了基于初级保健人员建立的新西兰心血管疾病风险预测模型在新亚组数据集中的表现，结果显示该预测模型具有较好的校准度和区分度，可用于癌症幸存者 5 年内心血管疾病风险的预测。

一、前置部分

1. 题名

可参照 TRIPOD 报告规范的条目 1（题目）。题名是论文的总纲，是反映论文中重要特定内容的恰当、简明的词语的逻辑组合。《前瞻性队列研究》一文的题目中“开发和验证”点明了研究包括模型开发及验证，“风险预测算法”点明这是一篇临床预测模型类文章，“心血管疾病风险”显示预测结局为发生心血管疾病，但缺乏目标人群的描述，可能因为研究对象为广泛的初级保健人群，无特殊的限定。《新西兰研究》的题目中就明确指出目标人群为“癌症幸存的患者”，能更清楚地体现研究的适用范围，同时也点明“癌症幸存者”“心血管疾病风险”“预测方程”“验证研究”这些关键词组，非常完善。因此，题目需包括这四个核心要素以反映一项预测模型类研究的整体内容。

示例：

儿童（研究人群）激素耐药型肾病综合征（结局指标）预测模型的构建与验证

老年神经重症患者（研究人群）并发肺部感染（结局指标）预测模型的外部验证与更新

2. 作者信息

一般包括作者姓名、工作单位及通信方式等。对论文有实际贡献的责任者均可列为作者，按研究工作的贡献大小排列名次。

3. 摘要

可参照 TRIPOD 报告规范的条目 2（摘要）。摘要一般由结构式的目的、方法、结果和结论组成，根据研究的全部内容进行提炼汇总。《前瞻性队列研究》的摘要包括目的、设计、设定、研究对象、研究方法、结果和结论这些部分，《新西兰研究》的摘要包括研究背景及目的、方法、结果、解释等内容。两篇文章的摘要结构化程度高，能对应上条目 2 中的关键要素，可以参照撰写。

示例 1：

目的：建立与验证（模型类型）食管癌术后患者（研究人群）新发房颤（结局指标）的风险预测模型，以协助临床决策。

方法：前瞻性队列研究。某地区 3 所三级综合医院 2019 年 1 月至 2021 年 12 月期间收治的 1039 例行食管癌手术患者作为开发队列，2022 年 1 月至 2022 年 12 月收治的 470 例患者作为验证队列，收集研究对象术前、术中、术后指标，结局指标为术后是否新发房颤，采用多变量逻辑回归建立预测模型，绘制列线图，绘制 ROC 曲线及校正曲线，评价预测模型的区分能力和校准能力。

结果：在开发队列中新发房颤 172 例，在验证队列中新发房颤 75 例。应用多因素逻辑回归模型分析显示：年龄、性别、体重指数、肺部感染、使用有创呼吸机、胸腔积液需要额外引流是术后新发房颤的风险因素。在开发和验证队列中 ROC 曲线下面积分别为 0.775（95%CI 为 0.737 ~ 0.812，$P < 0.001$）、0.773（95%CI 为 0.719 ~ 0.826，$P < 0.001$），校准曲线也显示校准度良好。

结论：本研究建立了针对食管癌术后患者新发房颤的预测模型，有助于及时预测、预防和管理术后房颤有利于提高食管癌术后患者的预后质量。

示例 2：

目的：外部验证前期开发的产后压力性尿失禁风险预测模型，探索该模型的可移植性及可推广性。

方法：于 2020 年 7 月至 9 月在 3 家医院进行资料收集，将产后 6 个月的产妇作为验证组进行产后压力性尿失禁风险预测模型的外部验证。使用电子医疗记录收集研究对象年龄、身高、妊娠前体重、流产史和分娩史的相关信息，并通过随访调查研究对象产后 6 个月压力性尿失禁发生情况。绘制 ROC 曲线和校准曲线分别评价产后压力性尿失禁风险预测模型区分度和校准度。

结果：纳入 298 例研究对象为验证组，其中初产妇 203 例（68.1%），经产妇 95 例（31.9%）。初产妇队列中，发生压力性尿失禁者为 45 例。经产妇队列中，此人数为 23 例。预测模型在初产妇外部验证人群中 AUC 为 0.719（95%CI 为 0.643 ~ 0.795），在经产妇外部验证人群中 AUC 为 0.833（95%CI 为 0.738 ~ 0.928）。校准曲线提示预测模型在初产妇人群中校准欠佳，而在经产妇人群中拟合良好。

结论：该预测模型能有效区分患者是否发生产后压力性尿失禁，但尚需进一步更新以提高模型的外部适用性，尤其是在初产妇人群中。

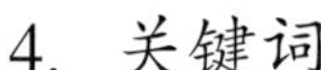

4. 关键词

关键词是为便于文献检索从题名、摘要或正文部分选取出来用以表示论文主题内容的词或词组。预测模型常见关键词考虑以下几点：①表明该研究为预测模型研究，常用关键词如“预测模型”“诊断模型”“预后模型”“区分度”“校准度”等；②点明所关注结局，常用关键词如疾病名；③关注模型所使用的人群，如“癌症筛查”等。

二、正文部分

正文部分通常包括引言、主题、结论和参考文献等。正文的表述应科学合理、客观真实、准确完整、层次清晰、逻辑严谨、文字流畅。

1. 引言

可参照TRIPOD报告规范的条目3（背景和目的）。引言通常包含研究的背景、目的、理由、意义和价值等。在《前瞻性队列研究》中，作者介绍了已经迭代形成了两个版本（QRISK1、QRISK2）的10年心血管疾病发病风险预测模型，QRISK2在指南中得到广泛推荐，然而QRISK2可能无法完全覆盖增加心血管疾病风险的诸多疾病，导致相关患者组的发病风险被低估。同时强调了最新研究中发现的与预测结局相关联的新指标尚未在模型中体现，进而引出本研究的科学问题，即需要开发新的模型。随后在前言最后一句提出本研究的目的，即“开发并验证新版预测模型QRISK3……以改进某些患者组的心血管疾病风险预测。”在《新西兰研究》中，描述了当前罹患癌症的患者寿命较前有延长，然而与无癌症人群相比，癌症幸存者因心血管疾病住院和死亡的风险更高，2021年开发了针对该人群心血管疾病发生风险的预测公式，但未验证其表现。在最后一句中提出“确定心血管疾病风险预测公式在新西兰癌症幸存者中的有效性”，即为本研究的目的。

这两篇文章都充分描述了本研究的国内外现状、必要性、研究目的等内容，需注意的是，对于临床预测模型类文章，依据TRIPOD报告规范在背景中还需明确说明进行模型开发、验证、更新的原因，描述使用该模型的特定临床环境以及潜在临床应用。

示例3：

肝癌是一种常见的侵袭性恶性肿瘤，是全球癌症死亡的主要原因之一，肝细胞癌占原发性肝癌的75% ~ 85%，是癌症死亡的第三大原因。尽管长期生存率很低，但是合理调整治疗策略可以显著提高肝细胞癌患者的总生存期（结局指标）。肝细胞癌TNM分期Ⅲ期和Ⅳ期被认为是癌症晚期。由于缺乏特征性临床症状，大多数肝细胞癌患者发现诊断时已处于晚期，通常只能采取姑息性治疗。即使在根治性切除手术治疗后，患者复发率仍高达70%。因此Ⅲ期和Ⅳ期的肝细胞癌患者常会早期死亡（研究人群）。目前尽管已构建一些肝细胞癌预测模型，但很少有研究关注晚期肝细胞癌患者的总生存期和癌症特异性生存期（现有模型现状）。因此，本研究基于SEER数据库构建 预测晚期肝细胞癌总生存期和癌症特异性生存期的预测模型，并结合本医院的数据库进行验证（研究目的）。

国际尿控协会将尿失禁（urinary incontinence，UI）定义为一种可以在客观上证实的不自主地漏尿现象，并由此给患者带来社交活动和个人卫生方面的困扰（结局指标）。研究发现，妊娠和分娩是导致UI发生的高危因素。我国产后UI的发生率为12.50% ~ 15.53%，会对患者社会关系和身心健康产生显著影响，同时也对医疗行业造成了较大的经济负担（研究人群）。寻求一种简便易行的产后压力性UI（SUI）风险预测工具是识别高危人群并提供有效临床干预支持的优势选择，有利于资源利用的最有效化。研究团队前期构建了初产妇及经产妇产后SUI风险预测模型，与国外现有的产后SUI风险预测模型相比，该模型面向中国人群（现有模型现状）。故本研究旨在外部验证该模型，为进一步推广、应用奠定实践基础（研究目的）。

2. 主体

主体部分一般由具有逻辑关系的多章构成，如材料与方法、结果和讨论等内容，这些部分独立成章。这些内容在 TRIPOD 报告规范中均能找到相应撰写的内容及要点。

材料与方法：可参照 TRIPOD 报告规范的条目 4 至条目 12。

条目 4a 数据来源：描述数据集来源。《前瞻性队列研究》的方法中标明数据来自第 41 版的 QResearch 数据库，为初级保健日常诊疗数据。在建模过程中随机抽取 3/4 的样本量作为建模数据，其余 1/4 作为验模数据，所以建模数据与验模数据来源一致。《新西兰研究》仅为模型验证，原始模型是基于前期 PREDICT 队列初级保健人群数据开发而成，该研究是采用了该队列中新时间段的符合纳入标准的亚组人群数据。

示例 4：

本研究使用基于人群的队列研究数据（*数据来源*），包括 1971—1974 年在 Framingham 心脏研究的第 11 次随访或 Framingham 子代研究的首次随访期间的 2489 名男性和 2856 名女性，年龄 30 ~ 74 岁之间。每项研究都采用了一致的研究方案，排除了基线检查中存在明显冠心病的人群（模型建立数据集）。

本研究采用 SEER 数据库中 2010—2015 年的肝细胞癌病例信息，SEER 数据库包含美国 18 个地区的数据（数据来源），约占美国人口的 30%，SEER 数据库中共 2382 例晚期肝细胞癌患者纳入本研究（模型建立数据集）。为了验证本模型是否适用于本地区人群，本研究选取 2015 年 11 月至 2020 年 8 月于某医院的晚期肝细胞癌患者 62 例作为外部验证组（模型验证数据集）。

条目 4b 数据来源：描述数据收集的开始时间、结束时间和随访截止时间。《前瞻性队列研究》的数据收集起止时间是从 1998 年 1 月 1 日至 2015 年 12 月 31 日，随访截止日期为 2015 年 12 月 31 日。QRISK3 关注的是 10 年内心血管疾病发生风险，随访长度为 15 年，随访时间内能观察到结局发生情况。《新西兰研究》中数据收集起止时间是从 2004 年 11 月 2 日至 2018 年 10 月 4 日，随访截止日期为 2018 年 12 月 31 日。

示例 5：

在 2018 年 5 月 1 日（开始时间）至 2019 年 6 月 30 日（结束时间）期间在某医院 4 个内科病房连续入院的 800 名患者、年龄在 18 岁及以上的人群作为开发队列。随访结束时间为 2019 年 12 月 31 日（随访结束时间）。

本前瞻性时间验证研究包括 2021 年 3 月（开始时间）至 2021 年 6 月（结束时间）在某医院进行Ⅰ期临床试验中连续接受治疗的所有患者。所有患者持续被观察至 2022 年 5 月 31 日（随访结束时间）。

条目 5a 研究对象：描述研究中心信息。《前瞻性队列研究》中写明利用的是 QResearch 数据库（www.qresearch.org），这是一个包括英国 1500 余所初级保健机构中 2500 万余人数据的大型医学研究数据库，虽然可推测该研究开发的 QRISK3 模型主要适用于初级保健机构中的人群，但研究中心及数量信息不够明确。《新西兰研究》采用的 PREDICT 队列中的亚组人群，主要为新西兰奥克兰和北地大区的居民。

示例 6：

在 2018 年 5 月 1 日至 2019 年 6 月 30 日期间在某医院 4 个内科病房（研究地点）连续入院的 800 名患者、年龄在 18 岁及以上的人群（研究对象）作为开发队列。随访结束时间为 2019 年 12 月 31 日。

本前瞻性时间验证研究包括 2021 年 3 月至 2021 年 6 月在某医院（研究地点）进行Ⅰ期临床试验中连续接受治疗的所有患者（研究对象）。所有患者持续被观察至 2022 年 5 月 31 日。

条目 5b 研究对象：描述研究对象的纳入与排除标准。《前瞻性队列研究》中写明研究对象为

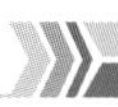

25 ~ 84 岁的人群，同时描述了将已存在心血管疾病或服用他汀类药物作为排除标准。《新西兰研究》中的研究对象为 30 ~ 74 岁、首次心血管疾病风险评估在 2004 年 11 月 2 日至 2018 年 10 月 4 日，且在评估至少 2 年前被诊断为原发性癌症患者，排除标准为已确诊心血管疾病患者。

示例 7：

纳入标准：肝细胞癌诊断前无其他恶性肿瘤病史，病理诊断阳性，TNM 期Ⅲ期或Ⅳ期，随访数据已知且可用。排除标准：未知种族或组织学分级，未知手术信息，未知远处转移信息，未知肿瘤大小。

纳入标准：年龄≥ 18 岁，影像学检查无全身转移，实验室检查证实凝血功能、骨髓造血、肝肾功能符合研究要求。排除标准：既往原发的恶性肿瘤史，严重的心脑血管病变史，有间质性肺病史或术前影像学提示肺部间质性改变。

条目 5c 研究对象：按需描述研究对象接收干预治疗的具体细节。《前瞻性队列研究》中纳入的是初级保健人群，这类人群以疾病预防为主，可认为干预治疗与本研究相关性不大，故未描述研究对象接受干预治疗的具体内容。《新西兰研究》中预测的是癌症幸存者心血管疾病风险，也不涉及相关的干预治疗。两篇论文均未描述，但若有明确干预细节的患者或源于随机对照试验的数据，可详实描述其在研究期间所接受的干预措施。

示例 8：

采用多中心、全球性的临床试验（ADVANCE）的数据为糖尿病患者制定新的心血管风险预测方程。…… ADVANCE 是一项国际的、强化血糖控制和血压控制的随机对照试验，一组测试了强化降糖（使用格列齐特缓释片加其他需要的药物，目标糖化血红蛋白 6.5%）与针对糖化血红蛋白的标准血糖控制的效果，另一组测试了使用培哚普利（4 mg）和吲达帕胺（1.25 mg）的复方药剂与安慰剂比较，测试降压效果（干预措施），记录具体干预措施。

条目 6a 结局指标：描述结局指标定义及其评估时点。《前瞻性队列研究》中的结局是心血管疾病是否发生，指出“利用 Read 代码在就诊记录中确定心血管疾病病例”，病例诊断中出现有关心血管疾病的国际疾病分类编码则认定发生结局事件，死亡信息来源于 Qresearch 数据库链接的国家统计局数据。对于结局指标的评估时点，例文中写道“使用 3 个数据来源中任何一个的最早的心血管疾病记录日期作为结局日期。”《新西兰研究》中的结局为心血管疾病是否发生，链接新西兰癌症登记平台、国家住院信息平台、国家死亡数据收集平台等，诊断标准为 ICD-10 中与心血管疾病所匹配的编码，时间为从纳入至随访结束（2018 年 12 月 31 日）。

示例 9；

通过查看患者病历和医生记录来确定临床结局（结局判定方法）。患者在手术后至少每 3 ~ 4 个月进行一次复诊检查，第二年和第三年半年一次，以后每年一次（结局测量时间）。局部复发定义为手术部位复发和远处器官复发（结局定义）。临床结局的测量从手术日期开始，到第一次经计算机断层扫描确认复发的日期、死亡日期或未发生结局的最后一次随访日期。

各中心采用电话随访等方式对出院患者的生存状态进行个体水平的年度随访（结局判定方法）。随访周期为前两年每 3 个月随访 1 次，两年后改为每 6 个月随访 1 次（结局测量时间）。随访成功定义为在整个随访期内患者发生了死亡或至少有 1 次随访记录到了存活状态（结局定义）。本研究一中心、二中心的随访时间分别截至 2021 年 8 月 31 日、2022 年 6 月 30 日。

条目 6b 结局指标：描述对预测结局指标的盲法评价。《前瞻性队列研究》和《新西兰研究》的结局指标均链接的其他平台的数据集，虽然没有明确描述结局评价中的盲法，但链接的是完全独立的平台，一定程度上可以减少对结局事件的差异性评估。如果结局指标判断容易受到预测因子或主观倾向影响，尤其是诊断模型的结局指标，需详细报告盲法实施的策略。

示例 10：

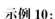

所有怀疑为严重细菌感染的病例，均由诊断委员会进行审查，该委员会由两名临床专家和一名放射科医师组成，根据共识判定是否发生感染（结局）。

由两名专家病理医师解读生物样本，他们不知晓患者的临床特征和血清测量结果。两名医师分别进行评价，使用 *K* 统计量计算评价者间一致性。

条目 7a 预测因素：描述所有预测因素及其评估时点、评估方法。《前瞻性队列研究》的“预测变量”中标明本次预测模型中拟纳入的变量包括 QRISK2 中已有的风险因素及文献中证实的新的潜在预测因素，也分别描述了各变量的提取过程及操作性定义，这些信息均可以在“文本框 1：QRISK 算法中用到变量”中找到。《新西兰研究》仅为模型验证类研究，介绍收集了与开发的新西兰心血管疾病预测模型中一致的预测因素及评估方法、评估时机。

示例 11：

结合既往研究结果、脑卒中诊治指南及 MIMIC- Ⅳ数据库特征，纳入入院后的 48 h 的变量作为预测变量（预测因素测量时间）：人口学特征（性别、种族、年龄、卒中类型）、生命体征（收缩压、舒张压、平均血压、体温、心率、呼吸频率、血氧饱和度）、实验室检查（白细胞计数、血红蛋白、血小板、肌酐、尿素氮、钠离子、钾离子、葡萄糖、氯离子、碳酸氢盐）、合并症（高血压、高脂血症、糖尿病、充血性心力衰竭、房颤、周围血管病、肾病、肝病、呼吸衰竭、慢性阻塞性肺疾病）（预测因素），其中生命体征和实验室检查数据均为重复测量数据。

对于每位患者，提取的数据包括：性别、门冬氨酸氨基转移酶水平（IU/L）、丙氨酸氨基转移酶水平（IU/L）、丙氨酸氨基转移酶 / 丙氨酸氨基转移酶比值、总胆红素水平（mg/dl）、白蛋白（g/dl）、转铁蛋白饱和度（%）、红细胞平均体积（μm^3）、血小板计数（$\times 10^3/mm^3$）以及凝血酶原时间（秒）（预测因素）。所有的实验室检测均在肝活检前 90 天内进行，如果有多次测定，将取最靠近活检时间的结果（预测因素测量时间）。

条目 7b 预测因素：描述对预测因素指标的盲法评价。《前瞻性队列研究》和《新西兰研究》均直接描述了预测因素的提取过程，从相应的数据库中按照规则进行因素提取，由于列出的预测因素为客观测评指标，且结局来源于另外的独立数据库，能保证预测因素的测量是盲于结局变量的。《新西兰研究》中描述了预测因素和结局指标的评估是互盲的，但如果能补充预测因素之间在收集过程中是否做到了盲法则更完善。

示例 12：

两位急诊医生在不知道其他预测因素和患者结局的情况下，使用结构化的标准化格式对所有心电图进行了分类，作为预测因素之一。

条目 8 样本量：描述样本量的确定方法。《前瞻性队列研究》中写明采用的是现有的 Qresearch 数据库，模型开发样本量为 789 万例、验证样本量为 267 万例。《新西兰研究》采用的是现有的 PREDICT 队列研究数据，验证样本量为 14 263 例，这些是基于现有数据确定的样本量，在数据集较大的情况下是可行的。对于样本量较小的回顾性研究，或者前瞻性数据的研究，最好提供规范的样本量计算的考量。

示例 13：

本研究选取某公开数据库中所有出院诊断为脑卒中的 3547 例患者作为研究对象，纳入过程见流程图。

本研究根据预测模型的灵敏度估计样本量。参见既往预测模型，需至少 120 个结局事件才能满足灵敏度 100%，95% 置信区间下限 97.0%。对某医院的质量数据进行审查表明，在急诊科因胸痛就诊的患者中，有 10% 的患者在 30 天内符合结局标准，其中一半会在住院或急诊科出院后发生。故预计计算的样本量为 2400 名患者。

条目 9 缺失数据：描述缺失数据的处理方法。《前瞻性队列研究》中写明本研究预测因素存在缺失，通过多重插补来进行处理；插补次数为 5 次，插补模型中包括所有预测因素以及结局变量；在插补完成后，对插补数据的分析结果，根据 Rubin 规则进行合并。《新西兰研究》中描述了使用的 PREDICT 队列是相对完善的，并在研究对象纳入排除流程图中排除了 130 例某预测因素缺失的研究对象。数据缺失在研究中难以避免，缺失数据的处理方法会影响研究结果及研究的可重复性，需要清晰透明地说明缺失数据的处理方法。

示例 14：

对于年龄、性别、出院诊断等非重复测量数据，48 个时间点均记录相同值。去除初次填补后缺失比例大于 30% 的变量，其余连续变量的缺失值用均值填补，分类变量的缺失值用出现比例较高的哑变量填补。采用 SPSS 24.0 和 R 软件（版本 4.6.1）对数据进行统计分析。

对于缺失数据比例小于 30% 的变量，采用多重插补的方法进行数据填补。采用 Stata 16.0 和 R4.1.2 软件进行数据处理和统计分析。

条目 10a 统计方法：描述分析时对于预测因素的处理。《前瞻性队列研究》中写明“本研究采用多项式回归处理连续变量与结局的非线性关系”。由于在该研究中一部分预测因素是已建成的 QRISK2 模型中的已有的因素，故未对这些因素的处理方法进行详细描述，对于拟增加的新变量也缺乏描述，若能补充这些信息，则报告更为完整。

示例 15：

针对连续预测变量年龄、血糖和血红蛋白，通过限制性立方样条评估非线性关系。

采用分数多项式探究年龄、体重指数（BMI）和年份与结局指标的非线性关系。

条目 10b 统计方法：描述模型类型、建模方法与内部验证方法。《前瞻性队列研究》中写明 QRISK 3 模型是基于 Cox 模型建立的，备选预测因素来源于 QRISK2 模型中的变量及文献中论证的新的预测变量，预测因素效应量和显著性被用来作为模型中预测因素筛选的标准，考虑了年龄的交互项，利用随机拆分进行的内部验证。在统计学方法方面报告较为完整，若能补充 Cox 模型的比例风险假设检验情况则更为完整。

示例 16：

以一中心数据为建模队列，使用多因素 Cox 比例风险回归逐步后退法与 AIC 进行模型构建：将变量放入同一多因素 Cox 回归模型，使用逐步后退法并结合专业知识进行综合筛选，同时逐一评估筛选出变量的两两交互作用及纳入交互作用项后模型的整体表现，根据 AIC 最小化准则决定预测模型的最终结构。在建模队列中采用 bootstrap 法重抽样 1000 次对模型进行内部验证。

Lasso 回归用于纳入参数的降维和特征变量的筛选，多因素 Cox 比例风险回归分析（$\alpha_{入}$=0.05，$\alpha_{出}$=0.10）用于筛查研究的研究对象结局发生风险的独立危险因素，其中 Cox 回归的比例风险假定采用时依协变量法进行检验。采用 10 折交叉验证对模型的预测能力进行内部验证。

条目 10c 统计方法：描述模型验证中预测值的计算方法。《前瞻性队列研究》中同时包括模型开发与验证，在模型开发中拟形成纳入不同类型预测因素的 3 种模型，并介绍了会采用每个变量的回归系数作为权重形成风险预测方程，在模型验证阶段采用同样的方法计算预测值。《新西兰研究》中写明使用基线生存函数、回归系数、相互作用项和基于新西兰心血管疾病风险方程计算的预测概率平均值来估计心血管疾病的绝对风险。若在一项模型开发研究中提出了多个模型或同一模型的多个表示形式，那进行模型验证的研究者应清晰描述本次评估验证的模型全部信息。

示例 17：

以缺血性脑卒中发病情况（0= 否，1= 是）为因变量，以年龄、随机血糖、升主动脉内径、左房前后径和 LSp O_2 5 个风险因素为自变量，基于各风险变量的回归系数构建老年阻塞性睡眠呼吸暂停患者缺血性脑卒中风险预测模型。

计算结直肠癌风险评分的开源代码可从某网址上下载。

条目 10d 统计方法：描述评价模型表现的方法。《前瞻性队列研究》中介绍了模型开发与验证过程中均采用 *D* 统计量、*C* 统计量评价模型的区分度，比较模型预测概率与实际发生率的差异评价模型的校准度，因同时有模型更新，也计算了净重分类改善度。《新西兰研究》中采用 *C* 统计量评价区分度，绘制校准度图评价校准情况。

示例 18：

计算 *C* 指数评估模型的区分度。使用 R 软件 Hmisc 包 rcorrp.cens 函数比较模型与 TNM 分期 *C* 指数的差异，绘制校准曲线评估模型预测结果与实际结果的符合程度，通过临床决策曲线分析评估模型的临床实用价值。为评估结果的稳健性，在完整数据集（即剔除含有缺失数据的所有记录）中对模型区分度和校准度进行敏感性分析。

绘制预测模型预测心肌梗死患者 PCI 后发生远期主要不良心血管事件的受试者工作特征曲线，应用 *C* 指数评价其预测效能。使用 NRI 和综合判别指数对预测模型与 GRACE 评分进行比较，评估改善预测表现。以 $P < 0.05$ 为差异有统计学意义。

条目 10e 统计方法：描述模型验证后模型更新等信息。《新西兰研究》中说明对该模型进行重新校准，以检查基线生存的调整是否会改善癌症幸存者模型的表现。通过将新西兰心血管疾病风险方程的预后指数作为自变量拟合 Cox 模型，估计新的基线生存函数。

示例 19：

预测模型建立和验证之后，随着时间的推移，使用的人群的特征、发病率等均发生了改变，这些改变会导致模型系数和预测值失效，进而导致观测和预测值的不一致即校准偏倚（calibration drift）。下式中 $b_{miscalibration}$ 为校准偏倚，

$$\log(\text{hazard}(y == 1)) = h_0 + b_{miscalibration} \times \text{liner predictor} + \text{offset}(\text{liner predictor})$$

h_0 为基准风险，liner predictor 为线性预测值。使用 Wald 或 LR 检验 $b_{miscalibration}$ 的显著性，设定显著性水平，当 $b_{miscalibration}$ 的显著性小于设定显著性水平时，启动更新模型。模型更新的方式包括重新建立模型、更新模型、综合现有模型、meta 个体的数据、动态预测模型等。

条目 11 风险分层：描述风险分层的内容及其依据。《前瞻性队列研究》中作者依据《英国国家卫生与临床优化研究所指南》设定 10 年心血管疾病发病风险阈值为 10%，将人群划分为 2 类，10 年发病概率＜ 10% 的为低风险组，≥ 10% 为高风险组，该分层方式被同时用于 QRISK 3 模型的开发与验证中。《新西兰研究》中将 5 年心血管疾病发病风险划分为＜ 5%、5% ～ 15%、≥ 15% 3 组进行分析，其分层来源于《新西兰心血管疾病风险管理指南》建议。这些信息的报告能帮助读者全面了解模型的临床实用性。

示例 20：

按照英国国立健康与临床优化研究所制定的指南，预测患者 10 年内心血管疾病风险≥ 20% 的情况下，将其识别为高危患者，根据该阈值划分为高危患者和低危患者。

使用 X-tile 软件根据 Cox 风险得分对列线图预测模型进行风险分层，以低、中、高风险 3 个水平分别对应患者预后良好、中等、差 3 个分组。

该模型的目标之一是为临床医生提供一种简单易行的方法来对准备接受头颈癌手术患者进行风险

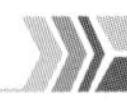

分层，本研究将风险定义为 3 类：低（15%）、中（15% ~ 24%）和高（≥ 25%）。

条目 12 数据比较：描述建模数据库与验模数据库的异同处。《新西兰研究》中提到验模数据和建模数据均来源于新西兰 PREDICT 队列研究，建模数据纳入的是初级保健人员，而验模数据纳入的是癌症幸存者，其研究场景、结局指标和预测因素的内容是一致的。

示例 21：

建模队列和验证队列分别纳入 4171 例和 1895 例食管鳞状细胞癌外科手术患者，除肿瘤原发位置在两组分布无显著性差异外，其他特征差异均具有统计学意义（$P < 0.001$）（验模与验模数据库比较）。

SEER 数据库中共 2382 例晚期肝细胞癌患者纳入本研究，按 1 ∶ 1 的比例随机分为建模组和内部验证组，两组的预测变量差异均无统计学意义（$P > 0.05$），具有可比性，为了验证本模型是否适用于本地区人群，本研究回顾性选取某时间段某医院的晚期肝细胞癌患者，作为外部验证组，与验模组差异均无统计学意义（$P > 0.05$）。

（2）结果：可参照 TRIPOD 报告规范的条目 13 至条目 17。

条目 13a 研究对象：描述研究对象纳入的过程。《前瞻性队列研究》中报告了研究对象的基本信息，首先从 Qresearch 数据库筛选符合纳入标准的全部数据集，再进一步排除“缺少居住信息”“已诊断为心血管疾病”及“服用他汀类药物”的研究对象，最后形成用于模型开发及验证的数据集；其次报告了建模数据中的结局发生数据和随访信息。《新西兰研究》中绘制了研究对象纳入与排除的流程图，也写明了结局发生数据和随访信息。建议研究者绘制流程图清晰直观地反映研究人群确立的过程，完整报告建模数据库和建模数据库中的结局发生数据和随访信息。

示例 22：

本研究建模队列随访率分别为 70.9%，经中位 37.1（22.5 ~ 54.6）个月随访，有 1146 例（27.5%）患者死亡，患者 1 年、3 年、5 年生存率分别为 92.9%（95%CI 为 92.1% ~ 93.7%）、70.5%（95% CI 为 68.9% ~ 72.1%）、58.9%（95% CI 为 56.7% ~ 61.1%）。

在分析时，有 204 名患者（66%）死亡。幸存患者的中位随访时间为 12（1 ~ 84）个月。

条目 13b 研究对象：描述研究对象的特征及缺失情况，主要以表格形式展示。《前瞻性队列研究》在“表 1”中展示了研究对象年龄、性别、种族、疾病特征等数据，同时展示了体重指数、收缩压、血胆固醇等 6 个指标记录完整性的数据；在“表 2”中展示了结局数据，虽未在正文中体现结局指标缺失的信息，但作者强调了“在附录表 3 中展示了家庭医生诊疗数据中记录的发生了结局的研究对象数量及百分比”。《新西兰研究》在“表 1”中证实了不同性别研究对象的人口学、疾病特征及结局指标、随访数据，因在前期已经排除了数据不完整的样本，故用于统计分析的数据无缺失。

条目 13c 研究对象：描述建模数据与建模数据的分布差异，主要以表格形式展示。《前瞻性队列研究》中，“表 1”展示了建模、验模研究对象的基线特征，并且说明了建模与验模不同性别的基线特征值是类似的。《新西兰研究》中缺乏相应描述。比较建模数据和验证数据的差异可一定程度上反映模型的适用范围与可推广性，需要进行报告。

示例 23：

建模队列和验证队列分别纳入 4171 例和 1895 例食管鳞状细胞癌外科手术患者，建模队列和验证队列分别有 1146 例（27.5%）和 843 例（44.5%）患者死亡，除肿瘤原发位置在两组分布无显著性差异外，其他特征差异均具有统计学意义（$P < 0.001$）。

条目 14a 模型建立：描述研究对象和结局事件的数量。《前瞻性队列研究》中报告了建模数据集为 7 889 803 例，结局发生数量为 363 565 例，但研究中构建了 3 个预测模型，不同模型利用的是否为同一组数据尚不清楚，作者有责任说明每个模型建立所用数据集的具体信息。

示例 24：

本研究中建模队列 368 例，发生结局事件 191 例（51.9%），内部验证队列 367 例，发生结局事件 196 例（53.4%）。

本研究对我院 900 例肝移植患者进行评估，排除 5 例因移植失败再次移植者、8 例同时行肝肾移植者及 132 例术前已发生脓毒症者，755 例患者被纳入分析，术后脓毒症的发生率为 26.5%。

条目 14b 模型建立：描述每一预测因素与结局指标的关联程度。QRISK 3 模型在开发过程中未进行单因素分析，在结果中呈现的也是校正后的变量数据。单变量分析只是可选项，并不是必选项，可由研究者根据研究设计自行设定。

示例 25：

单因素 Cox 回归分析显示，总生存期（结局指标）的风险因素包括性别、保险、婚姻、组织学分级、TNM 分期、远处转移程度、甲胎蛋白水平、原发部位手术情况、放疗和化疗（预测因素）。

患者 MELD 评分、Child-Pugh 评分、术前 ICU 住院时间和术前气管插管（预测因素）与术后发生脓毒症（结局指标）有关联（P < 001），而性别、年龄、身高、体重、BMI 和 ASA 分级（预测因素）在脓毒症患者和非脓毒症患者之间无显著差异。

条目 15a 模型详述：描述完整的模型信息，常以表格的形式展示模型的回归系数、截距等数据。在《前瞻性队列研究》的“表 3”“表 4”中提供了 QRISK 3 模型中预测因素的风险比及其置信区间，但由于未提供 10 年基础生存概率，读者缺乏相应公式用以计算某个体结局事件发生的概率，易导致模型的外部验证受限。

条目 15b 模型详述：描述模型的使用方法。在《前瞻性队列研究》中的文章提供了在线计算工具，可以满足模型使用者单次的模型应用，但不利于使用者在模型验证中进行批量计算，因此建议提供完整的预测公式。

示例 26：

构建列线图预测模型，中老年人（研究人群）腰痛风险（结局指标）的计算方法为：根据实际情况得出受教育水平、抑郁状态、睡眠时长、右手握力（预测因素）相对应的分数，将所有分数相加，算出总分，与总分相对于的百分比数值即为结局发生的概率。

构建的预测模型的回归方程为：logit(P)=3.596 − 0.023 × X1 − 0.014 × X2 − 0.036 × X3+0.726 × X4+ 1.372 × X5（X1 表示 Hb，X2 表示 eGFR，X3 表示 LVEF，X4 表示糖尿病，X5 表示心电图 ST 段偏移），同时开发了一个在线风险计算器，可通过某网址访问。

条目 16 模型表现：描述模型的表现评价。在《前瞻性队列研究》的“表 5”中，作者分别报告了将 3 个模型用于不同性别人群中的表现，区分度中的 D 统计量在 2.26 ~ 2.49、C 统计量在 0.858 ~ 0.880，平均预测风险与观察到的风险之间存在密切的对应关系反映出模型具有较好的校准度，同时研究还报告了 R^2 及净重分类改善度，结果中报告的指标与方法中的内容能完全对应。《新西兰研究》中报告了模型验证的区分度和校准度，C 统计量在 0.62 ~ 0.76，绘制的 10 分组校准图显示存在一定低估，低估风险值为 1% ~ 2.5%。

示例 27：

建模队列模型 C 指数为 0.728（95% CI 为 0.713 ~ 0.742），经 bootstrap 统计验证后为 0.722（95%CI 为 0.711 ~ 0.739），验证队列为 0.679（95% CI 为 0.662 ~ 0.697）；模型校准图显示，建模队列的 1 年、3 年、5 年校准曲线均与标准曲线（斜率为 1 的对角线）有较好重叠；验证队列的校准曲线同样反映出模型预测生存率与观测值一致性良好。

预测反复呼吸道感染发生的 C 指数为 0.869（95%CI 为 0.818 ~ 0.920），平均绝对误差为 0.055，校正曲线显示列线图模型预测患儿反复呼吸道感染发生与实际观察的相关性较好。通过决策曲线分析评

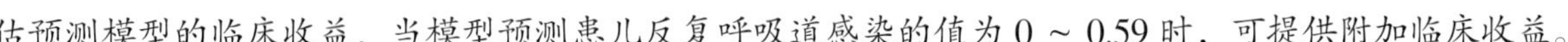

估预测模型的临床收益，当模型预测患儿反复呼吸道感染的值为 0 ～ 0.59 时，可提供附加临床收益。

条目 17 模型更新：模型验证中如有模型更新，描述更新的参数个预测表现。《新西兰研究》中报告了重新校准的模型表现，原始模型的 *C* 统计量为 0.67 ～ 0.73，校准度图显示在某些分组存在结局低估，模型重校准后其表现无明显改善，未报告更新后的模型参数。一般更新后的模型与原先的模型相异，故应提供更新模型的全部信息，以使读者能再进行模型验证或实践。

示例 28：

对于重新校准的模型，所有回归系数都乘以校准模型的斜率（男性为 0.65，女性为 0.63）。截距通过将原始值乘以校准斜率，并加上校准模型的相应截距来进行调整（男性为－0.66，女性为－0.36）。为了得到更新的模型，进一步调整了在重新校准模型中具有附加价值的预测因子的回归系数。

pTNM 分期系统可以对胃癌患者的预后进行评估，将其定义为旧模型或传统模型，本研究构建的纳入阴性淋巴结数目的模型为新模型，新模型 *C* 指数为 0.737（95% CI 为 0.720 ～ 0.753），旧模型为 0.703（95%CI 为 0.677 ～ 0.728），NRI=0.1463，表明新模型较旧模型重分类正确的比例提高了 14.63%，连续 NRI 为 36.34%，说明新模型明显优于旧模型；IDI 为 0.018（95%CI 为 0.004 ～ 0.044，*P*=0.02），说明新模型预测能力较旧模型改善 1.8%。DCA 表明新旧模型均具有良好的临床适用性，但两者在 0.3 ～ 0.9 的阈值范围内净受益率差异不大。

（3）讨论：可参照 TRIPOD 报告规范的条目 18 至条目 20。

条目 18 局限性：在《前瞻性队列研究》“讨论”部分指出本研究的局限性在于缺乏正式的疾病诊断、存在信息偏倚及数据缺失导致的潜在偏倚，同时作者也解释了研究采用的数据库相对全面，预测变量、结局指标的记录较为完整，能将偏倚影响降至最低。《新西兰研究》中指出局限性包括采用 Cox 回归构建模型，模型验证时也仅考虑心血管事件，可能会高估累积生存率。局限性的报告表明作者对所研究的主题极其了解，已充分考量过研究的不足之处更易让读者判断。

示例 29：

本研究存在如下局限性：首先，由于不同国家对 ICU 住院时间的影响不同，该模型的实用性可能仅限于某个国家。其次，尽管模型复杂，但未能纳入已知影响 ICU 住院时间的额外因素，如医院获得性感染、ICU 人员配置、ICU 内镇静治疗等。最后，该模型对于 ICU 入住时间为 2 天或更短时间的人群存在低估。

本研究存在如下局限性：首先，本研究建立的预后预测模型是基于最大值、最小值、均值和标准差扩充后的数据建立的，虽然可以通过 OR 值获得变量与结局的关联强度，但是在解释上仍然存在一定的困难，如变量的标准差对结局的影响并不能较为直观地应用于临床；其次，本研究仅纳入了患者基本信息、实验室检查、生命体征和合并症相关变量，而对于包括机械通气在内的手术、包括输液在内的液体输入、包括尿量在内的液体输出和用药信息并未纳入，因此在一定程度上影响了模型的预测效果；最后，本研究建立的预测模型并没有进行外部验证，因此其具体价值还需进一步考量。

条目 19a 解释：描述在验证数据集与开发数据集中模型表现的对比。《新西兰研究》在讨论中描述了该风险预测模型在开发队列上的区分度和校准度要高于验证队列，在男性和女性中开发队列的表现均略高于验证队列。这种差异可能是由于该研究以癌症幸存者为研究对象，该人群的样本量更小且更同质，校准度和区分度提供了风险预测模型表现的关键特征，当模型用于单一患者时容易出现一定程度的随机变化和精度损失。

示例 30：

本研究所构建的预后模型在建模队列中显示出良好的性能，外部验证队列基于另一个队列研究数据建立。总体上，两个队列存在明显异质性，该异质性真实代表了两地区患者的人群流行病学特征、技术应用的差异。尽管如此，模型在外部验证队列中仍表现出较好的区分能力。此外，两个队列定时点校准曲线均与标准曲线有较好的重合，也证明本模型具有良好的可靠性、稳健性、人群适用性及推广价值。

本研究建立的列线图模型对建模组和验证组进行内部和外部验证，建模组和验证组的 ROC 曲线下面积分别为 0.768 和 0.833，表明模型区分度良好。两组的校正曲线均显示预测值和实际值基本一致，表明模型的精确度良好。决策曲线表明模型的净获益水平高，有助于临床工作人员早期识别和筛选高危患者，并制定相应的临床决策。

条目 19b 解释：描述对研究结果的整体解释。《前瞻性队列研究》的“讨论”部分详解了 QRISK3 模型中新增预测因素与既往研究对比的效应值数据及新增因素的临床价值，同时还分析了 QRISK3 模型预测性能优于 QRISK2 模型的可能原因。《新西兰研究》中采用的较大样本的癌症幸存者和完整的国家数据库链接数据，随访时间也足够长，与既往两项研究相比是存在优势的，基于新西兰初级保健人群开发的心血管疾病风险预测模型也同样适用于癌症幸存者心血管风险的预测。

示例 31：

基于多中心真实世界临床大数据和长期生存随访数据，本研究构建并验证了食管鳞状细胞癌患者根治术后生存预后预测模型，为该患者群体及临床实践提供了更为准确的生存预测工具，同时也为“术后是否应进行辅助放化疗以及何种类型的患者可以从中获益”这一重要临床问题提供了高质量的真实世界证据，具有明确的临床转化和循证医学价值。

在我们的研究中，随机森林（RF）模型在预测术后脓毒症方面表现出最佳总体性能，具有最大的 AUC 值为 0.731，最高的 F1 得分为 0.581，以及相对平衡的特异度和灵敏度，分别为 76.1% 和 62.1%。我们发现 RF 模型的预测表现优于术后序贯器官衰竭评分（SOFA 评分），与之前的研究一致。RF 模型对于预测肝移植术后脓毒症的灵敏度稍差（仅为 62.1%），可能是由于肝移植术后脓毒症的风险因素较为复杂，同一因素对于不同患者的脓毒症的权重也不同。此外，随机森林算法也容易出现过拟合，还需要进一步探索研究。

条目 20 意义：描述本研究的意义及未来启示。在《前瞻性队列研究》中，作者在“讨论”部分提出本次验证使用的数据集虽独立于模型开发所用的数据集，但两者来源于同一数据库中的实践记录，还需要进行更严格的外部验证。阐明潜在用途及未来研究方向能推进该模型在专业领域中的应用及促进该主题的深入研究。《新西兰研究》中也描述了对于癌症幸存者，新西兰心血管疾病风险预测模型也是适用的，未来可考虑增加癌症特异性变量并考虑竞争性风险，以改善对于该类人群风险预测的表现。

示例 32：

食管癌围术期各个阶段皆可能发生新发房颤，年龄、性别、BMI、肺部感染、使用有创呼吸机、胸腔积液需要额外引流是术后新发房颤的重要影响因素。本研究构建的临床预测模型具有较好诊断价值，有助于临床医生诊断和治疗方式选择，但还需外部验证和进一步研究来确定其临床有效性。

本研究基于某数据库构建用于预测晚期肝细胞癌的总生存期和癌症特异性生存期的预测模型，并通过新的数据集进行验证，该模型对晚期肝细胞癌的临床工作具有一定的参考价值。然而本研究仍具有局限性，只纳入了常规的危险因素，缺乏分子标志物等实验室指标，未来还需收集炎症因子等分子标志物来优化模型，并尝试开展前瞻性研究。

3. 结论

结论不是摘要、文章每部分内容的简单重复，需对研究结果和论点的提炼与概括，宜客观、准确、精炼、完整。

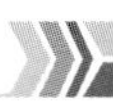

示例 33：

基于多中心真实世界临床大数据和长期生存随访数据，本研究构建并验证了食管鳞状细胞癌患者根治术后生存预后预测模型，为该患者群体及临床实践提供了更为准确的生存预测工具，同时也为“术后是否应进行辅助放化疗以及何种类型的患者可以从中获益”这一重要临床问题提供了高质量的真实世界证据。

本研究应用 4 种方法在建模队列上构建的 3 个模型均具有较好的区分度和校准度，且年龄、尿素氮、尿酸、胱抑素 C、Lee 分级 > Ⅲ级 5 个因素被全部模型纳入，故将上述 5 个变量构建的模型作为最终模型。本模型对预测研究对象结局发生有一定作用，可以较直观地进行预测，但仍存在一定的局限性。

三、附录部分

对正文部分的有关内容进行补充说，比如对突出主题有较大价值的材料，以及某些重要的原始数据、数学推导、计算程序等的详细描述，可作为附录便于论文的末尾。可参照 TRIPOD 报告规范的条目 21 至条目 22。

条目 21 补充信息：如有，提供研究方案、网页计算器和数据集等补充信息。在《前瞻性队列研究》中，作者表明已经在 QRISK 网站（www.qrisk.org）上发布了源代码，并且提供了简易的在线计算器供使用者计算发病概率。《新西兰研究》为验证研究，在开发研究的论文中展示了完整的计算公式与计算示例，故未在本论文中再次描述。若有其他相关补充材料可考虑提供，但并非强制要求。

示例 34：

为促进本模型的临床应用，本研究构建了简单易用的“在线预后预测工具”（链接网址）。医生和患者可实现预后生存的自测自评和风险管理，并通过比较术后生存水平明确术后辅助治疗的最优方案。

本研究期间生成或分析的所有数据都包含在本发表的文章及其补充信息文件中。

条目 22 资助：描述研究资金来源和资助方在本研究中的角色。《前瞻性队列研究》在“基金”部分注明本研究未得到外部资金支持，意味着可能不存在财务和其他利益冲突。新西兰研究注明该研究受到奥克兰医学研究基金会、新西兰健康研究委员会、新西兰国家心脏基金会等资助，进行了每位研究者所受资助的信息披露。

示例 35：

基金项目：国家重点研发计划（编号）、国家自然科学基金（编号）、国家科技基础资源调查专项（编号）……

总而言之，一个好的临床预测模型类论文，至少应该包括如下部分：题名、摘要、背景与目的、资料与方法（数据来源、研究对象、结局、预测因素、样本大小、缺失值处理、统计分析、如何界定风险人群、模型构建与评估）、研究结果（样本描述、模型构建、模型说明、模型评价、模型更新）、讨论（不足、主要结果解释、实践价值）、其他信息（如附件、资助等）。当然要注意的，一是 TRIPOD 鼓励完整和透明的报告以反映研究设计和实施过程，这是研究者应报告的最低限度的信息集，清楚报告模型开发或验证的关键细节也便于其他研究人员对所有信息进行综合和严格评估，但 TRIPOD 专家协作组并不建议采用统一的报告结构，研究者可不局限于 TRIPOD 报告规范的格式和顺序，按照自身研究特点合理叙述，确保在文章中能够足够详细和清晰地体现所有的清单项目。二是虽然报告指南旨在帮助提高报告的完整性和透明度，但越来越多地用于确定研究论文的“质量”，如果将“报告质量”定义为 100% 遵守报告清单，理解为遵守给定报告指南的所有项目，那么在当前发表的研究中几乎不可能找到，而且报告质量也不意味着研究质量，因此也要正确认识报告规范的使用，TRIPOD 报告规范依从标准可以予以一定补充，可以灵活进行组配使用。

第三节 TRIPOD 扩展清单

随着预测模型研究的精进，在预测模型的开发队列数据集、研究方法、研究类型等方面涌现出不同特征的革新与深入，TRIPOD 也不断出现了许多拓展版，以补充相应的空缺，例如针对基于聚类数据集构建 / 验证预测模型的 TRIPOD-Cluster 清单、针对人工智能预测模型的 TRIPOD-AI 清单及针对预测模型系统综述的 TRIPOD-SRMA 清单等，现进行逐一介绍。

一、针对期刊 / 会议摘要的 TRIPOD- 摘要清单

题目和摘要中清晰而翔实的报告对于帮助读者和审稿人识别潜在的相关研究并决定是否阅读全文至关重要。尽管 TRIPOD 报告规范为报告预测模型类研究的题目和摘要提供了一般性建议，但仍需要更为详细的指导。TRIPOD 专家协作组成立执行委员会，旨在开发一个清单，用于期刊和会议中预测模型类文章摘要的报告。

专家协作组基于 TRIPOD 报告规范，及现有的报告指南，包括针对系统综述的 PRISMA（preferred reporting items for systematic reviews and meta-analyses）报告指南、针对诊断准确性研究的 STARD 报告指南中的摘要内容，首先形成了含 32 个潜在条目的摘要清单；其次邀请 TRIPOD 专家组成员、对预测模型研究感兴趣的临床流行病学家、统计学家、临床医生和期刊编辑作为专家小组，开展德尔菲法，共 71 名专家参与论证，经 3 轮专家函询后专家小组达成共识，形成了 12 个条目的报告清单，适用于所有类型的预测模型研究（包括模型开发、验证、增量值和模型更新）。TRIPOD- 摘要遵循摘要的通常结构，并按标题分为题目、背景、目标、方法、结果和讨论，另外还有一个附加的注册项目，见表 15-2。相比于 TRIPOD 报告规范中的摘要部分，TRIPOD- 摘要也适用于使用人工智能的预测模型的相关特征。

表 15-2 TRIPOD- 摘要清单

主题	序号	条目内容
题目	1	明确研究为模型建立、验证或更新，及明确目标人群和预测的结局指标
背景	2	简要解释医疗卫生保健背景（包括是诊断还是预后）以及建立、验证或更新模型的理由
目标	3	研究目标，包括该研究是模型的开发、验证或更新。若是现有模型验证，请给出待验证的模型信息
方法	4	描述研究设计或数据来源（如队列研究、注册研究、常规诊疗数据或随机试验等），并分别描述建立或验证模型的数据集
	5	描述研究对象的纳入与排除标准和研究场景信息
	6	介绍模型预测的结局指标，包括预后模型中预测的时间范围（如 3 年总生存率）
	7	描述使用的统计方法或算法（如逻辑回归、Cox 回归、随机森林或神经网络），和用于内部验证的方法（适用于模型建立研究）
结果	8	描述纳入的研究对象和结局发生的数据
	9	描述最终预测模型的预测指标（适用于模型建立研究）
	10	描述预测模型表现，至少包括校准度和区分度（含置信区间），如有，补充预测模型的增量价值或模型更新的结果
讨论	11	对研究结果的总体解释，包括对实践或研究的影响
注册	12	注册表或存储库的注册号和名称

尽管 TRIPOD- 摘要报告指南是按照摘要的典型顺序呈现各个部分，但如何展示与合并取决于期刊和会议的要求，TRIPOD- 摘要列出来的条目被视为预测模型研究摘要的最小信息集。虽然报告指南

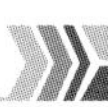

主要针对研究人员，但同行审稿人和期刊编辑也可以用来检查报告的完整性，防止报告不佳的研究发表。TRIPOD- 摘要报告指南将有助于摘要报告质量的提升，从而帮助读者和研究者快速了解与判断一项预测模型研究的适用性和价值。

二、针对基于聚类数据集预测模型的 TRIPOD-Cluster 清单

预测模型的开发和验证通常基于来自特定环境（如单个医院、研究所或中心）的研究对象数据。但是，数据集可能会合并或使用来自多个源或集群的研究对象数据，例如可以通过合并来自多个研究或来源的个体参与者数据（individual patient data，IPD）来获得聚类数据集，或通过从具有电子健康档案（electronic health record，EHR）的注册登记处或数据集中获得 IPD。在聚类或组合数据集中，某些集群中的医疗保健流程相似，可能比来自其他集群的个体更具相似性，同时，不同集群中研究对象纳入标准、随访时间及预测因素、结局指标的定义或测量方法有所不同，导致形成的聚类数据集存在内部异质性。如果在预测模型开发期间未解决聚类间的差异，则模型在其他或新聚类数据中应用时可能表现不佳，泛化性有限。同样，如果在验证期间忽略聚类间的异质性，则可能会高估模型表现。

识别异质性的来源有助于更好地将模型匹配于不同的聚类类别，从而开发更具可推广性的预测模型，这也要求研究者需采用更为具体的研究设计、分析和报告方法，基于聚类数据的预测模型研究需要以不同的方式报告。因此，TRIPOD 专家协作组基于 EQUATOR 提出的健康研究报告指南制定战略，成立开发扩展版清单的执行委员会，经由 3 个阶段制定针对聚类数据的预测模型报告的扩展版报告指南 TRIPOD-Cluster：①文献与相关材料审查：参考现有的用于聚类数据或 IPD 数据的报告指南，例如系统评价和 meta 分析的首选报告项 - 个体参与者数据清单（preferred reporting items for systematic reviews and meta-Analyses-IPD，PRISMA-IPD）、加强流行病学观察研究的报告声明（Strengthening the Reporting of Observational Studies in Epidemiology，STROBE）等。②专家会议：执行委员会在 4 年内召开了 11 次会议，用于讨论 TRIPOD-Cluster 的结构、纳入新条目的理由、需要进一步审议的主题以及传播策略。③德尔菲法：执行委员会在前期基础上初步编写含 30 个条目的 TRIPOD-Cluster 初稿，于 2019 年向 77 名含临床流行病学家、统计学家、临床医生和期刊编辑组成的专家组进行咨询，经过 2 轮函询制定出 TRIPOD-Cluster 清单，并于 2023 年在 *BMJ* 期刊上发布。

TRIPOD-Cluster 报告规范（表 15-3）包括题目和摘要、前言、方法、结果、讨论和其他信息 6 个部分，共 19 个条目，见表 14-3。其中 TRIPOD 报告规范中的条目 4a、4b、5a、5b、6a、6b、7a、7b、13b、14a、15a、15b 被合并至 Cluster 清单的相应条目中，新增的子项目主要包括对多个数据源或聚类的识别、数据准备、偏倚风险评估、预测模型参数的异质性、表现评价的异质性及敏感性分析等方面。同时也提供了解释和说明文件，便于理解和掌握每一条目的内涵。

表 15-3　针对基于聚类数据集预测模型的 TRIPOD-Cluster 清单

主题	条目	条目内容
题目和摘要	1	明确研究为预测模型建立研究还是验证研究，研究目标人群和预测的结局指标
	2	概述研究目标、研究场景、研究对象、数据来源、样本量、预测因素、结局指标、统计分析方法、结果和结论
前言	3a	阐述研究的医学背景（包括是诊断还是预后）以及建立或验证多因素预测模型的理由，包括对现有模型的引用参考及研究设计的优势
	3b	说明研究目标，包括研究是建立模型还是验证模型
方法	4a	描述研究对象和数据集的准入标准
	4b	描述数据的来源，以及如何识别、获取及收集这些数据
	5	解释样本量是如何确定的

续表

主题	条目	条目内容
	6a	定义预测模型所要预测的结局指标，包括如何以及何时进行评估
	6b	定义建立或验证多因素预测模型所使用的所有预测因素，包括如何以及何时测量
	7a	描述统计分析前准备，包括任何的数据清理、协调、链接和质量检查
	7b	描述评估偏倚风险和适用性的方法（例如，使用 PROBAST 评估工具）
	7c	对于模型验证，对比开发数据（如设置、纳入标准、结局指标、预测因素）中的定义和测量方面的任何差异
	7d	描述缺失数据的处理方法
	8a	描述预测因素在分析中是如何处理的
	8b	详细说明模型类型，建模过程（包括预测因素的选择）和内部验证方法
	8c	描述如何处理模型参数值中的集群（如研究或设定）之间的任何异质性
	8d	对于模型验证，描述预测因素是如何计算的
	8e	描述用于评估模型表现的所有指标（如校准度、区分度和决策曲线分析），如相关，还可比较多个模型表现
	8f	描述如何处理和量化模型表现中的集群（如研究或设定）的异质性
	8g	描述由验证产生的任何模型更新（例如，重新校准），无论是总体或针对特定的集群或设定
	9	描述预先计划的亚组或敏感性分析（例如，根据偏倚来源、研究对象特征、设定来评估模型表现）
结果	10a	描述从所确定的数据到所分析的数据的集群和研究对象的数量，建议绘制流程图
	10b	描述每个数据源或设定的总体特征和适用场景，包括关键时间点、预测因素、接受的治疗、样本量、结局事件的数量、随访时间和缺失数据的数量
	10c	对于模型验证，比较模型验证数据集与模型开发数据集在重要变量上的分布差异，如人口学资料、预测因素和结局指标等
	11	描述个体集群的偏倚风险评估结果
	12a	报告在模型开发过程中任何跨集群异质性评估的结果（例如，包含或排除特定的预测因素或集群）
	12b	提供可对个体进行预测的完整预测模型（如所有的回归系数、模型截距或既定时间点的基线生存率等），并解释如何使用预测模型
	13a	描述预测模型在总体和每个集群的预测表现参数（及其可信区间）
	13b	描述模型表现评价中跨集群的任何异质性的结果
	14	报告模型的更新结果（即更新后的模型参数和模型预测效果），包括总体和每个集群的结果
	15	报告来自任何亚组或敏感性分析的结果
讨论	16a	在研究目标和既往研究背景下，对研究结果进行总体解释，包括模型表现中集群间的异质性
	16b	对于模型验证，参考开发数据和既往验证研究中的模型表现讨论结果
	16c	讨论本研究的优势和任何局限性（例如，缺失或不完整的数据、非代表性、数据协调问题）
	17	讨论该模型的潜在用途和对未来研究的影响，具体考虑到该模型在不同环境或（亚）人群中的泛化性和适用性
其他信息	18	提供有关补充资源（如研究方案、分析代码、数据集）的信息
	19	提供研究资金来源和资助方在本研究中的角色

TRIPOD-Cluster 为使用聚类数据（例如使用电子医疗记录或 IPD-MA 数据集的多变量诊断或预后预测模型的开发、验证或更新）的研究报告提供了全面的基于共识的指导，应注意 TRIPOD-Cluster 报告清单并不适用于报告通过重复测量相同个体来确定聚类的研究。TRIPOD-Cluster 的内容为基于聚类数据开展的预测模型类研究需报告的最小信息量，可帮助读者和研究者了解预测模型的研究是如何设计、实施、分析和推断的。同 TRIPOD 报告规范，专家协作组并不要求完全按照拓展版的条目顺序来进行研究信息披露，而是需要在文章中显示报告规范中要求的所有信息，包括补充材料。

三、针对预测模型系统综述的 TRIPOD-SRMA 清单

理想情况下，对同一预测模型进行多次验证研究，每个研究都评价该模型在特定环境和人群中的表现，并将其与任何其他相似的模型进行比较，以准确评价该模型的可泛化性与可移植性。当存在多个验证研究时，需要通过系统综述来识别、评估、meta 分析和总结多项证据，以支持和比较特定领域的预测模型。Cochrane 预后方法组成员和相关研究人员提出了对预测模型类研究进行系统综述和 meta 分析的方法学指南。一般而言，建议研究者制定研究问题的 PICOTS 定义，采用基于预测模型研究系统回顾的关键评估和数据提取检查表（Checklist for Critical Appraisal and Data Extraction for Systematic Reviews of Prediction Modeling Studies，CHARMS）提取信息（数据来源、研究设计、研究对象、结局指标、预测因素、样本量、缺失值、统计方法、模型表现），采用 PROBAST 工具用于评价预测模型类研究的质量和适用性，采用 meta 分析方法整合和总结模型表现，采用 GRADE 分级评估证据的总体质量。

完整、准确和透明的报告是预测模型类研究系统综述的另一个重要部分。TRIPOD 专家协作组成立开发针对预测模型类研究系统总报告清单的执行委员会，经由 3 个阶段制定了新的报告指南 TRIPOD-SRMA：①文献与相关材料审查：参考现有的报告清单及资料，在 2019 年 9 月第一次项目会议上，执行委员会明确了新报告指南的内容范畴，及相关文件。参考资料包括 TRIPOD、TRIPOD-Cluster、PRISMA 及其拓展版清单、CHARMS 和 PROBAST 等。用于聚类数据或 IPD 数据的报告指南，例如系统评价和 meta 分析的首选报告项 - 个体参与者数据清单（Preferred Reporting Items for Systematic reviews and Meta-Analyses - IPD，PRISMA-IPD）、加强流行病学观察研究的报告声明（Strengthening the Reporting of Observational Studies in Epidemiology，STROBE）等；②专家会议：由 2 名调查员根据现有资料制定 TRIPOD-SRMA 清单初稿，联合线上和线下会议的方式详细讨论了每一条目，直至委员会内成员意见一致；③德尔菲法：从 2021 年 6 月开始，有 43 名拥有临床流行病学家、统计学家、临床医生和期刊编辑等背景的专家参与了咨询过程，经由 2 轮函询专家意见基本达成一致，最终形成了 TRIPOD-SRMA 清单，并于 2023 年在 *BMJ* 期刊上发布。

TRIPOD-SRMA 清单包括题目、摘要、前言、方法、结果、讨论和其他信息 7 个部分，共 26 个条目，见表 15-4、表 15-5。尽管 PRISMA 清单侧重于对评估干预效果研究的审查，但在对预测模型研究进行系统审查时，有几个步骤是相同的，故 TRIPOD-SRMA 清单中的部分条目与 PRISMA 清单中是一致的，条目 1、2、4、5、10—12、15—18 是专门针对预测模型研究的内容。

表 15-4　针对预测模型系统综述的 TRIPOD-SRMA 清单

主题	条目	条目内容
题目		
题目	1	题目应明确本研究为诊断或预后模型研究的系统综述或 meta 分析（或两者兼有）。需标明与综述问题相对应的研究人群及预测的结局指标
摘要		
摘要	2	详见 TRIPOD-SRMA 摘要清单

续表

主题	条目	条目内容
前言		
理论基础	3	基于现有研究描述该系统评价的理论基础
目标	4	明确说明拟解决的研究问题，包括目标人群、模型参数（如相关）、结局指标、时间点（模型的预测范围和使用时机）和设定
研究方法		
纳排标准	5	明确纳入标准的研究特征，包括任何特定兴趣的预测模型，以及确定纳入开发或验证研究（或两者兼有）
信息来源	6	阐述说明获取文献的所有来源，包括所有数据库、注册平台、网站、机构、参考列表及其他检索或咨询途径。明确说明每一项来源的检索或查询日期
检索策略	7	介绍所有数据库、注册平台和网站的完整搜索策略，包括使用的过滤器和限制条件
研究选择	8	详细说明确定一项研究是否符合纳入标准的方法，包括每项检索记录筛选的人员信息、是否独立筛选。如使用自动化工具，应做详细说明
资料提取	9	详细说明确定数据提取的方法，包括提取数据的人员信息、是否独立提取，以及从纳入研究的作者处获取或确认数据的过程。如使用自动化工具，应做详细说明
资料条目	10a	列出并定义每项研究所需提取数据的所有信息
	10b	描述所研究的模型表现指标（如校准度、区分度、整体模型表现、临床效用）
	10c	描述如何处理所需提取（条目 10a、10b）但未报告的数据信息，如与作者联系获取相关信息
偏倚风险和可用性评价	11	描述评价纳入研究偏倚风险及对综述问题可用性的方法。模型的开发和验证应分别进行，包括使用评价工具的细节、评价人数及是否独立进行
方法综合	12a	描述评价模型综合表现指标的方法。如进行 meta 分析，描述所使用的方法，包括分析前的数据转换方式、模型表现异质性的量化与处理，以及使用的软件包等
	12b	描述用于探索可能造成模型表现异质性原因的方法（如亚组分析、meta 回归），包括是否有预先计划
	12c	描述用于评价综合结果稳健性的任何敏感性分析
可信度评价	13	描述评价预测模型证据主体的可信度（或置信度）的方法
结果		
研究选择	14	描述检索和研究筛选过程的结果，从检索记录数到纳入研究数，最好使用流程图呈现
研究和模型特征	15	呈现研究特征和提取的模型信息（根据条目 10a 项），并进行研究报告引用
偏倚风险和可用性评价	16	偏倚风险和可用性评价结果，分别呈现模型开发和模型验证的结果
单个研究的模型表现	17	提供每个模型和评估项的表现估计值和置信区间，包括内部或外部验证的表现。如为内部验证，请提供具体方法描述
结果综合	18a	呈现模型表现的综合结果及每项研究所起到的作用。如进行 meta 分析，需提供每个模型表现指标的汇总结果、置信区间及异质性的结果。最好使用森林图呈现
	18b	对于每个模型，提供所有可能导致模型表现异质性原因的调查结果
	18c	呈现所有用于评价综合结果稳健性的敏感性分析结果
证据可信性	19	针对每个预测模型的证据主体的可信性（或置信度）评价的结果
讨论		
证据概述	20	总结主要发现，包括证据的优势和局限性

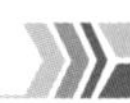

续表

主题	条目	条目内容
局限性	21	讨论系统综述过程中的任何优势和局限性
应用	22	在其他证据背景下讨论结果对实践、政策和未来研究的影响
其他信息		
注册及计划书	23a	提供注册信息，包括注册名称和注册号，或声明未注册
	23b	提供计划书获取地址，或声明未准备计划书
	23c	描述并解释对注册时或计划书中所提供信息的任何修改
资助	24	描述经济或非经济支持的来源，以及资助者或发起人在系统综述评价中的作用
利益冲突	25	声明作者的任何利益冲突
数据、代码和其他材料的可用性	26	报告以下哪些内容可公开获取及相应途径：资料提取表模板，从纳入研究中提取的资料，用于所有分析的数据、分析编码和其他材料

表 15-5　TRIPOD-SRMA 摘要清单

主题	条目	条目内容
题目		
题目	1	题目应明确本研究为诊断或预后模型研究的系统综述或 meta 分析（或两者兼有）。需标明与综述问题相对应的研究人群及预测的结局指标
背景		
目标	2	明确说明拟解决的研究问题，包括目标人群、模型参数（如相关）、结局指标、时间点（模型的预测范围和使用时机）和设定
方法		
研究纳入标准	3	明确纳入标准的研究特征，包括任何特定兴趣的预测模型，以及确定纳入开发或验证研究（或两者兼有）
信息来源	4	描述用于获取研究的信息来源（如数据库、注册平台）及检索日期
偏倚风险和可用性	5	描述评价纳入研究偏倚风险及对综述问题可用性的方法
综合方法	6	描述评价模型综合表现指标的方法
结果		
纳入研究	7	给出纳入研究和模型的总数，并总结相关研究特征和模型细节
综合结果	8	呈现每个模型的结果。如使用 meta 分析，提供每个表现指标的汇总结果和置信区间，以及每个研究的贡献
讨论		
证据局限性	9	简要总结系统综述中包含的证据的局限性
解释	10	描述研究结果的解释及对未来研究和实践的影响
其他信息		
资助	11	描述主要资助来源
注册	12	提供注册名称和注册号

TRIPOD-SRMA 清单（表 15-4）主要为报告指南，并非用于预测模型类研究系统综述的方法学指导。在提交预测模型系统综述时，可对照确认 TRIPOD-SRMA 中的每一条目是否提及，建议增加清单对照表，填写每一条目在文章中的位置，如相应的页码和小节标题等。TRIPOD-SRMA 清单所对应的说明和详述文件也正在准备中，为每个条目都提供了更为丰富的细节和示例，能更好地帮助审稿人、编辑和读者理解并正确应用该清单。

四、针对人工智能预测模型的 TRIPOD-AI 清单

自 TRIPOD 报告规范发布以来，随着人工智能和机器学习出版物数量的迅速增加，人工智能(artificial intelligence，AI)，特别是机器学习，在临床预测模型研究中应用广泛并越来越受欢迎。AI 是应用计算机科学的一个分支，它通过开发和训练计算机算法以执行与人类智能相关的任务，包括机器学习、深度学习、语言识别、图像识别和自然语言处理等，近年来被广泛应用于医疗卫生领域，以协助疾病筛查与诊断、风险预测模型的建立、治疗方案的选择和医疗决策的制定等。由于将机器学习方法应用于临床预测建模相对新颖，因此关于这些研究的报告质量的信息很少。因此，TRIPOD 专家协作组启动了一个大型国际项目，以开发基于共识的 TRIPOD 扩展，特别关注使用机器学习技术进行诊断或预测模型开发，验证或更新的研究报告（简称 TRIPOD-AI)。

专家协作组将依据 5 个阶段制定 TRIPOD-AI 报告规范：①系统审查：回顾已发表的基于机器学习的预测模型类文章，以确定当前报告的质量。②德尔菲法：邀请来自医疗机构、学校、初级保健机构、生物医学期刊等的参与者（研究人员、医疗保健人员、期刊编辑、政策制定者等）进行调查。③ 2 次专家共识会议。④制定 TRIPOD-AI 报告规范草案 以及解释和说明文件。⑤传播报告规范。专家协作组已经在报告规范网络网站（www.equator-network.org)、TRIPOD 网站（www.tripod-statement.org）上注册了开发人工智能 TRIPOD 扩展的协议方案，并在 *Lancet* 上宣布了这一计划，专家协作组也在开放科学框架学术平台（open science framework，OSF）上标识了该项目（osf.io/zyacb/)，定期披露工作的阶段及相关信息。

拟形成的 TRIPOD-AI 扩展包括一个报告规范清单和随附的说明和详述文件，提供每个条目的详细报告示例，将为基于机器学习的预测模型研究的研究人员、作者、审稿人、编辑、用户和其他利益相关者提供关于报告规范的指导。

第四节　其他相关报告规范

TRIPOD 报告规范及其扩展版清单为预测模型类研究的报告提供了翔实的指引，在报告过程中，一些相关的报告规范也被部分或全部用于指导模型预测类研究的报告。

一、STARD 2015

1. 简述

临床预测模型包括诊断预测模型和预后预测模型。诊断预测模型一般基于诊断准确性研究所构建，用于对患者疾病和健康状况做出诊断。随着医学技术的快速发展，特别是分子生物学技术的发展，新的诊断技术不断涌现。然而，诊断试验的研究与评价却相对落后，特别是在方法学上远远落后于实验室研究。2003 年，Bossuyt PM 召集一批诊断试验领域专家成立 STARD 专家组，制定出用于诊断准确性研究的报告规范（Standards for Reporting of Diagnostic Accuracy，STARD)。自 STARD 出版以来，有评估指出了在诊断准确性研究的报告质量上有微小但具有统计学意义的改进。该指南在应用中，仍存在一些问题，例如并没有说明如何计算样本量，未规范诊断试验的摘要等。2013 年，STARD 专家组决定对该指南进行更新，此时专家组成员包括流行病学家、统计学家、循证医学专家、医生、编辑和记者等在内的 85 名专家，在 STARD 2003 基础上，专家组采用文献研究、专家讨论等

方式制定出 STARD 2015 指南，包括诊断试验的报告规范（checklist），常见的术语（terminology），研究流程图（diagram）。尽管 STARD 主要针对诊断准确性研究，专家组及其他研究者发现大多数 STARD 条目在报告和核查预后研究时同样具有指导意义。相比于不同类型试验采用不同的报告规范清单，统一采用 STARD 清单的好处在于清单条目的一致性增强了清单的影响力，更易被作者、同行评议和期刊编辑所采用。

2. 条目内容

STARD 2015 报告规范分为“标题”“摘要”“前言”“方法”“结果”“讨论”和“其他信息”7 个部分，包括 30 个条目，34 个子条目；STARD 2015 也包括用于报告研究对象参与研究的流程图，具体内容见表 15-6 和图 15-1。

表 15-6　STARD 2015 报告规范条目

主题	条目	条目内容
标题	1	确定文章为诊断试验，使用至少一个准确性评价指标（如灵敏度、特异度、预测值或受试者工作特征曲线面积）
摘要	2	结构式摘要，包括试验设计、方法、结果和结论
前言	3	科学和临床背景，说明使用待评价试验的用途和临床作用
	4	研究目的和假设
方法		
研究设计	5	待评价试验和金标准（参考标准）执行之前（前瞻性研究）或之后（回顾性研究），收集数据
研究对象	6	纳入标准
	7	基于哪些条件（如症状、以前测试的结果、登记等）招募合适的研究对象
	8	何时何地（场所、地点和日期）纳入合适的研究对象
	9	研究对象是否形成一个连续的随机序列或方便序列
试验方法	10a	足够的细节描述待评价试验，试验容易重复
	10b	足够的细节描述金标准，试验容易重复
	11	选择金标准的理由（是否存在可替代的金标准）
	12a	描述待评价试验的定义，及其阳性阈值和结果分类的原理，区分证实性研究和探索性研究
	12b	描述金标准的定义，及其阳性阈值和结果分类的原理，区分证实性研究和探索性研究
	13a	待评价试验的操作者 / 读者能否获取到临床信息及金标准
	13b	金标准的评估者能否获取到临床信息及待评价试验
统计学方法	14	描述诊断试验的估计方法和比较方法
	15	如何处理待评价试验或金标准的不确定结果
	16	如何处理待评价试验或金标准的缺失数据
	17	诊断试验的变异性分析，区分证实性研究和探索性研究
	18	报告样本量，说明样本量的计算方法
结果		
研究对象	19	研究对象的整个参与过程，强烈推荐使用流程图
	20	研究对象的人口学和临床特征资料
	21a	目标人群疾病严重程度的分布情况

续表

主题	条目	条目内容
	21b	非目标人群其他疾病的分布情况
	22	待评价试验和金标准的时间间隔及临床干预方法
试验结果	23	待评价试验和金标准的列连表（行列表）
	24	报告诊断试验准确性指标的点估计和精度结果（如 95 % 可信区间）
	25	报告待评价试验和金标准中发生的所有不良反应事件
讨论	26	研究的局限性，包括潜在偏倚的来源、统计的不确定性和普适性
	27	实用意义，包括预期用途和待评价试验的临床作用
其他信息	28	注册号和注册机构名称
	29	可以获取完整的试验方案的地址
	30	经费资助和其他支持；资助者所起的作用

3. 使用注意事项

STARD 报告规范的目标是提高诊断准确性研究报告的完整性和透明度，使读者能够评估研究中可能存在的偏倚（内部有效性）并评估其普遍性（外部有效性）。相比 2003 版的 STARD 报告规范，STARD 2015 指南增加了规范摘要、背景、样本量和注册信息等条目，同时完善了结局和统计分析的报告，让研究者能更为全面了解诊断性试验的特征和适用范围，选择准确、可靠的诊断试验，科学地解释诊断试验的结果（图 15-1）。

不准确的诊断试验结果不仅会限制后续科学研究如系统评价、临床实践指南的价值，在临床实践中还会导致错误的诊断，进而影响治疗决策和患者结局。尽管 STARD 涵盖了几乎所有诊断准确性相关的条目内容，但可能不足以满足每个领域的个性化需求。对于特定类型的诊断准确性研究，STARD 专家组鼓励开发专门为不同诊断研究领域设计的 STARD 扩展。这种扩展不应取代整个 STARD，而应修改或扩展单个项目，或者可能只是在特定上下文中解释项目，如针对疾病史和体格检查及针对痴呆诊断的 STARD 扩展版。

不完整的报告现在被认为是生物医学研究中可避免浪费的最大来源之一。作为研究者，应提高对报告完整性，减小潜在偏倚的意识；对于读者，应从 STARD 声明的视角批判性地对研究设计的基本特性进行审读，而不是无条件地接受作者的观点。最终，希望无论是研究者、医护人员还是患者，都能够从完整、透明、公开的报告中获取信息并受益。

二、CLAIM

1. 简述

计算技术的快速发展和用于分析的数据量的增加促使与人工智能（AI）相关的研究空前增长，在医疗保健领域得到快速应用。深度神经网络作为一种新的人工智能技术在医疗领域有所应用，尤其是在医学影像方面。在可预见的未来，人工智能（AI）预计将对临床实践产生重大影响。高质量的研究应伴随着技术的透明度、可重复性和有效性，以便进行充分的评估和临床实践转化。标准化的报告指南可帮助研究人员确定其研究的关键组成部分。然而，与人工智能的算法开发和临床应用相关的研究带来了独特挑战，并增加了与传统报告指南中未预先指定的元素相关的报告、评估和比较这些研究的复杂性，这可能导致信息缺失和偏倚的高风险。2019 年，一项系统综述审查了 20500 多篇文章，发现其中只有不到 1% 的文章在设计和报告方面足够稳健。因此科学出版物必须足够详细地描述作者的工

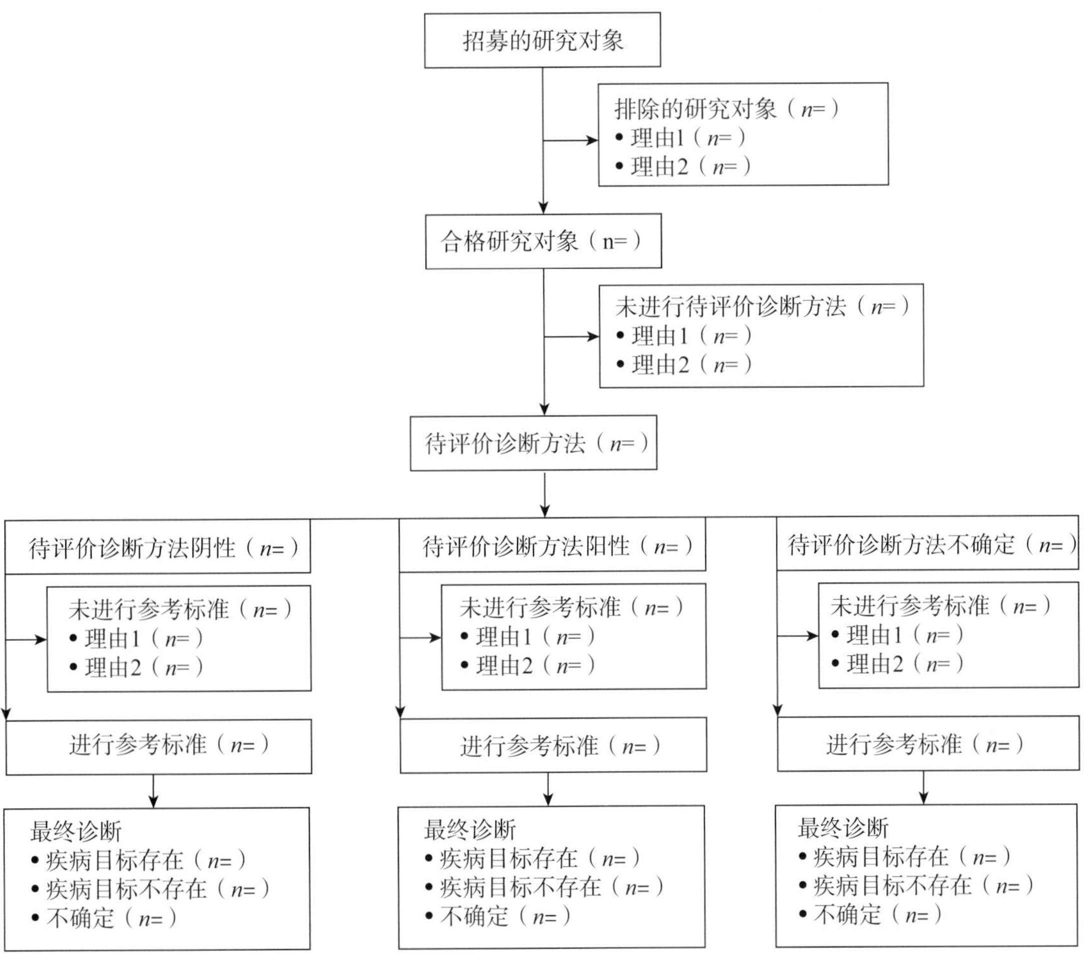

图 15-1　STARD 2015 规范的诊断准确性研究流程图

作，以使读者能够确定工作的严谨性、质量和普遍性，并有可能重现工作的结果。

为了帮助医学影像中 AI 手稿的作者和审稿人，北美放射学会在已经提出的部分机器学习模型评估的准则上，以 STARD 指南为蓝本，于 2020 年提出了用于医学影像 AI 的报告清单（Checklist for Artificial Intelligence in Medical Imaging，CLAIM），包括分类，图像重建，文本分析和工作流程优化。

2. 条目内容

CLAIM 报告清单适用于使用医学图像解决各种人工智能应用的试验（例如，分类，重建，文本分析，工作流程优化）。该清单包括“标题”“摘要”“前言”“方法”“结果”“讨论”“其他信息”共 7 个部分、42 个条目，见表 15-7。

表 15-7　CLAIM 报告规范条目

主题	条目	条目内容
标题 / 摘要	1	识别作为人工智能方法的研究，指定所使用的技术类别（例如，深度学习）
摘要	2	结构式摘要，包括研究设计、方法、结果和结论
前言	3	科学和临床背景，说明 AI 方法的预期用途和临床作用
	4	研究目的和假设

续表

主题	条目	条目内容
方法		
研究设计	5	前瞻性或回顾性研究
	6	研究目标，如模型建立、探索性研究、可行性研究、非劣效性试验
数据	7	数据来源
	8	纳入标准：如何、何时和何地纳入潜在合适的研究对象或研究（例如，症状、既往史、是否列入注册表、场所、地点、日期）
	9	数据预处理步骤
	10	数据子集的选择（如适用）
	11	数据元素的定义，参考通用数据元素
	12	去标识化方法
	13	缺失数据处理
逼近真值	14	逼近真值参考标准的定义，需足够详细以允许复制
	15	选择参考标准的依据（如有替代）
	16	参考标准标注的来源，指定人工注释员的资质及准备
	17	标注工具
	18	描述衡量评分者间和评分者内部变异性的方法，减轻可变性和（或）解决差异的方法
数据分区	19	预期样本量及其测定方法
	20	数据如何分配到分区，指定比例
	21	分区数组分成不相交的间隔（如图像、病历报告、患者、机构）
模型	22	模型的详细描述，包括输入、输出、所有中间层和连接
	23	软件库、框架和软件包
	24	模型参数的初始化（例如，随机化、迁移学习）
训练	25	训练方法的细节，包括数据增加、超参数、训练的模型数量
	26	选择最终模型的方法
	27	集成技术（如适用）
评估	28	模型表现评价指标
	29	显著性和不确定性的统计度量（如置信区间）
	30	稳健性或敏感性分析
	31	可解释性或可解释性的方法（如显著性图）及其验证方法
	32	外部数据的验证或测试
结果		
数据	33	研究对象或案例的纳入流程，可用图表表示纳入和排除
	34	各分区案例的人口统计学和临床特征
模型表现	35	所有数据分区上最优模型的性能度量
	36	报告诊断试验准确性指标的点估计和精度结果（如 95 % 可信区间）
	37	错误分类案例的失效分析

续表

主题	条目	条目内容
讨论		
	38	研究的局限性，包括潜在偏倚的来源、统计的不确定性和可推广性
	39	对实践的影响，包括预期用途和（或）临床作用
其他信息	40	注册号和注册机构名称
	41	哪里可以获取完整的试验方案
	42	经费资助和其他支持，资助者所起的作用

3. 使用注意事项

CLAIM 指南为研究者和审稿人提供了路线图，其目标是促进关于人工智能在医学成像中的应用的清晰、透明和可重复的科学交流。当然，并非每项研究都能符合 CLAIM 的所有标准，有些标准可能不适用于某些研究。尽管如此，CLAIM 提供了一个框架，可以解决关键问题，以确保高质量的科学交流。*Radiology*：*Artificial Intelligence* 杂志将 CLAIM 报告清单作为审稿标准之一。有研究者将 CLAIM 报告清单用于相关研究报告质量的评价，一项评价膝关节成像深度学习技术的系统综述即显示在该领域的报告的整体科学质量不佳，同时也指出 CLAIM 在评分项目和结果报告方面仍需要改进，以成为深度学习研究中能更为广泛的适应性工具。

三、DECIDE AI

1. 简述

医学文献发表的人工智能（AI）算法数量呈指数级增长，但是 AI 用于临床对患者预后结局的影响仍有待证实。对此一种解释认为，由于现有 AI 临床决策系统过分强调算法的技术层面，而缺乏对人类用户互动因素的关注所导致。临床医生主导并可能继续主导患者治疗的核心角色，所以，应该把重点放在基于人工智能临床算法的开发和评估增强上而不是放在取代人类角色上。基于人工智能的临床决策支持系统对传统的医疗决策过程提出了独特的挑战，例如它们经常缺乏可解释性（所谓的“黑箱”问题），或者它们有时会产生意想不到的结果。因此，在以人为中心设计和评估算法的同时，将算法开发与临床应用相结合是一项复杂的任务，当前也缺乏相应的指南。

基于以上因素，牛津大学的研究人员召集了一个国际多方利益相关者专家组，其中包括计算机科学家、临床医生、伦理学家、患者代表和企业家，领导了一项新指南 DECIDE-AI 的开发，该指南旨在改善 AI 系统研究的报告，以便医生首次在实际临床环境中使用这些系统来治疗实际患者。它是根据来自 18 个国家 / 地区的 150 多名专家的意见和反馈开发的。专家组进行了 2 轮德尔菲法，以收集和分析专家对 AI 系统早期临床评估报告的意见。从 20 个预先确定的利害关系方类别中征聘了专家，根据定性评估过程的反馈改进了清单和解释与阐述（E&E）部分。德尔菲中第一轮会议有 123 名专家参加，第二轮会议有 138 名专家参加，协商一致会议和定性评估会议分别均有 16 名专家参加。于 2022 年在 *Nat Med*、*BMJ* 等期刊上同步发布了用于规范人工智能驱动决策支持系统报告的 DECIDE-AI 报告清单，并且提供了相应的说明和详述文件。在算法开发 / 验证（即将发布的 TRIPOD-AI 声明和 STARD-AI 声明）和评估人工智能干预的大规模临床试验（CONSORT-AI 声明）中间阶段，即临床试验早期阶段和小规模临床评估阶段，DECIDE-AI 为该阶段 AI 的应用提供了充分的依据。

2. 条目内容

DECIDE-AI 报告指南包括“题目和摘要”“前言”“方法”“结果”“讨论”“声明”6 个部分，共 17

个特定于AI的报告项目（包括28个子项）和10个通用报告项，每个报告项都提供了阐述介绍，见表15-8。指南内容还包含了在医疗保健中基于AI的决策支持系统的早期临床研究中应报告的关键项目。通过提供最低限度报告项目的可操作清单，该指南将促进对这些研究的评估及其发现的可复制性。

表15-8　DECIDE-AI报告清单条目

条目	主题	条目内容
1-17	特定于人工智能的报告项目	
I-X	通用报告条目	
题目和摘要		
1	标题	将该研究确定为基于人工智能或机器学习的决策支持系统的早期临床评估，并详细说明所解决的问题
Ⅰ	摘要	提供结构化的研究总结。考虑因素包括：人工智能系统的预期用途、底层算法的类型、研究设置、纳入的患者和用户数量、主要和次要结局、关键安全终点、评估的人为因素、主要结果、结论
前言		
2	预期用途	a）描述目标疾病和问题，包括当前标准做法和预期患者群体
		b）描述人工智能系统的预期用户、其在护理路径中的计划集成以及潜在影响，包括患者结果
Ⅱ	目的	说明研究目的
方法		
Ⅲ	项目管理	提供任何研究方案、研究注册号和伦理号
3	研究对象	a）描述如何招募患者，说明患者和数据层面的纳入和排除标准，以及招募患者的样本量是如何决定的
		b）描述如何招募用户，说明纳入和排除标准，以及如何确定招募用户的样本量是如何决定的
		c）描述为使用户熟悉人工智能系统而采取的步骤，包括在研究之前接受的任何培训
4	AI系统	a）简要描述人工智能系统，说明其版本和使用的底层算法类型。描述或直接参考对其训练算法的患者群体的特征及其在临床前开发/验证研究中的模型性能
		b）识别用作输入的数据。描述如何获取数据，输入数据所需的过程，应用的预处理，以及如何处理缺失/低质量数据
		c）描述人工智能系统的输出以及它们是如何呈现给用户的（图像可能是有用的）
5	实施	a）描述评估人工智能系统的设置
		b）描述评估人工智能系统的临床工作流程/护理路径、使用时间以及最终支持决策是如何达成的，以及由谁做出的
Ⅳ	结局指标	指定测量的主要和次要结局指标
6	安全和错误	a）描述如何定义和识别重大错误/故障
		b）描述如何识别、分析和最小化对患者安全的任何风险或危害实例
7	人为因素	描述所使用的人为因素工具、方法或框架、所考虑的用例以及所涉及的用户
Ⅴ	分析	描述分析主要和次要结果的统计方法，以及任何预先指定的附加分析，包括亚组分析及其基本原理
8	伦理考量	描述是否使用了特定的方法来实现与伦理相关的目标（如算法公平性）及其原理
Ⅵ	患者参与	说明患者如何参与研究问题的制定、研究设计和研究的实施

续表

条目	主题	条目内容
结果		
9	研究对象	a）描述纳入研究的患者的基线特征，并报告输入数据缺失情况
		b）描述研究中用户的基本特征
10	实施	a）报告用户使用人工智能系统的情况、实例数量，以及用户对预期实现的遵守情况
		b）报告人工智能系统对临床工作流程或护理路径造成的任何重大变化
Ⅶ	主要结果	报告预先规定的结果，包括任何对照组的结果（如适用）
Ⅷ	亚组分析	根据预先指定的分组，报告主要结果的差异
11	修正	报告在研究期间对人工智能系统或其硬件平台所做的任何更改。报告这些修改的时间，每个修改的基本原理，以及每次修改后观察到的任何结果变化
12	人机协议	与人工智能系统的用户协议报告。描述用户偏离人工智能系统建议的任何情况和原因，如果适用，描述用户基于人工智能系统改变主意的情况建议
13	安全和错误	a）列出与以下方面相关的任何重大错误 / 故障：人工智能系统建议、支持软件 / 硬件或用户。包括以下细节：①发生率；②明显原因；③是否可能是纠正，④对患者诊疗的任何重大潜在影响
		b）报告研究期间发现的对患者安全的任何风险或观察到的伤害实例（包括间接伤害）
14	人为因素	a）报告基于公认的标准或框架的可用性评估
		b）用户学习曲线评估报告
讨论		
15	预期用途支持	讨论所获得的结果是否支持人工智能系统在临床环境中的预期用途
16	安全和误差	讨论结果表明了人工智能系统的安全性特征。讨论任何观察到的错误 / 故障和危害实例，以及它们的对患者的影响，以及是否 / 如何减轻这些影响
Ⅸ	优势和局限	讨论本研究的优势和局限性
声明		
17	数据可用性	披露数据和相关代码是否以及如何可用
Ⅹ	利益冲突	披露任何相关的利益冲突，包括研究的资金来源、资助者的角色、商业公司扮演的任何其他角色，以及每个作者的个人利益冲突

3. 使用注意事项

DECIDE-AI 专注于人工智能系统支持，而不是取代人类智能，旨在改善描述基于 AI 的决策支持系统在实时临床环境中早期小规模实施期间评估的研究报告（即，支持的决策对患者护理有实际影响）。虽然 TRIPOD-AI、STARD-AI、SPIRIT-AI 和 CONSORT-AI 特定于特定的研究设计，但 DECIDE-AI（Reporting Guideline for the Early-Stage Clinical Evaluation of Decision Support Systems Driven by Artificial Intelligence：DECIDE-AI）专注于评估阶段，并没有规定固定的研究设计。尽管熟悉 DECIDE-AI 可能有助于指导指南范围内的研究设计和实施的某些方面，但仅遵守清单不能作为方法学质量指导，并不能提供方法学和偏倚风险评估的更多信息。

第五节　本章小结

在医疗卫生领域涌现诸多新开发的临床预测模型，但很多预测模型长期处于“多数被建立，少数被验证，极少被使用”的状态。预测准确性是预测模型的核心，规范预测模型产生过程及报告方法不仅有助于提高预测模型本身的质量，同时也有助于读者快速理解该预测模型。本章介绍了可用于规范预测模型报告过程的 TRIPOD 的研制过程及条目详解，涵盖了研究设计、样本选择、统计方法、研究结果与结论等方面，以及为满足更新的知识需求，也一并介绍了基于 TRIPOD 的多个扩展清单，为研究者、期刊编辑人员、读者等提供更为全面的信息。此外，STARD 是一个专注于研究诊断准确性的报告清单，在预测模型报告中也可以提供有价值的指导。CLAIM 报告清单则着重于介绍计算机辅助决策的预测模型研究，强调透明度、信任和可解释性的重要性。而 DECIDE-AI 提供了一套具体的指南，旨在改善人工智能在临床决策中的应用，包括透明性、责任性、安全性和效用等方面的考虑。

这些报告准则为研究人员提供了一系列规范和指导，有助于提高预测模型类文章报告的质量和透明度。研究人员应当根据具体情况有针对性地使用这些报告准则，并确保在报告中提供充分的信息，以促进科学共享和进一步的研究发展。但应注意这些报告规范作为研究报告指南，关注的是研究报告的完整性，并未具体描述如何进行预测模型的开发或验证，因此，不能用于指导研究设计、实施，也不能用于评价研究方法的科学性与有效性。

（李秋萍）

第十五章参考文献

操 作 篇

第十六章 对二分类结局的模型开发及验证

第一节 数据生成

一、载入包和定义函数

```
# Install required packages and library them
packages <- c("LaplacesDemon",
              "dplyr")

for (i in packages) {
    if (!suppressMessages(require(i, character.only = TRUE))) {
        install.packages(i)
    }
}

rnorm_truncated <- function(n, mean, sd, ...) {
    additional_arguments <- list(...)
    if (length(additional_arguments) == 1 & names(additional_arguments)[[1]] ==
'a') {
        X = c()
        j = 0
        for (i in 1 : 10000) {
            x = rnorm(1, mean, sd)
            if (x >= additional_arguments[[1]]) {
                X = c(X, x)
                j = j + 1
            }
            if (j == n) {
                j = 0
                break
            }
        }
    } else if (length(additional_arguments) == 1 & names(additional_arguments)[[1]]
== 'b') {
        X = c()
        j = 0
        for (i in 1 : 10000) {
            x = rnorm(1, mean, sd)
            if (x <= additional_arguments[[1]]) {
                X = c(X, x)
                j = j + 1
            }
            if (j == n) {
                j = 0
                break
            }
        }
    } else if (length(additional_arguments) == 2) {
        X = c()
        j = 0
```

```
        for (i in 1 : 10000) {
            x = rnorm(1, mean, sd)
            if (x >= additional_arguments[[1]] & x <= additional_arguments[[2]]) {
                X = c(X, x)
                j = j + 1
            }
            if (j == n) {
                j = 0
                break
            }
        }
    } else {
        stop("wrong input")
    }
    return(X)
}
```

二、数据

1. 模拟情景（原理和方法）

（1）设计矩阵

$X_1 \sim \psi\,(62, 8, 18, 130; x)$

$$\psi(\mu,\sigma,a,b;x)=\begin{cases}0 & \text{if } x<a\\ \dfrac{\Phi(\mu,\sigma,x)}{\Phi(\mu,\sigma,b)-\Phi(\mu,\sigma,a)} & \text{if } a\leqslant x\leqslant b\\ 0 & \text{if } x<b\end{cases}$$

$X_2 \sim \text{Bern}(0.42+0.001\times X_1)$

$X_3 \sim \nu(x, X_2)$

$$\nu(x,X_2)=\begin{cases}(1-0.42+0.001\times X_1)\times\psi(20,5,13,49;x) & \text{if } X_2=0\\ (0.42+0.001\times X_1)\times\psi(23,5,15,50;x) & \text{if } X_2=1\end{cases}$$

$X_4 \sim \psi\,(110,18,20,300;x)$

$X_5 \sim \text{Bern}(0.13+0.005\times X_2+0.02\times I(\text{X}_4>140))$

$X_6 \sim \text{Bern}(0.23+0.0005\times X_1)$

$X_7 \sim \text{Bern}(0.29+0.01\times X_2)$

$X_8 \sim \text{Bern}(0.2)$

$X_9 \sim \text{Multin}(0.68,0.2,0.12)$

$X_{10} \sim \psi\,(4.4+0.1\times X_2,1.1,0,100;x)$

$log(X_{11}) \sim N(log(2.8),0.2)$

$X_{12} \sim \text{Pois}(0.3)$

$X_{13} \sim \text{Pois}(0.05+0.01\times X_1)$

$X_{14} \sim \text{Bern}(0.08)$

$X_{15} \sim \text{Bern}(0.02)$

$X_{16} \sim \text{Multin}(0.19,0.50,0.25,0.06)$

（2）生存结局变量

$T \sim \mathrm{Exp}(\lambda_0+\beta_1\times X_1+\beta_2\times X_1^2+\beta_3\times X_2+\beta_4\times X_3+\beta_5\times X_5+\beta_6\times X_7+\beta_7\times \log(X_{11})+\beta_8\times X_2\times X_6+\beta_9\times X_2\times X_{15}\times X_{16}+\beta_{10}\times I(X_4>150))$

$C_{\mathrm{administrative}}=7$

$C_{\mathrm{random}} \sim U(1,7)$

$T_{\mathrm{death}} \sim \mathrm{Exp}(\Lambda_0+\alpha_1\times X_1)$

没有 competing risk 的场景

$Y=\min(T,C_{\mathrm{administrative}}, C_{\mathrm{random}})$

$\Delta=I(Y=T)$

有 competing risk 的场景

$Y=min(T,C_{\mathrm{administrative}}, C_{\mathrm{random}}, T_{\mathrm{death}})$

$\Delta=I(Y=T)$

(3）二分类结局变量

$Y \sim \mathrm{Bern}(\theta_0+\theta_1\times X_1+\theta_2\times X_2+\theta_3\times X_5+\theta_4\times I(X_9=1)+\theta_5\times I(X_{10}\geqslant 4.5))$

2. 模拟代码

```
set.seed(1234)

N=5000
## Design matrix
X_1=round(rnorm_truncated(N,62,5,a=18,b=130),0)
X_2=rbinom(N,1,0.42+0.001*X_1)
X_3=round((1-X_2)*rnorm_truncated(N,20,5,a=13,b=49)+
           X_2*rnorm_truncated(N,23,5,a=15,b=50),1)
X_4=round(rnorm_truncated(N,110,18,a=20,b=300),0)
X_5=rbinom(N,1,0.13+0.005*X_2+0.02*(X_4>140))
X_6=rbinom(N,1,0.23+0.0005*X_1)
X_7=rbinom(N,1,0.29+0.01*X_2)
X_8=rbinom(N,1,0.2)
X_9=rcat(N,c(0.68,0.20,0.12))
X_10=round(rnorm_truncated(N,4.4+0.1*X_2,1.1,a=0,b=100),2)
X_11=round(exp(rnorm(N,log(2.8),0.2)),2)
X_12=rpois(N,0.3)
X_13=rpois(N,0.05+0.01*X_1)
X_14=rbinom(N,1,0.08)
X_15=rbinom(N,1,0.02)
X_16=rcat(N,c(0.19,0.50,0.25,0.06))

T=round(rexp(N,rate=0.0001+log(1.0003)*X_1+log(1.00002)*X_1^2+
            log(1.1)*X_2+log(1.0002)*X_3+log(1.3)*X_5+log(1.2)*X_7+
            log(1.0004)*log(X_11)+log(1.02)*X_2*X_6+
            log(1.01)*X_2*X_15*X_16+log(1.02)*I(X_4 > 150)),4)
C_adm=7
C_random=runif(N,min=1,max=7)
T_death=rexp(N,rate=0.002+log(1.02)*X_1)
Y=pmin(T,C_adm,C_random)
delta=ifelse(Y==T,1,0)

Y_binary=rbinom(N,1,0.02-0.0001*X_1+0.05*X_2+0.1*X_5+0.04*I(X_9==1)+0.02*I(X_10>=4.5))

dataset<-cbind(ID=1:N,
               X_1,X_2,X_3,X_4,X_5,X_6,X_7,X_8,X_9,X_10,X_11,X_12,X_13,
               X_14,X_15,X_16,Y,delta,Y_binary)%>%data.frame()%>%
               mutate(type='raw')

head(dataset,n=10)
```

模拟内部训练数据的前 10 行见表 16-1。

表 16-1　模拟内部训练数据前 10 行

患者	ID	X_1	X_2	X_3	X_4	X_5	X_6	X_7	X_8	X_9	...	X_11	X_12	X_13	X_14	X_15	X_16	Y	delta	Y_binary	数据源
1	1	56	0	15.4	127	0	1	1	0	1	...	4.20	1	0	0	0	3	1.511000	1	0	训练集
2	2	63	0	14.8	122	0	0	0	0	1	...	3.72	0	0	0	0	3	2.854611	0	0	训练集
3	3	67	1	28.5	130	0	1	1	1	1	...	2.57	0	0	0	0	4	1.614861	0	1	训练集
4	4	50	1	23.3	85	0	0	0	0	1	...	3.10	0	0	0	0	2	5.208720	0	0	训练集
5	5	64	0	17.9	109	0	0	0	0	1	...	2.61	0	1	0	0	1	4.713570	0	0	训练集
6	6	65	0	18.9	82	0	0	1	0	2	...	2.57	1	0	0	0	3	1.428300	1	0	训练集
7	7	59	0	20.8	139	0	1	1	1	1	...	2.09	0	1	0	0	2	5.659800	1	0	训练集
8	8	59	0	14.6	97	0	0	0	0	2	...	3.48	0	3	0	0	2	2.313100	1	0	训练集
9	9	59	0	25.6	66	0	1	0	0	1	...	2.78	1	2	0	0	3	4.956085	0	0	训练集
10	10	58	0	17.9	88	0	1	0	0	1	...	2.85	0	1	1	0	1	6.300248	0	0	训练集

三、外部数据

1. 模拟情景（外部验证数据集）

（1）设计矩阵

$X_1 \sim \psi(61,7,18,120;x)$

$$\psi(\mu,\sigma,a,b;x)=\begin{cases}0 & \text{if } x<a\\ \dfrac{\Phi(\mu,\sigma,x)}{\Phi(\mu,\sigma,b)-\Phi(\mu,\sigma,a)} & \text{if } a\leqslant x\leqslant b\\ 0 & \text{if } x<b\end{cases}$$

$X_2 \sim \text{Bern}(0.43+0.001\times X_1)$

$X_3 \sim \nu(x, X_2)$

$$\nu(x,X_2)=\begin{cases}(1-0.43+0.001\times X_1)\times\psi(19,6,13,49;x) & \text{if } X_2=0\\ (0.43+0.001\times X_1)\times\psi(24,5,15,50;x) & \text{if } X_2=1\end{cases}$$

$X_4 \sim \psi(120,20,10,400;x)$

$X_5 \sim \text{Bern}(0.14+0.004\times X_2+0.02\times I(X_4>140))$

$X_6 \sim \text{Bern}(0.23+0.0005\times X_1)$

$X_7 \sim \text{Bern}(0.28+0.015\times X_2)$

$X_8 \sim \text{Bern}(0.22)$

$X_9 \sim \text{Multin}(0.54,0.3,0.16)$

$X_{10} \sim \psi(4.5+0.1\times X2,1.1,0,100;x)$

$\log(X_{11}) \sim N(\log(3),0.23)$

$X_{12} \sim \text{Pois}(0.32)$

$X_{13} \sim \text{Pois}(0.07+0.008\times X_1)$

$X_{14} \sim \text{Bern}(0.09)$

$X_{15} \sim \text{Bern}(0.03)$

$X_{16} \sim \text{Multin}(0.2,0.5,0.24,0.06)$

（2）结局变量

$T \sim \text{Exp}(\lambda_0+\beta_1\times X_1+\beta_2\times X_{21}+\beta_3\times X_2+\beta_4\times X_3+\beta_5\times X_5+\beta_6\times X_7+\beta_7\times log(X_{11})+\beta_8\times X_2\times X_6+\beta_9\times X_2\times X_{15}\times X_{16}+\beta_{10}\times I(X_4>150))$

$C_{\text{administrative}}=7$

$C_{\text{random}} \sim U(1,7)$

$T_{\text{death}} \sim \text{Exp}(\Lambda_0+\alpha_1\times \text{X}_1)$

没有 competing risk 的场景

$Y=\min(T,C_{\text{administrative}}, C_{\text{random}})$

$\Delta=I(Y=T)$

有 competing risk 的场景

$Y=\min(T,C_{\text{administrative}}, C_{\text{random}}, T_{\text{death}})$

$\Delta=I(Y=T)$

（3）二分类结局变量

$Y \sim \mathrm{Bern}(\theta_0+\theta_1\times X_1+\theta_2\times X_2+\theta_3\times X_5+\theta_4\times I(X9=1)+\theta_5\times I(X_{10}\geqslant 4.7))+\theta_6\times X_{15}$

2. 模拟代码

```
N=3000
## Design matrix
X_1=round(rnorm_truncated(N,61,7,a=18,b=120),0)
X_2=rbinom(N,1,0.43+0.001*X_1)
X_3=round((1-X_2)*rnorm_truncated(N,19,6,a=13,b=49)+
          X_2*rnorm_truncated(N,24,5,a=15,b=50),1)
X_4=round(rnorm_truncated(N,120,20,a=10,b=400),0)
X_5=rbinom(N,1,0.14+0.004*X_2+0.02*(X_4>140))
X_6=rbinom(N,1,0.23+0.0005*X_1)
X_7=rbinom(N,1,0.28+0.015*X_2)
X_8=rbinom(N,1,0.22)
X_9=rcat(N,c(0.54,0.30,0.16))
X_10=round(rnorm_truncated(N,4.5+0.1*X_2,1.1,a=0,b=100),2)
X_11=round(exp(rnorm(N,log(3),0.23)),2)
X_12=rpois(N,0.32)
X_13=rpois(N,0.07+0.008*X_1)
X_14=rbinom(N,1,0.08)
X_15=rbinom(N,1,0.03)
X_16=rcat(N,c(0.20,0.50,0.24,0.06))

T=round(rexp(N,rate=0.0002+log(1.0004)*X_1+log(1.2)*X_2+log(1.0003)*X_3+
            log(1.25)*X_5+log(1.15)*X_7+log(1.0006)*log(X_11)+log(1.03)
            *X_2*X_6+log(1.04)*I(X_4 > 140)),4)
C_adm=7
C_random=runif(N,min=1,max=7)
T_death=rexp(N,rate=0.0015+log(1.03)*X_1)
Y=pmin(T,C_adm,C_random)
delta=ifelse(Y==T,1,0)
```

二分类结局变量为

$Y \sim \mathrm{Bern}(\theta_0+\theta_1\times X_1+\theta_2\times X_2+\theta_3\times X_5+\theta_4\times I(X_9=1)+\theta_5\times I(X_{10}\geqslant 4.7))+\theta_6\times X_{15}$

```
Y_binary=rbinom(N,1,0.03-0.0002*X_1+0.07*X_2+0.1*X_5+0.03*I(X_9==1)+
                0.01*I(X_10>=4.7)+0.1*X_15)

dataset_external<-cbind(ID=1:N,
                        X_1,X_2,X_3,X_4,X_5,X_6,X_7,X_8,X_9,X_10,X_11,
                        X_12,X_13,X_14,X_15,X_16,Y,delta,Y_binary)
                        %>%data.frame()%>%mutate(type='external')

head(dataset_external)

dataset_final<-rbind(dataset,dataset_external)
save(dataset_final,file='simulated_dataset.R')
head(dataset_final)
```

模拟外部验证数据前 6 行见表 16-2，模拟全数据集前 6 行见表 16-3。

表 16-2 模拟外部验证数据前 6 行

患者	ID	X_1	X_2	X_3	X_4	X_5	X_6	X_7	X_8	X_9	...	X_11	X_12	X_13	X_14	X_15	X_16	Y	delta	Y_binary	数据集
1	1	58	0	19.2	73	0	0	0	0	1	...	2.41	1	2	0	0	3	6.368300	0	0	外部验证集
2	2	67	1	17.4	142	0	1	1	0	2	...	3.12	0	0	0	0	1	4.467985	0	0	外部验证集
3	3	46	1	33.9	137	1	0	1	1	1	...	3.47	0	0	0	0	3	3.269300	1	0	外部验证集
4	4	71	1	29.0	135	0	0	0	0	3	...	2.91	0	1	0	0	1	3.867161	0	0	外部验证集
5	5	64	1	32.6	126	0	1	0	0	1	...	3.40	0	0	0	0	2	5.495322	0	0	外部验证集
6	6	63	1	26.7	133	0	0	0	1	1	...	2.98	0	1	1	0	2	2.291600	1	0	外部验证集

表 16-3 模拟全数据集前 6 行

患者	ID	X_1	X_2	X_3	X_4	X_5	X_6	X_7	X_8	X_9	...	X_11	X_12	X_13	X_14	X_15	X_16	Y	delta	Y_binary	数据集
1	1	56	0	15.4	127	0	1	1	0	1	...	4.20	1	0	0	0	3	1.511000	1	0	训练集
2	2	63	0	14.8	122	0	0	0	0	1	...	3.72	0	0	0	0	3	2.854611	0	0	训练集
3	3	67	1	28.5	130	0	1	1	1	1	...	2.57	0	0	0	0	4	1.614861	0	1	训练集
4	4	50	1	23.3	85	0	0	0	0	1	...	3.10	0	0	0	0	2	5.208720	0	0	训练集
5	5	64	0	17.9	109	0	0	0	0	1	...	2.61	0	1	0	0	1	4.713570	0	0	训练集
6	6	65	0	18.9	82	0	0	1	0	2	...	2.57	1	0	0	0	3	1.428300	1	0	训练集

第二节　数据描述

一、数据准备

1. 载入 R 包

```
# Install required packages and library them
packages<-c("dplyr",
            "tableone",
            "stringr",
            "R.utils",
            "biostat3",
            "spatstat",
            "rms")

for(i in packages){
   if(!suppressMessages(require(i,character.only=TRUE,quietly= TRUE))){
     install.packages(i,quietly=TRUE)
   }
}
```

2. 定义函数

```
    # Daly LE. Confidence Limits Made Easy:Interval Estimation Using a Substitution
Method. American journal of epidemiology.1998;147(8):783-90.
    exactBinomCI<-function(x,n,conf.level=0.95){
      alpha<-1-conf.level
      upper<-qbinom((1-(alpha/2)),size=n,prob=x/n)# 改为 binary
      lower<-qbinom(alpha/2,size=n,prob=x/n)
      return(c(lower,upper))
    }

    Tab1b_of_binary_outcome<-function(outcome,dataset,digit=2,
                                      groups=c('external','raw'),...){
        additional_arguments<-list(...)
        if('weight'%in% names(additional_arguments)){
          dataset<-dataset %>% mutate(weight=.data[[weight]])
        } else {
          dataset$weight=1
        }

        if('exposure'%in% names(additional_arguments)){
          dataset<-dataset %>%
            mutate(exposure=.data[[additional_arguments$exposure]])

          levels(dataset$exposure)=groups

          incid_trt<-dataset %>%
              group_by(exposure)%>%
              summarise(
                    n=round(sum(weight),digit),
                    event=round(sum(.data[[outcome]]*weight),digit),
                    # 发病率 %= 发生人数 / 总人数 *100
                    rate=round(event/n*100,digit),
                    lci=round(exactBinomCI(x=event,n)[1]/n*100,digit),
                    uci=round(exactBinomCI(x=event,n)[2]/n*100,digit))
        }else{
          exposure<-rep('all',nrow(dataset))

          dataset$exposure<-'all'
```

```
        incid_trt<-dataset %>%
            group_by(exposure) %>%
            summarise(
                  n=round(sum(weight),digit),
                  event=round(sum(.data[[outcome]]*weight),digit),
                  rate=round(event/n*100,digit),
                  lci=round(exactBinomCI(x=event,n)[1]/n*100,digit),
                  uci=round(exactBinomCI(x=event,n)[2]/n*100,digit))
    }

    incid_trt<-as.data.frame(incid_trt) %>%
        mutate(rate=paste0(rate,"(",lci,"-",uci,")"))

    colnames(incid_trt)<-c('group','n','event','incidence(%)')

    results<-incid_trt[,c('group','n','event','incidence(%)')]

    return(results)
}
```

二、数据清洗和描述

1. 加载数据集

```
load("simulated_dataset.R")
head(dataset_final)


names(dataset_final)<-c('ID','age','male','BMI','SBP','MI','HF','COPD',
                        'cancer','albuminuria','TC','LDLC','No_outpatient',
                        'No_inpatient','liver_disease','hypoglycemia',
                        'CKD_stage',
                        'AKI_time','AKI_status','AKI_binary','type')
                        #原文件中没有binary outcome

head(dataset_final)
```

2. 分类变量的注释

```
dataset_final<-dataset_final %>%
        mutate(
        albuminuria=case_when(## relabel of categorical variable
            albuminuria==1~"normal to mild",
            albuminuria==2~"moderate",
            albuminuria==3~"severe"),
            albuminuria=factor(albuminuria,levels=c("normal to mild",
            "moderate","severe")),
        CKD_stage=case_when(
            CKD_stage==1~"G1-2",
            CKD_stage==2~"G3a",
            CKD_stage==3~"G3b",
            CKD_stage==4~"G4"),
        CKD_stage=factor(CKD_stage,levels=c("G1-2","G3a","G3b","G4")))

dataset_binary<-dataset_final[,c('ID','age','male','BMI','SBP','MI',
                           'HF','COPD','cancer','albuminuria','TC','LDLC',
                           'No_outpatient','No_inpatient','liver_disease',
                           'hypoglycemia','CKD_stage','AKI_binary','type')]
```

加载后模拟全数据集前6行见表16-4，标注后的模拟全数据集前6行见表16-5。

表 16-4　加载后模拟全数据集前 6 行

患者	ID	X_1	X_2	X_3	X_4	X_5	X_6	X_7	X_8	X_9	...	X_11	X_12	X_13	X_14	X_15	X_16	Y	delta	Y_binary	数据源
1	1	56	0	15.4	127	0	1	1	0	1	...	4.20	1	0	0	0	3	1.511000	1	0	训练集
2	2	63	0	14.8	122	0	0	0	0	1	...	3.72	0	0	0	0	3	2.854611	0	0	训练集
3	3	67	1	28.5	130	0	1	1	1	1	...	2.57	0	0	0	0	4	1.614861	0	1	训练集
4	4	50	1	23.3	85	0	0	0	0	1	...	3.10	0	0	0	0	2	5.208720	0	0	训练集
5	5	64	0	17.9	109	0	0	0	0	1	...	2.61	0	1	0	0	1	4.713570	0	0	训练集
6	6	65	0	18.9	82	0	0	1	0	2	...	2.57	1	0	0	0	3	1.428300	1	0	训练集

表 16-5　标注后的模拟全数据集前 6 行

患者	ID	年龄	男性	BMI	收缩压	心肌梗死	心衰	COPD	癌症	蛋白尿	...	LDLC	门诊次数	住院次数	肝病	高血糖	慢性肾病分级	随访时间	肾损伤状态	是否发生肾损伤	数据源
1	1	56	0	15.4	127	0	1	1	0	1	...	4.20	1	0	0	0	3	1.511000	1	0	raw
2	2	63	0	14.8	122	0	0	0	0	1	...	3.72	0	0	0	0	3	2.854611	0	0	raw
3	3	67	1	28.5	130	0	1	1	1	1	...	2.57	0	0	0	0	4	1.614861	0	1	raw
4	4	50	1	23.3	85	0	0	0	0	1	...	3.10	0	0	0	0	2	5.208720	0	0	raw
5	5	64	0	17.9	109	0	0	0	0	1	...	2.61	0	1	0	0	1	4.713570	0	0	raw
6	6	65	0	18.9	82	0	0	1	0	2	...	2.57	1	0	0	0	3	1.428300	1	0	raw

3. 数据基本信息描述

```
xvars<-c('age','male',
           ##
           'BMI','SBP',
           ## cormobidities
           'MI','HF','COPD','cancer','liver_disease','hypoglycemia',
           ## lab tests
           'albuminuria','CKD_stage','TC','LDLC',
           ## healthcare utilization
           'No_outpatient','No_inpatient')
xfactorvars<-c('male',
                 ## cormobidities
                 'MI','HF','COPD','cancer','liver_disease','hypoglycemia',
                 ## lab tests
                 'albuminuria','CKD_stage')

xmultilevelfactorvars<-c("albuminuria","CKD_stage") # multilevel categories
xnonnormvars<-c(## healthcare utilization
                'No_outpatient','No_inpatient')

tb1.all<-CreateTableOne(xvars,data=dataset_binary,factorVars=xfactorvars,
                        includeNA=T)
tb1.all<-print(tb1.all,nonnormal=xnonnormvars,printToggle=F)
tb1.part<-CreateTableOne(xvars,strata='type',data=dataset_binary,
                         factorVars=xfactorvars,includeNA=T)
tb1.part<-print(tb1.part,nonnormal=xnonnormvars,test=F,smd=T,
                printToggle=F)

N<-c(N=nrow(dataset_binary),colSums(!is.na(dataset_binary[xvars])))
N_mcatv<-sapply(dataset_binary[,xmultilevelfactorvars],table)
# 修改了添加multilevel categories的代码，增加了亚组的人数
for(i in xmultilevelfactorvars) {
    start<-str_which(names(N),i)
    N_inset<-as.numeric(N_mcatv[[i]])
    names(N_inset)<-names(N_mcatv[[i]])
    N<-c(N[1:start],N_inset,N[-(1:start)])
}
tb1<-cbind(N,tb1.all,tb1.part)

tb1
```

模拟数据样本特征信息见表 16-6。

表 16-6　模拟数据样本特征信息

	N	总体	外部验证集	训练集	标准化均数差
人数	8000	8000	3000	5000	
年龄	8000	61.56（5.91）	60.87（7.16）	61.96（4.97）	0.177
男性	8000	3950（49.4）	1493（49.8）	2457（49.1）	0.013
体重指数	8000	22.34（4.79）	22.57（5.05）	22.20（4.62）	0.078
收缩压	8000	113.80（19.19）	119.74（19.90）	110.24（17.84）	0.503
心肌梗死	8000	1136（14.2）	447（14.9）	689（13.8）	0.032
心衰	8000	2073（25.9）	800（26.7）	1273（25.5）	0.027
COPD	8000	2329（29.1）	868（28.9）	1461（29.2）	0.006
癌症	8000	1693（21.2）	636（21.2）	1057（21.1）	0.001
肝病	8000	626（7.8）	240（8.0）	386（7.7）	0.010

续表

	N	总体	外部验证集	训练集	标准化均数差
高血糖	8000	176（2.2）	85（2.8）	91（1.8）	0.067
蛋白尿分级	8000				0.298
正常 - 轻微	4965	4965（62.1）	1593（53.1）	3372（67.4）	
中度	1928	1928（24.1）	914（30.5）	1014（20.3）	
严重	1107	1107（13.8）	493（16.4）	614（12.3）	
慢性肾病分级	8000				0.091
G1—2	1498	1498（18.7）	598（19.9）	900（18.0）	
G3a	4020	4020（50.2）	1529（51.0）	2491（49.8）	
G3b	2013	2013（25.2）	686（22.9）	1327（26.5）	
G4	469	469（5.9）	187（6.2）	282（5.6）	
总胆固醇	8000	4.47（1.11）	4.57（1.09）	4.42（1.12）	0.140
低密度胎蛋白	8000	2.95（0.65）	3.10（0.72）	2.86（0.58）	0.364
门诊次数	8000	0.00 [0.00, 1.00]	0.00 [0.00, 1.00]	0.00 [0.00, 1.00]	0.064
住院次数	8000	0.00 [0.00, 1.00]	0.00 [0.00, 1.00]	0.00 [0.00, 1.00]	0.151

4. 发生率信息描述

```
dataset<-dataset_binary %>% filter(type=="raw")
Tab1b_of_binary_outcome("AKI_binary",dataset=dataset,digit=2)
```

内部训练数据事件发生率见表 16-7。

表 16-7　内部训练数据事件发生率

分组	人数	事件发生次数	发生率（%，95%CI）
所有	5000	453	9.06（8.28 ~ 9.86）

```
dataset_external<-dataset_binary %>% filter(type=="external")
Tab1b_of_binary_outcome("AKI_binary",dataset=dataset_external,digit=2)
```

外部验证数据事件发生率见表 16-8。

表 16-8　外部验证数据事件发生率

分组	人数	事件发生次数	发生率（%，95%CI）
所有	3000	267	8.9（7.9 ~ 9.93）

```
Tab1b_of_binary_outcome("AKI_binary",dataset=dataset_binary,digit=2,
                        exposure="type")
```

全数据集事件发生率见表 16-9。

表 16-9 全数据事件发生率

分组	人数	事件发生次数	发生率（%，95%CI）
外部验证集	3000	267	8.9（7.9 ~ 9.93）
训练集	5000	453	9.06（8.28 ~ 9.86）

上述的代码和表 16-7、表 16-8、表 16-9 使用了预先定义的 Tab1b_of_time_to_event_outcome 函数在训练集和验证集中分别生成了结局。从表中可以看到，模型训练集总人数为 5000 人，在所观察的人群中，有 453 人发生了结局事件（acute kidney injury，AKI），而 AKI 的发病率为 9.06%（95%CI 为 8.26% ~ 9.91%）；验证集总人数 3000 人，有 267 人发生了结局事件（AKI），而 AKI 的发病率为 8.90%（95%CI 为 7.90% ~ 10.0%）。

5. 协变量的转换

（1）标准化

$$Z = \frac{X - E(X)}{\sqrt{\mathrm{Var}(X)}}$$

标准化：这里给出了 Z 分标准化的公式，这种方法给予原始数据的均值（mean）和标准差（standard deviation）进行数据的标准化。经过处理的数据符合标准正态分布，即均值为 0，标准差为 1。

（2）归一化

$$Z = \frac{X - \min(X)}{\max(X) - \min(X)}$$

归一化：这里给出了离差标准化（也称 min-max 归一化 min-max normalization），是对原始数据的线性变换，使结果值映射到［0-1］之间。其中 max(X) 为样本数据的最大值，min(X) 为样本数据的最小值。这种归一化方法比较适用在数值比较集中的情况。

（3）限制性立方样条（restricted cubic spline，RCS）

$$r(X, K) = X, S_K, 1, \cdots, S_K, (K-2)$$

$$S_{Ki} = \gamma(X - \xi_i)_+^3 - \frac{(\xi_K - \xi_i)(\gamma(X - \xi_{K-1}))_+^3}{\xi_K - \xi_{K-1}} + \frac{(\xi_{K-1} - \xi_i)(\gamma(X - \xi_K))_+^3}{\xi_K - \xi_{K-1}}, i = 1, \cdots, K-2$$

$$\gamma = \begin{cases} 1 & \text{norm} = 0 \\ \xi_K - \xi_{K-1} & \text{norm} = 1 \\ (\xi_K - \xi_i)^2 & \text{norm} = 2 \end{cases}$$

在上述公式中，K 为节点数，在 rms 包函数 rcspline.eval 中为参数 nk。如果节点数为 3 个，对应的最外侧节点位置为 0.10 和 0.90；如果节点数为 4 ~ 6 个，对应的位置为 0.05 和 0.95；如果节点数大于 6 个，则对应的位置为 0.025 和 0.975，这些节点的间距相等。如果节点数为 *nk* 个，则返回 *nk* − *1* 列。

γ 为归一化常数，在函数 rcspline.eval 中为参数 *norm*。当 *norm* = 0 时，不使用归一化；当 *norm* = 1 时，常数 $\xi_K - \xi_{K-1}$ 用于非线性项的归一化；当 *norm* = 2 时，常数 $(\xi_K - \xi_1)^{\frac{2}{3}}$ 用于非线性项的归一化，这样做的优点是使所有的非线性项在 X 轴上具有相同的尺度。

```
dataset_binary_trans<-dataset_binary %>%
```

```
mutate(age_square=age^2) %>% ## generate square of continuous variable
mutate(log_LDLC=log(LDLC))%>%## generate log of continuous variable
mutate(age_std=(age-mean(age))/sd(age)) %>% ## standardization
mutate(age_nor=(age-min(age))/(max(age)-min(age)))%>%
          ## normalization [0, 1]
mutate(age_category=case_when(## categorization of continuous variable
               age<50~'<50',
               age>=50&age<60~'50-59',
               age>=60&age<70~'60-69',
               age>=70&age<80~'70-79',
               age>=80~'>=80'),
          age_category=factor(age_category,levels=c('<50','50-59',
          '60-69','70-79','>=80'))) %>%
mutate(hypertension=ifelse(SBP>130,1,0)) %>%
mutate(BMI_category=case_when(
               BMI<18.5~'underweight',
               BMI>=18.5&BMI<25~'normal weight',
               BMI>=25&BMI<30~'overweight',
               BMI>=30~'obesity'),
          BMI_category=factor(BMI_category,levels=c('underweight',
          'normal weight','overweight','obesity'))) %>%
mutate(TC_category=cut(TC,breaks=quantile(TC,probs=seq(0,1,0.25)),
          include.lowest=T),
          TC_category=relevel(TC_category,ref='(3.75,4.49]')) %>%
                                   ## reset reference group
mutate(TC_rcs_1=rcspline.eval(TC,nk=4,norm=0,knots.only=F,
          inclx=T)[,1],## generate resctricted cubic spline
          TC_rcs_2=rcspline.eval(TC,nk=4,norm=0,knots.only=F,
          inclx=T)[,2],
          TC_rcs_3=rcspline.eval(TC,nk=4,norm=0,knots.only=F,
          inclx=T)[,3]) %>%
mutate(age_male=age*(male==1),## generate interaction terms
          male_cancer=male*cancer,
          male_CKD_stage_G3a=(male==1)*(CKD_stage=="G3a"),
          male_CKD_stage_G3b=(male==1)*(CKD_stage=="G3b"),
          male_CKD_stage_G4=(male==1)*(CKD_stage=="G4"),
          age_TC=age*TC,
          age_BMI_TC=age*BMI*TC)
```

6. 预测变量池

dataset_binary_trans 这个数据集中包含了所有原始变量和上述新生成的变量，除去患者 ID 和结局，现在预测变量池（candidate predictor pool）内共有 35 个变量，包括原始变量：年龄、性别、BMI、收缩压（SBP），有无心肌梗死（MI）、心力衰竭（HF）、慢性阻塞性肺疾病（COPD）、癌症、尿蛋白、总胆固醇（TC）、低密度脂蛋白（LDLC），门诊就诊次数、住院次数，有无肝病、低血糖症、CKD 分期，转换后和新生成的变量：年龄的平方、标准化年龄、归一化年龄、年龄段、对数化 LDLC、有无高血压、BMI 水平、TC 水平、限制性立方样条转换后不同水平下的 TC（TC_rcs_1/2/3）。交互项包括：年龄 × 性别（age_male）、性别 × 有无癌症（male_cancer）、性别 ×CKD 分期（male_CKD_stage_G3a/G3b/G4）、年龄 ×TC（age_TC）、年龄 ×BMI×TC（age_BMI_TC）。

```
dataset<-dataset_binary_trans %>% filter(type=='raw')
dataset_external<-dataset_binary_trans %>% filter(type=='external')
save(dataset,dataset_external,file='dataset_binary_after_description.R')
```

第三节　模型构建

一、背景介绍

临床结局一般是多因素共同作用的结果，在模型构建时，变量间常存在各种各样的关系，单因素分析由于无法考虑各变量之间的关系，结果往往不可靠，我们常常采用的解决方案是多因素的回归分析。在进行多因素的回归分析时，如何合理地进行变量筛选从而构建最佳模型是不可避免的问题。

二、筛选方法和函数

当我们构建预测模型时，我们想去找到一个函数 $f()$ 使得 $Y=f(X,\epsilon)$，函数 $f()$ 是多种多样的。因此，构建预测模型的关键步骤是对 $f()$ 的函数形式做出一些合理的假设，这些假设就称为 $f()$ 的假设空间。

线性函数的假设空间为 $f(\mathbf{X},\epsilon)=\mathbf{X}\cdot\beta^T+\epsilon$。

1. 无额外限制条件的变量筛选方法

当我们假定该假设空间是一个无额外限制的线性函数空间时，关键问题就是从预测变量池中寻找候选预测变量的最佳组合。我们在寻找最佳模型的过程中有不同的模型变量筛选方法，但每一种方法仅是对模型复杂性和最优组合之间的权衡。以下将介绍两种常见的模型变量筛选方法

- 最优子集筛选法
- 逐步选择法
  - 前进法
  - 后退法

(1) 最优子集法

1）记 M_0 为空模型，该模型中无预测变量，只存在截距项；

2）对于 $k=1, 2, \cdots, p$：

• 选取所有 $\binom{p}{k}$ 个包含 k 个自变量的模型进行拟合；

• 从 $\binom{p}{k}$ 个模型中选择最优模型，记为 M_k。因为 $\binom{p}{k}$ 个模型的自变量数均为 k，所以此处最优模型可以通过最小的方差［$D=-2l(0)$，对于线性模型而言，方差等同于残差平方和（RSS）］，或最大的 R^2［决定系数，$R^2=1-\dfrac{\text{SSR}}{\text{SST}}$，广义 $R^2=1-\left(\dfrac{l(0)}{l(\widehat{\beta})}\right)^{2/n}$］选取。

3）从 $M_0, \cdots, M_p$ 中选择一个最优模型，选取标准包括交叉验证的预测误差、AIC、BIC 等。

```
# Install required packages and library them
packages<-c("dplyr",
            "glmnet",
            "StepReg",
            "plyr")

for(i in packages){
   if(!suppressMessages(require(i,character.only=TRUE,quietly=TRUE))){
      install.packages(i,quietly=TRUE)
   }
}
# 定义函数
# best subset
Bestsubset_binary<-function(dataset,binary_outcome,predictors,best_
```

```
                    criteria="R2"){
    list_of_reg_formulas<-lapply(seq_along((predictors)),function(n){
        right_hand_side<-apply(X=combn(predictors,n),MARGIN=2,paste,
        collapse=" + ")
        paste(binary_outcome,right_hand_side,sep="~")
    })
    vector_of_reg_formulas<-unlist(list_of_reg_formulas)

    options(warn=-1)
    list_of_reg_fits<-lapply(vector_of_reg_formulas,function(x){
        formula<-as.formula(x)
        fit<-glm(formula,
                 data=dataset,
                 family=binomial(link="logit"))
        result_R2<-1-(summary(fit)$deviance/
                   summary(fit)$null.deviance)
        result_AIC<-extractAIC(fit)
        data.frame(No_predictors=result_AIC[1],
                 R2=result_R2[1],
                 AIC=result_AIC[2],
                 model=x)
    })
    options(warn=0)

    res<-do.call(rbind,list_of_reg_fits)
    if(best_criteria=="R2"){
        formula<-res %>%
            group_by(No_predictors)%>%
            mutate(best_model=(R2==max(R2)))%>%
            filter(best_model) %>%
            ungroup()%>%
            mutate(model=as.character(model),optimal_model=(AIC==
                   min(AIC))) %>%
            filter(optimal_model) %>%
            '[['('model')
    }
    if(best_criteria=="AIC"){
       formula<-res %>%
            group_by(No_predictors) %>%
            mutate(best_model=(AIC==min(AIC)) %>%
            filter(best_model) %>%
            ungroup() %>%
            mutate(model=as.character(model),optimal_model=
                   (AIC==min(AIC))) %>%
            filter(optimal_model) %>%
            '[['('model')
    }
    return(formula)
}
```

（2）逐步选择法

1）前进法（forward stepwise selection）

a．记 M_0 为空模型，该模型中无预测变量，只存在截距项；

b．对于 k=0,1,⋯, $p-1$：

- 拟合所有在 M_k 模型基础上加入 1 个自变量的模型（共有 $p-k$ 个模型）；
- 从 $p-k$ 个模型中选取 R_2 最大的模型，记为 M_{k+1}；

c．从 M_0,⋯, M_p 中选择一个最优模型，选取标准包括交叉验证的预测误差、AIC、BIC 等。

```
# Forwardstep
Forwardstep_binary<-function(dataset,binary_outcome,predictors){
```

```
    selected_vars<-c()
    models<-data.frame()
    p<-length(predictors)

    # null model(初始 model)
    null_model<-glm(as.formula(paste(binary_outcome,"1",sep="~")),
                    data=dataset,
                    family=binomial(link="logit"))
    result_R2<-1-(summary(null_model)$deviance/
                  summary(null_model)$null.deviance)
    result_AIC<-extractAIC(null_model)
    models<-data.frame(
                  No_predictors=result_AIC[1],
                  R2=result_R2[1],
                  AIC=result_AIC[2])

    for(k in 0:(p-1)) {
        candidate_added_vars<-setdiff(predictors,selected_vars)
        # Generate p-k model by adding another predictor
        results<-lapply(candidate_added_vars, function(x) {
            formula<-paste(binary_outcome,
                           paste(c(x,selected_vars),
                                 collapse="+"),
                           sep="~")
            fit<-glm(as.formula(formula),
                     data=dataset,
                     family=binomial(link="logit"))
            result_R2<-1-(summary(fit)$deviance/
                          summary(fit)$null.deviance)
            result_AIC<-extractAIC(fit)
            data.frame(No_predictors=result_AIC[1],
                       R2=result_R2[1],
                       AIC=result_AIC[2],
                       added_var=x,
                       formula=formula)
        })
        res<-do.call(rbind,results)
        best_model<-res %>%
                       mutate(best_model=(R2==max(R2))) %>%
                       filter(best_model)
        added_var<-best_model %>%'[['('added_var')
        selected_vars<-c(selected_vars,added_var)
        best_model$model_vars<-paste(selected_vars,collapse="+")
        models<-rbind.fill(models,best_model)
    }

    train_model_forwardstep<-models[models$AIC==min(models$AIC),]
        [,"formula"]
    return(train_model_forwardstep)
}
```

2）带有停止准则的前进法（forward stepwise seleciton with stop critera）

a．定义 M_0 为空模型，不含任何预测变量；定义 M_p 为全模型，含有全部 p 个预测变量；

b．对于 k=1,…,p，重复以下步骤：

- 通过为模型 M_{k-1} 添加 1 个预测变量，拟合所有的 $\binom{p-k+1}{1}$ 个模型
- 选择最优模型，记为 M_k；此处最优模型可以通过最小的方差［$D=-2l(0)$，对于线性模型而言，方差等同于残差平方和（RSS）］，或最大的 R^2［决定系数，$R^2=1-\frac{SSR}{SST}$，广义 $R^2=1-\left(\frac{l(0)}{l(\hat{\beta})}\right)^{2/n}$］。最小

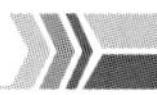

的交叉验证的预测误差，或最小的 AIC $[-2l(\hat{\beta}+2k]$，或最小的 BIC $[-2l(\hat{\beta}+k\log(n)]$ 选取…

- 从 M_{k-1} 和 M_k 之间选择一个最好的模型；
- 当该模型是 M_{k-1} 或 $k=p$ 的时候，停止该过程。

c．最终的模型为 M_{k-1} 或 M_p。

```
# Forwardstep with stop criteria(也可以用 step() 函数)
ForwardstepwithStop_binary<-function(dataset,binary_outcome,
                                     predictors){
    selected_vars<-c()
    p<-length(predictors)

    # null model
    null_model<-glm(as.formula(paste(binary_outcome,"1",sep="~")),
                    data=dataset,
                    family=binomial(link="logit"))
    result_R2<-1-(summary(null_model)$deviance/
                summary(null_model)$null.deviance)
    AIC_min<-extractAIC(null_model)[2]

    for (k in 1:p) {
        # Generate p-k+1 model by adding another predictor
        candidate_added_vars<-setdiff(predictors,selected_vars)
        results<-lapply(candidate_added_vars,function(x){
            formula<-paste(binary_outcome,
                           paste(c(x,selected_vars),
                                 collapse="+"),
                           sep="~")
            fit<-glm(as.formula(formula),
                     data=dataset,
                     family=binomial(link="logit"))
            result_R2<-1-(summary(fit)$deviance/
                          summary(fit)$null.deviance)
            result_AIC<-extractAIC(fit)
            data.frame(No_predictors=result_AIC[1],
                       R2=result_R2[1],
                       AIC=result_AIC[2],
                       added_var=x,
                       formula=formula)
        })
        res<-do.call(rbind,results)

        if(min(res$AIC)<AIC_min) {
           added_var<-res %>%
                     mutate(best_model=(AIC==min(AIC))) %>%
                     filter(best_model) %>%
                     '[['('added_var')
            selected_vars<-c(selected_vars,added_var)
            k=k+1
            AIC_min<-min(res$AIC)
        }else{
            break
            # Stop if the single best model is $M_{k-1}$
        }
    }
    final_model<-paste(binary_outcome,
                       paste(selected_vars,collapse="+"),
                       sep="~")
    return(final_model)
}
```

3）后退法（backward stepwise selection）

a．记 M_p 为包含所有自变量的全模型；

b．对于 $k=p, p-1,\cdots,1$：

- 拟合所有在 M_k 模型基础上减少 1 个自变量的模型（共有 k 个模型）；
- 从 k 个模型中选取 R^2 最大的模型，记为 M_{k-1}；

c．从 $M_0,\cdots, M_p$ 中选择一个最优模型，选取标准包括交叉验证的预测误差、AIC、BIC 等。

```
# Backwardstep
Backwardstep_binary<-function(dataset,binary_outcome,predictors){
    selected_vars<-predictors
    models<-data.frame()
    p<-length(predictors)
    # full model(初始 model)
    full_model<-glm(as.formula(paste(binary_outcome,
                              paste(predictors,collapse="+"),
                              sep="~")),
                    data=dataset,
                    family=binomial(link="logit"))
    result_R2<-1-(summary(full_model)$deviance/
                 summary(full_model)$null.deviance)
    result_AIC<-extractAIC(full_model)
    models<-data.frame(
               No_predictors=result_AIC[1],
               R2=result_R2[1],
               AIC=result_AIC[2])

    for(k in p:1){
        if(k==1){
            # null_model
            null_model<-glm(as.formula(paste(binary_outcome,"1",sep="~")),
                           data=dataset,
                           family=binomial(link="logit"))
            result_R2<-1-(summary(null_model)$deviance/
                          summary(null_model)$null.deviance)
            result_AIC<-extractAIC(null_model)
            best_model<-data.frame(
                                No_predictors=result_AIC[1],
                                R2=result_R2[1],
                                AIC=result_AIC[2])
            models<-rbind.fill(models, best_model)
        }
        if(k > 1){
            # Generate k model by remove a predictor
            candidate_vars<-selected_vars
            results<-lapply(candidate_vars,function(x){
                formula<-paste(binary_outcome,
                                paste(setdiff(selected_vars,x),
                                      collapse="+"),
                                sep="~")
                fit<-glm(as.formula(formula),
                         data=dataset,
                         family=binomial(link="logit"))
                result_R2<-1-(summary(fit)$deviance/
                              summary(fit)$null.deviance)
                result_AIC<-extractAIC(fit)
                data.frame(No_predictors=result_AIC[1],
                           R2=result_R2[1],
                           AIC=result_AIC[2],
                           dropped_var=x,
                           formula=formula)
            })
```

```
            res<-do.call(rbind,results)
            best_model<-res %>%
                           mutate(best_model=(R2==max(R2))) %>%
                           filter(best_model)
            dropped_var<-best_model %>% '[['('dropped_var')
            selected_vars<-setdiff(selected_vars,dropped_var)
            best_model$model_vars<-paste(selected_vars,collapse="+")
            models<-rbind.fill(models,best_model)
        }
    }

    train_model_backwardstep<-models[models$AIC==min(models$AIC),]
         [,"formula"]
    return(train_model_backwardstep)
}
```

4）带有停止准则的后退法（backward stepwise selection with stop criteria）

a．定义 M_p 为全模型，含有全部 p 个预测变量；定义 M_0 为空模型，不含任何预测变量；

b．对于 $k=p,\cdots,1$，重复以下步骤：

- 通过减少 M_k 模型一个预测变量的方法，拟合所有的 $\binom{k}{1}$ 个模型；
- 选择最优模型，记为 M_{k-1}；此处最优模型可以通过最小的方差［$D=-2l(0)$，对于线性模型而言，方差等同于残差平方和（RSS）］，或最大的 R^2［决定系数，$R^2=1-\dfrac{\text{SSR}}{\text{SST}}$，广义 $R^2=1-\left(\dfrac{l(0)}{l(\hat{\beta})}\right)^{2/n}$］，或最小的交叉验证的预测误差，或最小的 AIC［$-2l(\hat{\beta}+2k)$］，或最小的 BIC［$-2l(\hat{\beta}+k\log(n))$］中选取……
- 从 M_{k-1} 和 M_k 之间选择一个最好的模型；
- 当该模型是 M_k 或 $k=1$ 的时候，停止该过程。

c．最终模型为 M_k 或 $k=1$。

```
# Backwardstep with stop criteria（也可以用 step() 函数）
BackwardstepwithStop_binary<-function(dataset,binary_outcome,
                                       predictors){
    p<-length(predictors)
    selected_vars<-predictors
    # 创建一个全模型（初始模型）
    full_model<-glm(as.formula(paste(binary_outcome,
                             paste(predictors,collapse="+"),
                             sep="~")),
                    data=dataset,
                    family=binomial(link="logit"))
    AIC_min<-extractAIC(full_model)[2]

    for(k in p:1) {
        # Generate k model by remove a predictor
        candidate_vars<-selected_vars
        if((k > 1)) {
            results<-lapply(candidate_vars,function(x){
                formula<-paste(binary_outcome,
                               paste(setdiff(candidate_vars,x),
                                     collapse="+"),
                               sep="~")
                fit<-glm(as.formula(formula),
                         data=dataset,
                         family=binomial(link="logit"))
                result_R2<-1-(summary(fit)$deviance/
                              summary(fit)$null.deviance)
                result_AIC<-extractAIC(fit)
                data.frame(No_predictors=result_AIC[1],
                           R2=result_R2[1],
```

```
                              AIC=result_AIC[2],
                              dropped_var=x,
                              formula=formula)
               })
               res<-do.call(rbind,results)
               if(min(res$AIC)<=AIC_min){
                  dropped_var<-res %>%
                               mutate(best_model=(AIC==min(AIC))) %>%
                               filter(best_model) %>%
                               '[['('dropped_var')
                  selected_vars<-setdiff(candidate_vars,dropped_var)
                  k=k-1
                  AIC_min<-min(res$AIC)
               }else{
                  break
                   # Stop if the single best model is $M_{k}$
               }
           }
           if(k==1){
              # drop one variable will make a null model
              # null_model
              null_model<-glm(as.formula(paste(binary_outcome,
                              "1",sep="~")),
                                data=dataset,
                                family=binomial(link="logit"))
              result_R2<-1-(summary(null_model)$deviance/
                             summary(null_model)$null.deviance)
              result_AIC<-extractAIC(null_model)
              if(result_AIC[2]<=AIC_min) {
                 selected_vars<-c()
              }else{
                 break
                  # Stop if the single best model is $M_{k}$
              }
           }
       }
       final_model<-paste(binary_outcome,
                          paste(selected_vars,collapse="+"),
                          sep="~")
       return(final_model)
   }
```

5）双向选择法（bidirection stepwise selection）

a．定义 M_p 为全模型，含有全部 p 个预测变量；定义 M_0 为空模型，不含任何预测变量；

b．从空模型开始，对任何一个含有 k 个预测变量的模型（进行以下操作）：

c．前进选择法：对于剩下的 $p-k$ 个预测变量（进行以下操作）：

• 通过向模型 M_{k-1} 与模型 M_k 之间的最优模型增添一个剩余的 $p-k$ 个预测变量之一的方法，拟合所有（$\binom{p-k+1}{1}$）个模型；

• 选取最优模型，记作 M_{k+1}，最优模型可以通过最小的方差［$D=-2l(0)$，对于线性模型而言，方差等同于残差平方和（RSS）］，或最大的 R^2［决定系数，$R^2=1-\dfrac{\text{SSR}}{\text{SST}}$，广义 $R^2=1-\left(\dfrac{l(0)}{l(\widehat{\beta})}\right)^{2/n}$］，或最小的交叉验证的预测误差，或最小的 AIC［$-2l(\widehat{\beta}+2k)$，或最小的 BIC $(-2l(\widehat{\beta}+k\log(n))$］选取……

• 从 M_{k+1} 和 M_k 之间选择一个最优模型；

d．每增加了一个预测变量，同时也进行后退选择（进行以下操作）：

• 通过减少 M_{k+1} 模型一个预测变量的方法，拟合所有的（$\binom{k}{1}$）个模型；

• 选取最优模型，记作 M_k，最优模型可以通过最小的方差［$D=-2l(0)$，对于线性模型而言，方差等同于残差平方和（RSS）]，或最大的 R^2 [决定系数，$R^2=1-\frac{SSR}{SST}$，广义 $R^2=1-\left(\frac{l(0)}{l(\widehat{\beta})}\right)^{2/n}$]，或最小的交叉验证的预测误差，或最小的 AIC [$-2l(\widehat{\beta}+2k$]，或最大的 BIC [$-2l(\widehat{\beta}+k\log(n)$] 选取……

- 从 M_k 和 M_{k+1} 之间选择一个最优模型；

e．当最优模型是 M_k 时，停止该筛选过程，否则不断重复过程 3 与过程 4。

```
Bidirectionstep_binary<-function(dataset,binary_outcome,predictors){
    p<-length(predictors)
    selected_vars<-c()
    k<-length(selected_vars)
    null_model<-glm(as.formula(paste(binary_outcome,"1",sep="~")),
                    data=dataset,
                    family=binomial(link="logit")) # 创建一个空模型
    AIC_min<-null_model$aic

    while(TRUE){
        # Forward selection
        candidate_added_vars<-setdiff(predictors,selected_vars)
        # Generate p-k model by adding another predictor
        results_added<-lapply(candidate_added_vars,function(x){
            formula<-paste(binary_outcome,
                           paste(c(x,selected_vars),
                                 collapse="+"),
                           sep="~")
            fit<-glm(as.formula(formula),
                    data=dataset,
                    family=binomial(link="logit"))
            result_added_R2<-1-(summary(fit)$deviance/
                                summary(fit)$null.deviance)
            result_added_AIC<-extractAIC(fit)
            data.frame(
                No_predictors=result_added_AIC[1],
                R2=result_added_R2[1],
                AIC=result_added_AIC[2],
                added_var=x)
        })

        res_added<-do.call(rbind,results_added)

        if (k<=p&&min(res_added$AIC)<=AIC_min){
            added_var<-res_added %>%
                    mutate(best_model=(AIC==min(AIC))) %>%
                    filter(best_model) %>%
                    '[['('added_var')
            selected_vars<-c(selected_vars,added_var)
            k<-length(selected_vars)
            AIC_min<-min(res_added$AIC)
        }else{
            added_var<-c()
        }

        if(length(added_var)==0){
              break
        }

        # Backward selection
        # k is the number of the selected variables in after forward selection
        # length(added_var) is to determine whether the forward
          selection have added another variables:
```

```
        # 0, forward selection added no vars, then stop the loop;
          the best model have been selected.
        # 1, forward selection added another variable, then conduct
          the backward selection to determine whether to drop a
          variable in the selected variables.

      if(k>=2&&length(added_var)==1){
         # Backward selection
         # Generate k model by remove a predictor
         candidate_dropped_vars<-selected_vars

         results_dropped<-lapply(candidate_dropped_vars,function(x){
             formula<-paste(binary_outcome,
                            paste(setdiff(candidate_dropped_vars,x),
                                  collapse="+"),
                               sep="~")
              fit<-glm(as.formula(formula),
                       data=dataset,
                       family=binomial(link="logit"))
              result_dropped_R2<-1-(summary(fit)$deviance/
                                    summary(fit)$null.deviance)
              result_dropped_AIC<-extractAIC(fit)

              data.frame(
                  No_predictors=result_dropped_AIC[1],
                  R2=result_dropped_R2[1],
                  AIC=result_dropped_AIC[2],
                  dropped_var=x)
          })

          res_dropped<-do.call(rbind,results_dropped)

          if(min(res_dropped$AIC)<=AIC_min){
              dropped_var<-res_dropped %>%
                      mutate(best_model=(AIC==min(AIC))) %>%
                      filter(best_model) %>%
                      '[['('dropped_var')
             selected_vars<-setdiff(candidate_dropped_vars,dropped_var)
              k<-length(selected_vars)
              AIC_min<-min(res_dropped$AIC)
          }else{
              dropped_var<-c()
          }
      }
    }
    final_model<-paste(binary_outcome,
                       paste(selected_vars,collapse="+"),
                       sep="~")
    return(final_model)
}
```

■ 总结

前进法（模型中的自变量从无到有、由少到多逐个引入回归方程）：

- 优点：可以自动去掉高度相关的自变量。
- 局限性：后续变量的进入可能会使先进入方程的自变量变得无统计学意义。

后退法（先将全部自变量放入模型，然后逐步剔除无统计学意义的自变量）：

- 优点：考虑到自变量的组合作用。
- 局限性：自变量数目较多或某些自变量高度相关时，可能会得到错误的结果。

■ 逐步选择法与最优子集法的区别

最优子集选择法可以选择任意变量进行建模，而逐步选择法只能基于之前所选的 k 个变量进行 (k+1) 轮建模，所以逐步选择法不能保证最优，因为前面的变量选择中很有可能选中一些不是很重要的变量（或在专业背景下不好解释的变量），但在后面的迭代中也必须加上，从而就不一定能产生最优变量组合。但优势是计算量大大减小，因此实用性更强。

2. 存在额外限制条件的变量筛选方法

（1）Lasso 回归：Lasso 回归引入正则化方法（$L1$ －范数），使 $L(\beta_1,\cdots,\beta_p)+\lambda\sum|\beta_j|$ 最小，通过在模型估计中增加惩罚项（$\sum|\beta_j|$）压缩回归系数减小方差。由于 Lasso 回归可以将预测变量的估计系数压缩到 0，因此可以在压缩系数的同时起到变量筛选的作用。

1）将所有预测变量放入模型，建立 Lasso 回归；

2）Lasso 回归为寻找最佳的模型，引入惩罚值 λ，随着 λ 值增加，各变量的回归系数 β 减小，有些会被压缩为 0，说明这些变量在该 λ 值下对模型贡献很小可以剔除。因此，λ 值决定了回归系数被压缩的程度从而决定最后纳入模型的预测变量；

3）确定最佳 λ 值，以下为两种常见方法：

- 采用 10 折交叉验证，计算不同 λ 值下的偏似然偏差，一般选择最小偏似然偏差一个标准误时对应的 λ 值（虽然理论上选偏似然偏差最小时所对应的 λ 值，但 λ 值过小，回归系数压缩幅度较小，不一定能较好解决模型过拟合和共线性的问题）；
- 计算各模型的 AIC、BIC 等，选取 AIC 或 BIC 最小时对应的 λ 值。

```
Lasso_binary<-function(dataset,binary_outcome,predictors,lambda="min"){
    set.seed(123)
    x<-data.matrix(dataset[,predictors])
    fit<-glmnet(x,
               dataset[,binary_outcome],
               family="binomial",
               alpha=1) # family 规定回归模型的类型，alpha=1 进行 Lasso 回归，alpha=0 进行
岭回归

    # 可视化结果
    plot(fit,xvar="lambda",label=T)

    # 使用交叉验证来确定最佳的 λ
    cv.fit<-cv.glmnet(x,
              dataset[,binary_outcome],
              family="binomial",
                  alpha=1)
    plot(cv.fit)

    if (lambda=="1se"){
        coef1<-predict(fit,s=cv.fit$lambda.1se,type="coefficients")
        print(coef1)
        selected_vars<-coef1@Dimnames[[1]][coef1@i+1]
        selected_vars<-selected_vars[selected_vars!="(Intercept)"]
    }

    if (lambda=="min"){
        coef2<-predict(fit,s=cv.fit$lambda.min,type="coefficients")
        print(coef2)
        selected_vars<-coef2@Dimnames[[1]][coef2@i+1]
        selected_vars<-selected_vars[selected_vars!="(Intercept)"]
    }

    lasso_model<-paste(binary_outcome,paste(selected_vars,
      collapse="+"),sep="~")
```

```
    return(lasso_model)
}
```

三、模拟实验

```
# 导入数据
load('dataset_binary_after_description.R')
# transform factor variables to dummy variables
dataset<-dataset %>%
    mutate(albuminuria_moderate=as.numeric(albuminuria=="moderate"),
           albuminuria_severe=as.numeric(albuminuria=="severe"),
           CKD_stage_G3a=as.numeric(CKD_stage=="G3a"),
           CKD_stage_G3b=as.numeric(CKD_stage=="G3b"),
           CKD_stage_G4=as.numeric(CKD_stage=="G4"))

# 待筛选变量
predictors<-c('age','age_square','male',
              # 'BMI','SBP',
              #'MI','HF','COPD','cancer','liver_disease','hypoglycemia',
              'TC_rcs_1','TC_rcs_2','TC_rcs_3','log_LDLC',
              'albuminuria_moderate','albuminuria_severe',
              'CKD_stage_G3a','CKD_stage_G3b','CKD_stage_G4',
              # 'No_outpatient','No_inpatient',
              # 'age_male','male_cancer',
              'male_CKD_stage_G3a','male_CKD_stage_G3b',
              'male_CKD_stage_G4',
              'age_TC','age_BMI_TC')
```

1. 无额外限制条件的变量筛选方法

（1）最优子集法

```
    # train_model_bestsubset<-Bestsubset_binary(dataset,binary_outcome="AKI_binary",predictors=predictors)
    # train_model_bestsubset
    # 'AKI_binary~age+age_square+male+TC_rcs_1+TC_rcs_2+TC_rcs_3+log_LDLC+albuminuria_moderate+albuminuria_severe+CKD_stage_G3a+CKD_stage_G3b+CKD_stage_G4+male_CKD_stage_G3a+male_CKD_stage_G3b+male_CKD_stage_G4+age_TC+age_BMI_TC'
```

通过最优子集法筛选的预测变量包括 age、age_square、male、TC_rcs_1、TC_rcs_2、TC_rcs_3、log_LDLC、albuminuria_moderate、albuminuria_severe、CKD_stage_G3a、CKD_stage_G3b、CKD_stage_G4、male_CKD_stage_G3a、male_CKD_stage_G3b、male_CKD_stage_G4、age_TC、age_BMI_TC（即纳入的所有待筛选预测变量）

（2）逐步筛选法

1）前进法

```
    train_model_forward<-Forwardstep_binary(dataset,binary_outcome="AKI_binary",predictors=predictors)
    train_model_forward
```

'AKI_binary ~ age_square + male + albuminuria_moderate + age_TC + albuminuria_severe + TC_rcs_3 + TC_rcs_2 + TC_rcs_1'

采用逐步选择法（前进法）筛选得到的变量有 age_square、male、albuminuria_moderate、albuminuria_severe、age_TC、TC_rcs_1、TC_rcs_2、TC_rcs_3。

2）带有停止准则的前进法

```
    train_model_forwardwithstep<-ForwardstepwithStop_binary(dataset, binary_outcome =
"AKI_binary", predictors = predictors)
    train_model_forwardwithstep
```

'AKI_binary ~ male + albuminuria_moderate + age_TC + albuminuria_severe'

采用带有停止准则的前进法筛选得到的预测变量有 male、albuminuria_moderate、age_TC、albuminuria_severe。

```
    # 利用 stepwiseLogit 和 Step() 函数
    Binary_outcome<-"AKI_binary"
    full_model<-glm(as.formula(paste(Binary_outcome,paste(predictors,
                           collapse="+"),sep="~")),data = dataset,
                          family = binomial(link = "logit")) # 创建一个全模型
    null_model<-glm(as.formula(AKI_binary~1),
                    data=dataset,
                    family=binomial(link="logit")) # 创建一个空模型
    forward_model<-stepwiseLogit(as.formula(paste(Binary_outcome,
paste(predictors,collapse ="+"),sep = "~")),
                                data= ataset,
                                selection="forward",
                                select="AIC")
    forward_model<-paste(Binary_outcome,paste(as.vector(forward_model$`Selected
Varaibles`)[-1],collapse=" +"),sep="~")
    forward_model
```

'AKI_binary ~ male + albuminuria_moderate + age_TC + albuminuria_severe'

采用 "StepReg" 包的 stepwiseLogit() 函数 (筛选方法为“前进法”) 筛选得到的预测变量有 male、albuminuria_moderate、age_TC、albuminuria_severe。

```
    # 利用 stepwiseLogit 和 Step() 函数
    forward_model<-step(null_model,direction="forward", scope = list(upper =
formula(full_model), lower=formula(null_model)), trace=0)
    forward_model$formula
```

AKI_binary ~ male + albuminuria_moderate + age_TC + albuminuria_severe

采用 Step 函数（筛选方法为“向前选择”）筛选得到的预测变量有 male、albuminuria_moderate、age_TC、albuminuria_severe。

3）后退法

```
    train_model_backward<-Backwardstep_binary(dataset,binary_outcome="AKI_binary",
predictors)
    train_model_backward
```

'AKI_binary ~ age_square + male + TC_rcs_1 + TC_rcs_2 + TC_rcs_3 + albuminuria_moderate + albuminuria_severe + age_TC'

采用逐步选择法（后退法）筛选得到的变量有 age_square、male、TC_rcs_1、TC_rcs_2、TC_rcs_3、albuminuria_moderate、albuminuria_severe、age_TC。

4）带有停止准则的后退法

```
    train_model_backwardwithstop <- BackwardstepwithStop_binary(dataset, binary_
outcome="AKI_binary", predictors)
    train_model_backwardwithstop
```

'AKI_binary ~ age_square + male + TC_rcs_1 + TC_rcs_2 + TC_rcs_3 + albuminuria_moderate + albuminuria_severe + CKD_stage_G3a + CKD_stage_G4 + male_CKD_stage_G3a + male_CKD_stage_G4 + age_TC'

采用带有停止准则的后退法筛选得到的预测变量有 age_square、male、TC_rcs_1、TC_rcs_2、TC_rcs_3、albuminuria_moderate、albuminuria_severe、CKD_stage_G3a、CKD_stage_G4、male_CKD_stage_G3a、male_CKD_stage_G4、age_TC。

```
# 利用 stepwiseLogit 和 Step() 函数
full_model<-glm(as.formula(paste(Binary_outcome,paste(predictors, collapse="+"), sep = " ~ ")),
                data=dataset,
                family=binomial(link="logit")) #创建一个全模型
null_model <- glm(as.formula(AKI_binary ~ 1),
                  data = dataset,
                  family = binomial(link = "logit")) # 创建一个空模型

backword_model <- stepwiseLogit(as.formula(paste(Binary_outcome, paste(predictors, collapse = " + "), sep = " ~ ")),
                                data = dataset,
                                selection = "backward",
                                select = "AIC")
backword_model <- paste(Binary_outcome, paste(as.vector(backword_model$`Selected Varaibles`)[-1], collapse = " + "), sep = " ~ ")
backword_model
```

'AKI_binary ~ age_square + male + TC_rcs_1 + TC_rcs_2 + TC_rcs_3 + albuminuria_moderate + albuminuria_severe + CKD_stage_G3a + CKD_stage_G4 + male_CKD_stage_G3a + male_CKD_stage_G4 + age_TC'

采用 "StepReg" 包的 stepwiseLogit 函数 (筛选方法为“带有停止准则的后退法”) 筛选得到的预测变量有 age_square、male、TC_rcs_1、TC_rcs_2、TC_rcs_3、albuminuria_moderate、albuminuria_severe、CKD_stage_G3a、CKD_stage_G4、male_CKD_stage_G3a、male_CKD_stage_G4、age_TC

```
# 利用 stepwiseLogit 和 Step() 函数
backword_model <- step(full_model, direction = "backward",
                       scope = list(upper = formula(full_model), lower = formula(null_model)), trace=0)
backword_model$formula
```

AKI_binary ~ age_square + male + TC_rcs_1 + TC_rcs_2 + TC_rcs_3 +
    albuminuria_moderate + albuminuria_severe + CKD_stage_G3a +
    CKD_stage_G4 + male_CKD_stage_G3a + male_CKD_stage_G4 + age_TC

采用 Step () 函数（筛选方法为“带有停止准则的后退法”）筛选得到的预测变量有 age_square、male、TC_rcs_1、TC_rcs_2、TC_rcs_3、albuminuria_moderate、albuminuria_severe、CKD_stage_G3a、CKD_stage_G4、male_CKD_stage_G3a、male_CKD_stage_G4、age_TC。

5）双向选择法

```
train_model_bidirection<-Bidirectionstep_binary(dataset,
                                                binary_outcome=
                                                "AKI_binary",
```

```
                                               predictors)
train_model_bidirection
```

'AKI_binary ~ male + albuminuria_moderate + age_TC + albuminuria_severe'

采用逐步选择法（双向选择法）筛选得到的变量有 male、albuminuria_moderate、age_TC、albuminuria_severe。

```
# 利用 stepwiseLogit 或 step 函数
bidirection_model<-stepwiseLogit(as.formula(paste(Binary_outcome, 
paste(predictors, collapse = " + "), sep = " ~ ")),
                                  data = dataset,
                                  selection = "bidirection",
                                  select = "AIC")
bidirection_model<-paste(Binary_outcome, paste(as.vector(bidirection_
model$`Selected Varaibles`)[-1], collapse = " + "), sep = " ~ ")
bidirection_model
```

'AKI_binary ~ male + albuminuria_moderate + age_TC + albuminuria_severe'

采用 "StepReg" 包的 stepwiseLogit() 函数 (筛选方法为“双向选择法”) 筛选得到的变量有 male、albuminuria_moderate、age_TC、albuminuria_severe。

```
# 利用 stepwiseLogit 或 step 函数
bidirection_model <- step(null_model, direction = "both",
                          scope = list(upper = formula(full_model),
                          lower = formula(null_model)), trace = 0)
bidirection_model$formula
```

AKI_binary ~ male + albuminuria_moderate + age_TC + albuminuria_severe

采用 Step () 函数（筛选方法为“双向选择法”）筛选得到的预测变量有 male、albuminuria_moderate、age_TC、albuminuria_severe。

2. 存在额外限制条件的变量筛选方法

（1）Lasso 回归

```
train_model_lasso <- Lasso_binary(dataset,
                                  binary_outcome="AKI_binary",
                                  predictors,
                                  lambda = "1se")
```

```
18 x 1 sparse Matrix of class "dgCMatrix"
                              s1
(Intercept)          -2.306331
age                   .
age_square            .
male                  .
TC_rcs_1              .
TC_rcs_2              .
TC_rcs_3              .
log_LDLC              .
albuminuria_moderate  .
albuminuria_severe    .
CKD_stage_G3a         .
CKD_stage_G3b         .
CKD_stage_G4          .
```

```
male_CKD_stage_G3a      .
male_CKD_stage_G3b      .
male_CKD_stage_G4       .
age_TC                  .
age_BMI_TC              .
```

图 16-1 为 Lasso 筛选变量动态过程图，一条彩色线代表一个变量的回归系数 β 值的变化，X 轴为惩罚值，X 轴上方为在该值下的剩余变量数。随着 λ 增加，各变量的回归系数 β 在减小，有些变为 0，说明该变量在此时对模型贡献微乎其微可以剔除。

图 16-2 展示了 binomialdeviance=$-2l(\hat{\beta})$ 随 Log(λ) 变化曲线，图中给出了两个惩罚值 λ：

1．二分类偏差最小时的 λ 值，即 lambda.min；

2．最小二分类偏差一个标准误时对应的 λ 值，即 lambda.1se。

λ=lambda.1se 时，给出的是一个具备优良性能且自变量个数最少的模型，因此 LASSO 回归筛选出的变量为空模型。

```
train_model_lasso <- Lasso_binary(dataset,
                                  binary_outcome="AKI_binary",
                                  predictors,
                                  lambda = "min")

18 x 1 sparse Matrix of class "dgCMatrix"
                                s1
(Intercept)           1.801584e+00
age                  -4.220885e-02
age_square           -3.603022e-04
male                  2.621372e-01
TC_rcs_1             -1.386342e+00
TC_rcs_2              7.597628e-02
TC_rcs_3             -3.538706e-01
log_LDLC              .
```

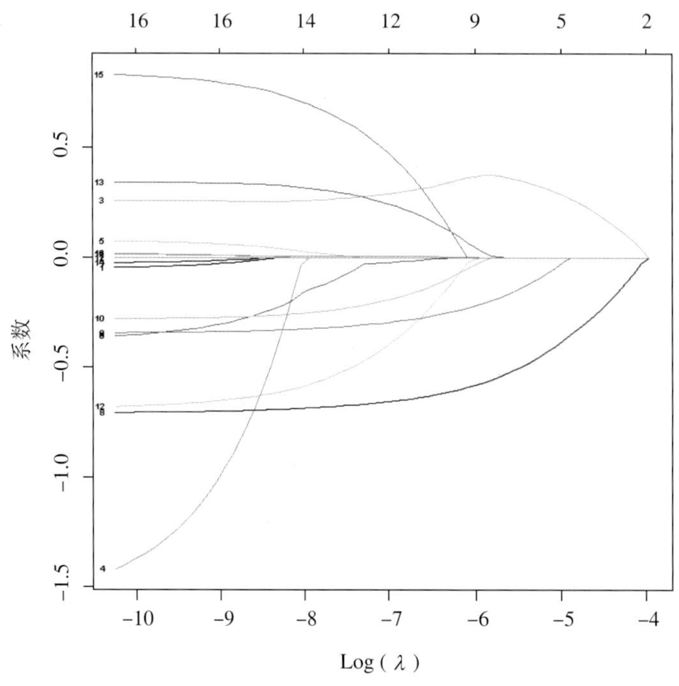

图 16-1 Lasso 回归 λ 参数不同取值变量回归系数变化

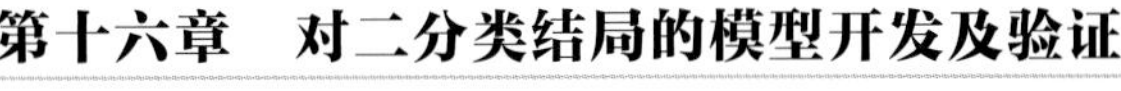

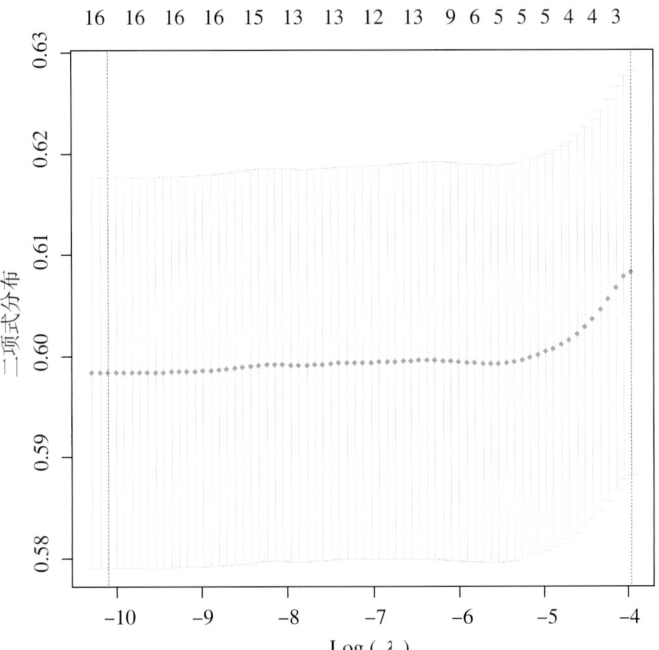

图 16-2　Lasso 回归 λ 参数不同取值模型误差变化

```
albuminuria_moderate -7.055944e-01
albuminuria_severe   -3.432824e-01
CKD_stage_G3a        -2.782759e-01
CKD_stage_G3b         1.602543e-02
CKD_stage_G4         -6.762152e-01
male_CKD_stage_G3a    3.446029e-01
male_CKD_stage_G3b   -2.090516e-02
male_CKD_stage_G4     8.335382e-01
age_TC                2.013243e-02
age_BMI_TC            1.906895e-05
```

λ=lambda.min 时，给出的是一个具备优良性能的模型，因此 Lasso 回归筛选出的变量为 age + age_square + male + TC_rcs_1 + TC_rcs_2 + TC_rcs_3 + albuminuria_moderate + albuminuria_severe + CKD_stage_G3a + CKD_stage_G3b + CKD_stage_G4 + male_CKD_stage_G3a + male_CKD_stage_G3b + male_CKD_stage_G4 + age_TC + age_BMI_TCage + age_square + male + TC_rcs_1 + TC_rcs_2 + TC_rcs_3 + albuminuria_moderate + albuminuria_severe + CKD_stage_G3a + CKD_stage_G3b + CKD_stage_G4 + male_CKD_stage_G3a + male_CKD_stage_G3b + male_CKD_stage_G4 + age_TC + age_BMI_TC。

```
train_model_lasso
```

'AKI_binary ~ age + age_square + male + TC_rcs_1 + TC_rcs_2 + TC_rcs_3 + albuminuria_moderate + albuminuria_severe + CKD_stage_G3a + CKD_stage_G3b + CKD_stage_G4 + male_CKD_stage_G3a + male_CKD_stage_G3b + male_CKD_stage_G4 + age_TC + age_BMI_TC'

```
save.image("model_train_binary_workspace.Rdata")
```

第四节　模型再拟合

一、背景

在进行变量筛选后，通常我们需要：

- 根据临床专家的意见加入一些重要变量，如受试者年龄、性别。
- 处理多分类变量问题（通常是如果多分类变量对应的某一虚拟变量被纳入模型，则所有该多分类变量的所有虚拟变量都纳入模型中），
- 采用带有额外限制的策略筛选变量后需要重新进行拟合。

若为以上 3 种情况，需要对训练模型进行重新拟合（model refit）。

下面我们以采用带有额外限制的策略筛选变量后重新拟合模型为例。

二、导入数据和筛选变量

```
load("model_train_binary_workspace.Rdata")
# Install required packages and library them
packages <- c("plyr",
              "dplyr",
              "glmnet")

for (i in packages){
    if(!suppressMessages(require(i,character.only=TRUE,quietly=TRUE))){
       install.packages(i,quietly=TRUE)
    }
}
```

三、根据已筛选变量生成模型

```
train_model_lasso
```

'AKI_binary ~ age + age_square + male + TC_rcs_1 + TC_rcs_2 + TC_rcs_3 + albuminuria_moderate + albuminuria_severe + CKD_stage_G3a + CKD_stage_G3b + CKD_stage_G4 + male_CKD_stage_G3a + male_CKD_stage_G3b + male_CKD_stage_G4 + age_TC + age_BMI_TC'

此前经 Lasso 回归生成的新模型纳入的变量有 age、age_square、male、TC_rcs_1、TC_rcs_2、TC_rcs_3、albuminuria_moderate、albuminuria_severe、CKD_stage_G3a、CKD_stage_G3b、CKD_stage_G4、male_CKD_stage_G3a、male_CKD_stage_G3b、male_CKD_stage_G4、age_TC、age_BMI_TC。

四、采用 logit 回归重新拟合模型

```
train_model_lasso_refit<-glm(as.formula(train_model_lasso),
                             data=dataset,
                             family=binomial(link="logit"))
summary(train_model_lasso_refit)
Call:
glm(formula=as.formula(train_model_lasso),family=binomial(link=
    "logit"),data=dataset)

Deviance Residuals:
    Min        1Q    Median        3Q       Max
-0.7884   -0.4810   -0.4078   -0.3332    2.6232

Coefficients:
                       Estimate Std. Error z value Pr(>|z|)
```

```
(Intercept)           2.729e+00  5.989e+00   0.456  0.64864
age                  -4.955e-02  1.833e-01  -0.270  0.78695
age_square           -4.634e-04  1.475e-03  -0.314  0.75332
male                  2.641e-01  2.312e-01   1.142  0.25342
TC_rcs_1             -1.682e+00  5.842e-01  -2.879  0.00399 **
TC_rcs_2              8.241e-02  3.187e-02   2.585  0.00973 **
TC_rcs_3             -3.828e-01  1.370e-01  -2.794  0.00520 **
albuminuria_moderate -7.089e-01  1.506e-01  -4.706 2.53e-06 ***
albuminuria_severe   -3.461e-01  1.630e-01  -2.123  0.03377 *
CKD_stage_G3a        -2.816e-01  2.027e-01  -1.390  0.16467
CKD_stage_G3b         1.792e-02  2.177e-01   0.082  0.93440
CKD_stage_G4         -6.895e-01  4.502e-01  -1.532  0.12561
male_CKD_stage_G3a    3.467e-01  2.730e-01   1.270  0.20406
male_CKD_stage_G3b   -2.653e-02  2.977e-01  -0.089  0.92900
male_CKD_stage_G4     8.523e-01  5.475e-01   1.557  0.11957
age_TC                2.449e-02  9.303e-03   2.633  0.00847 **
age_BMI_TC            1.883e-05  3.799e-05   0.496  0.62015
---
Signif. codes:  0 '***' 0.001 '**' 0.01 '*' 0.05 '.' 0.1 ' ' 1

(Dispersion parameter for binomial family taken to be 1)

    Null deviance: 3039.2  on 4999  degrees of freedom
Residual deviance: 2954.3  on 4983  degrees of freedom
AIC: 2988.3

Number of Fisher Scoring iterations: 5
formula(train_model_lasso_refit)
AKI_binary ~ age + age_square + male + TC_rcs_1 + TC_rcs_2 +
    TC_rcs_3+albuminuria_moderate+albuminuria_severe+CKD_stage_G3a+
    CKD_stage_G3b+CKD_stage_G4+male_CKD_stage_G3a+male_CKD_stage_G3b+
    male_CKD_stage_G4+age_TC+age_BMI_TC
```

采用 logit 回归重新拟合模型后新模型的预测变量包括 age、age_square、male、TC_rcs_1、TC_rcs_2、TC_rcs_3、albuminuria_moderate、albuminuria_severe、CKD_stage_G3a、CKD_stage_G3b、CKD_stage_G4、male_CKD_stage_G3a、male_CKD_stage_G3b、male_CKD_stage_G4、age_TC、age_BMI_TC。

```
save.image("model_refit_binary_workspace.Rdata")
```

第五节　模型评价

一、背景

基于上述最优子集、逐步回归、LASSO 回归筛选出的变量分别进行回归模型构建后，我们将涉及模型的评价，根据数据集的来源不同，可以通过内部验证和（或）外部验证对模型的区分度、校准度和决策曲线 3 个方面进行评价。

二、原理和方法

1. 评价指标

(1) 区分度

区分度，又称为模型的判别能力或排序能力，用于评价模型区分个体相对风险水平的能力，即发生终点事件的患者应有相对较高的预测发生概率，未发生终点事件的患者应有相对较低的预测概率。衡量区分度最常用的指标是 C 指标，或称 C 统计量。

C 统计量是给定两个人（一个人发生事件，另一个人没有发生事件），该模型估计的第一个患者风险高于第二个患者的概率。它是基于模型的风险估计和观察到的结局事件之间一致性（concordance）的度量。C 统计量可以测量模型将患者从高风险到低风险排序的能力，但不评估模型预测事件发生的准确概率的能力（其通过模型的校准度进行衡量）。

在针对二分类结局事件的预测模型中，C 统计量等价于 AUC。ROC 曲线是反映模型敏感性与特异性之间关系的曲线。其 X 轴为 1 －特异度（假阳性率），Y 轴称为敏感度（真阳性率），将各阈值概率下计算的不同的灵敏度与特异度描点连线，则得 ROC 曲线，其与 X 轴所围面积即 AUC。两个指标均是评价预测模型区分度的常见指标，均一般在 0.5（随机一致性）到 1（完全一致性）之间。通常来说，对于二分类变量的预测模型，C 统计量或 AUC 判别的常用标准为：

1）低于 0.60 说明模型的区分度较差；

2）0.6 ～ 0.75 说明模型的区分度可能有意义；

3）大于 0.7 说明模型的区分度明显有意义。

（2）校准度

一个模型只有良好的区分度是不够的，因为其仅代表相对风险排序。而临床是复杂的，对于 50% 的风险和 80% 的风险，我们的临床决策可能不同，这就引出了校准度的概念。校准度指预测与实际结果之间的一致性，可用来反映模型的绝对风险预测值是否准确。校准度的评估思路可以是：

1）根据研究对象在时间 t 的事件发生的预测概率进行分组；

2）在各组中计算时间 t 的事件发生的平均预测概率；

3）在各组中通过拟合该组的 Kaplan-Meier 生存函数来计算在时间 t 的事件发生的观测概率；

4）在各组中比较平均预测概率和观测概率，可使用散点图，校准度图等（校准度图按照预测概率进行等分组，横坐标为预测的生存率，纵坐标为实际的生存率，对角线是预测概率等于实际概率，偏离对角线越远说明预测的误差越大）；

5）通过统计检验的方法（如 Hosmer-Lemeshow 检验等）也可以对预测概率与实际观测概率之间的差异程度进行显著性检验，从而评估校准度，但是均存在各种局限性。

（3）决策曲线

模型预测再准确，也始终会有假阳性和假阴性存在，我们根据模型的预测结果去干预患者，这里面就有一个干预是否有成本 - 效益（例如对假阳性的患者进行干预是亏损的）。决策曲线引入了阈概率，表示的是只有患者的预测概率超过这个阈概率，干预才有受益，但阈概率本身我们是不知道的，我们关心训练出来的模型是否在任何阈概率情况下都是有收益的，都是值得应用的，这就是决策曲线要帮助我们回答的问题。该方法由纪念斯隆凯特琳癌症研究所的 Andrew Vickers 博士 2006 年在 *Medical Decision Making* 期刊上首次提出，而后得到了普遍应用。其绘制方法为：

1）选择一个阈概率 P_t（当对一位患者的预测概率超过阈概率，该患者会被纳入干预）

2）使用 P_t 作为确定患者为阴性或阳性结果（即是否纳入干预）的分界值，再结合患者的实际结局情况，确定真阳性和假阳性的结局数量；

3）计算该模型的净获益 $\text{NetBenefit}=\dfrac{\text{TruePositiveCount}}{n}-\dfrac{\text{FalsePositiveCount}}{n}\left(\dfrac{P_t}{1-P_t}\right)$，TruePositive Count 是指有真阳性结局事件和假阳性结局事件的患者的数量，n 是患者总数；

4）在合适的范围内修改阈概率 P_t 的取值，并重复步骤 2 与步骤 3；

5）以净获益为 Y 轴，P_t 为 X 轴，根据上述结果取点连线绘图；

6）对所有需要进行评估验证的模型都重复步骤 1 到 5，每个模型绘制一条决策曲线；

7）假定所有患者均出现阳性结局，即所有患者均纳入干预，重复步骤 1 到 5 一次，仍计算不同

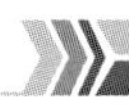

P_t 下的净获益，并绘制一条“无效线”用于参考；

8）在 Y=0 处画一条平行于 X 轴的直线，此为另一条“无效线”，其假定所有患者都是阴性结局、均不纳入干预时（此时无论阈概率如何改变，净获益水平均为 0）的情况

2. 内部验证

内部验证法的目的是检验模型开发过程的可推广性（generalizability），并且防止模型过度拟合以致高估模型的性能。内部验证是针对整个建模过程中的所有步骤，包括变量转换、变量筛选以及模型选择，甚至需要包括对数据缺失值的插补，而不是仅针对最终模型进行验证。内部验证的实施通常需要借助数据拆分或重抽样方法来实现，常用的方法有自助法（bootstrap）、随机拆分验证、K 折交叉验证。内部验证可以评估模型在开发队列中的表现，但不能反映模型在新数据中的可迁移性（transferability），因此还需要进行外部验证。

（1）自助法

1）常规自助法

a．划分训练集和测试集：有放回地从原始数据集随机重复抽样 n 次（n 为样本容量），从而得到一个与原始数据同样大小的样本。将自助法抽样所得样本数据作为训练集，测试集为所有样本数据；

b．在训练集上进行模型训练，筛选出最优模型；

c．根据训练集所得的最优模型，在测试集上进行预测并计算模型的 C 统计量；

d．重复步骤 2 和 3 多次，例如 1000 次，我们可以得到 1000 个不同训练集在测试集进行预测的 C 统计量；

e．计算 C 统计量的均值

2）增强自助法

a．划分训练集和测试集：有放回地从原始数据集随机重复抽样 n 次（n 为样本容量），从而得到一个与原始数据同样大小的样本。将 Bootstrap 抽样所得样本数据作为训练集，测试集为所有样本数据。

b．在训练集上进行模型训练，筛选出最优模型；并在该训练集上进行预测并计算 C 统计量（称作 bootstrap performance 或 apparent performance，即模型的表面表现）；

c．根据训练集所得的最优模型，在测试集上进行预测并计算模型的 C 统计量（称作 test performance，测试表现）；

d．重复步骤 1 ~ 3 多次，例如 1000 次，我们可以得到 1000 个不同的模型在其训练集和测试集中分别进行预测得到的 C 统计量；

e．计算 4 中得到的 1000 个预测训练集所得 C 统计量的均值，和 1000 个预测测试集所得 C 统计量的均值，前者减去后者得到 C 统计量的高估值（optimism）；

f．在原始数据中拟合模型并进行预测，计算 C 统计量，再减去 5 中计算得到的高估值，得到模型在内部验证中，经过调整的 C 统计量（optimism-corrected C-index）。

3）0.632 自助法

a．划分训练集和测试集：将自助法抽样所得样本数据作为训练集，测试集为未被抽中的样本数据（从一个样本量为 n 的数据集中有放回地抽样，每个个体被抽中的概率是 $\frac{1}{n}$，未被抽中的概率是 $1-\frac{1}{n}$，抽取 n 次，因此一个个体 n 次都未被抽中的概率是 $\left(1-\frac{1}{n}\right)^n$，当 n 很大时，该概率近似为 $\frac{1}{e}$ = 0.368，因此大约 36.8% 的样本将作为测试集，63.2% 的样本作为训练集）；

b．在训练集上进行模型训练，筛选出最优模型；

c．根据训练集所得的最优模型，在测试集上进行预测并计算模型的 C 统计量；

d．重复步骤 2 和 3 多次，例如 1000 次，我们可以得到 1000 个训练集和测试集的预测值；

e．计算 C 统计量的均值。

（2）交叉验证法

主要步骤如下：

- 将数据集分为训练集和测试集两部分；
- 保留一小部分数据集作为测试集，使用数据集的其余部分（训练集）训练模型；
- 利用测试集来测试训练集所得的最优模型，以此来评价模型的性能

1）随机拆分验证

a．将数据集按一定比例进行拆分，拆分为训练集和测试集（例如：80% 或 70% 的数据集作为训练集，20% 或 30% 的数据集作为测试集）；

b．在训练集上进行模型训练，筛选出最优模型；

c．根据训练集所得的最优模型，在测试集上进行预测；

d．在测试集上建立新模型并评价模型的区分度和校准度。

- 注意：仅当数据集含较大样本量可以供拆分时使用，当数据量较小时，不推荐使用。
- 缺点：仅在一部分数据集上建立模型，可能会遗漏一些信息，从而导致结果有偏差。此外，预测误差也会随着我们划分的训练集和测试集不同而不稳定

2）*K* 折交叉验证（更为推荐）

a．将数据集随机拆分为 *K* 个子集（例如 5 折交叉验证，就是 5 个子集）；

b．保留一个子集作测试集，所有其他子集作训练集，并在训练集上进行模型训练，筛选出最优模型；

c．根据训练集所得的最优模型，在测试集上进行预测并计算模型的 *C* 统计量和校准度；

d．重复此过程，直到 *K* 个子集中的每一个都已作为一次测试集；

e．计算 *K* 个 *C* 统计量的平均值。

3. 外部验证

外部验证包括以下几种方法：

（1）时间验证：按时间截断，在某时间点前的样本作为训练集，之后的作为验证集；

（2）空间验证：多个中心，几个中心作为训练集，其他中心作为验证集，空间相隔越远，验证结果仍然较好，其说服力越大；

（3）时空验证：前两种方法结合。

三、模拟实验

下面将对以 Lasso 回归筛选得到的模型进行内部验证和外部验证。

载入 R 包

```
# Install required packages and library them
packages <- c("devtools",
              "plyr",
              "caret",
              "rms",
              "boot",
              "ggplot2",
              "glmnet",
              "pROC",
              "dplyr",
              "ggDCA")

for (i in packages) {
```

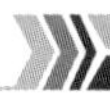

```
    if(!suppressMessages(require(i,character.only=TRUE,quietly=TRUE))){
       install.packages(i,quietly=TRUE)
    }
}
load("model_refit_binary_workspace.Rdata")
# transform multifactor variables to dummy variables
dataset_external<-dataset_external %>%
    mutate(albuminuria_moderate=as.numeric(albuminuria=="moderate"),
           albuminuria_severe=as.numeric(albuminuria=="severe"),
           CKD_stage_G3a=as.numeric(CKD_stage=="G3a"),
           CKD_stage_G3b=as.numeric(CKD_stage=="G3b"),
           CKD_stage_G4=as.numeric(CKD_stage=="G4"))
```

1. 内部验证

当无法获得满足外部验证的数据集时，可以采取内部验证的方法对构建的模型进行评价。内部验证的方法有很多，包括自助法和交叉验证法等。

1）自助法（以常规自助法为例）

```
set.seed(123)
bootstrap_samples <- list()
results <- data.frame()
cal <- data.frame()
N <- 2
for (i in 1:N) {
    bootstrap_sample<-dataset[sample(nrow(dataset),replace=TRUE),]
    bootstrap_samples[[i]]<-bootstrap_sample
    train_data<-bootstrap_samples[[i]]
    test_data<-dataset

    predictors<-c('age','age_square','male',#'BMI','SBP',
                  # 'MI','HF','COPD','cancer','liver_disease',
                  'hypoglycemia',
                    'TC_rcs_1','TC_rcs_2','TC_rcs_3','log_LDLC',
                    'albuminuria_moderate','albuminuria_severe',
                    'CKD_stage_G3a','CKD_stage_G3b','CKD_stage_G4',
                    # 'No_outpatient','No_inpatient',
                    # 'age_male','male_cancer',
                    'male_CKD_stage_G3a','male_CKD_stage_G3b',
                    'male_CKD_stage_G4','age_TC','age_BMI_TC')

    # 在训练集上进行模型训练并筛选最优模型
    formula<-Lasso_binary(data=train_data,binary_outcome="AKI_binary",
                          predictors=predictors,lambda="min")
    formula

    # model refit
    train_model<-glm(as.formula(formula),data=train_data,
                     family=binomial(link="logit"))

    #根据训练集所得的最优模型，在测试集上进行预测
    pre<-predict(train_model,newdata=test_data,type="response")

    #在测试集上计算C统计量
    binary_outcome<-"AKI_binary"
    c_index<-round(somers2(pre,test_data[,binary_outcome])["C"],4)

    #在测试集上建立新模型并计算ROC
    roc<-roc(test_data[,binary_outcome],pre)
```

```
    AUC<-auc(roc)

    result<-data.frame(
        no=i,
        c_index=c_index,
        AUC=round(AUC,4)
    )
    results<-rbind(results,result)

    #校准曲线
    n_group<-10
    cal_data<-data.frame(AKI_binary=test_data[[binary_outcome]],pre)
    cal_data<-cal_data[order(cal_data$pre),]
    cal_data<-cal_data %>%
            mutate(tiles=cut2(pre,g=n_group))

    cal_data<-cal_data %>% group_by(tiles) %>% summarise(n=n(),
                        obs_sd=sd(AKI_binary),
                        obs_mean=mean(AKI_binary),
                        pred_mean=mean(pre),
                        obs_upper=obs_mean+1.96*obs_sd/sqrt(n()),
                        obs_lower=obs_mean-1.96*obs_sd/sqrt(n()))
    cal_data<-cal_data %>% mutate(no=i)
    cal<-rbind(cal, cal_data)
}

18 x 1 sparse Matrix of class "dgCMatrix"
                                s1
(Intercept)           -1.133470e+01
age                    4.265535e-01
age_square            -4.268555e-03
male                   6.595776e-01
TC_rcs_1              -2.134451e+00
TC_rcs_2               1.657813e-01
TC_rcs_3              -7.592852e-01
log_LDLC               1.424675e-02
albuminuria_moderate -6.014724e-01
albuminuria_severe    -5.230525e-01
CKD_stage_G3a         -1.229475e-01
CKD_stage_G3b          3.857318e-01
CKD_stage_G4          -5.582343e-01
male_CKD_stage_G3a     1.106895e-01
male_CKD_stage_G3b    -4.300367e-01
male_CKD_stage_G4      5.374988e-01
age_TC                 2.661959e-02
age_BMI_TC            -2.612469e-06

Setting levels: control = 0, case = 1

Setting direction: controls < cases

18 x 1 sparse Matrix of class "dgCMatrix"
                                s1
(Intercept)           -3.229132e+00
age                    .
age_square            -1.365399e-05
male                   3.177378e-01
TC_rcs_1               2.216467e-01
TC_rcs_2               .
TC_rcs_3              -2.382482e-02
log_LDLC              -1.605734e-01
```

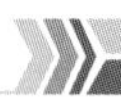

```
albuminuria_moderate -7.179879e-01
albuminuria_severe   -3.915120e-01
CKD_stage_G3a        -3.181806e-01
CKD_stage_G3b         .
CKD_stage_G4         -3.836399e-01
male_CKD_stage_G3a    2.994100e-01
male_CKD_stage_G3b   -4.166659e-02
male_CKD_stage_G4     .
age_TC                3.448412e-05
age_BMI_TC            3.845137e-05

Setting levels: control = 0, case = 1

Setting direction: controls < cases
```

a．*C* 统计量

```
mean(results[, "c_index"])
```

代码结果为 0.6134

上述过程采用常规自助（regular bootstrap）进行内部验证，自助抽样次数为 2 次，生成 2 个训练集，经 2 次 Lasso 回归筛选变量后拟合模型，在测试集上预测，计算的平均 *C* 统计量为 0.6134，说明该方法得到的模型区分度较好。

```
mean(results[, "AUC"])
```

代码结果为 0.6134

同上，经 Lasso 回归筛选变量后得到的模型，采用常规自助法进行内部验证，自助抽样次数为 2 次，计算的 ROC 曲线下面积 AUC 为 0.6134，其等价于 *C* 统计量，说明该方法得到的模型区分度较好。

b．校准曲线

```
ggplot(cal,aes(x=pred_mean,y=obs_mean,group=as.factor(no),colour=as.factor(no)))+
    geom_line() +
    geom_point() +
    geom_errorbar(aes(ymin=obs_lower, ymax=obs_upper), width=.005) +
    geom_abline() +
    xlab("Predicted incidence") +
    ylab("Observed incidence") +
    scale_x_continuous(limits = c(0, 1)) +
    scale_y_continuous(limits = c(0, 1)) +
    geom_point() + theme_bw()
```

经 Lasso 回归筛选变量后得到的模型，采用常规自助法进行内部验证，生成的校准曲线如图 16-3 所示。

图 16-3 横轴对应预测结局概率，纵轴为实际观测概率，两条不同颜色的校准曲线代表 2 次自助抽样生成的两个训练集拟合模型后的预测结果，每条曲线有 10 个数据点代表所有预测样本的预测概率按十分位数划分为 10 份，各点的误差线代表实际观测概率的 95% 置信区间上下限。

图 16-3 校准曲线沿对角线紧密贴合，波动程度较小，说明该方法所得模型校准度较好。

（2）交叉验证法

1）随机拆分验证法

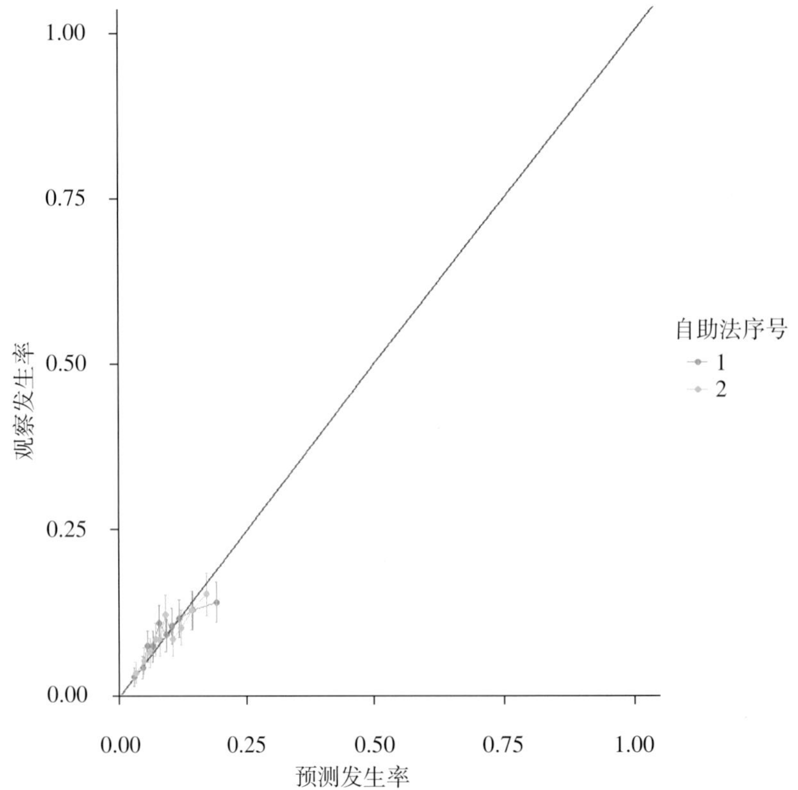

图 16-3　采用两次自助法生成的模型校准曲线

```
# 将数据集进行拆分（例子：80% 用于训练 logit 回归模型，20% 用于评估模型性能）
set.seed(123)
training_samples<-sample(nrow(dataset),size=nrow(dataset)*0.8,replace = FALSE) # caret 包中的 createDataPartition 函数可以用来做数据集划分
train_data<-dataset[training_samples, ]
test_data<-dataset[-training_samples, ]
results<-data.frame()
cal<-data.frame()

#在训练集上进行模型训练并筛选最优模型
formula<-Lasso_binary(data=train_data, binary_outcome="AKI_binary", predictors=predictors,lambda="min")
formula
# model refit
train_model<-glm(as.formula(formula),data=train_data, family=binomial(link="logit"))

#根据训练集所得的最优模型，在测试集上进行预测
pre<-predict(train_model, newdata=test_data, type="response")

#在测试集上计算 C 统计量
binary_outcome<-"AKI_binary"
c_index<-round(somers2(pre, test_data[, binary_outcome])["C"],4)

#在测试集上建立新模型并计算 ROC
roc<-roc(test_data[, binary_outcome], pre)
AUC<-auc(roc)

result<-data.frame(
    no=i,
```

```
    c_index=c_index,
    AUC=round(AUC, 4)
)
results<-rbind(results, result)

#校准曲线
n_group<-10
cal_data<-data.frame(AKI_binary=test_data[[binary_outcome]], pre)
cal_data<-cal_data[order(cal_data$pre),]
cal_data<-cal_data %>%
        mutate(tiles=cut2(pre,g=n_group))

cal_data<-cal_data %>% group_by(tiles) %>% summarise(n = n(),
                  obs_sd=sd(AKI_binary),
                  obs_mean=mean(AKI_binary),
                  pred_mean=mean(pre),
                  obs_upper=obs_mean+1.96*obs_sd/sqrt(n()),
                  obs_lower=obs_mean-1.96*obs_sd/sqrt(n()))
cal_data<-cal_data %>% mutate(no=i)
cal<-rbind(cal, cal_data)
```

```
18 x 1 sparse Matrix of class "dgCMatrix"
                                s1
(Intercept)          -3.000917e+00
age                   .
age_square            .
male                  3.341261e-01
TC_rcs_1              .
TC_rcs_2              .
TC_rcs_3              .
log_LDLC              .
albuminuria_moderate -4.527284e-01
albuminuria_severe   -1.972291e-01
CKD_stage_G3a         .
CKD_stage_G3b         .
CKD_stage_G4          .
male_CKD_stage_G3a    .
male_CKD_stage_G3b    .
male_CKD_stage_G4     .
age_TC                2.099025e-03
age_BMI_TC            7.171087e-06
```

'AKI_binary ~ male + albuminuria_moderate + albuminuria_severe + age_TC + age_BMI_TC'

```
Setting levels: control = 0, case = 1

Setting direction: controls < cases
```

a．*C* 统计量

```
mean(results[, "c_index"])
```

代码结果为 0.608

上述过程采用交叉验证法（随机拆分验证法）进行内部验证，抽取 80% 样本作为训练集，剩余 20% 样本为测试集，最终，经 Lasso 回归筛选变量后得到的模型，计算的 *C* 统计量为 0.608，说明区分度较好。

b．校准曲线

```
ggplot(cal, aes(x=pred_mean, y=obs_mean)) +
    geom_line() +
    geom_point() +
    geom_errorbar(aes(ymin=obs_lower, ymax=obs_upper), width=.005) +
    geom_abline() +
    xlab("Predicted incidence") +
    ylab("Observed incidence") +
    scale_x_continuous(limits = c(0, 1)) +
    scale_y_continuous(limits = c(0, 1)) +
    geom_point() + theme_bw()
```

经 Lasso 回归筛选变量后得到的模型，采用交叉验证法（随机拆分验证法）进行内部验证，生成的校准曲线如图 16-4 所示

图 16-4 横轴对应预测结局概率，纵轴为实际观测概率，一条曲线有 10 个数据点代表所有预测样本的预测概率按十分位数划分为 10 份，各点的误差线代表实际观测概率的 95% 置信区间上下限。

图 16-4 中校准曲线沿对角线紧密贴合，波动程度较小，说明该方法所得模型校准度较好。

2）*K* 折交叉验证（更为推荐）

```
folds <- createFolds(y=dataset[,"AKI_binary"], k=5)
results <- data.frame()
cal <- data.frame()

for(i in 1:5){
    train_data <- dataset[-folds[[i]],]
    test_data <- dataset[folds[[i]],]
```

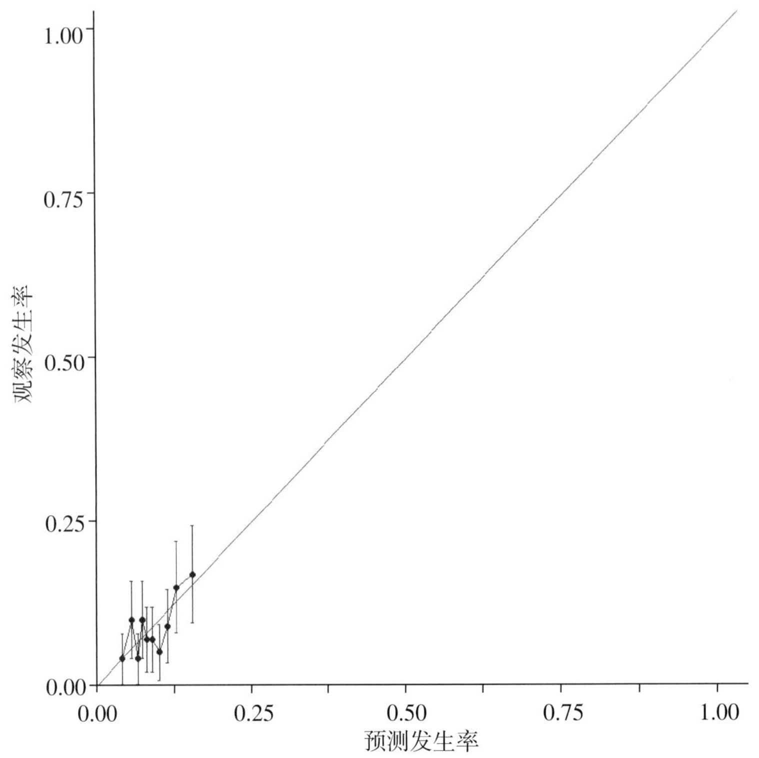

图 16-4　采用随机拆分验证法生成的模型校准曲线

```
        predictors <- c('age', 'age_square', 'male', # 'BMI', 'SBP',
                              # 'MI', 'HF', 'COPD', 'cancer', 'liver_disease',
'hypoglycemia',
                        'TC_rcs_1', 'TC_rcs_2', 'TC_rcs_3', 'log_LDLC',
                        'albuminuria_moderate', 'albuminuria_severe',
                        'CKD_stage_G3a', 'CKD_stage_G3b', 'CKD_stage_G4',
                        # 'No_outpatient', 'No_inpatient',
                        # 'age_male', 'male_cancer',
                          'male_CKD_stage_G3a', 'male_CKD_stage_G3b', 'male_CKD_stage_
G4',
                        'age_TC', 'age_BMI_TC')

        #在训练集上进行模型训练并筛选最优模型
        formula<-Lasso_binary(data=train_data, binary_outcome="AKI_binary", predictors
= predictors, lambda = "min")
        formula

        # model refit
          train_model<-glm(as.formula(formula), data=train_data, family=
binomial(link="logit"))

        #根据训练集所得的最优模型，在测试集上进行预测
        pre<-predict(train_model, newdata=test_data, type="response")

        #在测试集上计算 C 统计量
        binary_outcome<-"AKI_binary"
        c_index<-round(somers2(pre, test_data[, binary_outcome])["C"], 4)

        #在测试集上建立新模型并计算 ROC
        roc<-roc(test_data[, binary_outcome], pre)
        AUC<-auc(roc)

        result<-data.frame(
            no = i,
            c_index = c_index,
            AUC = round(AUC, 4)
        )
        results<-rbind(results, result)

        #校准曲线
        n_group<-10
        cal_data<-data.frame(AKI_binary=test_data[[binary_outcome]], pre)
        cal_data<-cal_data[order(cal_data$pre),]
        cal_data<-cal_data %>%
                mutate(tiles = cut2(pre, g = n_group))

        cal_data<-cal_data %>% group_by(tiles) %>% summarise(n = n(),
                             obs_sd = sd(AKI_binary),
                             obs_mean = mean(AKI_binary),
                             pred_mean = mean(pre),
                             obs_upper = obs_mean + 1.96*obs_sd/sqrt(n()),
                             obs_lower = obs_mean - 1.96*obs_sd/sqrt(n()))
        cal_data<-cal_data %>% mutate(no = i)
        cal<-rbind(cal, cal_data)
    }

    18 x 1 sparse Matrix of class "dgCMatrix"
                                    s1
    (Intercept)          -2.814198e+00
    age                   .
    age_square            .
    male                  2.724390e-01
```

```
TC_rcs_1                .
TC_rcs_2                .
TC_rcs_3                .
log_LDLC                .
albuminuria_moderate -6.176305e-01
albuminuria_severe   -2.314442e-01
CKD_stage_G3a           .
CKD_stage_G3b           .
CKD_stage_G4            .
male_CKD_stage_G3a    7.562135e-02
male_CKD_stage_G3b      .
male_CKD_stage_G4       .
age_TC                1.279656e-03
age_BMI_TC            2.144008e-05
Setting levels: control = 0, case = 1

Setting direction: controls < cases

18 x 1 sparse Matrix of class "dgCMatrix"
                                s1
(Intercept)          -3.070355e+00
age                     .
age_square           -1.184560e-06
male                  3.068670e-01
TC_rcs_1              1.813474e-03
TC_rcs_2                .
TC_rcs_3             -1.980832e-02
log_LDLC              4.454635e-03
albuminuria_moderate -5.542970e-01
albuminuria_severe   -2.357611e-01
CKD_stage_G3a        -2.141513e-01
CKD_stage_G3b           .
CKD_stage_G4         -6.001167e-01
male_CKD_stage_G3a    1.478743e-01
male_CKD_stage_G3b      .
male_CKD_stage_G4     7.077730e-01
age_TC                2.361595e-03
age_BMI_TC            2.966822e-05

Setting levels: control = 0, case = 1

Setting direction: controls < cases

18 x 1 sparse Matrix of class "dgCMatrix"
                                s1
(Intercept)          -3.048658e+00
age                     .
age_square              .
male                  3.591496e-01
TC_rcs_1                .
TC_rcs_2                .
TC_rcs_3                .
log_LDLC                .
albuminuria_moderate -4.108081e-01
albuminuria_severe   -1.180483e-01
CKD_stage_G3a           .
CKD_stage_G3b           .
CKD_stage_G4         -1.426021e-03
male_CKD_stage_G3a    4.268031e-02
male_CKD_stage_G3b      .
male_CKD_stage_G4       .
age_TC                1.991294e-03
```

```
age_BMI_TC              1.669897e-05

Setting levels: control = 0, case = 1

Setting direction: controls < cases

18 x 1 sparse Matrix of class" dgCMatrix"
                                  s1
(Intercept)            -3.005038e+00
age                     .
age_square              .
male                    3.890615e-01
TC_rcs_1                .
TC_rcs_2                .
TC_rcs_3                .
log_LDLC                .
albuminuria_moderate -5.953714e-01
albuminuria_severe   -2.036366e-01
CKD_stage_G3a        -2.026747e-02
CKD_stage_G3b         2.816398e-02
CKD_stage_G4          .
male_CKD_stage_G3a    5.550768e-02
male_CKD_stage_G3b    .
male_CKD_stage_G4     .
age_TC                1.308910e-03
age_BMI_TC            3.495001e-05

Setting levels: control = 0, case = 1

Setting direction: controls < cases
18 x 1 sparse Matrix of class" dgCMatrix"
                                  s1
(Intercept)             3.123481e+00
age                    -7.723350e-02
age_square             -3.911893e-05
male                    2.536539e-01
TC_rcs_1               -1.423540e+00
TC_rcs_2                1.036213e-01
TC_rcs_3               -4.686652e-01
log_LDLC                7.137598e-02
albuminuria_moderate -7.829747e-01
albuminuria_severe   -3.608522e-01
CKD_stage_G3a        -2.927070e-01
CKD_stage_G3b        -2.839008e-02
CKD_stage_G4         -5.930316e-01
male_CKD_stage_G3a    3.633881e-01
male_CKD_stage_G3b    5.724734e-02
male_CKD_stage_G4     7.772983e-01
age_TC                1.858687e-02
age_BMI_TC            3.539786e-06

Setting levels: control = 0, case = 1

Setting direction: controls < cases
```

a. *C*统计量

```
mean(results[," c_index"])
```

代码结果为 0.60002

上述过程采用交叉验证法（5 折交叉验证）进行内部验证，原数据集被拆为 5 个子集，轮流作为测试集与其他情况下的训练集，经 5 次 Lasso 回归筛选变量后拟合模型，计算的平均 *C* 统计量为 0.60002，说明该方法得到的模型区分度较好。

b．校准曲线

```
ggplot(cal, aes(x=pred_mean, y=obs_mean, group=as.factor(no), colour =
as.factor(no))) +
        geom_line() +
        geom_point() +
        geom_errorbar(aes(ymin=obs_lower, ymax=obs_upper), width=.005) +
        geom_abline() +
        xlab(" Predicted incidence") +
        ylab(" Observed incidence") +
        scale_x_continuous(limits = c(0, 1)) +
        scale_y_continuous(limits = c(0, 1)) +
        geom_point() + theme_bw()
```

经 Lasso 回归筛选变量后得到的模型，采用交叉验证法（5 折交叉验证）进行内部验证，生成的校准曲线如图 16-5 所示。

图 16-5 横轴对应预测结局概率，纵轴为实际观测概率，5 条不同颜色的校准曲线代表拆分成的 5 个子集轮流作为测试集与训练集之一、经 5 次拟合模型后的预测结果，每条曲线有 10 个数据点代表所有预测样本的预测概率按十分位数划分为 10 份，各点的误差线代表实际观测概率的 95% 置信区间上下限。

图 16-5 中所有校准曲线沿对角线紧密贴合，波动程度较小，说明该方法所得模型校准度较好。

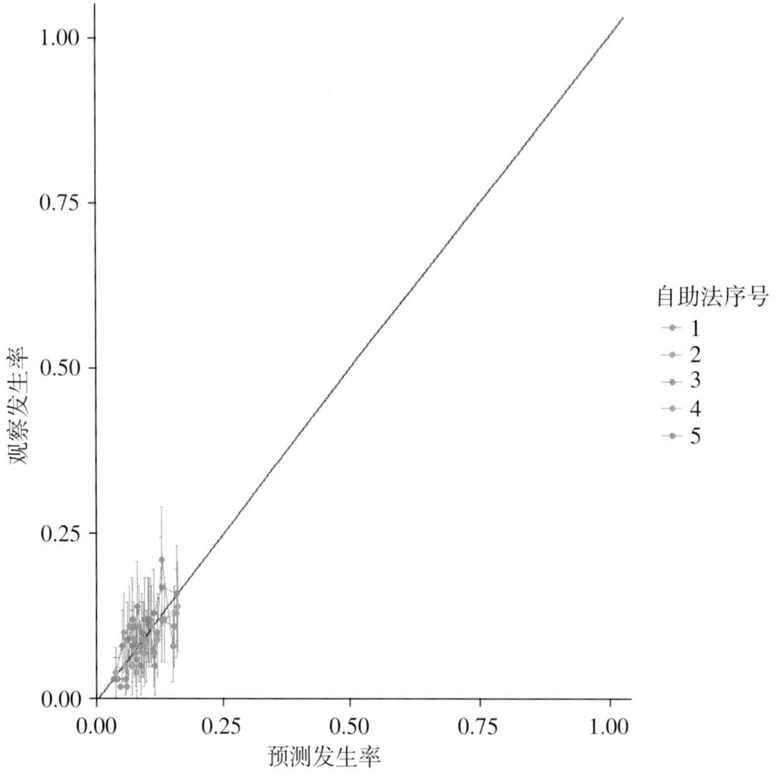

图 16-5　采用 5 折交叉验证法生成的模型校准曲线

 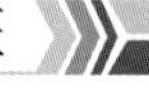

2. 外部验证

应用别人文章的里面的模型

```
pre<-function(beta0,beta,predictors,data){
    design_matrix<-as.matrix(data[,predictors])
    score<-design_matrix %*% as.matzrix(beta)+beta0
    pre<-exp(score)/(1+exp(score))
    return(pre)
}
```

自己筛选的模型

```
# 根据 lasso 回归筛选的变量并通过重新拟合得到的模型
formula(train_model_lasso_refit)
```

AKI_binary ~ age + age_square + male + TC_rcs_1 + TC_rcs_2 + TC_rcs_3 + albuminuria_moderate + albuminuria_severe + CKD_stage_G3a + CKD_stage_G3b + CKD_stage_G4 + male_CKD_stage_G3a + male_CKD_stage_G3b + male_CKD_stage_G4 + age_TC + age_BMI_TC

```
#重新拟合得到的模型在外部测试集上进行预测
pre <- predict(train_model_lasso_refit, newdata = dataset_external, type = "response")
```

（1）*C* 统计量（区分度）

```
#在测试集上计算 C 统计量
binary_outcome<-"AKI_binary"
c_index<-round(somers2(pre,dataset_external[,binary_outcome])["C"],4)
c_index
```

代码结果为 0.6159

在训练集上经 Lasso 回归筛选变量并重新拟合后的模型，在外部测试集上预测得到的 *C* 统计量为 0.6159，说明区分度较好。

（2）校准曲线（校准度）

```
#校准曲线
n_group<-10
cal_data<-data.frame(AKI_binary=dataset_external[[binary_outcome]], pre)
cal_data<-cal_data[order(cal_data$pre),]
cal_data<-cal_data %>% mutate(tiles=cut2(pre, g=n_group))
cal_data<-cal_data %>% group_by(tiles) %>% summarise(n=n(),
                  obs_sd=sd(AKI_binary),
                  obs_mean=mean(AKI_binary),
                  pred_mean=mean(pre),
                  obs_upper=obs_mean+1.96*obs_sd/sqrt(n()),
                  obs_lower=obs_mean-1.96*obs_sd/sqrt(n()))

ggplot(cal_data, aes(x=pred_mean, y=obs_mean))+
    geom_line()+
    geom_point()+
    geom_errorbar(aes(ymin=obs_lower, ymax=obs_upper), width=.02)+
```

```
geom_abline() +
xlab("Predicted incidence")+
ylab("Observed incidence")+
scale_x_continuous(limits=c(0,1))+
scale_y_continuous(limits=c(0,1))+
geom_point()+theme_bw()
```

在训练集上经 Lasso 回归筛选变量并重新拟合后的模型，在外部测试集上计算得到的校准曲线如图 16-6 所示。

图 16-6 横轴对应预测结局概率，纵轴为实际观测概率，10 个数据点代表所有预测样本的预测概率按十分位数划分为 10 份，各点的误差线代表实际观测概率的 95% 置信区间上下限。

图 16-6 中所有校准曲线沿对角线紧密贴合，波动程度较小，说明该方法所得模型校准度较好。

（3）决策曲线

```
train_model<-glm(formula(train_model_lasso_refit),data=dataset,family=binomial(link="logit"))
pre<-predict(train_model,newdata=dataset_external, type="response")
test_model<-glm(AKI_binary~pre,data=dataset_external,family=binomial(link="logit"))
dca_plot<-ggDCA::dca(test_model)
ggplot(dca_plot)

Warning message:
"Removed 389 rows containing missing values(`geom_line()`)."
```

在训练集上经 Lasso 回归筛选变量并重新拟合后的模型，在外部测试集上计算得到的决策曲线如图 16-7 所示。

图 16-7 横轴代表阈概率，纵轴代表净获益，两条参考线分别代表所有的患者均纳入干预与均不纳入干预时各阈概率下的净获益水平。

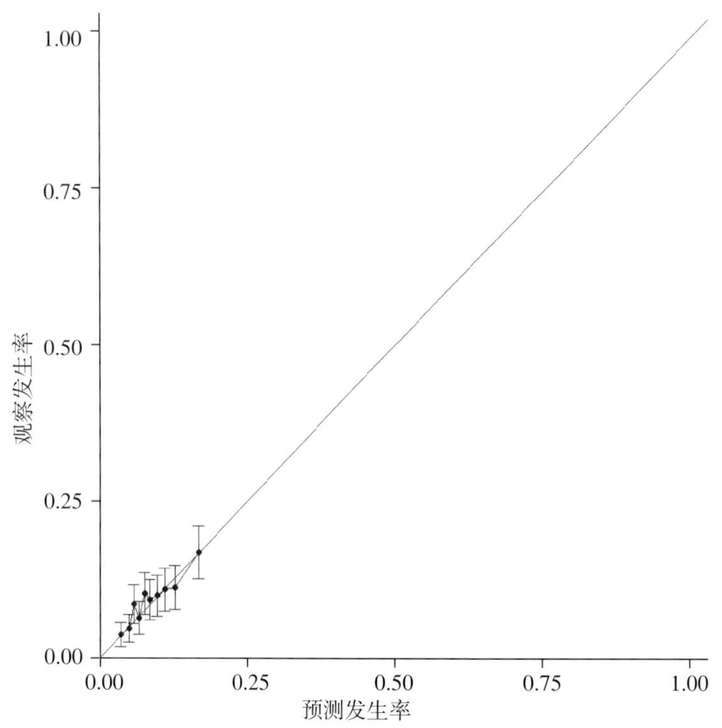

图 16-6　外部验证数据生成的模型校准曲线

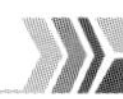

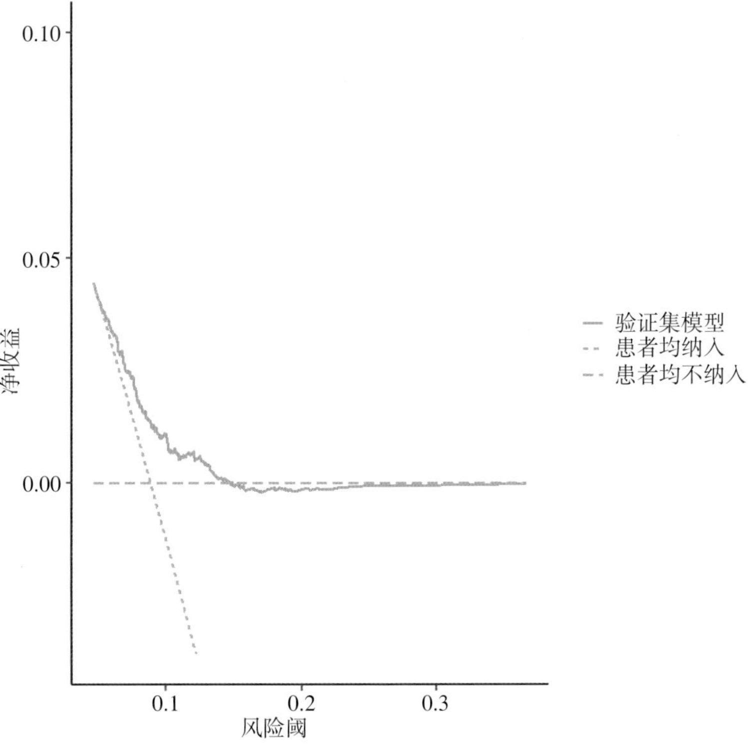

图 16-7　采用外部验证数据生成决策曲线

可见，阈概率在约＜ 0.15 的水平时，该模型存在一定获益。

```
#自己写一个
train_model<-glm(formula(train_model_lasso_refit),data=dataset, family=
binomial(link="logit"))
pred1<-predict(train_model, type="response")
dataset$pred1<-pred1

pred<-predict(train_model, newdata=dataset_external, type="response")
dataset_external$pred<-pred

pt<-sort(unique(c(pred, pred1)))
results<-data.frame()
results_train<-data.frame()
results_test<-data.frame()
results_null<-data.frame()
results_all<-data.frame()

results_null<-data.frame(
        threshold_probability=pt,
        net_benifit=0,
        model="Null"
)

results_all<-lapply(pt, function(x) {
    temp<-dataset_external
    TP<-sum(temp$AKI_binary==1)
    FP<-sum(temp$AKI_binary==0)
    weightingfactor<-x/(1-x)
    netbenefit<-TP/nrow(temp)-FP/nrow(temp)*weightingfactor
    data.frame(
        threshold_probability=x,
```

```
            net_benifit=netbenefit,
            model="All"
        )
    })
    results_all<-do.call(rbind, results_all)

    results_test<-lapply(pt, function(x){
        temp<-dataset_external
        TP<-sum(temp$pred>=x & temp$AKI_binary==1)
        FP<-sum(temp$pred>=x & temp$AKI_binary==0)
        weightingfactor<-x/(1-x)
        netbenefit<-TP/nrow(temp)-FP/nrow(temp)*weightingfactor

        data.frame(
            threshold_probability=x,
            net_benifit=netbenefit,
            model="test_model"
        )
    })
    results_test<-do.call(rbind, results_test)

    pt1<-sort(unique(pred1))
    results_train<-lapply(pt1, function(x) {
        temp<-dataset
        TP<-sum(temp$pred1>=x & temp$AKI_binary==1)
        FP<-sum(temp$pred1>=x & temp$AKI_binary==0)
        weightingfactor<-x/(1-x)
        netbenefit<-TP/nrow(temp)-FP/nrow(temp)*weightingfactor

        data.frame(
            threshold_probability=x,
            net_benifit=netbenefit,
            model="train_model"
        )
    })
    results_train<-do.call(rbind, results_train)

    results<-rbind(results_null, results_all, results_train, results_test)

    ggplot(results, aes(x=threshold_probability, y=net_benifit, group=model,
colour=model),) +
        geom_line() +
        scale_y_continuous(limits=c(-0.01, 0.1), n.breaks=10) +
        theme_bw()

    Warning message:
    "Removed 2951 rows containing missing values (`geom_line()`)."

    save.image("model_validation_binary_workspace.Rdata")
```

在训练集上经 Lasso 回归筛选变量并重新拟合后的模型，在原始训练集和外部测试集上分别进行预测，计算得到的决策曲线如图所示。

图 16-8 横轴代表阈概率，纵轴代表净获益。可见，阈概率在约＜ 0.15 的水平时，该模型存在一定获益；在约＜ 0.12 的水平下时，该模型在训练集进行预测显现出的净获益水平更好。

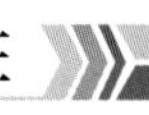

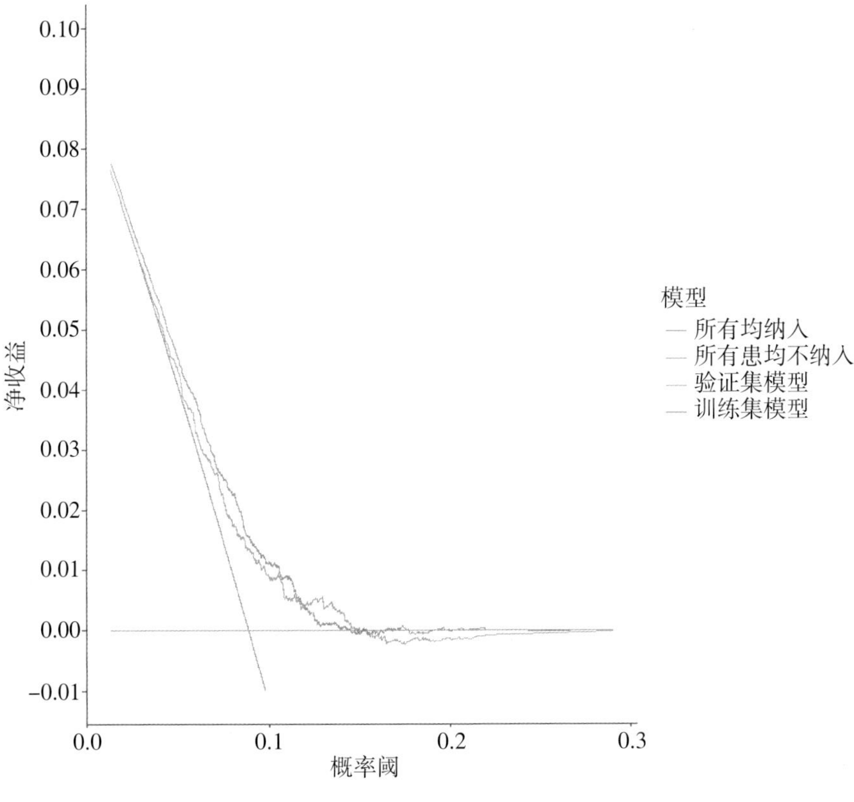

图 16-8　模型的决策曲线

第十六章参考文献

第十七章 对生存结局的模型开发及验证

第一节 数据生成

见第十六章第一节。

第二节 数据描述

一、数据准备

1. 载入R包

```
# Install required packages and library them
packages<-c("dplyr",
            "tableone",
            "stringr",
            "R.utils",
            "biostat3",
            "spatstat",
            "rms")

for(i in packages){
    if(!suppressMessages(require(i,character.only=TRUE,quietly=TRUE))){
       install.packages(i,quietly=TRUE)
    }
}
```

2. 定义函数

```
## Daly LE. Confidence Limits Made Easy: Interval Estimation Using a Substitution Method. American journal of epidemiology. 1998;147(8):783-90.
exactPoiCI<-function(X,conf.level=0.95){
  alpha=1-conf.level
  upper<-0.5*qchisq((1-(alpha/2)),(2*X))
  lower<-0.5*qchisq(alpha/2,(2*X+2))
  return(c(lower,upper))
}
```

上述代码用于计算发病密度（incidence rate）的95%置信区间（95% confidence interval，CI）。

```
Tablb_of_time_to_event_outcome<-function(outcome,follow_up_year,
                                         dataset,digit=2,groups=
                                         c('external','raw'),...){
  additional_arguments<-list(...)
  if ('weight' %in% names(additional_arguments)){
    dataset<-dataset %>% mutate(weight=.data[[weight]])
  }else{
   dataset$weight=1
```

```
      }

      if('exposure' %in% names(additional_arguments)) {
        dataset<-dataset %>% mutate(exposure=.data[[additional_arguments$exposure]])
        levels(dataset$exposure)=groups

        base_trt<-dataset %>%
          group_by(exposure) %>%
          summarise(n=sum(weight),
                    median.followup=round(weighted.median(.data[[follow_up_year]],
w=weight), digit),
                              q25.followup=round(quantile(.data[[follow_up_year]], w
=weight,0.25),digit),
                              q75.followup=round(quantile(.data[[follow_up_year]], w
=weight,0.75),digit)
          ) %>%
```

加载的模拟全数据集前 6 行见表 16-4，标注后的模拟全数据集前 6 行见表 16-5。

```
          mutate(group=levels(exposure)) %>%
          data.frame()
        incid_trt<-dataset %>%
          group_by(exposure) %>%
          summarise(event=round(sum(.data[[outcome]] * weight), digit),
                    person_years=round(sum(.data[[follow_up_year]]* weight), digit), #
这里应该是 follow-up years?
                    rate=round(event/person_years, digit),
                    lci=round(exactPoiCI(event)[1]/person_years, digit),
                    uci=round(exactPoiCI(event)[2]/person_years, digit))
      } else {
        exposure=rep('all',nrow(dataset))
        dataset$exposure<-'all'
        base_trt<-dataset %>%
          group_by(exposure) %>%
          summarise(n=sum(weight),
                    median.followup=round(weighted.median(.data[[follow_up_year]],
w=weight), digit),
                    q25.followup=round(quantile(.data[[follow_up_year]], w
=weight,0.25),digit),
                    q75.followup=round(quantile(.data[[follow_up_year]], w
=weight,0.75),digit)
          ) %>% data.frame() %>%
          mutate(group='all')
        incid_trt<-dataset %>%
          group_by(exposure) %>%
          summarise(event=round(sum(.data[[outcome]] * weight), digit),
                    person_years=round(sum(.data[[follow_up_year]]* weight), digit),
                    rate=round(event/person_years,digit),
                    lci=round(exactPoiCI(event)[1]/person_years,digit),
                    uci=round(exactPoiCI(event)[2]/person_years, digit))
      }
      incid_trt<-as.data.frame(incid_trt) %>%
        mutate(rate=paste0(rate,"(",lci,"-",uci,")"))
      total_trt<-base_trt %>%
        mutate(followup=paste0(base_trt[,3],"[",base_trt[,4],"-",base_trt[,5],"]"))
%>%
        dplyr :: select(c(6,2,7)) %>%
        cbind(incid_trt[,c(2,3,4)])
      colnames(total_trt)<-c('group','n','followup','event','person_years','incidence
rate')
      return(total_trt)
    }
```

以上代码定义了结局需要输出的内容，执行 Tabab_of_time_to_event_outcome 命令可以输出包括组别、样本量、中位随访时间、结局数、总人年数和发病密度。

二、数据清洗和描述

1. 加载数据集

```
load('simulated_dataset.R')

head(dataset_final)
```

使用 head 命令查看数据集前 6 行数据，在该数据集中，变量名以 X_ 数字的方式命名，为了更清楚的识别这些变量，使用 names 命令将变量重命名。

```
names(dataset_final)<-c('ID','age','male','BMI','SBP','MI','HF','COPD',
                        'cancer','albuminuria','TC','LDLC',
                        'No_outpatient','No_inpatient',
                        'liver_disease','hypoglycemia','CKD_stage',
                        'AKI_time','AKI_status','AKI_binary','type')

head(dataset_final)
```

再次查看数据集前 6 行。

2. 分类变量的注释

```
dataset_final<-dataset_final %>%
    mutate(albuminuria=case_when( ## relabel of categorical variable
             albuminuria==1 ~ 'normal to mild',
             albuminuria==2 ~ 'moderate',
             albuminuria==3 ~ 'severe'),
         albuminuria=factor(albuminuria, levels=c('normal to mild',
'moderate','severe')),
         CKD_stage=case_when(
             CKD_stage==1~'G1-2',
             CKD_stage==2~'G3a',
             CKD_stage==3~'G3b',
             CKD_stage==4~'G4'),
         CKD_stage=factor(CKD_stage,levels=c('G1-2','G3a','G3b','G4')))
```

3. 模拟数据集样本特征的描述

```
xvars<-c('age','male',
         'BMI','SBP',
         ## cormobidities
         'MI','HF','COPD','cancer','liver_disease','hypoglycemia',
         ## lab tests
         'albuminuria','CKD_stage','TC','LDLC',
         ## healthcare utilization
         'No_outpatient','No_inpatient')

xfactorvars<-c('male',
               ## cormobidities
               'MI','HF','COPD','cancer','liver_disease','hypoglycemia',
               ## lab tests
               'albuminuria','CKD_stage')

xmultilevelfactorvars<-c("albuminuria","CKD_stage") # multilevel categories
```

```
xnonnormvars<-c('No_outpatient','No_inpatient') # non-normal distribution
```

使用 tableone 包中的 CreateTableOne 命令生成表 16-1。首先需要确定纳入表 16-1 的变量，上述代码中，xvars 是表 16-1 中的所有变量，xfactorvars 规定了分类变量，xnonnormvars 规定了非正态分布的变量。

```
tb1.all<-CreateTableOne(xvars,data=dataset_final,factorVars= xfactorvars,
includeNA=T)
tb1.all<-print(tb1.all, nonnormal=xnonnormvars,printToggle=F)
tb1.part<-CreateTableOne(xvars,strata='type',data=dataset_final,
factorVars=xfactorvars, includeNA=T)
tb1.part<-print(tb1.part, nonnormal=xnonnormvars, test=F,smd=T, printToggle=F)

N<-c(N=nrow(dataset_final),colSums(!is.na(dataset_final[xvars])))
N_mcatv<-sapply(dataset_final[,xmultilevelfactorvars],table)
for (i in xmultilevelfactorvars){
    start<-str_which(names(N),i)
    N_inset<-as.numeric(N_mcatv[[i]])
    names(N_inset)<-names(N_mcatv[[i]])
    N<-c(N[1:start],N_inset,N[-(1:start)])
}
tb1<-cbind(N,tb1.all,tb1.part)

tb1
```

上述代码中，表 tb1.all 生成的是全人群的信息，而 tb1.part 则按照不同数据集患者统计（type），其中 strata = 'type' 指定了分组的变量名（这里指训练集和验证集），指定 smd = *T* 可以输出两组的标准化均数差（SMD）。

参考表 16-6，该数据集内共有 8000 例患者，其中 5000 例为模型训练集（raw），3000 例作为验证集（external）。在全人群中，平均年龄为 61.66（5.91）岁，3900（49.4%）为男性，CKD 分期在 G1—G3a 期占比较大。在训练集中，平均年龄为 61.96（4.97）岁，男性占比为 49.1%，略少于女性，MI、HF 和 COPD 的患病率分别为 13.8%、25.5% 和 29.2%，3372（67.2%）人尿蛋白正常或轻度升高，从 CKD 分期来看，分别有 18% 和 49.8% 的患者处于 G1—G2 和 G3a 期；与训练集类似，在验证集中，患者的平均年龄为 60.87（7.16）岁，男性占比 49.8%，MI、HF 和 COPD 的患病率分别为 13.4%、26.2% 和 29.5%，尿蛋白正常或轻度升高的比例低于训练集，占 59.4%，而 G1—G2 和 G3a 期患者人数则略高于训练集，分别为 19.6% 和 50.1%。对比组间 SMD 发现，收缩压（SBP）和低密度脂蛋白（LDLC）的组间差异相对其他变量较大，但在于可接受范围内。

4. 事件发生率描述

```
dataset<-dataset_final %>% filter(type=='raw')

Tab1b_of_time_to_event_outcome(outcome='AKI_status',follow_up_year= 'AKI_
time',digit=2,dataset)
```

内部训练数据事件发生率见表 17-1。

表 17-1 内部训练数据事件发生率

分组	人数	随访时间 / 年（95%CI）	事件发生数	总随访人年	事件发生率 / 每人年（95%CI）
all	5000	2.13（1.15 ~ 3.7）	2700	12672.11	0.21（0.21 ~ 0.22）

```
dataset_external<-dataset_final %>% filter(type=='external')

Tab1b_of_time_to_event_outcome(outcome='AKI_status',follow_up_year= 'AKI_time',digit=2,dataset_external)
```

外部验证数据事件发生率见表 17-2。

表 17-2 外部验证数据事件发生率

分组	人数	随访时间 / 年（95%CI）	事件发生数	总随访人年	事件发生率 / 每人年（95%CI）
all	3000	2.35（1.26 ~ 3.99）	1411	8132.17	0.17（0.16 ~ 0.18）

上文的代码和表 17-1 和表 17-2 使用了预先定义的功能 Tab1b_of_time_to_event_outcome 在训练集和验证集中分别生成了结局。从表中可以看到，模型训练集总人数为 5000 人，中位随访时间为 2.13 年，在所观察的人群中，有 2700 人发生了结局事件急性肾损伤（AKI），而 AKI 的发病密度为 210.0/ 人 ×1000 年；验证集总人数 3000 人，中位随访时间为 2.13 年，有 1377 人发生了结局事件 AKI，而 AKI 的发病密度为 170.0/ 人 ×1000 年。

5. 协变量的转换

```
dataset_final_trans<-dataset_final %>%
  mutate(age_square=age^2)%>% ## generate square of continuous variable
  mutate(log_LDLC=log(LDLC))%>% ## generate log of continuous variable
  mutate(age_std=(age-mean(age))/sd(age)) %>% ## standardization
  mutate(age_nor=(age-min(age))/(max(age)-min(age))) %>% ## normalization [0,1]
    mutate(age_category=case_when( ## categorization of continuous variable
                  age<50 ~ '<50',
                  age>=50 & age < 60 ~ '50-59',
                  age>=60 & age < 70 ~ '60-69',
                  age>=70 & age < 80 ~ '70-79',
                  age>=80 ~ '>=80'),
                age_category=factor(age_category,levels=c('<50','50-59','60-69','70-79','>=80'))) %>%
    mutate(hypertension=ifelse(SBP > 130,1,0)) %>%
    mutate(BMI_category=case_when(
                  BMI<18.5 ~ 'underweight',
                  BMI>=18.5 & BMI < 25 ~ 'normal weight',
                  BMI>=25 & BMI < 30 ~ 'overweight',
                  BMI>=30 ~ 'obesity'),
              BMI_category=factor(BMI_category,levels=c('underweight','normal weight','overweight','obesity'))) %>%
      mutate(TC_category=cut(TC,breaks=quantile(TC,probs=seq(0,1,0.25)),include.lowest=T),
                  TC_category=relevel(TC_category,ref='(3.75,4.49]')) %>% ## reset reference group
      mutate(TC_rcs_1=rcspline.eval(TC,nk=4,norm=0,knots.only=F,inclx=T)[,1],## generate resctricted cubic spline
              TC_rcs_2=rcspline.eval(TC,nk=4,norm=0,knots.only=F,inclx=T)[,2],
              TC_rcs_3=rcspline.eval(TC,nk=4,norm=0,knots.only=F,inclx=T)[,3]) %>%
    mutate(age_male=age * (male==1),## generate interaction terms
              male_cancer=male * cancer,
              male_CKD_stage_G3a=(male==1)*(CKD_stage=="G3a"),
              male_CKD_stage_G3b=(male==1)*(CKD_stage=="G3b"),
              male_CKD_stage_G4=(male==1)*(CKD_stage=="G4"),
              age_TC=age * TC,
              age_BMI_TC=age * BMI * TC)
```

以上这部分代码使用了 dplyr 包进行了变量的转化，包括：连续变量的指数和对数转化、标准化和归一化，将连续变量转化为分类变量以及交互项的生成。如果自变量与因变量之间存在非线性关系，则可以使用限制性立方样条（restricted cubic spline）的方法对自变量进行转化，如上述代码中的 TC_category 变量。

（1）标准化

$$Z = \frac{X - E(X)}{\sqrt{\mathrm{Var}(X)}}$$

标准化：这里给出了 Z 值标准化的公式，这种方法给予原始数据的均值（mean）和标准差（SD）进行数据的标准化。经过处理的数据符合标准正态分布，即均值为 0，标准差为 1。

（2）归一化

$$Z = \frac{X - \min(X)}{\max(X) - \min(X)}$$

归一化：这里给出了离差标准化也称 min-max 归一化，min-max normalization，是对原始数据的线性变换，使结果值映射到 [0-1] 之间。其中 max(*X*) 为样本数据的最大值，min(*X*) 为样本数据的最小值。这种归一化方法比较适用在数值比较集中的情况。

（3）限制性立方样条

$$r(X,K) = (X,(\gamma(X-\xi_1))_+^3 + \frac{(\xi_{K-1}-\xi_1)(\gamma(X-\xi_K))_+^3 - (\xi_K-\xi_1)(\gamma(X-\xi_{K-1}))_+^3}{\xi_K-\xi_{K-1}}, \cdots (\gamma(X-\xi_{K-2}))_+^3 + \frac{(\xi_{K-1}-\xi_{K-2})(\gamma(X-\xi_K))_+^3 - (\xi_K-\xi_{K-2})(\gamma(X-\xi_{K-1}))_+^3}{\xi_K-\xi_{K-1}}$$

$$\gamma = \begin{cases} 1, & \text{norm} = 0 \\ \xi_K - \xi_{K-1}, & \text{norm} = 1 \\ (\xi_K - \xi_1)^{\frac{2}{3}}, & \text{norm} = 2 \end{cases}$$

在上述公式中，*K* 为节点数，在 rms 包函数 rcspline.eval 中为参数 *nk*。如果节点数为 3 个，对应的最外侧节点位置为 0.10 和 0.90；如果节点数为 4 ~ 6 个，对应的位置为 0.05 和 0.95；如果节点数大于 6 个，则对应的位置为 0.025 和 0.975，这些节点的间距相等。如果节点数为 nk 个，则返回 nk−1 列。

γ 为归一化常数，在函数 rcspline.eval 中为参数 norm。当 norm = 0 时，不使用归一化；当 norm = 1 时，常数 $\xi_K - \xi_{K-1}$ 用于非线性项的归一化；当 norm = 2 时，常数 $(\xi_K - \xi_1)^{\frac{2}{3}}$ 用于非线性项的归一化，这样做的优点是使所有的非线性项在 x 轴上具有相同的尺度。

6. 预测变量池

见第十六章第二节中的预测变量池。

第三节　模型构建

一、背景

临床结局一般是多因素共同作用的结果，在模型构建时，变量间常存在各种各样的关系，单因素分析由于无法考虑各变量之间的关系，结果往往不可靠，我们常常采用的解决方案是多因素的回归分析。在进行多因素的回归分析时，如何合理地进行变量筛选从而构建最佳模型是不可避免的问题。

二、筛选方法和函数

当我们构建预测模型时，我们想去找到一个函数

函数 f 使得 $Y=f(X, \in)$，函数 f 是多种多样的。因此，构建预测模型的关键步骤是对 f 的函数形式做出一些合理的假设，这些假设就称为 f 的假设空间线性函数的假设空间为 $f(X, \in)=X \cdot \beta^{T}+\in$。

1. 无额外限制的变量筛选方法

当我们假定该假设空间是一个无额外限制的线性函数空间时，关键问题就是从预测变量池中寻找候选预测变量的最佳组合。我们在寻找最佳模型的过程中有不同的模型变量筛选方法，但每一种方法仅是对模型复杂性和最优组合之间的权衡。以下将介绍两种常见的模型变量筛选方法

- 最优子集筛选法（best subset selection）
- 逐步选择法（stepwise selection）
  - 前进法（forward stepwise selection）
  - 后退法（backward stepwise selection）

（1）最优子集法（best subset selection）

1）记 M_0 为空模型，该模型中无预测变量，只存在截距项；

2）对于 $k=1,2,\cdots,p$：

- 选取所有 $\binom{p}{k}$ 个包含 k 个自变量的模型进行拟合；
- 从 $\binom{p}{k}$ 个模型中选择最优模型，记为 M_k [因为 $\binom{p}{k}$ 个模型的自变量数均为 k，所以此处最优模型可以通过最小的方差（$D=-2l(0)$）或最大的 R^2 选取]；

3）从 $M_0,\cdots,M_p$ 中选择一个最优模型，选取标准包括交叉验证的预测误差、AIC、BIC 等。

```
# Install required packages and library them
packages<-c("survival",
            "survMisc",
            "plyr",
            "dplyr",
            "glmnet")

for(i in packages){
    if(!suppressMessages(require(i,character.only=TRUE,quietly=TRUE))){
       install.packages(i,quietly=TRUE)
    }
}

# 定义函数
# best subset
Bestsubset_survival<-function(dataset,time,status,predictors,best_criteria = "R2")
{
    survival_outcome<-Surv(dataset[,time],dataset[,status])
```

```
    list_of_reg_formulas<-lapply(seq_along((predictors)),function(n) {
        left_hand_side <-paste("Surv(",time,",",status,")",sep ="")
         right_hand_side<-apply(X=combn(predictors,n),MARGIN= 2,paste,collapse=" +
")
        paste(left_hand_side,right_hand_side,sep="~")
    })
    vector_of_reg_formulas<-unlist(list_of_reg_formulas)

    options(warn=-1)
    list_of_reg_fits<-lapply(vector_of_reg_formulas,function(x){
        formula<-as.formula(x)
        fit<-coxph(formula,data=dataset)
        result_R2<-summary(fit)$rsq
        result_AIC<-extractAIC(fit)

        data.frame(No_predictors=result_AIC[1],
                   R2=result_R2[1],
                   AIC=result_AIC[2],
                   model=x)
    })
    options(warn = 0)

    res<-do.call(rbind,list_of_reg_fits)
    if (best_criteria=="R2"){
        formula<-res %>%
            group_by(No_predictors) %>%
            mutate(best_model=(R2==max(R2))) %>%
            filter(best_model) %>%
            ungroup() %>%
            mutate(model=as.character(model),optimal_model=(AIC== min(AIC))) %>%
            filter(optimal_model) %>%
            '[['('model')
    }
    if (best_criteria=="AIC"){
        formula<-res %>%
            group_by(No_predictors) %>%
            mutate(best_model=(AIC==min(AIC))) %>%
            filter(best_model) %>%
            ungroup() %>%
                mutate(model=as.character(model),optimal_model=(AIC==  min(AIC)))
%>%
            filter(optimal_model) %>%
            '[['('model')
    }
    return(formula)
}
```

(2) 逐步选择法（stepwise selection）

1）前进法

a．记 M_0 为空模型，该模型中无预测变量，只存在截距项；

b．对于 k=0,1,⋯, p−1：

- 拟合所有在 M_k 模型基础上加入 1 个自变量的模型（共有 $p-k$ 个模型）；
- 从 $p-k$ 个模型中选取 R^2 最大的模型，记为 M_{k+1}；

c．从 $M_0,\cdots,M_p$ 中选择一个最优模型，选取标准包括交叉验证的预测误差、AIC、BIC 等。

```
# Forwardstep
Forwardstep_survival <- function(dataset, time, status, predictors){
    selected_vars <- c()
```

```
    models <- data.frame()
    p <- length(predictors)
    survival_outcome <- Surv(dataset[,time], dataset[,status])

    # null model(初始 model)
    null_model <- coxph(
                as.formula(paste("Surv(", time, ", ", status, ") ~ ",
                                 "1",
                                 sep = "")),
                data = dataset)
    result_R2 <- NA
    result_AIC <- extractAIC(null_model)
    models <- data.frame(
                     No_predictors = result_AIC[1],
                     R2 = NA,
                     AIC = result_AIC[2])

    for (k in 0:(p-1)) {
        candidate_added_vars  <- setdiff(predictors, selected_vars)
        # Generate p-k model by adding another predictor
        results <- lapply(candidate_added_vars, function(x) {
            formula <- paste("Surv(", time, ", ", status, ") ~ ",
                             paste(c(x, selected_vars),
                                   collapse = " + "), sep = "")
            fit <- coxph(as.formula(formula), data = dataset)
            result_R2 <- summary(fit)$rsq
            result_AIC <- extractAIC(fit)
            data.frame(No_predictors = result_AIC[1],
                       R2 = result_R2[1],
                       AIC = result_AIC[2],
                       added_var = x,
                       formula = formula)
        })
        res <- do.call(rbind, results)
        best_model <- res %>%
                       mutate(best_model = (R2 == max(R2))) %>%
                       filter(best_model)
        added_var <-  best_model %>% '[['('added_var')
        selected_vars <- c(selected_vars, added_var)
        best_model$model_vars <- paste(selected_vars, collapse = " + ")
        models <- rbind.fill(models, best_model)
    }

    train_model_forwardstep <- models[models$AIC == min(models$AIC),][,"formula"]
    return(train_model_forwardstep)
}
```

2）带有停止准则的前进法

a．定义 M_0 为空模型，不含任何预测变量；定义 M_p 为全模型，含有全部 p 个预测变量；

b．对于 k=1,⋯, p，重复以下步骤：

- 通过为模型 M_{k-1} 添加 1 个预测变量，拟合所有的（$\binom{p-k+1}{1}$）个模型；
- 选择最优模型，记为 M_k；此处最优模型可以通过最小的方差［$D=-2l(0)$，对于线性模型而言，方差等同于残差平方和（RSS）］，或最大的 R^2［决定系数，$R^2=1-\frac{\text{SSR}}{\text{SST}}$，广义 $R^2=1-\left(\frac{l(0)}{l(\hat{\beta})}\right)^{2/n}$］，或最小的交叉验证的预测误差，或最小的 AIC［$-2l(\hat{\beta}+2k$］，或最小的 BIC［$-2l(\hat{\beta}+k\log(n)$］中选取；
- 从 M_{k-1} 和 M_k 之间选择一个最好的模型；

- 当该模型是 M_{k-1} 或 $k=p$ 的时候，停止该过程；

c．最终的模型为 M_{k-1} 或 M_p。

```
# Forwardstep with 停止准则（也可以用 step() 函数）
ForwardstepwithStop_survival<-function(dataset,time,status,predictors){
    selected_vars<-c()
    p<-length(predictors)
    null_model<-coxph(as.formula(
                        paste("Surv(", time, ", ", status, ") ~ ",
                              "1",
                              sep="")),
                        data=dataset) # null model
    result_R2<-NA
    AIC_min<-extractAIC(null_model)[2]

    for (k in 1:p) {
        candidate_added_vars <-setdiff(predictors, selected_vars)
        # Generate p-k+1 model by adding another predictor
        results<-lapply(candidate_added_vars, function(x){
            formula<-paste("Surv(", time, ", ", status, ") ~ ",
                           paste(c(x, selected_vars),
                                 collapse=" + "), sep="")
            fit<-coxph(as.formula(formula), data=dataset)
            result_R2<-summary(fit)$rsq
            result_AIC<-extractAIC(fit)
            data.frame(
                No_predictors=result_AIC[1],
                R2=result_R2[1],
                AIC=result_AIC[2],
                added_var=x,
                formula=formula)
        })
        res<-do.call(rbind, results)

        if (min(res$AIC) < AIC_min) {
            added_var<-res %>%
                    mutate(best_model=(AIC == min(AIC))) %>%
                    filter(best_model) %>%
                    '[['('added_var')
            selected_vars<-c(selected_vars, added_var)
            k=k + 1
            AIC_min<-min(res$AIC)
        } else {
            break
            # Stop if the single best model is $M_{k-1}$
        }
    }
    final_model<-paste("Surv(", time, ", ", status, ") ~ ",
                         paste(selected_vars, collapse=" + "),
                         sep="")
    return(final_model)
}
```

3）后退法

a．M_p 为包含所有自变量的全模型；

b．对于 $k=p, p-1, \cdots, 1$：

- 拟合所有在 M_k 模型基础上减少 1 个自变量的模型（共有 k 个模型）；
- 从 k 个模型中选取 R^2 最大的模型，记为 M_{k-1}；

c．从 $M_0,\cdots,M_p$ 中选择一个最优模型，选取标准包括交叉验证的预测误差、AIC、BIC 等。

```
# Backwardstep
Backwardstep_survival <- function(dataset, time, status, predictors){
    selected_vars <- predictors
    models <- data.frame()
    p <- length(predictors)
    # full model(初始 model)
    full_model <- coxph(
                as.formula(paste("Surv(", time, ", ", status, ") ~ ",
                                 paste(predictors, collapse = "+"),
                                 sep = "")),
                data = dataset)
    result_R2 <- summary(full_model)$rsq
    result_AIC <- extractAIC(full_model)
    models <- data.frame(
                 No_predictors = result_AIC[1],
                 R2 = result_R2[1],
                 AIC = result_AIC[2])

    for (k in p:1) {
        if (k == 1) {
            null_model <- coxph(
                        as.formula(paste("Surv(", time, ", ", status, ") ~ ",
                                         "1",
                                         sep = "")),
                          data = dataset) # null model
            result_R2 <- NA
            result_AIC <- extractAIC(null_model)
            best_model <- data.frame(
                               No_predictors = result_AIC[1],
                               R2 = NA,
                               AIC = result_AIC[2])
            models <- rbind.fill(models, best_model)
        }
        if (k > 1) {
            # Generate k model by remove a predictor
            candidate_vars <- selected_vars

            results <- lapply(candidate_vars, function(x){
                formula <- paste("Surv(", time, ", ", status, ") ~ ",
                                 paste(setdiff(selected_vars, x), collapse = " + "),
                                 sep = "")
                fit <- coxph(as.formula(formula), data=dataset)
                result_R2 <- summary(fit)$rsq
                result_AIC <- extractAIC(fit)

                data.frame(No_predictors = result_AIC[1],
                           R2 = result_R2[1],
                           AIC = result_AIC[2],
                           dropped_var = x,
                           formula = as.character(formula))
            })

            res <- do.call(rbind, results)
            best_model <- res %>%
                          mutate(best_model = (R2 == max(R2))) %>%
                          filter(best_model)
            dropped_var <- best_model %>% '[['('dropped_var')
            selected_vars <- setdiff(selected_vars, dropped_var)
            best_model$model_vars <- paste(selected_vars, collapse = " + ")
```

```
            models <- rbind.fill(models, best_model)
        }
    }

    train_model_backwardstep <- models[models$AIC == min(models$AIC),][,"formula"]
    return(train_model_backwardstep)
}
```

4）带有停止准则的后退法

a．定义 M_p 为全模型，含有全部 p 个预测变量；定义 M_0 为空模型，不含任何预测变量；

b．对于 $k=p,\cdots,1$，重复以下步骤：

- 通过减少 M_k 模型一个预测变量的方法，拟合所有的（$\binom{k}{1}$）个模型；
- 选择最优模型，记为 M_{k-1}；此处最优模型可以通过最小的方差［$D=-2l(0)$，对于线性模型而言，方差等同于残差平方和（RSS）］，或最大的 R^2［决定系数，$R^2=1-\frac{SSR}{SST}$，广义 $R^2=1-\left(\frac{l(0)}{l(\hat{\beta})}\right)^{2/n}$］，或最小的交叉验证的预测误差，或最小的 AIC［$-2l(\hat{\beta}+2k)$］，或最小的 BIC［$-2l(\hat{\beta}+k\log(n))$ 中选取；
- 从 M_{k-1} 和 M_k 之间选择一个最好的模型；当该模型是 M_k 或 $k=1$ 的时候，停止该过程；
- 最终模型为 M_k 或 $k=1$。

```
# Backwardstep with stop criteria （也可以用 step() 函数）
BackwardstepwithStop_survival <- function(dataset, time, status, predictors){
    p <- length(predictors)
    selected_vars <- predictors
    survival_outcome <- Surv(dataset[,time], dataset[,status])

    # 创建一个全模型（初始模型）
    full_model <- coxph(as.formula(paste("survival_outcome",
                                paste(predictors, collapse = " + "),
                                sep = " ~ ")),
                   data = dataset)
    AIC_min <- extractAIC(full_model)[2]

    for (k in p:1) {
        # Generate k model by remove a predictor
        candidate_vars <- selected_vars

        if ((k > 1)) {
            results <- lapply(candidate_vars, function(x){
                formula <- paste("survival_outcome",
                                paste(setdiff(candidate_vars, x),
                                collapse = " + "),
                                sep = " ~ ")

                fit <- coxph(as.formula(formula), data = dataset)

                result_R2 <- summary(fit)$rsq

                result_AIC <- extractAIC(fit)

                data.frame(No_predictors = result_AIC[1],
                    R2 = result_R2[1],
                    AIC = result_AIC[2],
                    dropped_var = x)
            })
            res <- do.call(rbind, results)
            if (min(res$AIC) <= AIC_min){
                dropped_var <- res %>%
                    mutate(best_model = (AIC == min(AIC))) %>%
```

```
                    filter(best_model) %>%
                    '[['('dropped_var')
                selected_vars <- setdiff(candidate_vars, dropped_var)
                k = k - 1
                AIC_min <- min(res$AIC)
            } else {
                break
                # Stop if the single best model is $M_{k}$
            }
        }
        if (k == 1) {
            # drop one variable will make a null model
            null_model <- coxph(
                            as.formula(paste("survival_outcome", "1", sep = " ~
")),
                          data = dataset) # null model
            result_R2 <- NA
            result_AIC <- extractAIC(null_model)
            if (result_AIC[2] <= AIC_min) {
                selected_vars <- c()
            } else {
                break
                # Stop if the single best model is $M_{k}$
            }
        }
    }
    final_model <- paste("Surv(", time, ", ", status, ") ~ ",
                         paste(selected_vars, collapse = " + "),
                         sep = "")
    return(final_model)
}
```

5）双向选择法

a．定义 M_p 为全模型，含有全部 p 个预测变量；定义 M_0 为空模型，不含任何预测变量；

b．从空模型开始，对任何一个含有 k 个预测变量的模型（进行以下操作）；

c．前进选择法：对于剩下的 $p-k$ 个预测变量（进行以下操作）；

- 通过向模型 M_{k-1} 与模型 M_k 之间的最优模型增添一个剩余的 $p-k$ 个预测变量之一的方法，拟合所有 $\binom{p-k}{1}$ 个模型；
- 选取最优模型，记作 M_{k+1}，最优模型可以通过最小的方差［$D=-2l(0)$，对于线性模型而言，方差等同于残差平方和［RSS］］，或最大的 R^2［决定系数，$R^2=1-\dfrac{\text{SSR}}{\text{SST}}$，广义 $R^2=1-\left(\dfrac{l(0)}{l(\widehat{\beta})}\right)^{2/n}$］，或最小的交叉验证的预测误差，或最小的 AIC［$-2l(\widehat{\beta}+2k)$］，或最小的 BIC［$-2l(\widehat{\beta}+k\log(n))$］中选取；
- 从 M_{k+1} 和 M_k 之间选择一个最优模型；

d．每增加了一个预测变量，同时也进行后退选择（进行以下操作）：

- 通过减少 M_{k+1} 模型一个预测变量的方法，拟合所有的 $\binom{k}{1}$ 个模型；
- 选取最优模型，记作 M_k，最优模型可以通过最小的方差［$D=-2l(0)$，对于线性模型而言，方差等同于残差平方和（RSS）］，或最大的 R^2［决定系数，$R^2=1-\dfrac{\text{SSR}}{\text{SST}}$，广义 $R^2=1-\left(\dfrac{l(0)}{l(\widehat{\beta})}\right)^{2/n}$］，或最小的交叉验证的预测误差，或最小的 AIC［$-2l(\widehat{\beta}+2k)$］，或最小的 BIC［$-2l(\widehat{\beta}+k\log(n))$］选取；从 M_k 和 M_{k+1} 之间选择一个最优模型；当最优模型是 M_k 时，停止该筛选过程，否则不断重复步骤 3 与步骤 4。

■ 总结

前进法（模型中的自变量从无到有、由少到多逐个引入回归方程）：

（1）优点：可以自动去掉高度相关的自变量。

（2）局限性：后续变量的进入可能会使先进入方程的自变量变得无统计学意义。

后退法（先将全部自变量放入模型，然后逐步剔除无统计学意义的自变量）：

（1）优点：考虑到自变量的组合作用。

（2）局限性：自变量数目较多或某些自变量高度相关时，可能会得到错误的结果。

逐步选择法与最优子集法的区别：最优子集选择法可以选择任意变量进行建模，而逐步选择法只能基于之前所选的 k 个变量进行（k+1）轮建模，所以逐步选择法不能保证最优，因为前面的变量选择中很有可能选中一些不是很重要的变量（或在专业背景下不好解释的变量），但在后面的迭代中也必须加上，从而就不一定能产生最优变量组合。但优势是计算量大大减小，因此实用性更强。

2. 存在额外限制条件的变量筛选方法

（1）Lasso 回归：Lasso 回归引入正则化方法（$L1$ －范数），使 $L(\beta_1,\cdots,\beta_p)+\lambda\sum|\beta_j|$ 最小，通过在模型估计中增加惩罚项（$\sum|\beta_j|$）压缩回归系数减小方差。由于 Lasso 回归可以将预测变量的估计系数压缩到 0，因此可以在压缩系数的同时起到变量筛选的作用。

a．将所有预测变量放入模型，建立 Lasso 回归；

b．Lasso 回归为寻找最佳的模型，引入惩罚值 λ，随着 λ 值增加，各变量的回归系数 β 减小，有些会被压缩为 0，说明这些变量在该 λ 值下对模型贡献很小可以剔除。因此，λ 值决定了回归系数被压缩的程度，从而决定最后纳入模型的预测变量；

c．确定最佳 λ 值，以下为两种常见方法：

- 采用 10 折交叉验证，计算不同 λ 值下的偏似然偏差（partial-likelihood deviance），一般选择最小偏似然偏差一个标准误时对应的 λ 值（虽然理论上选偏似然偏差最小时所对应的 λ 值，但 λ 值过小，回归系数压缩幅度较小，不一定能较好解决模型过拟合和共线性的问题）；
- 计算各模型的 AIC、BIC 等，选取 AIC 或 BIC 最小时对应的 λ 值。

```
Lasso_survival<-function(dataset,time,status,predictors,lambda="min"){
    set.seed(123)
    survival_outcome <- Surv(dataset[,time], dataset[,status])
    x <- data.matrix(dataset[,predictors])
    fit <- glmnet(x, survival_outcome, family="cox", alpha=1)

    # 可视化结果
    plot(fit, xvar="lambda", label=T)

    # 使用交叉验证来确定最佳的 λ
    cv.fit <- cv.glmnet(x, survival_outcome, family="cox", alpha = 1)
    plot(cv.fit)

    if (lambda == "1se"){
        coef1 <- predict(fit, s=cv.fit$lambda.1se, type = "coefficients")
        print(coef1)
        selected_vars <- coef1@Dimnames[[1]][coef1@i]
    }

    if (lambda == "min"){
        coef2 <- predict(fit, s=cv.fit$lambda.min, type = "coefficients")
        print(coef2)
        selected_vars <- coef2@Dimnames[[1]][coef2@i+1]
    }

    lasso_model <- paste("Surv(", time, ", ", status, ") ~ ", paste(selected_vars,
collapse = " + "), sep = "")
    return(lasso_model)
```

```
}
```

三、模拟实验

```
load('dataset_after_description.R')
# transform factor variables to dummy variables
dataset <- dataset %>%
    mutate(albuminuria_moderate = as.numeric(albuminuria == "moderate"),
           albuminuria_severe = as.numeric(albuminuria == "severe"),
           CKD_stage_G3a = as.numeric(CKD_stage == "G3a"),
           CKD_stage_G3b = as.numeric(CKD_stage == "G3b"),
           CKD_stage_G4 = as.numeric(CKD_stage == "G4"))

#待筛选变量
predictors <- c('age', 'age_square', 'male',
                # 'BMI', 'SBP',
                # 'MI', 'HF', 'COPD', 'cancer', 'liver_disease', 'hypoglycemia',
                'TC_rcs_1', 'TC_rcs_2', 'TC_rcs_3', 'log_LDLC',
                'albuminuria_moderate', 'albuminuria_severe',
                'CKD_stage_G3a', 'CKD_stage_G3b', 'CKD_stage_G4',
                # 'No_outpatient', 'No_inpatient',
                # 'age_male', 'male_cancer',
                'male_CKD_stage_G3a', 'male_CKD_stage_G3b', 'male_CKD_stage_G4',
                'age_TC', 'age_BMI_TC')
```

1. 无额外限制条件的变量筛选方法

（1）最优子集法

```
# train_model_bestsubset <- Bestsubset_survival(data=dataset, time="AKI_time", status="AKI_status", , predictors = predictors)
# train_model_bestsubset
```

（2）逐步选择法

1）前进法

```
train_model_forwardstep <- Forwardstep_survival(data=dataset, time="AKI_time", status="AKI_status", predictors = predictors)
train_model_forwardstep
```

'Surv(AKI_time, AKI_status) ~ age_TC + male + age + age_BMI_TC + male_CKD_stage_G3a + albuminuria_severe + TC_rcs_1 + TC_rcs_3'

采用逐步选择法（前进法）筛选得到的变量有 age_TC、male、age、age_BMI_TC、male_CKD_stage_G3a、albuminuria_severe、TC_rcs_1、TC_rcs_3。

2）带有停止准则的前进法

```
train_model_forwardstepwithstop<-ForwardstepwithStop_survival(data=dataset,time="AKI_time",status="AKI_status",predictors = predictors)
train_model_forwardstepwithstop
```

'Surv(AKI_time, AKI_status) ~ male + age + age_BMI_TC + male_CKD_stage_G3a'

采用带有停止准则的前进法筛选得到的预测变量有 male、age、age_BMI_TC、male_CKD_stage_G3a。

```
# 使用 Step()
# 创建一个全模型 (初始模型)
time <- "AKI_time"
status <- "AKI_status"
full_model <- coxph(as.formula(paste("Surv(",time,",",status, ") ~ ",
                               paste(predictors, collapse = " + "),
                               sep = "")),
                    data = dataset)
null_model <- coxph(as.formula(paste("Surv(",time,",",status,") ~ ",
                               "1",
                               sep = "")),
                    data = dataset)
train_model_forwardstepfunction <- step(null_model, direction = "forward", scope =
list(upper = formula(full_model), lower = formula(null_model)), trace=0)
train_model_forwardstepfunction$formula
```

Surv(AKI_time, AKI_status) ~ male + age + age_BMI_TC + male_CKD_stage_G3a

采用 Step 函数（筛选方法为“带有停止准则的前进法”）筛选得到的预测变量有 male、age、age_BMI_TC、male_CKD_stage_G3a。

3）后退法

```
train_model_backwardstep <- Backwardstep_survival(data=dataset, time="AKI_time",
status="AKI_status", predictors = predictors)
train_model_backwardstep
```

'Surv(AKI_time, AKI_status) ~ male + TC_rcs_1 + TC_rcs_3 + male_CKD_stage_G3a + age_TC + age_BMI_TC'

采用逐步选择法（后退法）筛选得到的变量有 male、TC_rcs_1、TC_rcs_3、male_CKD_stage_G3a、age_TC、age_BMI_TC。

4）带有停止准则的后退法

```
train_model_backwardstepwithstop<-BackwardstepwithStop_survival
(data=dataset,time="AKI_time",status="AKI_status",predictors= predictors)
train_model_backwardstepwithstop
```

'Surv(AKI_time, AKI_status) ~ male + TC_rcs_1 + TC_rcs_3 + male_CKD_stage_G3a + age_TC + age_BMI_TC'

采用带有带有停止准则的后退法筛选得到的预测变量有 male、TC_rcs_1、TC_rcs_3、male_CKD_stage_G3a、age_TC、age_BMI_TC。

```
# 使用 Step()
# 创建一个全模型 (初始模型)
full_model <- coxph(as.formula(paste("Surv(",time,",",status,") ~ ",
                               paste(predictors,collapse = " + "),
                               sep = "")),
                    data = dataset)
null_model <- coxph(as.formula(paste("Surv(",time,",",status, ") ~ ",
                               "1",
                               sep = "")),
                    data = dataset)
train_model_backwardstepfunction <- step(full_model, direction = "backward", scope
```

```
= list(upper = formula(full_model), lower = formula(null_model)), trace=0)
    train_model_backwardstepfunction$formula
```

Surv(AKI_time, AKI_status) ~ male + TC_rcs_1 + TC_rcs_3 + male_CKD_stage_G3a + age_TC + age_BMI_TC

采用 Step 函数（筛选方法为“带有停止准则的后退法”）筛选得到的预测变量有 male、TC_rcs_1、TC_rcs_3、male_CKD_stage_G3a、age_TC、age_BMI_TC。

2. 带额外限制条件的变量筛选方法

（1）Lasso 回归

```
train_model_lasso <- Lasso_survival(data=dataset, time="AKI_time", status="AKI_status", predictors = predictors, lambda = "min")
```

```
17 x 1 sparse Matrix of class "dgCMatrix"
                                    1
age                     9.749135e-03
age_square              2.400645e-05
male                    3.422981e-01
TC_rcs_1                .
TC_rcs_2                .
TC_rcs_3                .
log_LDLC                .
albuminuria_moderate    .
albuminuria_severe      .
CKD_stage_G3a           .
CKD_stage_G3b           .
CKD_stage_G4            .
male_CKD_stage_G3a      6.399917e-02
male_CKD_stage_G3b      .
male_CKD_stage_G4       .
age_TC                  .
age_BMI_TC              1.899753e-05
```

图 17-1 为 Lasso 筛选变量动态过程图，一条彩色线代表一个变量的回归系数 β 值的变化，X 轴为惩罚值，X 轴上方为在该值下的剩余变量数。随着 λ 增加，各变量的回归系数 β 在减小，有些变为 0，说明该变量在此时对模型贡献微乎其微可以剔除。

图 17-2 展示了偏似然偏差随 Log(λ) 变化曲线，图中给出了两个惩罚值 λ：

（1）偏似然偏差最小时的 λ 值，即 lambda.min；

（2）最小偏似然偏差一个标准误时对应的 λ 值，即 lambda.1se。

λ=lambda.min 时，给出的是一个具备优良性能且自变量个数最少的模型，因此 LASSO 回归筛选出的变量为 age、age_square、male、male_CKD_stage_G3a、age_BMI_TC。

综上，模型预测的精确性有时可以通过压缩或者令某些系数为 0 来提高，通过损失一点偏差（bias）来降低预测值的方差，从而可能提高整个模型预测的精确性。此外，当有大量的预测变量时，我们经常去筛选一个小的子集来进行模型构建，防止模型的过拟合，我们愿意损失一点解释度。以上为模型变量筛选常用的 3 种方法，在实际运用中还需要结合具体的临床背景对预测变量进一步筛选。

```
train_model_lasso
```

'Surv(AKI_time, AKI_status) ~ age + age_square + male + male_CKD_stage_G3a + age_BMI_TC'

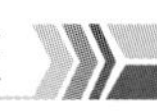

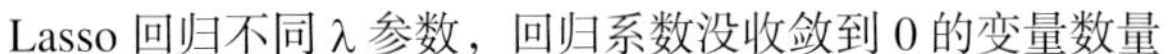

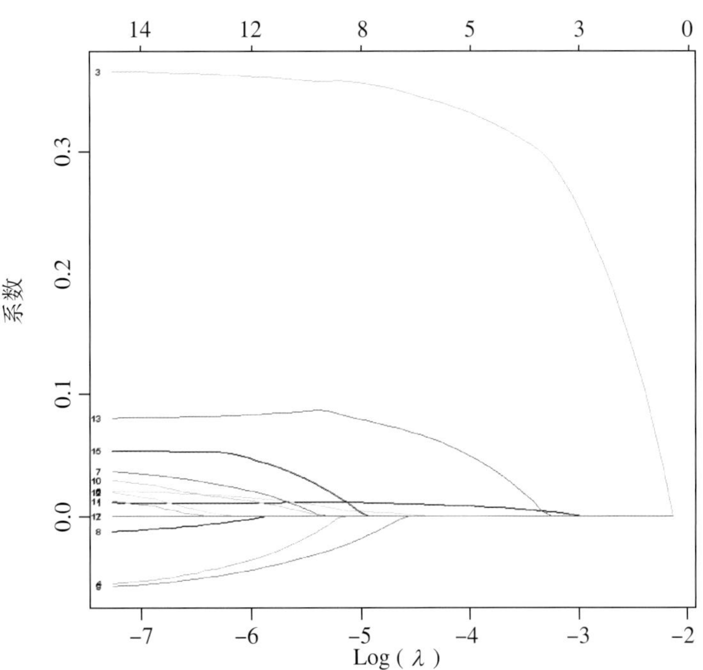

图 17-1　Lasso 模型参数 λ 不同取值变量回归系数变化

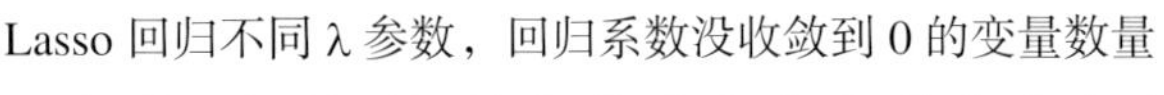

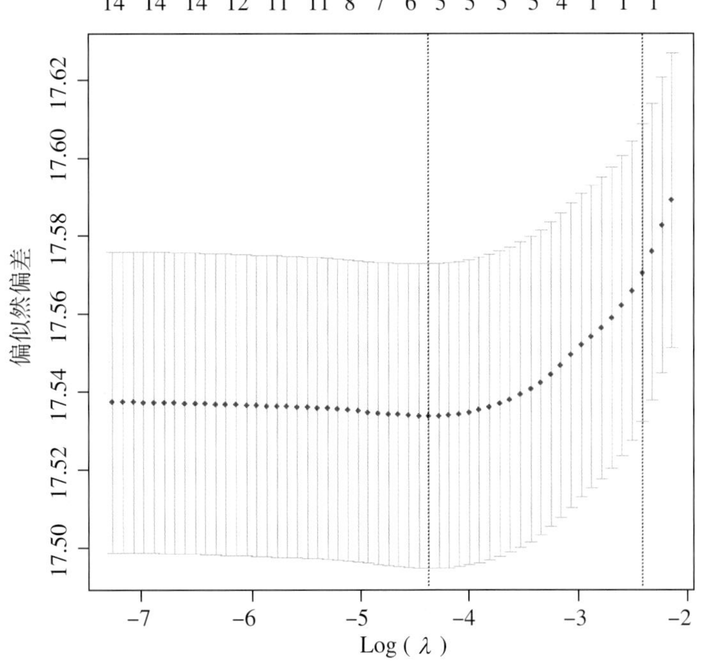

图 17-2　Lasso 模型参数 λ 不同取值模型误差变化

```
save.image("model_train_workspace.Rdata")
```

第四节　模型再拟合

一、背景

在进行变量筛选后，通常我们需要：

（1）根据临床专家的意见加入一些重要变量，如受试者年龄、性别；

（2）处理多分类变量问题（通常是如果多分类变量对应的某一虚拟变量被纳入模型，则所有该多分类变量的所有虚拟变量都纳入模型中）；

（3）采用带有额外限制的策略筛选得到的变量。

在处理以上 3 种情况后，重新对训练模型进行重新拟合。

下面我们以采用带有额外限制的策略筛选变量后重新拟合模型为例。

二、模拟

1. 导入数据和筛选变量

```
# Install required packages and library them
packages <- c("survival",
              "survMisc",
              "plyr",
              "dplyr",
              "glmnet")

for (i in packages) {
    if (!suppressMessages(require(i, character.only = TRUE, quietly = TRUE))) {
        install.packages(i, quietly = TRUE)
    }
}

load("model_train_workspace.Rdata")
```

2. 查看已筛选得到的变量

```
train_model_lasso
```

'Surv(AKI_time, AKI_status) ~ age + age_square + male + male_CKD_stage_G3a + age_BMI_TC'

此前经 Lasso 回归生成的新模型包括的变量有 age、age_square、male、male_CKD_stage_G3a、age_BMI_TC。

3. 采用 Cox 回归重新拟合模型

```
train_model_lasso_refit <- coxph(as.formula(train_model_lasso), data = dataset)

summary(train_model_lasso_refit)
Call:
coxph(formula = as.formula(train_model_lasso), data = dataset)

  n= 5000, number of events= 2700
```

```
                       coef exp(coef)  se(coef)      z Pr(>|z|)
age                1.048e-02 1.011e+00 7.047e-02 0.149  0.88177
age_square         5.048e-05 1.000e+00 5.655e-04 0.089  0.92887
male               3.674e-01 1.444e+00 4.767e-02 7.706  1.3e-14 ***
male_CKD_stage_G3a 9.572e-02 1.100e+00 5.149e-02 1.859  0.06304 .
age_BMI_TC         2.604e-05 1.000e+00 9.656e-06 2.697  0.00699 **
---
Signif. codes:  0 '***' 0.001 '**' 0.01 '*' 0.05 '.' 0.1 ' ' 1

                   exp(coef) exp(-coef) lower .95 upper .95
age                    1.011     0.9896    0.8802     1.160
age_square             1.000     0.9999    0.9989     1.001
male                   1.444     0.6926    1.3151     1.585
male_CKD_stage_G3a     1.100     0.9087    0.9948     1.217
age_BMI_TC             1.000     1.0000    1.0000     1.000

Concordance= 0.568  (se = 0.006 )
Likelihood ratio test= 162.2  on 5 df,   p=<2e-16
Wald test            = 162.2  on 5 df,   p=<2e-16
Score (logrank) test = 164.4  on 5 df,   p=<2e-16
formula(train_model_lasso_refit)
Surv(AKI_time, AKI_status) ~ age + age_square + male + male_CKD_stage_G3a + age_
BMI_TC
```

采用 Cox 回归重新拟合模型，新模型的预测变量包括 age、age_square、male、male_CKD_stage_G3a、age_BMI_TC。

```
save.image("model_refit_workspace.Rdata")
```

第五节 模型评价

一、背景

基于上述最优子集法、逐步回归法、LASSO 回归筛选出的变量分别进行 Cox 回归模型构建后，我们将涉及模型的评价，根据数据集的来源不同，可以通过内部验证和（或）外部验证对模型的区分度（discrimination）、校准度（calibration）和决策曲线（decision curve）三个方面进行评价。

二、原理和方法

1. 评价指标

（1）区分度

区分度，又称为模型的判别能力或排序能力，用于评价模型区分个体相对风险水平的能力，即发生终点事件的患者应有相对较高的预测发生概率，未发生终点事件的患者应有相对较低的预测概率。

1）Harrell *C* 统计量（全局区分度）：衡量区分度最常用的的指标是 Harrell *C* 统计量，或称 *C* 指数（Harrell *C*-index）。

a．全局区分度反映的是为完整随访时间之前发生事件的患者比完整随访时无事件的患者具有更高估计风险的概率；

b．时间依赖区分度反映在选定的时间范围内，随机选择的的患者比随机选择的存活时间更短的患者具有更好的预测存活（事件风险更低）的概率，会在每个时间点观察结局状态。

Harrell *C* 统计量一般在 0.5（随机一致性）到 1（完全一致性）之间。通常来说，针对二分类结局，Harrell C 统计量判别的常用标准为：

- 低于 0.60 说明模型的区分度较差；
- 0.6 ~ 0.75 说明模型的区分度可能有意义；
- 大于 0.7 说明模型的区分度明显有意义。

Harrell C 统计量的待估计量：

$$C = P(\hat{T}_i < \hat{T}_j | T_i < T_j) = P(S(t \mid X_i) < S(t \mid X_j) \mid T_i < T_j)\ ,\ t > 0.$$

Harrell C 统计量的估计量：

$$S_i(t) < S_j(t) \Leftrightarrow \{S_0(t)\}^{e^{\beta^T x i}} < \{S_0(t)\}^{e^{\beta^T x i}} \Leftrightarrow \beta^T x_i > \beta^T x_j.$$

对任何一对两两配对的病例对子 i 与 $j(i \neq j)$，提取其风险指数（预测概率）（η）与时间－事件数据 times-to-event（T）

a．如果 T_i 与 T_j 均没有删失，则可观察到两个病例的结局事件。如果 $\eta_i > \eta_j$ 且 $T_i < T_j$，则称（i, j）为“一致病例对”；如果 $\eta_i > \eta_j$ 且 $T_i > T_j$，则称之为“不一致病例对”；

b．如果 T_i 与 T_j 均删失，则无法知道哪个病例最先出现结局事件，因此计算过程中会舍弃该病例对；

c．如果 T_i 与 T_j 有一者删失，则只能观察到一个结局事件。假定病例 i 在时间 T_i 出现了结局事件，而病例 j 的生存时间数据 T_j 删失（反之亦然），则：

- 如果实际上 $T_j < T_i$，则无法知道哪个病例先出现结局事件，因此该病例对会被舍弃。
- 如果实际上 $T_j > T_i$，则可知病例 i 先出现结局事件，因此，如果 $\eta_i > \eta_j$，该（i, j）病例对被视作“一致病例对”，如果 $\eta_i < \eta_j$，则为“不一致病例对”。

Harrell C 统计量计算如下：

$$\hat{C} = \frac{\#\text{一致病例对}}{\#\text{一致病例对} + \#\text{不一致病例对}}$$

$$\hat{C} = \frac{\sum_{i \neq j} I(\eta_i < \eta_j) I(T_i > T_j) d_j}{\sum_{i \neq j} I(T_i > T_j) d_j}$$

d_j：是否因为病例对中较短的生存时间删失导致无法确认是否一致，是取 0，否取 1。

2. 校准度

见第十六章校准度部分。

3. 决策曲线

见第十六章决策曲线部分。

4. 内部验证

见第十六章内部验证部分。

5. 外部验证

见第十六章外面验证部分。

 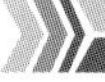

三、模拟实验

下面将对以 Lasso 回归筛选得到的模型进行内部验证和外部验证。

加载 R 包

```
# Install required packages and library them
packages <- c("dplyr",
              "caret",
              "survival",
              "glmnet",
              "boot",
              "timeROC",
              "rms",
              "ggDCA",
              "ggplot2",
              "Matrix")

for (i in packages) {
    if (!suppressMessages(require(i, character.only = TRUE, quietly = TRUE))) {
        install.packages(i, quietly = TRUE)
    }
}
```

导入数据

```
load("model_refit_workspace.Rdata")
# transform multifactor variables to dummy variables
dataset_external <- dataset_external %>%
    mutate(albuminuria_moderate = as.numeric(albuminuria == "moderate"),
           albuminuria_severe = as.numeric(albuminuria == "severe"),
           CKD_stage_G3a = as.numeric(CKD_stage == "G3a"),
           CKD_stage_G3b = as.numeric(CKD_stage == "G3b"),
           CKD_stage_G4 = as.numeric(CKD_stage == "G4"))
```

1. 内部验证

当无法获得满足外部验证的数据集时，可以采取内部验证的方法对构建的模型进行评价。内部验证的方法有很多，包括自助法和交叉验证法等。

（1）自助法

1）常规自助法

```
# 自助法抽取内部验证的训练集
set.seed(123)
bootstrap_samples <- list()
results <- data.frame()
cal <- data.frame()
N <- 2 # number of bootstrapping
for (i in 1:N) {
  bootstrap_sample <- dataset[sample(nrow(dataset), replace = TRUE), ]
  bootstrap_samples[[i]] <- bootstrap_sample
  train_data <- bootstrap_samples[[i]]
  test_data <- dataset

  predictors <- c('age', 'age_square', 'male', # 'BMI', 'SBP',
                  # 'MI', 'HF', 'COPD', 'cancer', 'liver_disease', 'hypoglycemia',
                  'TC_rcs_1', 'TC_rcs_2', 'TC_rcs_3', 'log_LDLC',
```

```
                    'albuminuria_moderate', 'albuminuria_severe',
                    'CKD_stage_G3a', 'CKD_stage_G3b', 'CKD_stage_G4',
                    # 'No_outpatient', 'No_inpatient',
                    # 'age_male', 'male_cancer',
                    'male_CKD_stage_G3a', 'male_CKD_stage_G3b', 'male_CKD_stage_G4',
                    'age_TC', 'age_BMI_TC')

    # 在训练集上进行模型训练并筛选最优模型
    formula <- Lasso_survival(data=train_data, time="AKI_time", status="AKI_status",
predictors = predictors, lambda = "min")

    # model refit
    survival_outcome <- Surv(train_data[,"AKI_time"], train_data[,"AKI_status"])
    train_model <- coxph(as.formula(formula), data=train_data)

      # 根据训练集所得的最优模型，在测试集上进行预测
    pre <- predict(train_model, newdata=test_data)

   #在测试集上建立新模型并计算Harrell's C统计量（全局区分度）
    test_model <- coxph(Surv(AKI_time, AKI_status) ~ pre, data=test_data)
    c_index1 <- round(summary(test_model)$concordance, 4)[1]
    # 在测试集上建立新模型并计算 Time-dependent ROC(1 year)
    timeROC <- timeROC(T=test_data$AKI_time,
                    delta=test_data$AKI_status,
                    marker=pre,
                    cause=1, weighting="marginal",
                    times=1, # 可以输入要计算的年份向量
                    iid=TRUE)
    timeROC1 <- timeROC$AUC["t=1"]

    result <- data.frame(
        no = i,
        c_index = c_index1,
        timeROC = timeROC1
    )
    results <- rbind(results, result)

    # 1 年期的校准曲线（调式）
    no_group <- 10
    m <- nrow(test_data) / no_group
    test_model1 <- cph(Surv(AKI_time*365, AKI_status) ~ pre, data=test_data, surv=T,
x=T, y=T, time.inc=365)
    cal1 <- calibrate(test_model1, cmethod="KM", m=m, u=365)
    # time.inc 和 u 要是一样的，都是要评价的时间节点，3 年生存期为 time.inc = 365*3,
    # m 要根据样本量来确定，由于标准曲线一般将所有样本分为 3 组（在图中显示 3 个点），而 m 代表每组的样
本量数，因此 m= 约为样本量 /3
    # B 代表最大再抽样的样本量（需要 check 一下）是用来计算 resampleing calibration plot 的，此
处可以删掉。
    cal1 <- as.data.frame(cal1[,c("mean.predicted","KM", "std.err")]) %>% mutate(no
= i) # std.err 是怎么计算的?
    cal <- rbind(cal, cal1)
  }
```

```
17 x 1 sparse Matrix of class "dgCMatrix"
                              1
age                0.0128859275
age_square         .
male               0.3384751090
TC_rcs_1          -0.0411706027
TC_rcs_2           .
TC_rcs_3           0.0087604448
```

```
log_LDLC              0.1243984553
albuminuria_moderate -0.0087610076
albuminuria_severe   -0.0448266442
CKD_stage_G3a         .
CKD_stage_G3b         0.0585773228
CKD_stage_G4         -0.0094954999
male_CKD_stage_G3a    0.2006637813
male_CKD_stage_G3b    0.0386464542
male_CKD_stage_G4     .
age_TC                .
age_BMI_TC            0.0000346535
Using Cox survival estimates at  365 Days

17 x 1 sparse Matrix of class "dgCMatrix"
                                  1
age                   .
age_square           -4.567625e-07
male                  4.111183e-01
TC_rcs_1             -2.944912e-01
TC_rcs_2              1.269984e-04
TC_rcs_3              3.570427e-02
log_LDLC             -4.445412e-02
albuminuria_moderate  1.654524e-02
albuminuria_severe   -7.502837e-02
CKD_stage_G3a         8.401877e-02
CKD_stage_G3b         .
CKD_stage_G4         -9.698842e-03
male_CKD_stage_G3a    2.331211e-04
male_CKD_stage_G3b    5.376126e-02
male_CKD_stage_G4    -1.083788e-02
age_TC                3.938731e-03
age_BMI_TC            3.164526e-05
Using Cox survival estimates at  365 Days
```

a．Harrell *C* 统计量（全局区分度）

```
mean(results[,"c_index"])
```

代码结果为 0.5669。

上述过程采用常规自助（regular bootstrap）法进行内部验证。自助法抽样次数为 2 次，生成 2 个训练集，经 2 次 Lasso 回归筛选变量后拟合模型，在测试集上预测，计算的全局区分度 Harrell *C* 统计量平均值为 0.5669，说明该方法所得模型的区分度一般。

b．时间依赖 ROC 曲线下面积 AUC（1 年）

```
mean(results[,"timeROC"])
```

代码结果为 0.5705785066122。

经 Lasso 回归筛选变量后得到的模型，采用常规自助法进行内部验证，自助法抽样次数为 2 次，计算的 1 年时间依赖 ROC 曲线下面积 AUC 为 0.570578506612，说明该方法所得模型的 1 年时间依赖区分度一般。

c．校准曲线：经 Lasso 回归筛选变量后得到的模型，采用常规自助法进行内部验证，生成的校准曲线如图 17-3 所示。

图 17-3 横轴对应预测 1 年内生存概率，纵轴为实际生存概率，两条不同颜色的校准曲线代表 2 次自助法抽样生成的两个训练集拟合模型后的预测结果，每条曲线有 10 个数据点代表所有预测样本

的预测概率被划分为 10 份，各点的误差线代表实际观测概率的 95% 置信区间上下限。

图 17-3 中校准曲线沿对角线紧密贴合，波动程度较小，说明该方法所得模型校准度较好。

```
    ggplot(cal, aes(x = mean.predicted, y = KM, group= as.factor(no), colour =
as.factor(no))) +
        geom_line() +
        geom_point() +
        xlab("Predicted survival at 365 day") +
        ylab("Observed survival(KM)") +
        scale_x_continuous(limit=c(0,1)) +
        scale_y_continuous(limit=c(0,1)) +
        geom_abline(intercept = 0, slope = 1, linetype = "dashed") +
         geom_errorbar(aes(ymax = (KM+1.96*std.err),ymin = (KM-1.96*std.err)),
width=0.02) +
        theme_bw()
```

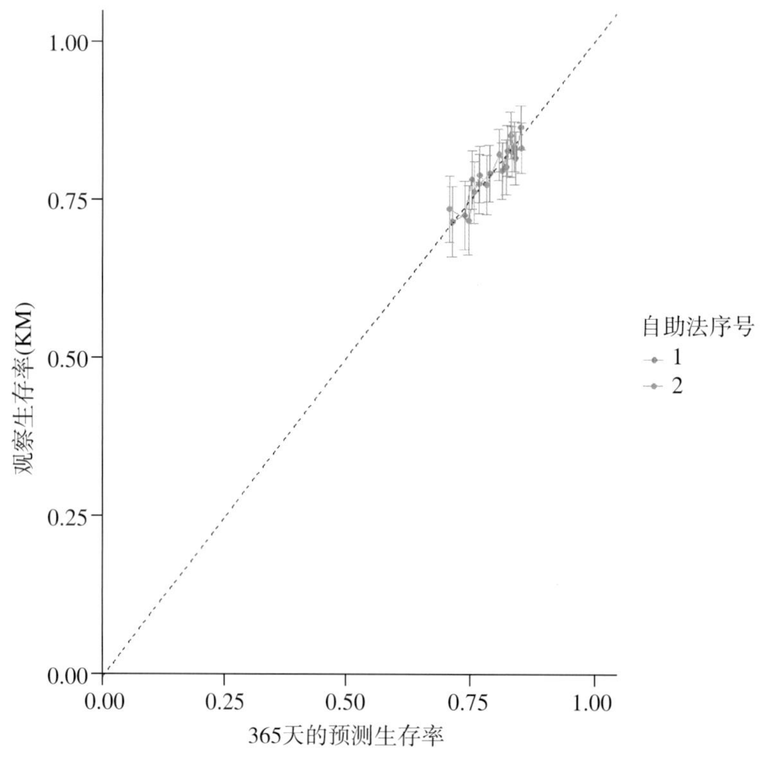

图 17-3　两次自助法生成的模型校准曲线

2）增强自助法

```
# 增强自助法
N <- 2 # number of boot
results <- data.frame()
for (i in 1:N) {
  bootstrap_sample <- dataset[sample(nrow(dataset), replace = TRUE), ]
  bootstrap_samples[[i]] <- bootstrap_sample

  train_data <- bootstrap_samples[[i]]
  test_data <- dataset

  predictors <- c('age', 'age_square', 'male', # 'BMI', 'SBP',
                  # 'MI', 'HF', 'COPD', 'cancer', 'liver_disease', 'hypoglycemia',
                  'TC_rcs_1', 'TC_rcs_2', 'TC_rcs_3', 'log_LDLC',
                  'albuminuria_moderate', 'albuminuria_severe',
```

```
                        'CKD_stage_G3a', 'CKD_stage_G3b', 'CKD_stage_G4',
                        # 'No_outpatient', 'No_inpatient',
                        # 'age_male', 'male_cancer',
                        'male_CKD_stage_G3a', 'male_CKD_stage_G3b', 'male_CKD_stage_G4',
                        'age_TC', 'age_BMI_TC')

      # 在训练集上进行模型训练并筛选最优模型
      formula <- Lasso_survival(data=train_data, time="AKI_time", status="AKI_status",
predictors = predictors, lambda = "min")

      # 模型重新拟合
      survival_outcome <- Surv(train_data[,"AKI_time"], train_data[,"AKI_status"])
      train_model <- coxph(as.formula(formula), data=train_data)

      # 根据训练集所得的最优模型，在测试集上进行预测
      pre_train <- predict(train_model, newdata=train_data)
      pre_test <- predict(train_model, newdata=test_data)

      # 在训练集上计算 Harrell's C 统计量（全局区分度）
      c_index0 <- round(summary(train_model)$concordance, 4)[1]

      # 在测试集上建立新模型并计算 Harrell's C 统计量（全局区分度）
      test_model <- coxph(Surv(AKI_time, AKI_status) ~ pre_test, data=test_data)
      c_index1 <- round(summary(test_model)$concordance, 4)[1]


      # 在训练集上计算 Time-dependent ROC(1 year)
      timeROC_train <- timeROC(train_data$AKI_time,
                         delta=train_data$AKI_status,
                         marker=pre_train,
                         cause=1, weighting="marginal",
                         times=1, # 可以输入要计算的年份向量
                         iid=TRUE)
      timeROC0 <- timeROC_train$AUC["t=1"]


      # 在测试集上建立新模型并计算 Time-dependent ROC(1 year)
      timeROC <- timeROC(test_data$AKI_time,
                         delta=test_data$AKI_status,
                         marker=pre_test,
                         cause=1, weighting="marginal",
                         times=1, # 可以输入要计算的年份向量
                         iid=TRUE)
      timeROC1 <- timeROC$AUC["t=1"]

      result <- data.frame(
        no = i,
        c_index_train = c_index0,
        c_index = c_index1,
        timeROC_train = timeROC0,
        timeROC = timeROC1)

      results <- rbind(results, result)
    }

    17 x 1 sparse Matrix of class "dgCMatrix"
                                  1
    age                    .
    age_square            -4.567625e-07
    male                   4.111183e-01
    TC_rcs_1              -2.944912e-01
```

```
TC_rcs_2              1.269984e-04
TC_rcs_3              3.570427e-02
log_LDLC             -4.445412e-02
albuminuria_moderate  1.654524e-02
albuminuria_severe   -7.502837e-02
CKD_stage_G3a         8.401877e-02
CKD_stage_G3b         .
CKD_stage_G4         -9.698842e-03
male_CKD_stage_G3a    2.331211e-04
male_CKD_stage_G3b    5.376126e-02
male_CKD_stage_G4    -1.083788e-02
age_TC                3.938731e-03
age_BMI_TC            3.164526e-05

17 x 1 sparse Matrix of class "dgCMatrix"
                                 1
age                   1.747185e-02
age_square            .
male                  3.773544e-01
TC_rcs_1             -4.271452e-02
TC_rcs_2              .
TC_rcs_3              1.543897e-02
log_LDLC              8.345665e-02
albuminuria_moderate  .
albuminuria_severe   -4.258056e-02
CKD_stage_G3a         .
CKD_stage_G3b         6.533462e-02
CKD_stage_G4         -2.705591e-02
male_CKD_stage_G3a    1.214812e-01
male_CKD_stage_G3b    .
male_CKD_stage_G4     .
age_TC                .
age_BMI_TC            3.046988e-05
```

a．Harrell's *C* 统计量（全局区分度）

```
#在原始数据集上进行模型训练并筛选最优模型
formula <- Lasso_survival(data=dataset, time="AKI_time", status="AKI_status", 
predictors = predictors, lambda = "min")

# model refit
survival_outcome <- Surv(dataset[,"AKI_time"], dataset[,"AKI_status"])
train_model <- coxph(as.formula(formula), data=dataset)

#根据原始数据集所得的最优模型，在原始数据集上进行预测
pre <- predict(train_model)

#在原始数据集上计算Harrell's C统计量（全局区分度）
c_index_apparent <- round(summary(train_model)$concordance, 4)[1]

optimisim_C_index <- mean(results$c_index_train)-mean(results$c_index)

c_index_apparent-optimisim_C_index

17 x 1 sparse Matrix of class "dgCMatrix"
                               1
age                  9.749135e-03
age_square           2.400645e-05
male                 3.422981e-01
TC_rcs_1             .
```

```
TC_rcs_2             .
TC_rcs_3             .
log_LDLC             .
albuminuria_moderate .
albuminuria_severe   .
CKD_stage_G3a        .
CKD_stage_G3b        .
CKD_stage_G4         .
male_CKD_stage_G3a   6.399917e-02
male_CKD_stage_G3b   .
male_CKD_stage_G4    .
age_TC               .
age_BMI_TC           1.899753e-05
```

代码结果为 0.5609。

上述过程采用增强 bootstrap 法进行内部验证。

Bootstrap 抽样次数为 2 次，抽样得到的训练集经 Lasso 回归筛选变量后重新拟合得到的模型分别在训练集与测试集上进行预测，分别计算 *C* 统计量的表面表现（apparent performance）与测试表现（test performance）的平均值，相减得到 *C* 统计量的平均高估值（optimism）。最后再利用原始数据集经 Lasso 回归筛选变量后重新拟合，得到模型后在原始数据集进行预测，计算得到 Harrell *C* 统计量，将其减去平均高估值，得到经过调整的全局区分度 Harrell *C* 统计量为 0.5609。说明该方法所得模型的区分度一般。

b．时间依赖 ROC 曲线下面积 AUC（1 年）

```
#根据原始数据集所得的最优模型，在原始数据集上进行预测
timeROC_origin <- timeROC(dataset$AKI_time,
                          delta=dataset$AKI_status,
                          marker=pre,
                          cause=1, weighting="marginal",
                          times=1, #可以输入要计算的年份向量
                          iid=TRUE)

timeROC_apparent <- timeROC_origin$AUC["t=1"]

optimisim_timeROC <- mean(results$timeROC_train)-mean(results$timeROC)
timeROC_apparent-optimisim_timeROC
```

代码结果为 1: 0.56931912983568。

上述过程采用增强自助法进行内部验证。

自助法抽样次数为 2 次，抽样得到的训练集经 Lasso 回归筛选变量后重新拟合得到的模型分别在训练集与测试集上进行预测，分别计算 1 年时间依赖 ROC 曲线下面积 AUC 的表面表现与测试表现的平均值，相减得到其平均高估值（optimism）。最后再利用原始数据集经 Lasso 回归筛选变量后重新拟合，得到模型后在原始数据集进行预测，计算得到 1 年时间依赖 ROC 曲线下面积 AUC，将其减去平均高估值，得到经过调整的 1 年时间依赖 ROC 曲线下面积 AUC 为 0.5693。说明该方法所得模型的 1 年时间依赖区分度一般。

（2）交叉验证法

1）随机拆分验证

```
#将数据集进行拆分（例子：80% 用于训练 Cox 回归模型，20% 用于评估模型性能）
set.seed(123)
training_samples <- dataset$ID %>% createDataPartition(p = 0.8, list = FALSE) #
caret 包中的 createDataPartition 函数可以用来做数据集划分
```

```
train_data <- dataset[training_samples, ]
test_data <- dataset[-training_samples, ]
#采用 LASSO 回归筛选法，在训练集上进行模型训练
predictors <- c('age', 'age_square', 'male', # 'BMI', 'SBP',
                # 'MI', 'HF', 'COPD', 'cancer', 'liver_disease', 'hypoglycemia',
                'TC_rcs_1', 'TC_rcs_2', 'TC_rcs_3', 'log_LDLC',
                'albuminuria_moderate', 'albuminuria_severe',
                'CKD_stage_G3a', 'CKD_stage_G3b', 'CKD_stage_G4',
                # 'No_outpatient', 'No_inpatient',
                # 'age_male', 'male_cancer',
                'male_CKD_stage_G3a', 'male_CKD_stage_G3b', 'male_CKD_stage_G4',
                'age_TC', 'age_BMI_TC')

formula <- Lasso_survival(data=train_data, time="AKI_time", status="AKI_status",
predictors = predictors, lambda = "min")

#模型重新拟合
survival_outcome <- Surv(train_data[,"AKI_time"], train_data[,"AKI_status"])
train_model <- coxph(as.formula(formula), data=train_data)

#根据训练集所得的最优模型，在测试集上进行预测
pre <- predict(train_model, newdata=test_data)
```

```
17 x 1 sparse Matrix of class "dgCMatrix"
                                1
age                  1.838840e-02
age_square           .
male                 3.433094e-01
TC_rcs_1             .
TC_rcs_2             .
TC_rcs_3             5.220364e-03
log_LDLC             .
albuminuria_moderate .
albuminuria_severe   .
CKD_stage_G3a        .
CKD_stage_G3b        .
CKD_stage_G4         .
male_CKD_stage_G3a   9.784495e-02
male_CKD_stage_G3b   .
male_CKD_stage_G4    .
age_TC               .
age_BMI_TC           2.080157e-05
```

a．Harrell *C* 统计量（全局区分度）

```
#在测试集上建立新模型并计算区分度和校准度
test_model1 <- coxph(Surv(AKI_time, AKI_status) ~ pre, data=test_data)
sum <- summary(test_model1)
c_index <- round(sum$concordance,4)
c_index
```

代码结果为 0.5435se(C)0.0136。

上述过程采用交叉验证法（随机拆分验证法）进行内部验证，抽取 80% 的样本作为训练集，剩余 20% 样本为测试集，最终，经 Lasso 回归筛选变量后得到的模型，计算的全局区分度 Harrell *C* 统计量为 0.5435，其标准误为 0.0136，说明区分度一般。

b．时间依赖 ROC 曲线下面积 AUC（1 年）

 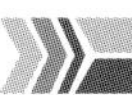

```
timeROC <- timeROC(T=test_data$AKI_time,
                   delta=test_data$AKI_status,
                   marker=pre,
                   cause=1, weighting="marginal",
                   times=1,
                   iid=TRUE)
timeROC1 <- timeROC$AUC["t=1"]
timeROC1
```

代码结果为 1: 0.540769288898965。

上述过程采用交叉验证法（随机拆分验证法）进行内部验证，抽取 80% 样本作为训练集，剩余 20% 样本为测试集，最终，经 Lasso 回归筛选变量后得到的模型，计算的 1 年时间依赖 ROC 曲线下面积 AUC 为 0.5408，说明其 1 年时间依赖区分度一般。

c．校准曲线

```
no_group <- 10
m <- nrow(test_data) / no_group

#1 年生存期校准曲线
test_model1 <- cph(Surv(AKI_time*365, AKI_status) ~ pre, data=test_data, surv=T,
x=T, y=T, time.inc=365)
options(warn = -1)
cal1 <- calibrate(test_model1, cmethod="KM", m=m, u=365)

#2 年生存期校准曲线
test_model2 <- cph(Surv(AKI_time*365, AKI_status) ~ pre, data=test_data, surv=T,
x=T, y=T, time.inc=365*2)
options(warn = -1)
cal2 <- calibrate(test_model2, cmethod="KM", m=m, u=365*2)


cal1 <- as.data.frame(cal1[,c("mean.predicted","KM", "std.err")]) %>% mutate(year
= 1)
cal2 <- as.data.frame(cal2[,c("mean.predicted","KM", "std.err")]) %>% mutate(year
= 2)
cal <- rbind(cal1, cal2)

ggplot(cal, aes(x = mean.predicted, y = KM, group= as.factor(year), colour =
as.factor(year))) +
    geom_line() +
    geom_point() +
    xlab("Predicted survival") +
    ylab("Observed survival(KM)") +
    scale_x_continuous(limit=c(0,1)) +
    scale_y_continuous(limit=c(0,1)) +
    geom_abline(intercept = 0, slope = 1, linetype = "dashed") +
     geom_errorbar(aes(ymax = (KM+1.96*std.err),ymin = (KM-1.96*std.err)),
width=0.02) +
    theme_bw()

Using Cox survival estimates at  365 Days
Using Cox survival estimates at  730 Days
```

经 Lasso 回归筛选变量后得到的模型，采用交叉验证法（随机拆分验证法）进行内部验证，生成的校准曲线如图 17-4 所示。

图 17-4 横轴对应预测生存概率，纵轴为实际生存概率，两条校准曲线的不同颜色代表 1 年与 2 年的生存期，每条曲线有 10 个数据点代表所有预测样本的预测概率被划分为 10 份，各点的误差线代

表实际观测概率的 95% 置信区间上下限。

图 17-4 中校准曲线沿对角线紧密贴合，波动程度较小，说明该方法所得模型校准度较好。

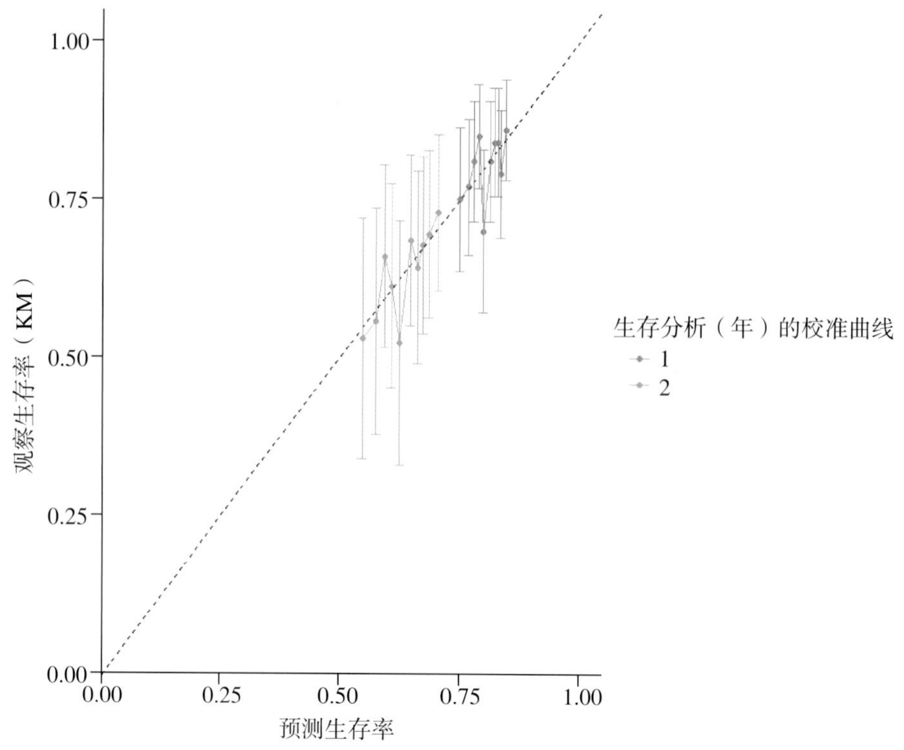

图 17-4　两次采用随机拆分法生成的模型校准曲线

2）*K* 折交叉验证（更为推荐）

```
folds<-createFolds(y=Surv(dataset$AKI_time, dataset$AKI_status), k=5)
results<-data.frame()
cal<-data.frame()

for(i in 1:5){
    train_data <- dataset[-folds[[i]],]
    test_data <- dataset[folds[[i]],]
    x <- data.matrix(train_data[c('age', 'age_square', 'male', # 'BMI', 'SBP',
                # 'MI', 'HF', 'COPD', 'cancer', 'liver_disease', 'hypoglycemia',
                'TC_rcs_1', 'TC_rcs_2', 'TC_rcs_3', 'log_LDLC',
                'albuminuria_moderate', 'albuminuria_severe',
                'CKD_stage_G3a', 'CKD_stage_G3b', 'CKD_stage_G4',
                # 'No_outpatient', 'No_inpatient',
                # 'age_male', 'male_cancer',
                'male_CKD_stage_G3a', 'male_CKD_stage_G3b', 'male_CKD_stage_G4',
                'age_TC', 'age_BMI_TC')] )

    #在训练集上进行模型训练并筛选最优模型
     formula <- Lasso_survival(data=train_data, time="AKI_time", status="AKI_
status", predictors = predictors, lambda = "min")

    # model refit
    survival_outcome <- Surv(train_data[,"AKI_time"], train_data[,"AKI_status"])
    train_model <- coxph(as.formula(formula), data=train_data)
```

```
        #根据训练集所得的最优模型，在测试集上进行预测
        pre <- predict(train_model, newdata=test_data)

        #在测试集上建立新模型并计算 Harrell's C 统计量（全局区分度）
        test_model <- coxph(Surv(AKI_time, AKI_status) ~ pre, data=test_data)
        c_index1 <- round(summary(test_model)$concordance, 4)[1]

        # 在测试集上建立新模型并计算 Time-dependent ROC
        timeROC <- timeROC(T=test_data$AKI_time,
                           delta=test_data$AKI_status,
                           marker=pre,
                           cause=1, weighting="marginal",
                           times=1,
                           iid=TRUE)
        timeROC1 <- timeROC$AUC["t=1"]

        result <- data.frame(
            no = i,
            c_index = c_index1,
            timeROC = timeROC1
        )
        results <- rbind(results, result)

        #在测试集上建立 1 年期的校准曲线
        no_group <- 10
        m <- nrow(test_data)/no_group
        test_model1 <- cph(Surv(AKI_time*365, AKI_status)~pre, data=test_data, surv=T,
x=T, y=T, time.inc=365)
        cal1 <- calibrate(test_model1, cmethod="KM", m=m, u=365)
          cal1  <-  as.data.frame(cal1[,c("mean.predicted","KM",  "std.err")])  %>%
mutate(no = i)
        cal <- rbind(cal, cal1)
    }

    17 x 1 sparse Matrix of class "dgCMatrix"
                                       1
    age                      7.641099e-03
    age_square               6.387986e-05
    male                     3.392898e-01
    TC_rcs_1                 .
    TC_rcs_2                 .
    TC_rcs_3                 .
    log_LDLC                 .
    albuminuria_moderate     .
    albuminuria_severe      -2.224449e-02
    CKD_stage_G3a            .
    CKD_stage_G3b            .
    CKD_stage_G4             .
    male_CKD_stage_G3a       1.082306e-01
    male_CKD_stage_G3b       .
    male_CKD_stage_G4        .
    age_TC                   .
    age_BMI_TC               2.032194e-05
    Using Cox survival estimates at  365 Days
    17 x 1 sparse Matrix of class "dgCMatrix"
                                      1
    age                     1.388939e-02
    age_square              .
    male                    3.611361e-01
    TC_rcs_1                .
    TC_rcs_2                .
    TC_rcs_3                1.240854e-04
```

```
log_LDLC                  .
albuminuria_moderate .
albuminuria_severe    .
CKD_stage_G3a         .
CKD_stage_G3b         .
CKD_stage_G4          .
male_CKD_stage_G3a    3.627089e-02
male_CKD_stage_G3b    .
male_CKD_stage_G4     .
age_TC                .
age_BMI_TC            2.025188e-05
Using Cox survival estimates at  365 Days

17 x 1 sparse Matrix of class "dgCMatrix"
                                  1
age                   0.0118560305
age_square            .
male                  0.3419100489
TC_rcs_1              .
TC_rcs_2              .
TC_rcs_3              .
log_LDLC              .
albuminuria_moderate .
albuminuria_severe    .
CKD_stage_G3a         .
CKD_stage_G3b         .
CKD_stage_G4          .
male_CKD_stage_G3a    0.0704716284
male_CKD_stage_G3b    .
male_CKD_stage_G4     .
age_TC                .
age_BMI_TC            0.0000181621
Using Cox survival estimates at  365 Days

17 x 1 sparse Matrix of class "dgCMatrix"
                                  1
age                   3.127026e-03
age_square            6.678618e-05
male                  3.521719e-01
TC_rcs_1              .
TC_rcs_2              .
TC_rcs_3              .
log_LDLC              .
albuminuria_moderate .
albuminuria_severe    .
CKD_stage_G3a         .
CKD_stage_G3b         .
CKD_stage_G4          .
male_CKD_stage_G3a    2.208325e-02
male_CKD_stage_G3b    .
male_CKD_stage_G4     .
age_TC                .
age_BMI_TC            2.210484e-05
Using Cox survival estimates at  365 Days

17 x 1 sparse Matrix of class "dgCMatrix"
                                  1
age                   8.801599e-03
age_square            7.134348e-06
male                  3.108514e-01
TC_rcs_1              .
```

```
TC_rcs_2               .
TC_rcs_3               .
log_LDLC               .
albuminuria_moderate .
albuminuria_severe     .
CKD_stage_G3a          .
CKD_stage_G3b          .
CKD_stage_G4           .
male_CKD_stage_G3a    7.110530e-02
male_CKD_stage_G3b     .
male_CKD_stage_G4      .
age_TC                 .
age_BMI_TC            1.208984e-05
Using Cox survival estimates at  365 Days
```

a．Harrell *C* 统计量（全局区分度）

```
mean(results[,"c_index"])
```

代码结果为 0.56754

上述过程采用交叉验证法（5 折交叉验证）进行内部验证，原数据集被拆为 5 个子集，轮流作为测试集与其他情况下的训练集，经 5 次 Lasso 回归筛选变量后拟合模型，计算的平均全局区分度 Harrell *C* 统计量为 0.56754，说明区分度一般。

b．时间依赖 ROC 曲线下面积 AUC（1 年）

```
mean(results[,"timeROC"])
```

代码结果为 0.571476540873283

上述过程采用交叉验证法（5 折交叉验证）进行内部验证，原数据集被拆为 5 个子集，轮流作为测试集与其他情况下的训练集，经 5 次 Lasso 回归筛选变量后拟合模型，计算的平均 1 年时间依赖 ROC 曲线下面积 AUC 为 0.57148，说明其 1 年时间依赖区分度一般。

c．校准曲线

```
    ggplot(cal, aes(x = mean.predicted, y = KM, group= as.factor(no), colour =
as.factor(no))) +
        geom_line() +
        geom_point() +
        xlab("Predicted survival at 365 days") +
        ylab("Observed survival(KM)") +
        scale_x_continuous(limit=c(0,1)) +
        scale_y_continuous(limit=c(0,1)) +
        geom_abline(intercept = 0, slope = 1, linetype = "dashed") +
        geom_errorbar(aes(ymax = (KM+1.96*std.err),ymin = (KM-1.96*std.err)),
width=0.02) +
        theme_bw()
```

经 Lasso 回归筛选变量后得到的模型，采用交叉验证法（5 折交叉验证）进行内部验证，生成的校准曲线如图 17-5 所示。

图 17-5 横轴对应预测 1 年内生存概率，纵轴为实际生存概率，5 条不同颜色的校准曲线代表拆分成的 5 个子集轮流作为测试集与训练集之一、经 5 次拟合模型后的预测结果，每条曲线有 10 个数据点代表所有预测样本的预测概率划分为 10 份，各点的误差线代表实际观测概率的 95% 置信区间上下限。

图 17-5 中所有校准曲线沿对角线紧密贴合，波动程度较小，说明该方法所得模型校准度较好。

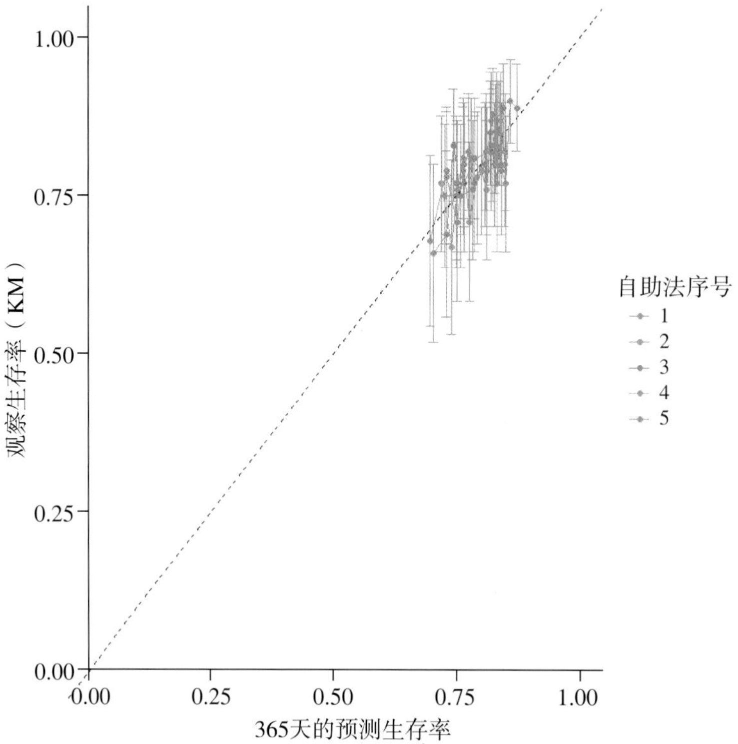

图 17-5　采用 5 折交叉验证生成的模型校准曲线

2. 外部验证

（1）应用别人文章的里面的模型

$$S(t)=S_0(t)^{\exp(\beta X)}$$

```
# 根据别人文中的模型，根据已经计算的 S0(t)，预测 S(t)
pre_S <- function (S0, beta, predictors, data) {
    design_matrix <- as.matrix(data[,predictors])
    score <-  design_matrix %*% as.matrix(beta)
    pre_S <- S0^exp(score)
    return(pre_S)
}

beta <- coef(train_model_lasso_refit)
predictors <- names(beta)
```

$$h(t)=h_0(t)\exp(\beta X)$$

$$\Lambda(t)=\int_0^t h(u)\mathrm{d}u$$

$$S(t)=\exp(-\Lambda(t))$$

$$S(t)=S_0(t)^{\exp(\beta X)}$$

$$\hat{h}_0(t)=\frac{d_t}{\exp(\hat{\beta}X)}$$

d_t：时间 t 内的死亡数。

 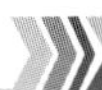

$$\hat{\Lambda}_0(t) = \sum_{j:t_j<t} \hat{h}_0(t_j)$$

$$\hat{S}_0(t) = \exp(-\hat{\Lambda}_0(t))$$

$$\hat{S}(t) = \hat{S}_0(t)^{\exp(\hat{\beta}X)}$$

```
# 自己计算 S0
pre_S <- function (S0, beta, predictors, data, time, status, t) {
    design_matrix <- as.matrix(data[,predictors])
    score <-  design_matrix %*% as.matrix(beta)
    h0 <- list()
    cum_h0 <- list()

    followup <- unique(data[,time])
    followup <- sort(followup)
    N <- length(followup)

    for(i in 1:N){
        d <- sum((dataset_external[,time] >= followup[i] & dataset_external[,time]
< followup[i+1]) & dataset_external[,status] == 1)
        sum <- sum(exp(score[dataset_external[,time] >= followup[i]]))
        h0[[i]] <- d / sum
        if (i == 1) {
            cum_h0[[i]] <- h0[[i]]
        } else {
            cum_h0[[i]] <- h0[[i]] + cum_h0[[i-1]]
        }
    }
    S0 <- exp(-cum_h0[[t]])
    pre_S <- S0^exp(score)
    return(pre_S)
}
```

（2）自己筛选的模型

```
#重新拟合得到的模型在外部测试集上进行预测
test_model_lasso <- cph(formula(train_model_lasso_refit), x=T, y=T, data=dataset,
surv=TRUE)
pre <- predict(test_model_lasso, newdata = dataset_external)
```

1）Harrell *C* 统计量（全局区分度）

```
#在外部测试集上建立模型并计算区分度
test_model<-coxph(Surv(AKI_time,AKI_status)~pre,data=dataset_external)
c_index<-round(summary(test_model)$concordance,4)
c_index
```

代码结果为 C0.617se(C)0.0079。

在训练集上经 Lasso 回归筛选变量并重新拟合后的模型，在外部测试集上预测得到的 Harrell *C* 统计量为 0.617，其标准误为 0.0079，说明全局区分度较好。

2）时间依赖 ROC 曲线下面积 AUC（1 年）

```
timeROC <- timeROC(T = dataset_external[,"AKI_time"],
                   delta = dataset_external[,"AKI_status"],
                   marker = pre,
```

```
                    cause = 1,
                    weighting = "marginal",
                    times = c(1,3,5),
                    iid = TRUE)
timeROC

Time-dependent-Roc curve estimated using IPCW(n=3000,without competing risks).
    Cases Survivors Censored AUC (%)   se
t=1   551      2449        0   62.76  1.30
t=3  1148      1182      670   64.45  1.15
t=5  1369       435     1196   67.83  1.52

Method used for estimating IPCW:marginal

Total computation time : 57.17  secs.
```

在训练集上经 Lasso 回归筛选变量后得到的模型，在外部测试集上计算得到的时间 ROC 曲线下面积 AUC 分别为 0.6276（1 年）、0.6445（3 年）、0.6783（5 年），说明时间依赖区分度较好。

3）校准度

```
#在外部测试集上建立模型并计算校准度
#一年生存期校准曲线为例
no_group <- 10
m <- nrow(dataset_external) / no_group

test_model1 <- cph(Surv(AKI_time*365, AKI_status) ~ pre, data=dataset_external, surv=T, x=T, y=T, time.inc=365)
cal1 <- calibrate(test_model1, cmethod="KM", m=m, u=365)
cal1 <- as.data.frame(cal1[,c("mean.predicted","KM", "std.err")]) %>% mutate(year = 1)

#二年生存期校准曲线为例
test_model2 <- cph(Surv(AKI_time*365, AKI_status) ~ pre, data=dataset_external, surv=T, x=T, y=T, time.inc=365*2)
cal2 <- calibrate(test_model2, cmethod="KM", m=m, u=365*2)
cal2 <- as.data.frame(cal2[,c("mean.predicted","KM", "std.err")]) %>% mutate(year = 2)

#三年生存期校准曲线为例
test_model3 <- cph(Surv(AKI_time*365, AKI_status) ~ pre, data=dataset_external, surv=T, x=T, y=T, time.inc=365*3)
cal3 <- calibrate(test_model3, cmethod="KM", m=m, u=365*3)
cal3 <- as.data.frame(cal3[,c("mean.predicted","KM", "std.err")]) %>% mutate(year = 3)

cal <- rbind(cal1, cal2, cal3)
cal[,"year"] <- as.factor(cal[,"year"])

ggplot(cal, aes(x=mean.predicted, y=KM, group=year, colour=year))+
    geom_line() +
    geom_point() +
    xlab("Predicted survival") +
    ylab("Observed survival(KM)") +
    scale_x_continuous(limit=c(0,1)) +
    scale_y_continuous(limit=c(0,1)) +
    geom_abline(intercept=0, slope=1, linetype= "dashed") +
    geom_errorbar(aes(ymax=(KM+1.96*std.err),ymi =(KM-1.96*std.err)), width=0.02) +
    theme_bw()
```

```
Using Cox survival estimates at  365 Days
Using Cox survival estimates at  730 Days
Using Cox survival estimates at 1095 Days
```

上述过程为外部验证，在训练集上经 Lasso 回归筛选变量并重新拟合后的模型，在测试集上计算得到的校准曲线如图 17-6 所示。

图 17-6 横轴对应预测生存概率，纵轴为实际生存概率，3 条校准曲线的不同颜色代表 1 年、2 年、3 年的生存期，每条曲线有 10 个数据点代表所有预测样本的预测概率被划分为 10 份，各点的误差线代表实际观测概率的 95% 置信区间上下限。

图 17-6 中校准曲线沿对角线紧密贴合，波动程度较小，说明该方法所得模型校准度较好。

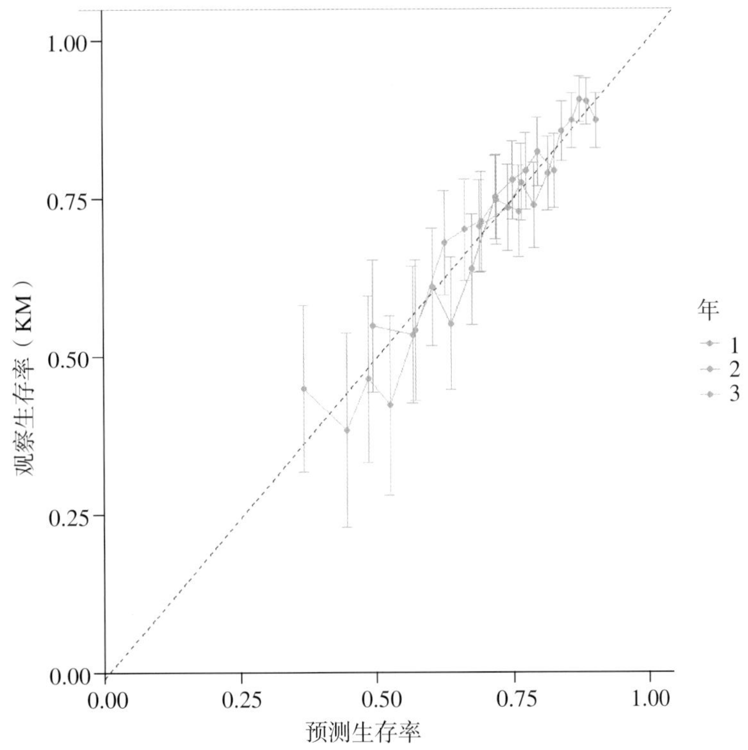

图 17-6　不同生存期的模型校准曲线

4. 决策曲线

```
test_model <- cph(Surv(AKI_time, AKI_status) ~ pre, data = dataset_external,
surv=T, x=T, y=T)

dca_plot <- dca(test_model)
options(warn=-1)
ggplot(dca_plot)
```

在训练集上经 Lasso 回归筛选变量并重新拟合后的模型，在测试集上计算得到的决策曲线如图 17-7 所示。

图 17-7 横轴代表阈概率，纵轴代表净获益，两条参考线分别代表所有患者均纳入干预与均不纳入干预时各阈概率下的净获益水平。

可见，阈概率在约＜ 0.5 的水平时，该模型存在一定获益。

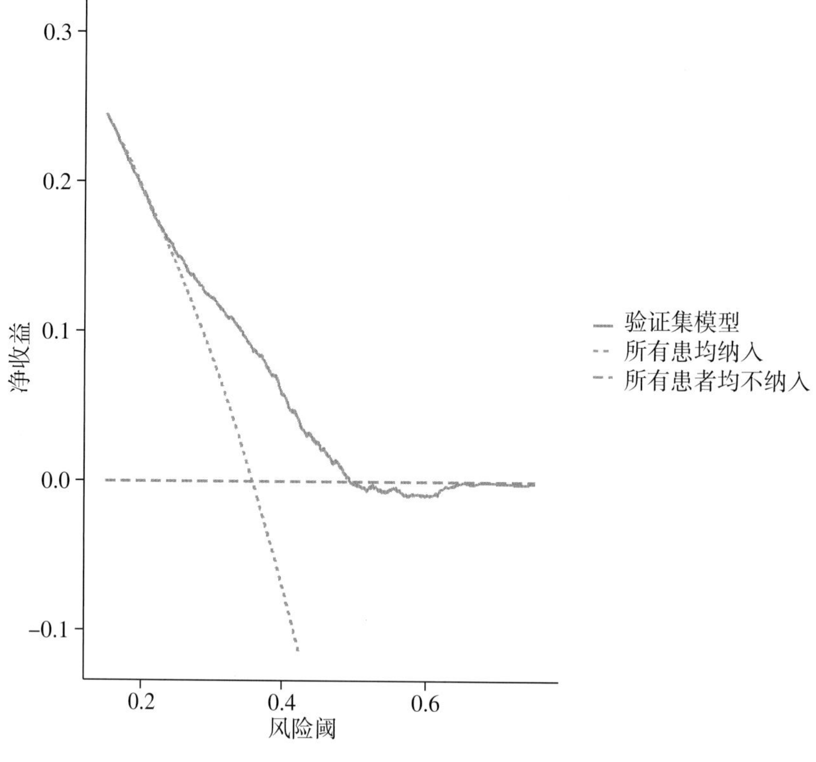

图 17-7　模型的决策曲线

```
save.image("model_validation_workspace.Rdata")
```

第十七章参考文献

专题篇

第十八章 对预测模型的效用的评估

一般来说，预测模型在实际实施和使用之前会经过内部和外部验证。然而，在模型验证中，往往仅限于对模型的预测表现进行评估。当预测模型应用于临床实践时，通常伴随着患者管理策略的实施，例如启动预防性或治疗性干预，或转诊进行进一步诊断检查。尽管预测模型本身并不是一种治疗方法，但是预测模型可以指导后续治疗决策，因此临床预测模型的应用，也可以被视为一种医疗干预。

在理想情况下，我们也可以像评估其他治疗方法一样，利用随机对照试验来评估由预测模型及基于该模型给出的预测风险而设定患者管理策略对患者健康结果（和成本）的影响。这类研究当前还处于起步阶段，只有为数不多的案例。更为常见的方法，包括决策分析模型和决策曲线分析：前者可以评估临床结果，但通常需要收集额外的信息，并且当预测模型给出的是连续型结果时（即模型给出的是连续的预测概率），该方法的应用较为繁琐；后者则仅需要模型开发或验证的数据集，也可以评估临床结果，并且能够较简便地应用于给出连续或二分类结果的模型。决策曲线分析比完整的决策分析模型更快、更容易，因为它需要指定的参数更少（实际上只有一个，即阈值概率的合理范围），然而这个假设过度地简化了现实的复杂性。但即使如此，如果决策曲线分析的结果非常清楚，例如使用模型没有任何好处，则可能不需要更复杂的决策分析模型。而如果结果比较模棱两可，则可能需要使用更完整的收益、危害和成本参数列表进行决策分析。

本章将以由简到繁的顺序，分别介绍决策曲线分析、决策分析模型，以及临床试验（并拓展到相关的利用观察性数据进行研究）这三大类方法在预测模型效用的评估中的应用。其中决策曲线分析由于和预测模型类研究息息相关，故重点介绍。其他几种方法有其自身的方法学体系，在本章中仅提供思路和例子，读者若要进行相关研究，仍需要系统性学习相应研究方法。

第一节 利用决策曲线分析评估预测模型的效用

我们通常使用一些模型表现指标来评估临床预测模型的效度，其中最重要的指标是模型的区分度和校准度。尽管从理论上讲，具有更好的区分度和校准度的模型应该可以更好地指导临床管理，但当我们想要评估预测模型是否改善临床决策时，上述指标就显得不足了。这些指标无法告诉我们使用某个模型是否有利于做出临床决策，或者两个模型中哪一个可以做出更好的决策，特别是当一个模型具有更好的区分度而另一个模型具有更好的校准度时。

为了克服这一局限性，研究者提出了基于决策分析的指标，来体现预测模型在支持临床决策方面的效用。其中最常用的分析方法和指标便是于 2006 年提出的决策曲线分析（decision curve analysis，DCA），以及其关键组成部分净收益（net benefit，NB）。

本节将主要介绍决策曲线分析方法的原理、结果的解读，以及常见误区和注意事项。有关决策曲线分析的更多信息，包括代码、教程、数据集和介绍性论文的参考书目，请参阅 www.decisioncurveanalysis.org。

一、决策曲线分析的原理

1. 决策阈值

以患者决定是否接受某种特定的治疗为例。如图 18-1 中的决策树所示，患者不确定是否存在疾病，p 是患有疾病的概率，a、b、c 和 d 给出了与每个结果（真阳性、假阳性、假阴性、真阴性）相关的价值，例如质量调整生命年。我们有一个预测模型可以用来预测患者患病的概率：如果患病的概率接近 1，则患者会要求治疗；如果患病的概率接近于 0，他很可能放弃治疗。

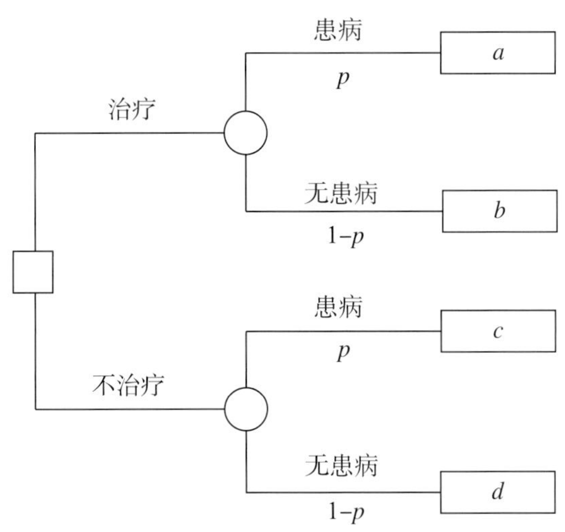

图 18-1　治疗决策树

通常情况下，模型给出的预测概率会处于 0 到 1 之间的某个值，这时患者需要做出判断和选择：如果治疗的预期收益大于避免治疗的预期收益，则选择接受治疗；如果治疗的预期收益小于避免治疗的预期收益，则选择放弃治疗。而当治疗的预期收益等于避免治疗的预期收益时，这个达到平衡的预测概率，被称为阈值概率，记作 p_t。

如果我们将 p_t 代入到决策树中，可以得到公式 18-1：

$$p_t a+(1-p_t)b=p_t c+(1-p_t)d \qquad \text{公式 18-1}$$

整理后可以得到：

$$\frac{d-b}{a-c}=\frac{p_t}{1-p_t} \qquad \text{公式 18-2}$$

这里 $d-b$ 是当没有疾病时，不治疗相比于接受不必要的治疗的收益；如果治疗是由预测模型指导的，即与真阴性结果相比，假阳性结果带来的危害。$a-c$ 是当存在疾病时，治疗相比于拒绝治疗的收益，即与真阳性结果相比，假阴性结果带来的危害。这个公式表明，假阳性相比于真阴性的危害 $d-b$，等于真阳性相比于假阴性的益处 $a-c$ 乘以 p_t 的比值（odds，或称为赔率）。

上述公式提供了患者选择治疗的阈值概率，可以作为患者如何权衡假阳性和假阴性结果的相对危害的信息。需要注意的是，此处的“危害”是一个整体考量，即特定决策的所有负面后果的总体影响。

2. 净收益

在确定了决策阈值之后，便可以计算与之对应的净收益（net benefit）了。

$$\text{Net Benefit}=\frac{\text{True Positive Count}}{n}-\frac{\text{False Positive Count}}{n}\left(\frac{p_t}{1-p_t}\right) \qquad \text{公式 18-3}$$

公式 18-3 等价于：

$$\text{Net Benefit}=\text{Sensitivity}\times\pi-(1-\text{Sensitivity})\times(1-\pi)\times\left(\frac{p_t}{1-p_t}\right) \quad \text{公式 18-4}$$

其中 π 代表患病率或事件发生率。

净效益的单位是发现真实病例数除以患者数，因此其最大可能值为患病率 π，此时模型可以发现所有病例（灵敏度为 1）且没有假阳性（特异度也为 1）。

3. 决策曲线分析

根据上述公式，我们可以进一步计算对于每一个决策阈值 p_t 所对应的净收益，并且绘制成一条曲线，这就是我们常说的决策曲线（decision curve）。决策曲线绘制的过程如下：

（1）选取一个决定治疗的决策阈值 p_t。

（2）通过预测模型，得到每一个患者的预测概率 $\hat{p}$ 。

（3）得到每一个患者的治疗决策：若 $\hat{p} \geqslant p_t$ 则患者接受治疗，若 $\hat{p} < p_t$ 则患者不接受治疗。

（4）计算结果呈阳性（即 $\hat{p} \geqslant p_t$，接受治疗）且患有疾病的患者数量（真阳性数）与结果呈阳性但无疾病的患者数量（假阳性数）。

（5）根据公式 18-3 和 18-4 中的公式计算净收益。

（6）对于一系列合理的决策阈值 p_t，重复 1—5 的步骤。

（7）计算“治疗所有患者”这一策略的净收益，此时对应的灵敏度为 1，特异度为 0。

（8）计算“不治疗所有患者”这一策略的净收益，此时对应的灵敏度为 0，特异度为 1，净收益为 0。

最后，以决策阈值 p_t 为 X 轴，以净收益为 Y 轴，将以上结果绘制为一条连续的曲线，即可得到如图 18-2 所示的决策曲线。其中 Y=0 的水平线代表“不治疗所有患者”这一策略，虚线代表“治疗所有患者”这一策略，曲线代表根据模型和决策阈值来决定是否治疗这一策略。

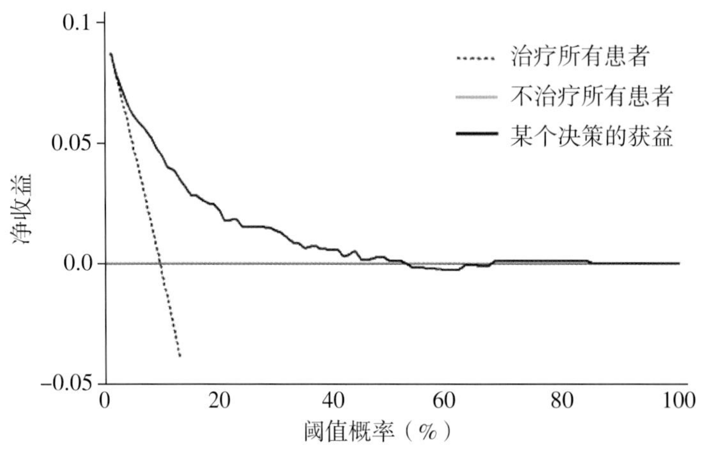

图 18-2　决策曲线示例

二、决策曲线分析的解读

本小节的内容主要来源于 Vickers 等发表于 2019 年的关于应如何解读决策曲线分析的经典文章。在该文章中，作者将如何正确地理解决策曲线分析分为了 5 个主要步骤。

步骤 1：收益越高越好

对于决策曲线的最基本认识，是收益越高越好。如在图 18-2 中，很容易看出，对应于预测模型的曲线在大部分的决策阈值中具有最高的收益。因此，可以得出结论，除了一小部分决策阈值外（这

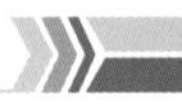

些决策阈值通常并不现实），基于预测模型对患者进行干预，比“对所有患者进行干预”和“不对任何患者进行干预”这两种替代策略都具有更高的收益。

步骤 2：偏好是指医生如何评价患者的不同结果

医生在接诊一些患者后，可能会特别担心漏诊疾病；而对于其他患者，医生可能更关心避免不必要的干预。不同医生的干预倾向也可能有所不同，有些人比较保守，有些人则比较激进。

在决策曲线图中，决策阈值可以理解为医生（或患者）对于干预的倾向性：概率阈值越低，说明决策者更担心漏诊疾病；概率阈值越高，说明决策者更担心不必要的干预带来的负面影响。

这一理解有助于我们进一步解释图 18-2 中的结果。我们可以看到，除了那些属于“非常担心干预”类别的医生之外，该模型比其他两种策略具有更高的收益，对于这些医生来说，基于模型给出的预测概率做出决策与直接采取“不对任何患者进行干预”的策略收益基本没有差别。

步骤 3：偏好的单位是阈值概率

偏好和阈值概率之间的关系，可能从“赔率”的角度是最容易理解的。10% 的风险对应的是 1∶9 的赔率，因此在使用 10% 的阈值概率时，医生告诉我们“漏诊疾病比进行不必要的干预要糟糕 9 倍”。这可以解释为“需要干预的数量”，即 10% 的风险对应的需要干预的数量为 10（1÷10%）。

从图 18-2 中我们可以看到，当阈值概率大于 50%，我们不必使用该模型。当然，很多情况下我们并不需要考虑到这个范围，而仅将曲线绘制到合理范围即可，阈值的合理范围很大程度上取决于模型的应用场景。在下一部分中，将会介绍如何确定合理阈值范围的过程。

步骤 4：收益其实代表的是净收益

图 18-2 中的 *Y* 轴为“净收益”，这显示了收益的正确定义。“净收益”中的“净”与我们平时在日常生活中经常会用到的“净利润”的概念中的“净”相同，即收入减去支出。如果我们用更容易理解的商品买卖中的收益作为例子，假设葡萄酒进口商从法国购买 100 万欧元的葡萄酒，并以 150 万美元的价格在美国出售，那么如果汇率为 1 欧元兑 1.25 美元，则净利润为美元收入 150 万美元－欧元支出（100 万欧元）× 汇率（1.25 美元 /1 欧元）=（150 万－ 125 万）美元 =25 万美元。就诊断而言，收入是真阳性（例如，发现癌症），支出是假阳性（例如，不必要的活检），“汇率”是为了得到一个额外的真阳性而值得的额外的假阳性数量。这个“汇率”将取决于干预措施和结果的相对严重程度。例如，根据活检程序（干预措施）是安全的还是危险的，或者癌症（结果）是良性的还是恶性的，我们将决定是否愿意进行更多不必要的活检来发现一种癌症。

净收益单位为真阳性。例如，净收益为 0.07，意味着“目标人群中每 100 名患者有 7 个真阳性”。

步骤 5：净收益也可以表示为被避免的干预

在许多情况下，最常见的策略是“对所有人进行干预”，而不是“不对任何人进行干预”。事实上，比如说前列腺癌的例子中，泌尿科医生对所有前列腺特异性抗原（PSA）升高的患者进行常规活检。在这些场景中，使用预测模型旨在减少不必要的干预。

净收益也可以用真阴性而不是真阳性来表示。如果参考策略是“对所有人进行干预”，则建议用避免不必要的诊断程序或避免不必要的治疗来表达净收益。请注意，这样做不会改变关于哪个预测模型具有最高净收益的结论。

三、决策曲线分析的常见错误

决策曲线分析自被提出以来，已经得到了广泛的应用。截止到 2022 年，在 PubMed 中搜索可以发现超过 1500 篇论文在摘要中使用了“决策曲线分析”这一短语，当然，还会有更多的论文使用了该方法，但是在摘要中没有提到该短语。在这些论文中，决策曲线分析有时用得好，但是更多的时候用得并不太好。本节将讨论一些实践中比较常见的错误，这些错误来源于 Vickers 的总结，并根据 CC BY 4.0 DEED 协议进行分享和适当修改。

错误 1：未能明确临床决策

预测模型最常用于为特定的医疗决策或少量相关决策提供信息。例如，预测患者患癌症风险的模型通常用于为活检决策提供信息；预测术后并发症风险的模型可用于让患者选择进行“预康复”（风险中等）或建议患者不要手术（风险高）。决策曲线分析评估这些决策，回答与“对所有人进行干预”或“不对任何人进行干预”的默认策略相比，如果患者遵循预测模型，其临床结果是否会得到改善。然而，如果研究人员没有指定任何决策，那么就很难看出决策曲线分析实际评估的是什么。

但是一个例外，是用于患者咨询的一般预后模型。如癌症护理场景下，癌症患者自然会问“医生，你认为我还能活多久？”因为各种各样的个人决定都将基于以下问题的答案：“我应该退休吗？是否该开始那个新项目？该去看我的孩子们吗？”因此，决策曲线分析应该指定所研究的模型将提供的决策（比如是否活检），或者指出它是一个通用的预后模型，将用于为非常广泛的个人决策提供信息（比如患者咨询）。

错误 2：显示的阈值概率范围太宽

在决策曲线分析图中，如果不加考量地使用默认设置，*X* 轴会包含非常广泛的阈值概率（通常是 0 ～ 100%），然而这其中许多阈值概率不会提供任何有用的信息。例如，我们没有必要知道癌症预测模型在阈值概率为 80% 时的净收益，因为任何合理的决策者都不应该要求癌症风险大于 80% 时才同意活检。除非评估用于一般患者咨询的预后模型，否则研究人员应预先指定合理阈值概率的有限范围，并将 *X* 轴限制在该范围内。但此规则的一个例外是阈值概率的下限较低，例如 5% 或 10%，在这种情况下，调查人员可以选择 *X* 轴从 0 开始。

错误 3：*X* 轴下方留白过多

我们对负的净收益并不是很感兴趣，因此研究人员应截断 *Y* 轴，使其从净收益的某个负水平开始，－ 0.01 是典型的选择，这样图表就既可以显示曲线具有负净收益的位置，也不会在 *Y* 轴下方产生过多的空白。图 18-3a 图是一个错误示例，应当避免；而图 18-3b 图的决策曲线悬垂在 *X* 轴上方，这也是有问题的，因为我们需要知道净收益在哪里变得小于零；图 18-3c 图是正确的示例，图中的 *Y* 轴被截断，这可以通过调整图形的参数来得到［例如，Stata 中的“ymin（－ 0.01）”，R 中的“ylim=c（－ 0.01，0.04）”）］

错误 4：没有消除统计噪声

随着阈值概率的增加，净收益应该平滑下降，直到达到零，此时它可能会继续下降，或者在某些情况下，对于所有较高的阈值概率值保持为零。然而，当根据有限数据集计算净效益时，统计不精确（“噪声”）可能会导致局部失真。例如，偶然情况下，没有患者的预测概率处于给定的概率阈值，但随后有几个患者的预测概率处于下一个最高水平，这会导致阈值概率的很小变化对应了净收益的巨大差异。图 18-4a 就是这样的情况，而在图 18-4b 中，净收益被设置为每 2.5% 计算一次［例如，Stata 中的“xby（0.025）”或 R 中的“thresholds = seq（0，0.4，0.025）”］，并且添加了平滑器（例如 Stata 中的“smooth”或 R 中的“plot（smooth = TRUE）”）。值得注意的是，统计学家在这一点上存在一些分歧。有些学者认为图表应该只是真实的“展示数据”，而另外一种观点是，决策曲线图应该反映对潜在科学真理的最佳猜测，并且应该是一条没有局部失真的平滑曲线。

错误 5：根据结果推荐阈值概率

决策曲线分析涉及 3 个主要步骤：指定合理的阈值概率范围，计算该范围内的净收益，确定该模型在整个范围内的净收益是否最高。一些研究者使用决策曲线的结果来选择模型的阈值概率，而不是使用阈值概率来评估模型。如图 18-5，这是预测癌症活检结果模型的决策曲线，其中出于教学目的显示了广泛的阈值概率。一些作者可能会得出错误的结论，认为模型应该以 25% ～ 50% 的阈值概率使用，因为在此阈值概率区间内，使用模型的净收益大于其他两种策略。正确的结论是，由于活检的典型阈值约为 10%，因此与对所有患者进行活检的默认策略相比，使用该模型并不会带来净收益，反而会造成损害。

错误 6：对结果做出不恰当的解读

决策曲线分析无法避免研究人员忽视统计分析的实际结果，并无论如何都会宣布模型获得成功的不良倾向（这种现象也被称为 Spin）。错误 5 下显示的决策曲线清楚地表明，该模型不应用于为癌症

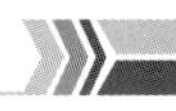

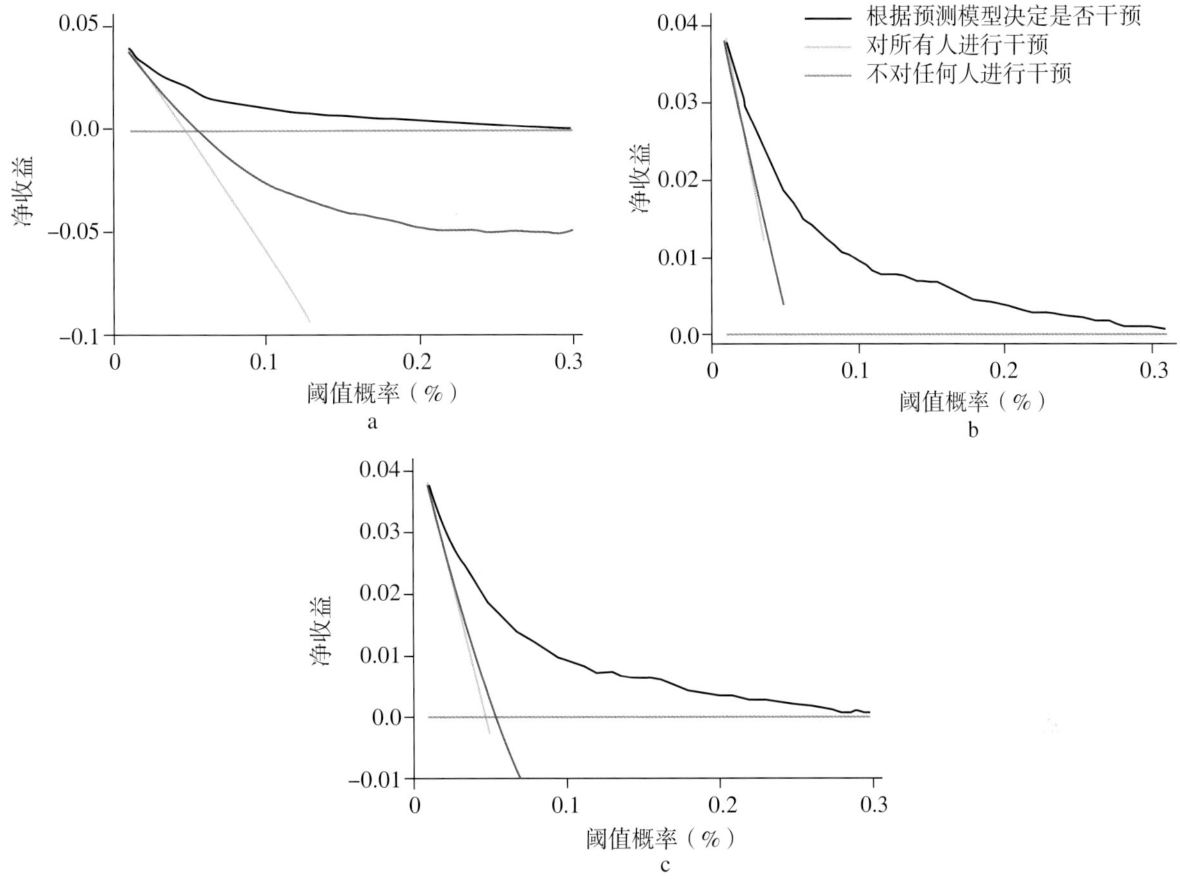

图 18-3　*Y* 轴的选取

a：错误示例，决策曲线图中 *Y* 轴的选取，*X* 轴下方留白过多；b：错误示例，决策曲线图中 *Y* 轴的选取，缺少净收益变为负值的临界点；c：正确示例，决策曲线图中 *Y* 轴的选取。

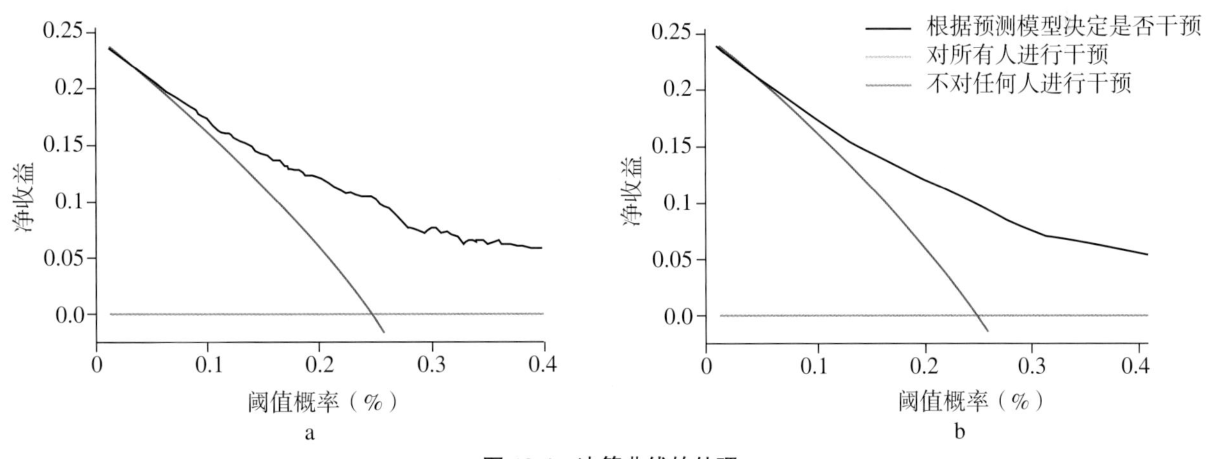

图 18-4　决策曲线的处理

a．决策曲线的平滑处理，统计噪声造成净收益差异；b．决策曲线的平滑处理。

活检提供信息，但研究人员可能不顾事实或扭曲事实的声称该模型“在广泛的阈值概率范围内显示出净收益”。

错误 7：不调整过拟合

在同一数据集上建立和验证模型很容易产生过拟合，因此这样做会使模型看起来具有比实际更好的表现。有许多简单且广泛使用的方法来调整过拟合。这些方法也应用于模型区分度（例如 ROC 曲

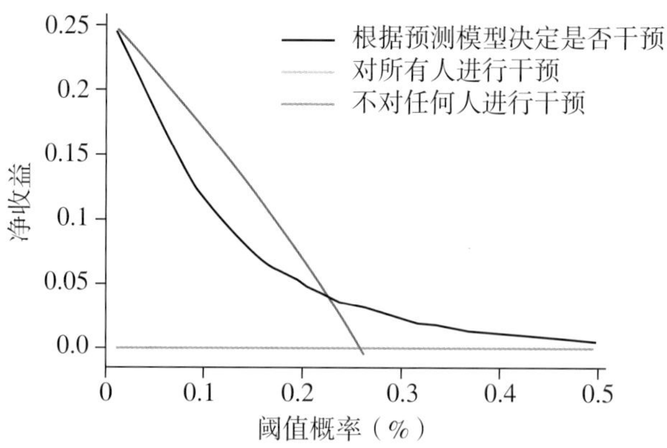

图 18-5　选择合理的阈值概率范围

线下面积)，但在决策曲线分析中经常被忽略。研究者可以使用交叉验证或 bootstrap 方法为数据集中的每位患者计算预测概率，然后使用这些概率来计算 ROC 曲线下面积和决策曲线分析的净效益。

四、决策曲线分析的其他注意事项

1. 决策曲线的置信区间

读者可能注意到，本章中提供的决策曲线示例，都没有给出置信区间。这并不是因为作者的疏忽，而是因为统计显著性和置信区间并不是经典决策理论中的重要概念。

当决策者在不同的选项之间进行选择时，最理性的选择（通常）是具有最高预期效用的选项，无论统计显著性如何。作为一个简单的思想实验，假设一个人必须赶回家去赴约，可以乘坐两条公交车路线中的任意一条，并且碰巧拥有每条路线的时间数据集。如果两条线路的平均回家时间为 30 分钟与 35 分钟，并且具有相似的分布和方差。在这种情况下，即使时间差异在统计上不显著，并且时间差异的置信区间与零重叠，理性的决策者仍然会建议选取更快的路线回家。因此，很少有已发表的决策曲线包含置信区间。

然而，置信区间在某些情况下可能很有用，例如，确定是否需要更多研究。如果需要计算决策曲线的置信区间，可以用解析方法估计净收益的方差，或通过 bootstrap 方法来实现。

2. 不同研究设计对决策曲线的影响

从公式 18-3 和 18-4 中可以看出，净收益的计算会涉及患病率或事件发生率。在以上的分析中，我们隐含地假设模型开发数据是对感兴趣的人群有代表性的。如果我们在模型开发过程中，使用的是病例 - 对照的研究数据，观察到的患病率 π 将不再是真实患病率 π_0 的一致估计，因为在病例 - 对照研究中，病例往往被过度代表。在这种情况下，根据包括但不限于逻辑回归模型计算出的 $\widehat{p}_i$ 将不再是对个体 i 患有该疾病的概率的一致估计。好消息是，如果我们知道 π_0，则可以通过以下公式来估计该概率 $\widehat{p}_i'$：

$$\frac{\widehat{p}_i'}{1-\widehat{p}_i'} = \frac{\widehat{p}_i}{1-\widehat{p}_i} \frac{\dfrac{\pi_0}{1-\pi_0}}{\dfrac{\pi}{1-\pi}} \qquad \text{公式 18-5}$$

$$\widehat{p}_i' = \frac{\widehat{p}_i(1-\pi)\pi_0}{(1-\widehat{p}_i)\pi(1-\pi_0)+\widehat{p}_i(1-\pi)\pi_0} \qquad \text{公式 18-6}$$

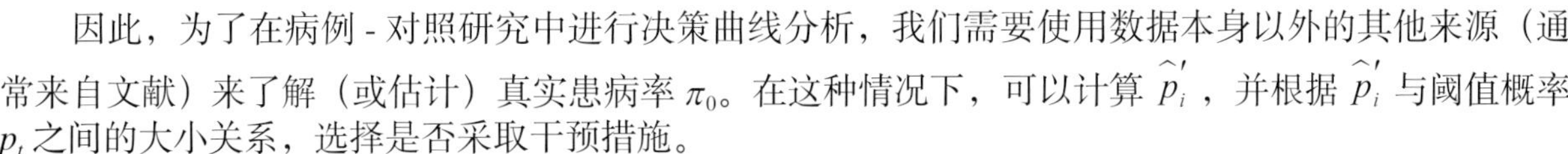

因此，为了在病例 - 对照研究中进行决策曲线分析，我们需要使用数据本身以外的其他来源（通常来自文献）来了解（或估计）真实患病率 π_0。在这种情况下，可以计算 $\widehat{p}_i'$，并根据 $\widehat{p}_i'$ 与阈值概率 p_t 之间的大小关系，选择是否采取干预措施。

关于不同的研究设计对于决策曲线分析的影响，在 Pfeiffer 等的论文中有更详细的讨论，感兴趣的读者可以参考阅读。

3. 存在多个干预措施时的决策曲线分析

本章中讨论的决策曲线分析，主要评价的是根据预测模型做出是否干预这一决策是否能够带来净收益。相比于传统的预测模型，一些新的预测模型可以根据不同治疗方法的个体化效果，进行治疗方法的推荐，即决策中不仅包含是否干预，还包含应当使用哪种干预措施。对于这类预测模型，有研究者扩展了 Vickers 等提出的 传统决策曲线分析方法，来评估个性化治疗预测模型的临床实用性。对这一创新方法感兴趣的读者，可以进一步阅读 Chalkou 等的论文。

第二节　利用决策分析模型评估预测模型的效用

临床预测模型属于卫生技术（Health Technology）的一种，卫生技术评估的流程与方法也同样适用于对临床预测模型的效用评价。尽管卫生经济评价在治疗干预中越来越常见，但在临床预测模型中的使用却很少见。

卫生经济评价通常是在预测模型本身已经经过验证，并且在确定了后续治疗或预防管理策略（包括例如后续管理的风险阈值规则）的效果之后进行，所以对预测模型进行卫生经济学评价，通常与 预测模型的开发和验证过程是分开进行的。而且，除了预测模型开发和验证中需要的统计学、临床或流行病学专业知识之外，对预测模型进行卫生经济评价还需要卫生经济学的专业知识，需要知识背景更为全面的研究团队。

决策分析模型（decision analysis model，DAM）是卫生经济评价中常用的一种方法，在考虑对预测模型进行影响研究时，我们可以利用决策分析模型整合可用的证据，深入了解在何种条件下，预测模型可能带来有利的健康结果或更低的成本。

一、建立决策分析模型

在本节中，我们将结合一个具体案例，介绍一下如何对预测模型建立决策分析模型。

1. 明确定义决策问题

首先，我们需要明确定义预测模型解决的临床决策问题。例如，临床预测模型可以用来制定特定患者的治疗选择、筛查策略，或者使用诊断检查。了解决策问题的临床背景和临床路径，对于深刻理解模型使用对临床实践的改变和影响是非常重要的。

在案例中，研究者将使用 HEART 评分预测模型与常规护理进行比较，研究遵循预测模型的管理建议会如何影响患者健康结果、医疗保健成本和成本 - 效益。

2. 确定决策分析模型的结构

图 18-6 显示了决策分析模型是如何将常规护理与 HEART 评分进行比较的。在常规护理策略中，临床策略医生无法获得 HEART 评分，因此也不会将模型用于指导后续的患者管理决策。在 HEART 评分预测模型中，研究者模拟了急诊科临床医生计算 HEART 评分的数据，并为他们提供后续基于风险患者管理建议的明确指导。

这一模型结构，代表了临床医生可能会根据额外的患者信息（例如体征和症状）或临床专业知识偏离推荐的治疗方案，从而对患者进行更合适的治疗分层，即所谓的知情偏离（ID）。该 知情偏离作

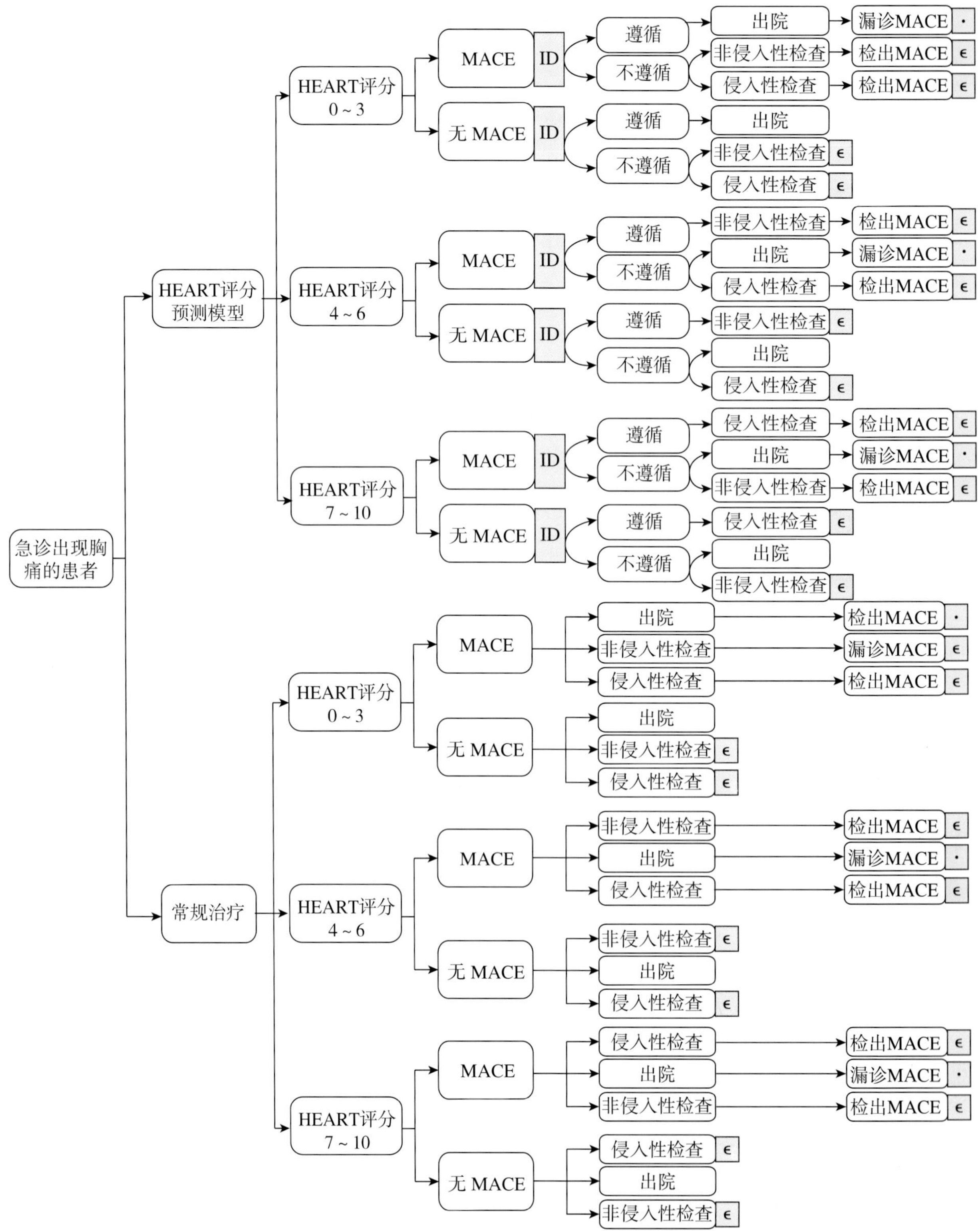

图 18-6　使用 HEART 评分预测模型对急诊室出现胸痛的患者进行管理决策的决策树

“ϵ”号和“·”号分别代表对成本和健康结果的负面影响。ED，急诊科；ID，与 HEART 评分预测相对应的管理建议的知情偏离；MACE，主要不良心脏事件。

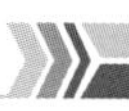

为变量包含在决策分析模型中，定义为根据预测模型提出的初始管理建议不正确的患者比例，其中医生根据额外知识正确偏离了这些建议。知情偏差范围从 0%（无信息依从性，患有和不患有 MACE 患者的依从性相同）到 100%（完全信息依从性；患有 MACE 的患者遵循诊断途径，而没有 MACE 的患者则出院）。在 80% 遵守管理建议的情况下引入 50% 知情偏差，将导致额外 40% 的 MACE 患者接受检测，另外 10% 的无 MACE 患者出院。

3. 决策分析模型的输入参数

在进行决策分析建模时，每个参数都需要一个输入值。考虑 3 种类型的输入参数。首先，定义转移概率，即从一种（健康）状态转换到下一种状态的概率。其次，需要定义主要和其他健康结果。最后，需要确定任何后续测试、治疗和条件的预期和非预期影响以及成本的输入值。在此案例中，“常规护理”策略中大多数参数的输入都是基于另外一项研究中的观察数据。

（1）转移概率：目标患者群体在 HEART 评分类别中的分布以及每个 HEART 评分类别的 MACE 发生率源自 HEART 评分预测模型的开发和多项外部验证研究。遵循性和知情偏差的值不可用，并在“场景分析”部分中进行了进一步描述。在非侵入性和侵入性诊断检验途径中接受特定诊断检查（例如，压力自行车心电图）的转移概率源自另外一项测量常规护理中医疗保健资源消耗的研究。

（2）健康状况：感兴趣的健康结果定义为漏诊 MACE 的比例，即 6 周时出现 MACE 且（最初）出院且未进行任何后续诊断检查的患者。在诊断检查期间或之后发生的 MACE 不包括在不良结果中，因为这在临床实践中会被发现并进行相应处理。MACE 被定义为发生以下一种或多种事件或干预措施：急性心肌梗死（ST 段和非 ST 段抬高）、不稳定型心绞痛、经皮冠状动脉介入治疗、冠状动脉旁路移植术、显著狭窄（> 50 %）保守治疗，并因某种原因死亡。

（3）医疗保健费用：HEART 评分的计算依赖于现成的预测因子，因此，与常规护理相比，收集这些预测因子不会产生额外费用。MACE 成本是根据每个单独 MACE 组成部分的成本和概率的加权平均值计算的，这些成本和概率源自科学文献。特定 HEART 评分类别中非侵入性和侵入性测试途径的成本，是通过计算该途径中每个患者使用特定诊断检查的平均次数并将其乘以其单位成本来计算的。将每个途径中所有诊断检查的平均成本相加，得出诊断检查的总成本。同样，计算了每个诊断途径的平均入院天数和再入院天数。模型中没有明确包括非侵入性和侵入性检测途径的并发症发生率；然而，该决策分析模型中包含的手术严重并发症的预期频率较低，并且并发症的预期成本主要由（重新）入院天数体现。

4. 数据分析

（1）场景分析：场景分析侧重于比较 HEART 评分预测和相应管理建议的不同合规性，并结合这些合规性的不同程度的 ID。在 3 种不同的情况下调查了合规性对漏诊的 MACE 和成本的影响：低遵循性（50%）、中遵循性（75%）和完全遵循性（100%）。此外，还为 ID 定义了 4 种场景：无 ID（0%）、低 ID（25%）、中 ID（50%）和高 ID（75%）。

对于每种情况，与常规护理相比，每个 HEART 评分类别以及所有 HEART 评分类别的总和给出了漏诊 MACE 的增量比例、医疗保健费用以及每次漏诊 MACE 的费用。提供了成本效益象限图，以便在存在参数不确定性的情况下，深入了解漏诊的 MACE 和医疗保健成本的分布。

（2）概率敏感性分析（probabilistic sensitivity analysis，PSA）：敏感性分析可以评估不同参数和输入值对决策的影响，这有助于了解模型的稳定性和鲁棒性。

案例中利用蒙特卡罗模拟，根据不同参数的不确定性评估预期健康结果和医疗保健成本的稳健性。每个场景运行了一系列 10 000 次模拟，每次模拟的患者人数为 200 000 人，代表荷兰每年因胸痛就诊的人数。通过计算标准误差并为每个参数定义适当的统计分布来反映参数不确定性。Beta 和 Dirichlet 分布用于解释转移概率的不确定性，Gamma 分布用于计算成本的不确定性。

（3）报告决策分析结果：决策分析模型的结果报告，可以参考一些已经制定的指南，例如国际药物经济学和结果研究学会指南，世界卫生组织发布的指南和综合健康经济评估报告标准（Consolidated Health Economic Evaluation Reporting Standards，CHEERS）声明。另外，专门针对预测模型的卫生经济评价的报告标准 CHEERS-AI 扩展，也正在开发中，近期也会发布。

二、对预测模型进行卫生经济评价的注意事项

van Giessen 等对 40 篇对预测模型进行卫生经济评价的文献进行综述和分析，总结出对此类研究的方法学推荐。

（1）始终将基于预测模型的治疗策略与当前实践进行比较，如无（预防性或治疗性）治疗、根据现行指南进行（预防性或治疗性）治疗、当前指南中推荐的基于风险的替代策略。

（2）清楚地报告使用了哪个 预测模型及其版本，例如，开发预测模型的数据源，以便可以重新计算风险；报告预测模型的扩展或更新的来源；指定预测模型使用的指南。

（3）报告风险分类所应用的阈值，并参考这些阈值的信息来源。如果预测模型策略是常规护理策略，则使用指南中指定的风险阈值。如果个体患者数据（individual participant date，IPD）可用，理想情况下可以优化风险阈值。或者，可以对阈值进行敏感性分析。如果仅评估一个风险阈值，请说明为何阈值不变，并承认卫生经济评价的结果主要取决于所选阈值。

（4）如果在原始预测模型开发和验证的文章中未指出模型使用的成本，应在卫生经济评价中清楚地描述使用预测模型所涉及的所有成本，例如咨询、体检、影像或生物标志物的成本。

（5）描述预测模型开发或验证的文章应该更频繁地报告置信区间、标准误差，或者最好报告预测模型系数的协方差矩阵，以允许计算风险预测中的不确定性。或者，用于开发预测模型背后的个体患者数据可以公开。

（6）推荐将预测模型的开发、验证和成本效益评估相结合的综合方法。

（7）应首先对预测模型进行外部验证，然后再投入资源对预测模型进行卫生经济评价。尽管如此，卫生经济评价仍然应当在预测模型用于临床实践之前进行，并且最好与预测模型原始开发人员合作。

第三节　利用临床试验评估预测模型的效用

正如本章前文所述，临床预测模型的应用，也可以被视为一种医疗干预。因此，对干预措施的效果进行评估的各种临床试验方法，也都可以适用于对临床预测模型效用的评估。这类研究也被称为临床预测模型的影响研究（impact study）。利用随机对照试验来评价临床预测模型的效用是一种强有力的方法，它可以提供高质量的证据，以确定模型是否在实际临床环境中具有价值。

影响研究量化了与不使用预测模型相比，使用预测模型对医生行为、患者预后或护理成本效益的影响。研究通常需要一组提供常规护理的医疗保健专业人员作为对照组。正如传统干预措施的评价将随机对照试验视为金标准，这也是对临床预测模型效用评价的首选设计。

影响研究可以将预测模型作为辅助方法（仅提供模型预测的结果概率在 0 ~ 100% 之间，供医生参考），也可以使用决定性方法，即明确建议医生根据每个概率类别做出相应的决策。辅助方法可以为医生的直觉和判断留下空间，但决定性方法可能会产生更大的效果。

一、临床预测模型影响研究的步骤

以下是使用随机对照试验评估临床预测模型效用的一般步骤：

研究设计：首先，需要设计一项随机对照试验，以评估预测模型的效用。试验应明确定义研究问题，包括要评估的预测模型、目标患者群（或干预对象）和主要临床终点。还需要制定详细的研究方案，包括样本大小估算、随机分组、干预和随访计划。

随机分组：将参与者随机分为两个（也可以是多个），其中一个组接受预测模型的指导，另一个

组则不接受。确保随机分组过程是随机的，以减少偏倚。

实施模型：在试验组中应用预测模型，使用其结果来指导临床决策，如诊断、治疗或筛查。对照组则依赖传统的决策方法，不使用模型。

数据收集：在整个试验期间，收集与研究问题相关的数据，包括参与者的基线特征、主要终点和次要终点数据。

分析：在试验结束后，进行数据分析以比较试验组和对照组之间的结果。评估模型的效用，包括其对主要终点的影响，如疾病发病率、治疗反应或生存率。

统计方法：使用适当的统计方法来比较两组之间的结果。通常会使用生存分析、卡方检验、回归分析或其他方法，具体选择取决于研究问题和数据类型。

结果解释：根据试验结果解释预测模型的效用。确定模型是否能够改善临床决策和患者结果。此外，还应考虑意外结果或副作用。

结论和报告：撰写试验结果的报告，强调模型的效用。将结果发布在同行评审的医学期刊中，以便其他研究人员和临床医生可以评估研究的质量和可靠性。

需要注意的是，随机对照试验对于评估预测模型的效用可能需要大规模的样本和长时间的随访，因此可能会非常昂贵和耗时。此外，确保伦理原则和患者知情同意得到遵守是至关重要的。最终的结果将有助于确定预测模型是否适合用于实际临床决策，以及它在改善患者结果方面的效用。

二、临床预测模型影响研究的类型

1. 个体随机对照试验

个体随机对照试验（randomized controlled trials，RCT），对研究对象在个体水平进行随机化，能够最大化地消除混杂因素的组间差异，在药物临床试验中应用非常广泛。对于临床预测模型的影响研究，由于通常需要医生，患者基于预测结果共同进行医疗决策，且不同干预组的患者有可能是由同一位医生进行管理，医生在此过程中可能会潜移默化地“学习”，整合预测模型的经验而做出医疗决策。因此，此种研究设计类型在预测模型影响研究中较为少见。如果评估的效果完全取决于患者个体，不涉及医生和医疗决策，比如参与者自己的健康行为的改变，也可以考虑采用个体化随机。

例如，研究团队在加州大学旧金山医学中心的重症监护病房开展随机对照试验评估使用基于机器学习的严重脓毒症预测系统对平均住院时间和院内死亡率的影响。所有参与单位收治的 18 岁以上的患者自动纳入试验，并被随机分配到干预组和对照组。对照组患者接受常规护理以及使用现有的基于电子健康记录的严重败血症检测器进行监测，干预组患者在常规护理及现有的监测手段外额外使用了机器学习算法进行监测，如果算法预测某位患者患有严重脓毒症就会给值班护士打电话，但是通知中并没有提供治疗建议（干预组有 67 名患者，对照组有 75 名患者）。结果显示，相较之对照组，基于机器学习的预测系统进行干预的患者平均住院时间减少（13.0 天 vs.10.3 天），且院内死亡率相对降低了 58%，在研究期间没有报告不良事件。

2. 整群随机试验（Cluster Randomized Trials）

最经典的整群随机对照试验，是将纳入的医院（病区、病床、医生）随机分为平行的两组。一组应用临床预测模型做医疗决策，一组常用常规策略做医疗决策，比较两组在结局上的差异。同个体随机平行对照试验不同的是，在研究设计阶段，需要考虑群数量、群大小、组内相关系数，其样本量相对较大。在统计分析阶段，需要考虑群集性，多采用混合效应模型或者广义估计方程等方法控制群聚集效应。

例如，Kappen 等曾利用整群随机对照研究设计评估过恶心和呕吐预测模型的效用。研究在单个中心纳入了 79 名麻醉师以及 12 032 名接受麻醉的择期手术患者。麻醉师被随机分为使用或不使用术后恶心和呕吐（PONV）预测模型。在分析过程中，研究者排除了治疗少于 50 名入组患者的麻醉师，

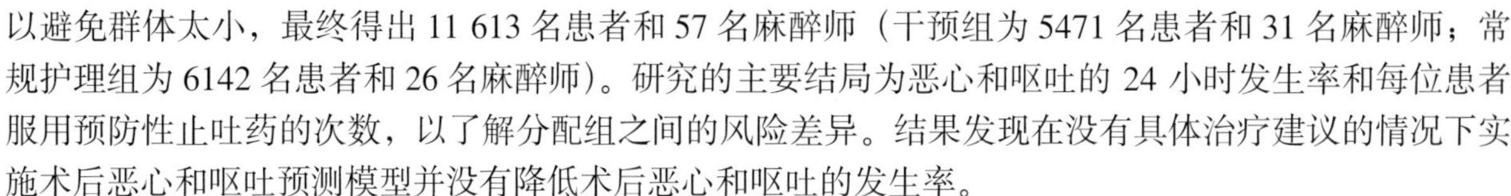
以避免群体太小，最终得出 11 613 名患者和 57 名麻醉师（干预组为 5471 名患者和 31 名麻醉师；常规护理组为 6142 名患者和 26 名麻醉师）。研究的主要结局为恶心和呕吐的 24 小时发生率和每位患者服用预防性止吐药的次数，以了解分配组之间的风险差异。结果发现在没有具体治疗建议的情况下实施术后恶心和呕吐预测模型并没有降低术后恶心和呕吐的发生率。

3. 阶梯整群随机试验

阶梯整群随机试验（stepped wedge cluster randomized trials）不需要单独设置对照，各“群”随机分配到不同的组，各组以不同的顺序（在不同的时间段）进入干预，直至所有群均接受干预。阶梯整群随机试验能够 在资源有限的情况下分步实施干预，既可以保持研究针对整群开展干预的优势，又能够解决实施现场可行性问题并避免研究的伦理问题，因此在医疗卫生服务和公共卫生政策评价领域得到广泛应用。阶梯整群随机试验是一种特殊类型的整群随机试验，在研究设计和统计分析上遵循整群随机试验的规律。此外，由于阶梯整群随机试验的差异除了有“干预”和“对照”的差异，还有时间“前后”的上差异，因此在统计分析阶段，不仅需要控制群聚集效应，还需要控制时间效应。

例如，在加拿大安大略省进行了一项阶梯整群随机试验用于评估基于心衰患者的死亡风险的 EHMRG30-ST 工具开展护理决策的效果。研究者将 10 家医院随机分配为对照阶段（常规护理）和干预阶段（使用 EHMRG30-ST 算法根据死亡风险对急性心力衰竭患者进行风险分层）。在干预阶段，低风险患者将早期出院（≤ 3 天）并接受标准化门诊护理，高风险患者将被送入医院。研究结果也显示，这种基于预测模型的决策干预措施比常规护理降低了在 30 天内发生任何原因的死亡或因心血管原因住院的综合风险。

4. 前后对照试验

利用前后对照试验（before-after trials），可以用来比较在使用临床预测模型之前和之后的效果差异，以了解模型对治疗决策和临床结果的影响，特别适用于评估模型在特定医疗机构或特定得医生群体中的影响，不过此研究设计非常容易受时间趋势的影响。

Kappen 等利用前后对照研究设计，于 2010 年在荷兰乌得勒支大学医学中心麻醉科开展了旨在量化恶心和呕吐预测模型的效果的研究。在前期（2010 年 1 月至 3 月）对患者进行常规护理，麻醉师不会接触到预测模型的任何自动预后信息。随后是干预期（2010 年 4 月至 5 月），在此期间向所有医生提供了关于需要多少预防性止吐药的建议。该预测模型在麻醉信息管理系统中作为指导决策支持工具实施，呈现了患者的预测恶心和呕吐的风险，并根据该个体的风险给出了预防性止吐药数量的建议（即基于风险的指导性治疗方法）。在每个手术室的每个麻醉病例中，麻醉信息管理系统都会在计算机屏幕上自动向负责的麻醉师显示这种风险和建议。屏幕上的演示被设计为“交通灯”，有 4 种颜色（从绿色、黄色、橙色到红色）。交通灯的初始颜色取决于患者预测的 恶心和呕吐风险，并对应于建议的预防性止吐药的数量：从零止吐药（绿色）到 3 种止吐药（红色）。然后麻醉师决定是否遵循建议并相应地给予预防性止吐药。作者最终发现，基于计算机的实时预测模型与基于预测风险的恶心和呕吐预防建议相结合时，基于风险预测的恶心和呕吐预防策略在临床实践中有效。与使用不添加此类治疗建议的预测模型相比，实施风险预测模型并结合每个预测风险的治疗建议对临床决策和患者结果产生更好的效果。

三、对于影响研究的建议

1. 研究设计比较

影响研究有多种研究设计类型，不同的研究设计类型，各有优劣，适用的场景也不尽相同。表 18-1 简要总结了各研究设计的优劣。研究者应充分理解研究的特点，选择适应的类型。

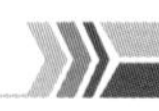

表 18-1　各研究设计的优劣

	整群随机对照试验	个体随机对照试验	前后对照
优势	• 可以评价难以落实到个体上的干预措施 • 受“沾染”的可能性更小，试验结果更可信，研究费用更低 • 干预措施通常为改善社区的人文环境，或者初级卫生保健护理方式，干预措施更贴近真实生活状况，易于推广	• 允许直接评估个体层面的效应 • 可以满足 RCT 的“盲法”要求 • 干预资源集中于个体，可以最大程度体现干预的影响 • 统计分析方法较为简单	• 成本相对较低：相对于一些其他研究设计，前后对照研究的成本通常较低，因为研究者可以利用现有的数据或资源进行比较，而不必重新设计整个研究 • 实践中易操作：前后对照研究在实践中较为易操作，不需要太复杂的实验设计或数据收集过程
局限性	• 整群内部的个体之间存在着一定的相似性，干预组和对照组之间的可比性较差 • 所需的样本量更大，分析时也更为复杂 • 整群随机对照试验大多为开放性研究，难以做到双盲，可能存在偏倚	• 样本量较小且随访时间有限，难以支持评价具有罕见或长期随访结局的干预效果 • 受限于严格的纳入与排除标准，结论外推性受限 • 特殊群体受伦理限制，难以开展个体随机对照试验 • 个体干预效率较低，时间、金钱、人力成本高	• 难以控制混杂因素的影响，特别是时间效应的影响

2. 对于影响研究的总体建议

对于需要医生、患者共同决策，做出后续医疗干预的影响研究，整群随机对照（包括阶梯整群）是更为推荐的研究设计类型。对于基于整合预测模型的 App 个性化干预，且评估的结果不涉及医患共定的治疗决策，如社区健康生活方式，可采用个体化随机试验。除此之外，有研究者对预测模型的影响研究提出了以下建议：

（1）先考虑进行决策分析研究：如果之前没有进行过决策分析研究，决策分析研究可以将现有证据联系起来，以估计对决策者和患者结果的理论影响。

（2）考虑研究对医生行为和患者结果的影响：过程或行为的改变可能不足以改善患者的治疗结果。研究对患者结果的影响通常需要付出更多的时间和金钱。

（3）考虑收集额外的数据以增进对影响研究结果的理解：影响不仅取决于预测模型，还取决于医生的决策和后续治疗的有效性。如果没有在影响研究期间收集额外的数据，各个组成部分的影响可能很难理清。

（4）将预测模型的使用与常规护理进行比较：医生在选择患者和做出介入决策时并不是完全盲目的。预测模型（无论是辅助决策还是指导决策）的影响在于其价值高于当前的临床决策。

（5）整群随机试验作为最佳设计：对临床医生的随机化旨在防止学习效果和研究组之间的污染。尽管如此，进行整群随机研究时，应当权衡时间和成本与其预期信息的价值。

（6）考虑使用每个研究组作为自己的对照：当使用阶梯式楔形设计并包括试验前观察时，研究组之间的平衡可能会得到改善。

（7）预测模型的影响将取决于预测的概率：预测概率应被视为统计分析中的效应修饰变量，例如在回归分析中根据预测概率分层或使用预测概率与“研究组”的交互项。

（8）所有预测指标都应可供常规护理的患者使用：结果的概率相关分析要求随后也可以估计常规护理的患者（对照组）的预测概率。因此，所有预测变量都必须适用于照常护理的患者，即使是昂贵的或侵入性的预测变量。

四、利用观察性数据评估预测模型的效用

当我们评价治疗方法的效果时，与临床试验相对应的，对观察性数据进行分析也可以提供一定的临床证据，这些研究现在也被称为真实世界研究。

Sachs 等利用模拟目标试验方法框架，研究了克罗恩病手术风险预测模型用来帮助确定患者应该接受哪种治疗策略的临床实用性。若读者对这一方法的实施细节感兴趣，可以参考原始文章中的详细介绍。

（王昊玥）

第十八章参考文献

第十九章 动态预测

第一节 动态预测的概念和预测场景

在本书的方法学篇中，我们经常会强调“基线”或“预测时间点”这个概念，通常我们会将基线作为预测时间点，利用在此时间可得的预测因子，建立预测模型。然而，患者的状态并不是一成不变的，对患者结局的预测也应随之变化。一个自然而然的想法，便是是否可以将基线预测模型，用于预测时间点之后获得的数据。这就涉及动态预测的概念，也是本章将要讲解的内容。

电子医疗数据为临床预测模型开发提供丰富的患者个体层面纵向时序数据。静态预测模型未考虑在建模中纳入时依性变量，只利用基线信息故而无法考虑预测因子在随访中变化对结局的影响。与静态预测相比，动态预测（dynamic prediction）是一种更为贴近现实情况的预后模型建模思路。可以根据新的数据和变化的条件进行调整和更新，从而提供更准确、可靠的预测结果，更加注重实时性和灵活性，能够更好地适应变化的情况。

第二节 动态预测的实现原理

变量的时依性通常有两种含义：时依性变量（time-dependent covariate）和时依性系数（time-dependent coefficient）。前者的取值或状态随生存时间推移而发生改变；后者是指在变量本身取值未变的情况下，变量对结局的作用随时间发生改变。时依性变量又区分为内生性（internal）和外生性（external）。内生性时依性变量本身取值随时间变化，同时变量取值也受目标预测结局是否发生的影响。例如，患者不同时点的生化指标值是与目标疾病发生进展、病程迁延相互影响。如患者服药剂量或生化指标随时间的测量值会受患者是否发生药品不良反应事件的影响。相反，外生性时依性变量对结局的作用效应不会受到前一时刻是否发生了结局事件的影响。如空气污染可作为哮喘发病的一个预测因子，但该预测因子不受患者是否哮喘发作（结局）的影响而改变其（预测因子）本身取值。

静态预测仅利用最初基线时点信息进行建模，预测最初基线时点之后某一时刻结局事件发生概率。公式 19-1 及示意图（图 19-1）如下：

$$S(t|\boldsymbol{X},S)=P(T>t|\boldsymbol{X},S)=1-F(t|\boldsymbol{X},S) \quad \text{公式 19-1}$$

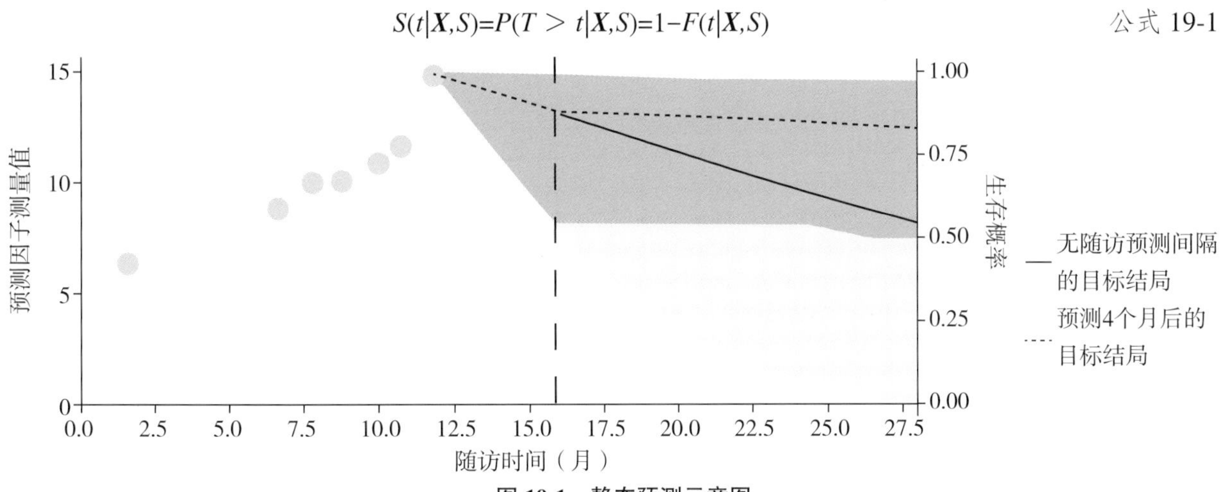

图 19-1 静态预测示意图

注：仅为动态预测与静态预测的示意图，无实际意义。

动态预测基于历史数据和实时更新的预测因子信息，把变量随时间变化纳入建模，实现预测值随预测因子在随访过程中的取值变化同步更新。不断纳入模型更新的预测因子信息所采集的测量时点，可以是等时间长度间隔的（如定期随访主动调查收集的研究对象信息），也可是非等时间长度间隔的（如基于电子病历系统就诊记录采集到的不同患者时依性信息）。公式 19-2 及示意图（图 19-2）如下：

$$S(t|T>u,\boldsymbol{X}(\boldsymbol{u}),S)=P(T>t|T>u,\boldsymbol{X}(\boldsymbol{u}),S)=1-F(t|T>u,\boldsymbol{X},S) \quad \text{公式 19-2}$$

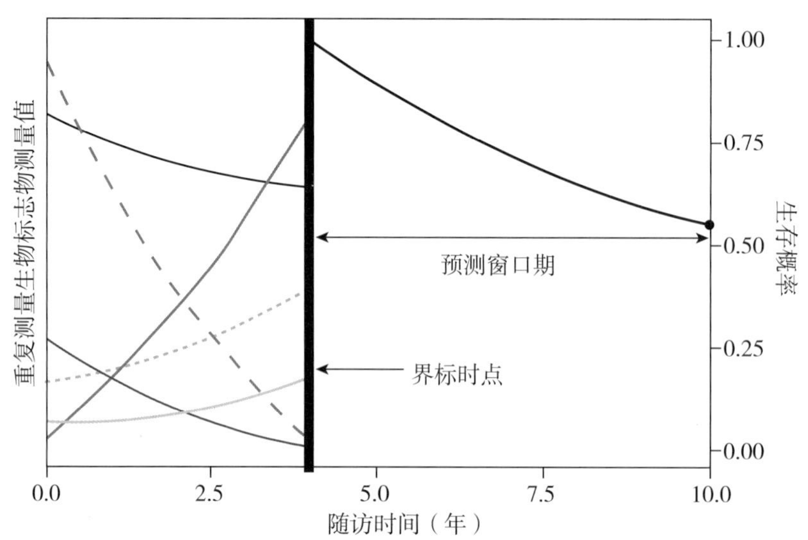

图 19-2　动态预测示意图

注：仅为表示动态预测与静态预测的示意图，无实际意义。

第三节　动态预测的实现方式

动态预测需要考虑数据在以下 3 种数学假设上的满足程度：

（1）预测变量的随机性（是随机变量还是不带有随机性的真实观察值）；

（2）预测变量随时间变化的轨迹是分段型（构成分时段的阶段性函数）还是连续型（构成光滑函数）；

（3）不同测量时点的预测变量是否与事件独立（区分外生性或内生性时依性变量）。

根据满足的不同假设情况，选用以下不同实现方式。

一、时依性 Cox 回归模型

实现动态预测最直接和朴素的方法是将预测因子更新后的取值代入原始“静态模型”，可达到更新结局风险的“伪动态预测”目的。但此方法在建模过程中仅使用了基线信息，忽略了随访过程中预测因子的变化，无法准确评估预测因子对结局的影响，未充分利用随访中获得的信息对模型的准确性进行改善。

时依性 Cox 比例风险模型（time-dependent covariate modelling，TDCM）纳入时间依赖变量，对时间分段建模（split time，指将随访时间进行分段）。建模中只涉及对一个 Cox 回归模型的处理。如研究可将患者随时间变化的多时点化验指标测量值（血肌酐水平、血压等），按照测量时点分段展示时依性变量。对各测量时段利用对应收集到的指标测量值和结局情况，进而在随访时段切割状态下建立 Cox 模型。

TDCM 虽然不要求整个随访时间内都满足比例风险恒定假定，但仍要求各分段内部满足该统计学

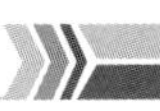

假设。具体需要预测变量满足：①预测变量不是随机测量的；②预测变量测量是分段的，而非连续型测量；③默认变量均为外生性。因此，TDCM 并不对内生性或外生性时依性变量加以区别，忽略了内生性时依性变量对模型估计的潜在影响。此外，可同时处理的时依性变量个数受限（大多纳入变量个数 10 个以下）。上述局限可能致预测模型表现欠佳。

二、界标模型

界标模型（landmarking model）在 TDCM 基础上，将数据集按事先拟定的界标时点及预测时段划分，后推预测基线并根据移动后的预测时点重新构建数据集。如以 1 年为界标时点，相当于基线时点往后推了 1 年。与 TDCM 相比主要涉及以下建模思路改变：①预测人群改变，界标时点之前发生结局的人群被排除；②预测时间点后推，可用于预测的信息变多，如可获得界标时点内的测量值、界标时点内的变化趋势、界标时点和基线时点测量值的差值等新信息作为预测因子。具体需要预测变量满足：①预测变量不是随机测量的；②预测变量测量是分段的，而非连续型测量（因为需要在不同时点分别进行建模）；③默认变量均为外生性。

三、联合模型

与前两个方法不同，联合模型（joint model）的预测变量满足统计学假设：①预测变量是随机测量的；②预测变量测量是连续型测量（可用时间函数表示）；③默认变量均为外生性。根据联合方式不同，可分为一阶段联合模型和两阶段联合模型。

一阶段联合模型是混合函数和生存函数的同时估计。同时拟合纵向子模型和时间 - 事件模型（time-to-event model），或同时拟合纵向子模型和处理分类结局的模型（如 logistic 回归）。其中，前者更适用于动态预测情境。具体操作上，常用纵向子模型如采用混合效应模型（mixed-effects model），思路为引入时间变量函数化表达的时依性预测因子，实现拟合时依性预测因子的动态变化，将函数化的时依性变量纳入时间 - 事件模型中，属于对多个不同种模型的综合。

两阶段联合模型则是相当于在界标模型基础上用线性混合模型进行整合，利用光滑函数等连接函数实现对多时段的多个回归模型的综合，汇总各界标时点模型。

四、基于机器学习处理时依性变量的算法介绍

机器学习更适用于处理高维数据，尤其当各预测变量的关系尚未完全明确时，符合医学领域预测中未知关系相当普遍的场景。此外，机器学习可处理在时间维度上测量时点更为密集的时依性变量，实现信息量更大处理效率更高的动态预测。

1. 基于贝叶斯网络实现动态预测

动态贝叶斯网络（dynamic Bayesian network，DBN）、连续时间贝叶斯网络等可用于动态预测建模。突出特点是能够处理临床不确定情境，引入参数的不确定性避免过拟合，进一步提升模型的泛化能力。如以时依性生化检查指标为预测因子（如癌症筛查项目中历次筛查所得的细胞学检查值、组织病理学检查结果、病毒检测结果），以发生癌前病变或发病为预测结局，在 DBN 中即以各次筛查时点为不同的时间片段，各时间片段内部都建立生化指标与癌症发病的条件概率关联，相邻时间片段间构建时依性生化指标之间的概率关联（前一次生化指标测量值与后一次测量值之间的概率分布和关联强度）。其他 DBN 实例如 Dagum 等应用 DBN 处理多时点心率监测记录预测患者睡眠呼吸暂停急性发作；Orphanou 等基于低密度脂蛋白等时依性生化指标和吸烟等基线信息，整合 DBN 与时间抽象（temporal abstraction）强化学习构建中年男性首次冠心病发作的预测模型等。除此之外，DBN 还可拓展为贝叶斯非参数（Bayesian non-parametric），该算法进一步加强模型结构对数据的自适应能力。有研究表明加入时间序列因素的贝叶斯网络后验分类误差低于 0.04，模型准确性达 96% 以上。

2. 基于递归神经网络实现动态预测

递归神经网络（recursive neural network）的模型结构更为复杂（如网络层级、参数设置、待选择模型种类等过多），可高效处理大规模数据（可获取电子医疗数据库中心数量、数据年限范围等）。应用“记忆”功能（网络会对前一时点信息进行记忆，并同后一时点的观测值共同输入计算中）以此处理时依性变量。即将前一时点的预测因子观测值作为输入得到该时点的预测结局信息，在后一时点输入时，后一时点的预测因子观测值和前一时点的预测结局值将共同作为后一时点的输入信息，经网络内部超参数设定进行迭代学习后给出后一时点的预测结局。以此往复利用每一新时点的时依性变量信息实现最终目标时点的结局预测。目前较多研究已利用递归神经网络对电子病历数据库和患者诊疗过程中的生命体征实时监测记录做时依性变量预测（如使用患者透析治疗或重症监护室中电子监测设备采集数据）。

3. 基于贝叶斯神经网络实现动态预测

贝叶斯神经网络（Bayesian neural network）是基于贝叶斯概率框架利用神经网络 / 深度学习思路处理时依性变量。相当于在传统深度学习思路基础上，引入参数不确定性，将传统神经网络得到预测结局概率大小拓展为得到预测结局概率的“置信度”，克服了传统神经网络无法对不确定性建模而造成的过拟合缺陷。如 Indaco 等利用贝叶斯神经网络估计医院感染等中小型真实案例场景下的传染病传播模型。Vandecia 等将贝叶斯框架与卷积神经网络（convolutional neural network）结合构建细菌性或病毒性肺炎的诊断模型。该方法结合前述贝叶斯网络和神经网络的两者优势，目前主要应用于组学或影像学相关领域以处理高维数据。

第四节　本章小结

动态预测是对电子医疗数据的充分应用并贴合真实临床情境的建模需求。利用时依性变量则是动态预测建模的方法学重点工作，选择恰当的时依性变量处理策略则是具体实施的关键。目前策略主要为界标模型等代表的回归拓展和以贝叶斯网络和神经网络为代表的机器学习算法。精确预测是动态预测模型的一大目标，但实际应用中通常选择“实用”的算法，即综合计算速度、算法实现的难易程度和模型可解释性。实用性偏向也是目前大多研究中的一大趋势，研究者通常结合自身的临床经验选择更易进行解释的模型，如当复杂设计模型在预测性能上仅“稍”优于简单模型时，研究者常选用传统回归而非“黑箱”的机器学习。

因此，实际动态预测时应结合可利用数据（如数据维度、变量类型等）、算法适用情境（如所需处理的数据颗粒度、需预测时长等）和临床需求（模型使用人群特殊性、可接受风险阈值等）3 方面权衡。

（于玥琳　胥　洋　王胜锋）

第十九章参考文献

第二十章　缺失值插补及插补后建模策略

在统计分析中，数据缺失是一个普遍存在的问题，甚至某种程度上来说，统计学是一个关于数据缺失的领域。许多统计方法所解决的问题，都可以从数据缺失的角度来理解，例如抽样问题、反事实因果建模、基于不完整数据的建模以及删失数据的生存分析等。

以估算某城市居民平均年龄为例，当我们从人口中抽取样本时，未包括在样本中的个体的年龄将无法被测量，这也可视为一种数据缺失。由于存在大量未测量的个体，我们无法直接计算总体平均年龄，而是通过样本平均年龄来估计总体均值。在传统的统计学中，这是最典型的用样本数据来推断总体分布的分析思路，然而，在大数据时代，我们也可以换一种角度来考虑，如果可以获得总体数据，而不需要进行抽样得到样本数据，我们将避免考虑估计值的误差。这种思考有助于更全面地理解数据不完整性对统计推断的影响。

数据缺失的问题具有广泛性，也是临床预测模型及其验证过程中最常见的挑战之一。Nijman 指出，尽管机器学习模型在临床预测中的应用日益广泛，但对于数据缺失的处理和报告仍存在显著问题。许多研究者仍然倾向于使用完整数据或均值插补来进行临床预测。然而，Austin 指出，这两种方法可能导致模型不可靠，从而使后续的统计分析产生偏差。

在考虑一个用于预测一组患者患心脏病风险的临床预测模型时，该模型包括多个特征，如年龄、性别、胆固醇水平、血压和吸烟状况，以评估未来患心脏病的概率。在实际应用中，由于各种原因，如患者拒绝回答问题、信息采集错误、医疗设备故障或医生未为部分患者安排某些检查（例如未进行胆固醇测试），医疗保健数据通常是不完整的，从而导致数据缺失问题，进而对模型的预测准确性产生影响。

首先，数据缺失可能引入偏倚。如果数据的缺失与某些患者特征相关，那么可能会在模型中引入偏倚。例如，重度吸烟者可能会瞒报或谎报自身的吸烟情况，这可能导致模型低估了重度吸烟者的风险，从而提供不准确的预测。

其次，缺失数据会减少可供模型训练的有效样本量，从而限制了模型的性能和准确性。特别是在高维数据中（样本数大于或约等于变量数），可用于学习的数据更为有限，这一问题会变得尤为显著。

最后，数据缺失会导致有价值的信息丢失。例如，如果大部分患者的胆固醇水平数据缺失，模型可能难以正确估计胆固醇水平对心脏病风险的影响，从而导致预测的不准确性。

解决数据缺失问题对于提高模型质量和预测的准确性至关重要。本章旨在介绍在临床预测模型类研究中，对数据缺失的处理方法。在第一节，我们将探讨数据缺失问题的基本概念，包括数据缺失的常见原因、数据缺失的机制，以及在何种条件数据缺失模型可以忽略。在第二节，我们将介绍 4 种常见的数据缺失处理策略。第三节将介绍如何使用 R 语言中的 MICE 包进行多重插补，这是当前处理缺失数据的一种流行方法。第四节将探讨两种分析多重插补数据集的思路。最后，我们将结合临床预测模型的研究步骤，说明如何应对多重插补数据对预测模型类研究带来的数据分析方法的挑战。

第一节　数据缺失中的一些概念

一、数学符号定义

本小节将介绍本章会用到的数学符号。Y 是一个大小为 $N\times 1$ 的向量，代表完整的因变量。X 是

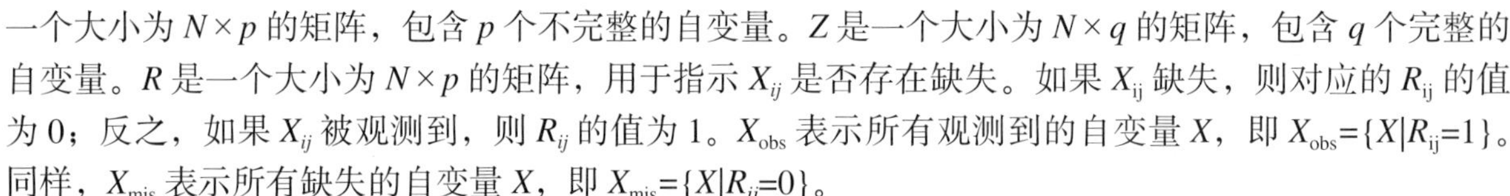

一个大小为 $N\times p$ 的矩阵，包含 p 个不完整的自变量。Z 是一个大小为 $N\times q$ 的矩阵，包含 q 个完整的自变量。R 是一个大小为 $N\times p$ 的矩阵，用于指示 X_{ij} 是否存在缺失。如果 X_{ij} 缺失，则对应的 R_{ij} 的值为 0；反之，如果 X_{ij} 被观测到，则 R_{ij} 的值为 1。X_{obs} 表示所有观测到的自变量 X，即 $X_{obs}=\{X|R_{ij}=1\}$。同样，X_{mis} 表示所有缺失的自变量 X，即 $X_{mis}=\{X|R_{ij}=0\}$。

二、导致数据缺失的原因

通常，数据缺失的原因可分为两种类型：有意缺失和无意缺失，它们之间存在明显的差异。有意缺失是数据收集者有意计划的，例如样本筛选（以随机或非随机的方式）以及生存分析中常见的非随机删失（informative censoring）数据。相反，无意缺失是不受数据收集者控制的计划外事件，例如患者改变居住地点、数据传输错误导致的数据丢失，或因研究结束随访停止造成的删失（administrative censoring）。

另一个导致数据缺失的原因的分类是项目无反应（item-nonresponse）和单元无反应（unit-nonresponse）。项目无反应指的是受访者在调查中跳过了一项或多项项目，导致部分数据未被收集。而单元无反应指的是受访者拒绝参与，导致该受访者的所有数据都丢失。解决项目无反应和单元无反应的方法差异很大，通常通过加权方法来处理单元无反应，而项目无反应则通常需要采用插补等方法。

了解导致数据缺失的原因有助于确定数据缺失的机制，选择数据缺失模型的变量，从而更好地构建数据插补模型，有效地处理缺失数据问题。

三、数据缺失的机制

Rubin 将数据的缺失机制分为三大类：

（1）完全随机缺失（missing completely at random，MCAR）：在 MCAR 情况下，数据缺失机制的模型为 $P(R=0|Y, X_{obs}, X_{mis}, Z, \upsilon)=P(R=0|\upsilon)$，其中 υ 是模型参数。简而言之，MCAR 表示目标人群中所有个体的缺失概率都相同，数据缺失的原因与数据本身无关。在随机抽样时，总体中的每个个体都有相同的机会被包含在样本中，此时未包含在样本中的群体成员的数据是完全随机缺失的。尽管 MCAR 是数据缺失机制中最简单的形式，在实际数据中通常难以成立。

（2）随机缺失（missing at random，MAR）：在 MAR 情况下，数据缺失机制模型为 $P(R=0|Y, X_{obs}, X_{mis}, Z, \upsilon)=P(R=0|Y, X_{obs}, Z, \upsilon)$。这表示目标人群中个体的缺失概率与观测到的一个或多个变量相关，当在模型中控制了这些变量后，个体的缺失概率相同。例如，当从患者中抽样时，样本选取的概率可能与患者的年龄有关（年龄较大的患者有更高的选取概率）。随机缺失是一种较常见的缺失机制，通常认为 MCAR 是随机缺失的一个特例。现代缺失数据的处理方法通常假定数据缺失是随机的。

（3）非随机缺失（missing not at random，MNAR）：在 MNAR 情况下，我们无法简化数据缺失模型。目标人群中个体的缺失概率与某些没有观测到的或者未知的变量相关，因此缺失机制无法被明确建模。

目前存在一些测试方法可用于检验数据缺失机制是否为 MCAR 或 MAR，然而这些测试并未被广泛采用。由于缺乏测试所需的信息，因此难以明确地检验数据是否属于 MNAR 缺失机制。

四、可忽略和不可忽略的数据缺失机制

通常情况下，数据缺失模型并非研究的主要目标，因此可以忽略数据缺失机制可以简化插补模型的建立。数据缺失机制的分类之所以重要，是因为它明确了在哪些条件下我们可以不必深入了解数据缺失模型。

当数据缺失发生时，我们实际上需要考虑的数据不仅包括（Y, X_{obs}, X_{mis}, Z），还包括了数据缺失的指示变量 R。因此，在分析不完整数据时，我们需要考虑 (Y, R) 的联合分布：$P(Y, R|\psi, \upsilon)$，其中 ψ 是 Y 的模型参数，υ 是 R 的模型参数。然而，Little 和 Rubin（2019）提出，在以下两种情况下可以忽略数据缺失模型：

（1）数据缺失机制是随机的，或者；

（2）预测模型的参数 ψ 和数据缺失模型的参数 υ 是相互独立的，即 $P(\psi, \upsilon)=P(\psi)P(\upsilon)$。

在实际应用中，MAR 假设更为重要。Schafer 指出，在许多情况下，数据缺失机制模型的参数几乎不提供有关预测模型参数的信息。虽然数据缺失机制模型本身可能成为研究的焦点，但通常情况下，如果 MAR 假设成立，数据缺失机制模型可以被忽略。需要注意的是，忽略数据缺失机制模型并不意味着可以完全忽略缺失的机制。为了获得有效的插补模型，需要考虑影响数据缺失机制的变量，并将它们纳入插补模型中。

数据缺失模型的可忽略性具有重要意义。它表明 X_{mis} 的分布与 R 无关：$P(X_{mis}|Y, X_{obs}, R)=P(X_{mis}|Y, X_{obs})$。这也意味着 $P(X_{mis}|Y, X_{obs}, R=1)=P(X_{mis}|Y, X_{obs}, R=0)$。因此，如果数据缺失模型是可忽略的，我们可以基于观察到的数据建立插补模型，以填补缺失的数据。这是运用插补处理数据缺失的理论基础。

在实际应用中，假设数据缺失模型是可忽略的，即 MAR，通常是合理的，并且是进行数据插补的常见出发点。如果数据缺失机制是非随机的，那么数据缺失模型不可忽略，数据插补问题将变得更加复杂。

第二节　缺失数据的处理策略

目前，主要有 4 种处理数据缺失的策略：完整案例分析、加权法、直接最大似然估计法和插补法。

一、完整案例分析

完整案例（complete case，CC）分析，又称为列表式删除（listwise-deletion），它删除具有缺失值的样本，仅分析完整观测的样本数据。虽然完整案例分析是一种简单且方便的处理缺失数据的方法，但它只在数据缺失是完全随机（MCAR）的情况下产生无偏的均值估计、协方差矩阵估计和回归参数估计。在某些情况下，当只有极少量的数据缺失时（例如，只有 1% 的样本存在数据缺失时），完整案例分析可能会产生可接受的结果。然而，当数据缺失机制是随机缺失或是非随机缺失（MAR 或 MNAR）时，完整案例分析会导致精度下降和较大的估计偏差。

二、加权法

加权法通常适用于处理单元无反应，即受访者拒绝参与数据收集，导致所有该受访者的数据全部缺失。加权分析的一般思路类似于随机推断中的加权方法。加权方法通过定义样本中的选择概率 (ϕ)，然后应用经典的 Horvitz-Thompson 估计来估计感兴趣的统计量。这种方法可以帮助纠正由于单元无反应引起的偏差，从而更准确地估计总体参数。假设 y_i 是第 i 个单位（i=1，2，…，n）的变量 Y 的值，总体平均值的 Horvitz-Thompson 估计为：$\overline{Y}_{HT}=\sum_{i=1}^{n}\phi^{-1}y_i/n$。当有无反应单位时，调整后的估计值应考虑个体数据被收集到的概率 $\widehat{p}$（公式 20-1）：

$$\frac{\sum_{i=1}^{n}(\phi\widehat{p})^{-1}y_i}{\sum_{i=1}^{n}(\phi\widehat{p})^{-1}} \qquad \text{公式 20-1}$$

加权法是一种在概念上和计算上都相对方便的方法，可以减少完整案例分析中的偏差。尽管加权法考虑了数据缺失的机制，其应用仍然受到了一些限制。因为它不能充分利用不完整的观察单位（样本中具有缺失数据的个体）的信息。在某些情况下，加权法可能会降低估计的有效性，这是由于它仅侧重于修正偏差而未能充分考虑缺失数据所包含的信息。

三、直接最大似然估计

直接最大似然法主要包括为完整数据定义模型，用最大似然估计模型参数，并进行统计推断 3 个步骤。Little 和 Rubin 发展了成熟的直接极大似然法，用于估计似然参数、从信息矩阵中获取标准误差以及插补缺失数据。为了简化表达，这里假设一个数据集 Y 由观察部分和缺失部分 (Y_{obs}, Y_{mis}) 两个部分组成。那么，根据可忽略的缺失机制假设，Y 的联合分布的参数（θ）的似然为：

$$L(\theta \mid Y_{obs}) = \int P(Y_{obs}, Y_{mis} \mid \theta)\, dY_{mis} \quad \text{公式 20-2}$$

直接最大似然估计通常运用 EM 算法进行数据的插补。在设定参数（θ）的初始值后：

（1）在 E- 步骤中获得表达式 $L(\theta|Y_{obs})$，其中 Y_{mis} 服从一个条件分布 $P(Y_{mis}|Y_{obs}, \theta)$。

（2）在 M- 步骤中计算 $L(\theta|Y_{obs})$ 的最大似然估计。

通过迭代，EM 算法可以得到具有稳定分布的插补值。直接最大似然法可以在 MCAR 和 MAR 下提供无偏且有效的估计值。

四、插补

1. 单一插补

单一插补，也就是对每个缺失值插补单一值。常见的单一插补方法包括均值插补、单一回归插补、末次观测值结转（LOCF）和基线观测值结转（BOCF）等。然而，这类方法的主要问题在于它们没有考虑插补值的不确定性。

例如，单一回归插补方法完全依赖于基于回归曲线得到的估计值，而实际上由于存在误差，不同数据点往往偏离回归曲线。因此，即使插补模型是正确的，基于单一插补数据集所得出的样本方差通常会系统性地低于真实的样本方差。

2. 多重插补

多重插补（multiple imputation，MI）是一种广泛应用于处理缺失数据的方法。与单一插补不同，多重插补通过产生多个合理的插补数据集，体现缺失数据插补带来的不确定性。多重插补通过分析每个插补数据集并合并结果得到一个汇集的预测或统计推断。多重插补首先利用基于需要插补的变量的预测分布为缺失值生成插补值，并将这个过程重复多次，生成多个插补数据集，然后对每个插补后的完整数据集进行分析和估计，最后利用鲁宾法则（Rubin’s rule）将不同统计推断汇总为一个单一的统计推断。鲁宾法则同时考虑了研究目标在单个插补数据集内和跨插补数据集之间的不确定性。

Rubin 在 20 世纪 70 年代末提出了多重插补的主要原则，并且在过去的 20 年里，MI 技术的应用和发展一直保持着良好的势头，方法也得到不断完善。如今，针对不同的统计模型产生了不同的 MI 方法。例如，适用于多层次模型的多重插补、适用于纵向数据的多重插补、适用于结构方程模型的多重插补。由于方法论的发展，多重插补技术被广泛应用于各个领域，如流行病学、政治、遗传学、心理学和社会学，并在许多软件包中实现（如 R 中的 MICE 和 MI、SAS 中的 IVEWARE、STATA 中的 ice 和 SAS 中的 MVA）。

以下是常见的多重插补方法：

（1）单调回归（monotone regression）：单调回归是回归插补方法的一种扩展，其要求插补的数据满足单调缺失，即数据缺失的模式呈现单调递增或递减的趋势。

在单调缺失的情况下，缺失数据可以通过一系列逐个填补的回归模型来处理。这种方法的一个优点是插补后的数据更容易解释，因为它们符合特定的单调性要求。单调回归方法可以在特定情况下提供更精确的插补结果，特别是当数据缺失的模式与单调性相关时，这种方法尤为有用。

（2）联合建模（joint modeling）：假设一个数据集 Y 由观察部分和缺失部分 (Y_{obs}, Y_{mis}) 两个部分组成。联合建模估算会设定完整数据的模型 $P(Y_{obs}, Y_{mis}|\theta)$ 和模型参数 θ 的先验分布 $p(\theta)$。

联合建模根据缺失模式将观察到的数据分成几组，并对缺失数据进行插补。在 MAR 假设下，不同缺失模式的预测分布参数是由不同的条件后验联合分布生成的。Schafer（1997）提出了不同的联合建模方法，适用于多元正态分布数据、分类数据以及多元正态 - 分类混合数据等不同数据类型。这些方法具有坚实的理论基础，确保插补模型与预测模型之间的兼容性。然而，因为需要对数据的联合分布进行建模，联合建模在模型设定方面可能相对缺乏灵活性。

（3）完全条件设定（fully conditional specification，FCS）：完全条件设定又被称为逐变量插补（variable-by-variable imputation）、顺序回归（sequential regressions）、迭代单变量插补（iterated univariate imputation），和链式方程（chained equations；van Buuren 和 Oudshoorn，2011）。假设一个组拥有缺失的变量集 Y，它由观察部分和缺失部分 (Y_{obs}, Y_{mis}) 两个部分组成，X 表示完整观测到的变量集，FCS 的基本思想是将包含缺失值的变量 Y 分解为多个变量：$Y=(Y(1), \cdots, Y(p))$，然后对每个缺失的变量单独建模和插补。具体步骤如下：

变量分解：将包含缺失值的变量集 Y 分解为多个变量：$Y=(Y(1), \cdots, Y(p))$。

建模和插补：对每个缺失的变量 $Y(j)$ 进行单独建模：$\theta_j^t \sim p(\theta_j)P(Y^{obs}(j)|Y^{t-1}(-j), X, \theta_j)$，$Y^{mis(t)}(j) \sim P(Y^{mis}(j)|Y^t(-j), X, \theta_j^t)$，

其中 t 代表第 t 次迭代。

迭代过程：FCS 通过多次迭代进行插补，每次迭代包括两个步骤。首先使用观测到的 $Y^{obs}(j)$ 估计插补模型参数 θ_j^t 的后验分布。然后，使用得到的插补模型对 $Y^{mis}(j)$ 进行插补。在这个过程中，$Y(-j)$ 可以包含已观测的值，也可以包含已插补的值。

多次迭代：FCS 方法会对缺失数据进行简单的初始值插补（例如，随机样本抽样插补和均值插补）。然后进行多次迭代，通常是经过 5 ~ 10 次迭代，便能得到稳定的插补值。

生成多个插补数据集：多次应用 FCS 方法，可以生成多个插补数据集。

FCS 方法在为多变量部分观测数据指定插补模型时非常灵活，因此成为一种广泛接受和流行的多重插补方法（van Buuren，2007）。两个常见的 R 包：MICE（Multiple Imputation with Chained Equations）和 MI（Multiple Imputation），都基于 FCS 方法来实现多重插补。

MICE 包：MICE 是 R 语言中用于多重插补的流行包。它基于 FCS 方法，通过迭代地对每个变量进行单变量插补，以生成多个完整数据集。MICE 包允许用户指定不同的插补模型，使其适应于不同类型的数据。该包还提供了一些工具来评估插补的质量和对结果进行合并。使用 MICE 包，可以灵活地处理各种缺失数据情况。

MI 包：MI 是另一个 R 语言中用于多重插补的包，也是基于 FCS 方法。MI 包允许用户使用完全条件设定或者其他插补策略，如回归方法，进行数据的多重插补。该包提供了一套完整的工具，用于指定插补模型、生成多个插补数据集、分析插补数据集，并进行结果的合并。

联合模型和完全条件设定的重要区别在于，联合模型一次性插补所有缺失变量，而完全条件设定对缺失变量分别进行插补。van Burren 提出了混合插补（hybrid imputation）。该方法可以对一部分变量进行联合模型插补，而对另一部分变量进行完全条件设定插补。混合插补可以更加灵活的对缺失变量进行建模和插补。在 mice（）函数中，通过 block 参数对一组变量指定插补模型，从而实现对该组变量的联合模型插补。详细的 block 参数设置可以参考 mice（）函数的帮助文档。尽管 FCS 方法在理论上存在一些挑战，例如潜在的不兼容性风险，但在实际应用中，它表现出色，为处理缺失数据提供了有效的工具。

第三节　如何进行多重插补

本节将以 R 中的 MICE 包为例，介绍如何对缺失数据进行多重插补。MICE（Multivariate Imputation by Chained Equations）是一个 R 包，用于实施基于 FCS 的多重插补方法。MICE 是当下比较流行的进行多重插补的 R 包（表 20-1）。图 20-1 展示了 MICE 分析缺失数据的流程：

（1）创建多个插补数据集

（2）针对每个插补数据集进行数据分析

（3）将多个分析汇集成一个结果。

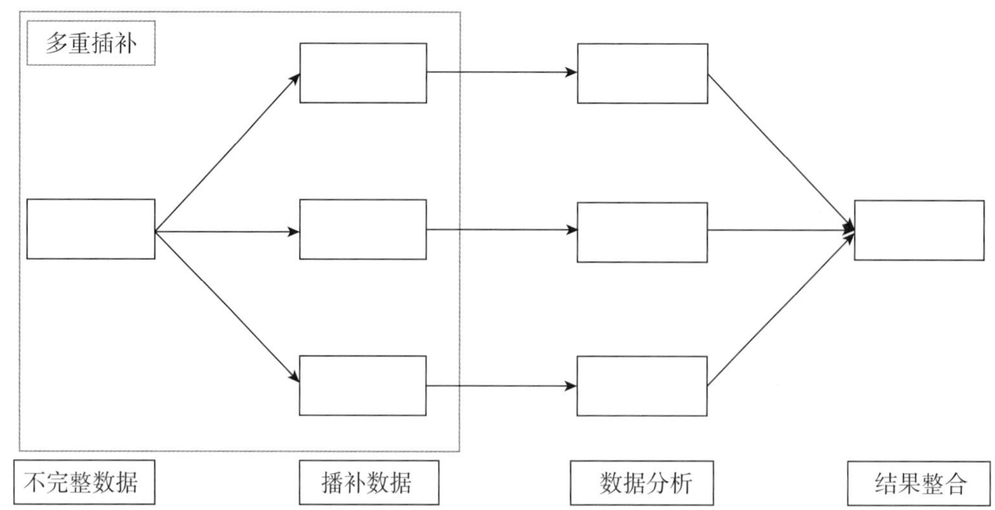

图 20-1　分析缺失数据的流程

表 20-1　MICE 包中不同的输出类型

类型	由什么函数产生	描述
mids	mice（）	多个缺失值的插补值
mild	complete（）	多个插补数据集
mira	with（）	基于多个插补数据集的分析
mipo	pool（）	多个分析汇集后的结果

指定插补模型是多重插补中最具挑战性的一步。为了生成合理的插补值和进行有效的后续统计推断，我们将在每一节中详细介绍基于 MICE 包进行多重插补的一般步骤。

一、判断 MAR 假设是否成立

通过对数据缺失原因进行分析，可以判断数据缺失是否是随机的。此外，对不完整的数据进行可视化分析有助于了解数据缺失的机制，包括各个不完整变量的缺失比例，以及寻找导致数据缺失的潜在变量。用于缺失数据可视化的 R 包有：VIM、ggmice、nanier 等，这些 R 包也可用于对插补数据集进行可视化。

MICE 可以用于插补随机缺失和非随机缺失的数据集。如果 MAR 假设成立，可忽略的数据缺失模型可以简化插补模型的建立。然而，对于非随机缺失的多重插补，需要额外的模型假设。以下简要列举了插补 MNAR 数据的方法：

（1）收集更多影响数据缺失机制的变量，以确保 MAR 假设成立。

（2）基于 Heckman 选择模型的插补模型。

（3）模式混合模型（pattern-mixed model）。

（4）敏感性分析（sensitivity analysis）。

二、插补模型的变量选择

变量选择是一个繁琐的步骤，尤其在高维变量数据的情况下。以下是一些关于插补模型变量选择

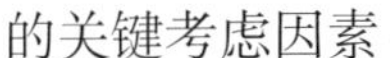

的关键考虑因素：

（1）在预测模型中出现的变量（自变量和因变量）。

（2）影响缺失数据机制的变量。

MICE 包包含几种有助于自动选择预测因子的工具。quickpred（）函数是定义预测矩阵（predictorMatrix）的快速方法。我们也可以通过 mice（）函数中的参数 predictorMatrix 以矩阵的形式来设置每个插补模型所包含的变量。例如，通常需要将“患者编号”（ID）这个变量从插补变量中剔除。PredictorMatrix 的行代表需要被插补的对象。如果矩阵元素的值为 0，则表示对应列的变量不包含在行变量的插补模型中；如果值为 1，则表示对应列的变量包含在行变量的插补模型中。矩阵元素的值也可以是 −2、2、3、4。这些值的设定通常用于多阶层插补模型（混合效应模型）中，例如，所有名称中带 2l 的插补方法。详细的预测矩阵的值的含义可以参考 mice.impute.2l.pan（）的帮助文件。mice（）可以自动检测多重共线性，并通过移除模型中的一个或多个预测因子来解决问题。虽然 mice 包可以基于提供的数据进行变量选择，在实际应用中，根据研究问题的背景知识同样可以为变量选择提供信息。尤其是用于排除明显不应用于插补的变量。

三、选择插补模型

FCS 算法要求为每个不完全变量分别指定一种单变量估算方法。表 20-2 列举了许多 MICE 包可选择的方法。

表 20-2　常见的 MICE 包内置插补函数

方法	描述	适用的数据类型
pmm	预测均值匹配	所有类型
cart	分类与回归树	所有类型
rf	随机树	所有类型
norm	贝叶斯线性回归	数值型
logreg	逻辑回归	二分类变量
poly	比例发生比模型	有序多分类
polyreg	多类别逻辑回归	无序多分类
2l.pan	线性混合模型	多层数据、纵向数据

数据类型在很大程度上决定了单变量插补模型的形式。mice（）函数会区分数值数据、二分类数据、有序（无序）多分类数据，多层数据和纵向数据，并设置相应的默认函数和相关参数。插补方法也可以在 mice（）函数中的 method 参数以向量的形式进行设定。表 20-2 中只列举了 MICE 包常见的内置插补方法。详细的内置插补方法可以参考 mice（）函数的帮助文档。

四、对衍生变量设定插补函数

在实际应用中，通常存在一些附加的数据知识难以被明确建模。例如，BMI=（体重 / 身高 ^{2}）的计算。如果（BMI、体重、身高）中的一个变量缺失，那么缺失的数据需要根据 BMI 的公式进行插补。这需要在 mice（）函数中进行特别设定。关于衍生数据的知识有多种形式，包括数据转换、交互项、求和、范围限制和多项式。以下以插补 BMI、体重和身高为例，介绍了 4 种常见的插补方法：

（1）先转换后插补（transform then impute）：将衍生变量视为独立变量进行插补。这种方法也被称为“只是另一个变量”（just another variable，JAV）。缺点是无法确保在插补数据中 BMI = 体重 / 身高 ^{2}。

（2）先插补后转换（impute then transform）：将衍生变量排除在插补过程之外，插补完成后再计算衍生变量的缺失值。该方法在对体重和身高进行插补后计算 BMI 的值，但 BMI 这一与身高和体重高度相关的变量并没有包含在身高和体重的插补模型中。

（3）被动插补（passive imputation）：在插补过程中即时进行转换。由于转换后的变量可用于估算，因此被动插补能够消除“先插补后转换”方法的偏差，同时保留在“先转换后插补”中被破坏的衍生变量的形式。

（4）SMC-FCS（substantive model compatible-fully conditional specification）：这种方法对于二次项、交互项和比例形式的衍生变量表现良好。详细内容将在下一部分进行介绍。

此外，还有其他针对特定衍生变量的插补方法。例如，Gerko 和 van Buuren 提出了基于多项式组合的二次项插补方法。Hron、Templ 和 Filzmoser 提出了一种基于 Aitchison 距离匹配的插补成分数据（compositional data）的方法。由于衍生数据形式的灵活性，选择适当的插补方法在实际应用中非常重要。

五、迭代次数的选择

在 FCS 算法中，迭代次数的选择是一个关键的指标，用于判断算法是否收敛。在 mice（）函数中，默认的迭代次数为 5，但可以通过设置 maxit（max iteration）参数来调整迭代次数。为了判断迭代次数是否足够，以及 FCS 迭代是否已经收敛，我们可以通过对一些统计量进行检测。

对于 mice（）函数返回的 mids 类别的输出对象，可以使用 plot（）函数来绘制所有插补变量的均值和方差。虽然均值和方差是 FCS 算法行为的重要统计量，但并不一定是研究人员最感兴趣的参数。因此，用其他参数代替均值和方差，并对其进行监测也是可行的。例如，可以考虑使用皮尔逊相关性或收敛统计量。

监测迭代的收敛性是确保插补过程有效的关键步骤。迭代次数的选择可能需要根据具体数据和应用的特点进行调整，以确保算法在合理的时间内达到收敛状态。

六、多重插补数据集数量 *m* 的选择

插补过少的数据集可能会导致较大的模拟误差和统计效率低下，尤其是在缺失信息比例较高的情况下。mice（）函数默认的插补数量为 m=5。对于中等程度的数据缺失，3 ~ 5 次插补被认为已经足以考虑到缺失数据的不确定性。然而，随着计算能力的增加，进行 20 次甚至更多次的插补可能会更为合理。Rubin（1987）提出，当没有变量存在超过 20% 的缺失时，10 次插补也许足够了。White 认为插补数量 m 至少应与有数据缺失的样本的占比一样大。von Hippel 提出了更先进的二段式方法来决定插补数量 m。插补模型构建是一个复杂的过程，因此在前期步骤可以使用一个较小的插补次数，例如 5 次，等到需要最后完善模型时再适当提高插补次数。这样的策略既能保证插补的效果，又能减少计算成本。

七、插补模型诊断

评估插补模型的拟合度对于建立准确的插补模型至关重要。一种常见的诊断方法是比较观测数据和插补数据的分布情况。合理的插补模型应当生成与观测数据分布相似的插补值。虽然随机缺失（MAR）机制可能导致观测数据和插补值之间的差异，但如果存在无法通过缺失机制解释的显著差异，这可能表明插补模型拟合不当。Bondarenko 和 Raghunathan 提出了一种用于比较观测数据和插补数据的概率分布的诊断方法。Gelman 等人还提出了通过图形分析的方式对插补模型进行检查。此外，检查插补模型的后验预测分布也是一种诊断插补模型的方法。这些方法有助于评估插补模型的合适性和准确性，确保插补结果符合观测数据的分布情况。

 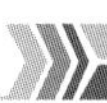

第四节　分析多重插补数据的几种思路

一、先分析数据后合并结果

假设我们想估计的参数为 Q，$\widehat{Q}_i$ 和 $\widehat{U}_i$ 分别代表第 i 个填补数据集中的点估计和对应方差，i=1，2，……，m 则为 Q 的估计值（回归系数），$\bar{Q}$ 为 m 个插补集的平均值 $\bar{Q}=\frac{1}{m}\sum_{i=1}^{m}\widehat{Q}_i$，其方差 T 应该包括两部分，一部分是 m 个插补集的组内方差 $\bar{U}$，$\bar{U}=\frac{1}{m-1}\sum_{i=1}^{m}\widehat{U}_i$，另一部分是 m 个数据集的组间方差 B，$B=\frac{1}{m}\sum_{i=1}^{m}(\widehat{Q}_i-\bar{Q})^2$，总方差 $T=\bar{U}+\left(1+\frac{1}{m}\right)B$。统计量 $(Q-\bar{Q})T^{-1/2}$ 为近似的，自由度为 v_m（Rubin，1987）的 t 分布，$v_m=(m-1)\left\{1+\left[\frac{U}{(1+m^{-1})B}\right]^2\right\}$。当完整数据集的自由度 v_0 较小，且存在一定程度的缺失时，填补后的自由度 v_m 可能远远大于 v_0，这是不合理的。因此 Barnard 和 Rubin 建议使用校正的自由度公式

$$v_m^*=\left[\frac{1}{v_m}+\frac{1}{v_{\widehat{obs}}}\right]^{-1} \qquad \text{公式 20-3}$$

其中 $v_{\widehat{obs}}=\frac{v_0+1}{v_0+3}v_0(1-\gamma)$，$\gamma=\frac{(1+m^{-1})B}{T}$。

Rubin 的规则主要原则包括：

（1）汇总参数估计：对于每个填补数据集，进行一次性的数据分析，得到关于参数的估计量（例如回归系数、均值等）并汇总。

（2）汇总标准误：对于每个填补数据集，计算估计量的标准误并汇总，考虑了填补数据的不确定性。

（3）计算置信区间和假设检验：利用汇总的参数估计和标准误，进行统计推断，如计算置信区间、进行假设检验等。这些统计推断应该反映了多重插补的不确定性。它是一种在缺失数据处理中被广泛接受的方法，能够提供可靠的统计推断，特别是在样本量较小或缺失数据较多的情况下，对结果的准确性和稳健性有很好的保证。

二、先合并数据后分析结果

通过这一方法得到的估计回归系数往往是无偏的。Robins 和 Wang 和 Kim 都曾提出过如何估计堆叠填补数据的标准误，但这两种方法都有其局限性。Wood 等提出的另一种估计方法则不适用于存在 MAR 的场景。

1. 将堆叠数据作为单一数据集分析

简单而言，是指将 m 个插补的数据集堆叠到一起，形成一个长数据集，确保每个数据集中的观测值与相应的权重一致。将堆叠后的数据集视为一个单一的数据集，一次性进行所需的分析。具体步骤如下，首先假设我们已经基于结局和协变量的信息对缺失数据进行多重插补，不同于 Rubin 合并原则，我们需要通过堆叠多重填补集从而产生一个长数据集。进而基于这个数据集进行加权分析，数据集中的每个研究对象将分配 1/m 的权重，m 为插补数据集的个数。

2. 对堆叠数据进行加权分析

Beesley 和 Taylor 则提出可以对堆叠数据进行加权分析。具体分析步骤包括：①基于协变量进行缺失插补，这一步基于 $f(X_i^{(缺失)}|X_i^{(观察值)})$ 分布假设，对 X_i 进行多重插补，实际操作中可以使用 MICE 包，给定其他协变量（不包括结局）的回归模型，对存在缺失值的每个协变量进行填补。如果结局变量也存在缺失，我们可以先忽略 Y 填补 X，然后在每个填补集中基于 $f(Y|X)$ 填补 Y。②堆叠填补数据，其中每个填补数据集的大小为 $n\times p$，总的数据集大小为 $Mn\times p$，又称为"高堆叠"（tall stacking）。另一种堆叠方法，对于不存在缺失数据的受试者在最终的数据集中只出现一次，总的数据集大小则为 $n_i+(n-n_i)\times M$ 行，又称为"短堆叠"（short stacking）。当 n 或者 M 较大时，后者更具有缓存和运算效率且不会影响后续权重计算。③在堆叠数据集中产生一列权重，该权重应等比例于 $f(Y_i|X_i)$，但实际运算十分复杂，因此我们替代使用 $f(Y_i\mid X_i;\widehat{\theta_{cc}})$，其中$\widehat{\vartheta_{cc}}$为基于完整数据集（CCA）得到的估计参数 θ。对于 i^{th} 研究对象的第 m^{th} 行填补 X_{im}，权重为 $\omega_{im}=\frac{f(Y_i\mid X_{im};\widehat{\theta_{cc}})}{\sum_{j=1}^{M}f(Y_i\mid X_{im};\widehat{\theta_{cc}})}$，如果采用短堆叠的方法，则完整数据的个体权重为 1。采用高堆叠方法，则完整数据的个体权重为 $1/M$。另一种权重计算方法 $\omega_{im}=\frac{f(Y_i\mid X_{\mathrm{im}};\theta_{\mathrm{cc}}^{m})}{\sum_{j=1}^{M}f(Y_i\mid X_{\mathrm{im}};\theta_{\mathrm{cc}}^{j})}$，两种方法实际一般差异不大。④拟合 $Y|X$ 模型进行加权分析得到估计参数 θ。

需要注意的是，如果研究目标仅限于点估计，且完整数据模型是线性的，则对堆叠估算数据的分析将产生无偏估计值。然而，堆叠分析将得到无效的检验统计量、置信区间或 p 值。

第五节 利用多重插补数据建立预测模型时的挑战及解决策略

Tsvetanova 指出，目前在临床预测模型的开发、验证和实施的各个阶段，对于如何处理缺失数据尚无明确的指导。本章将结合 Ewout 提出的预测模型开发和验证步骤来讨论如何在各个阶段处理缺失数据。

一、问题定义和数据检查

在处理分析数据时，首先需要深入了解问题背景和模型假设，这有助于建立预测模型、推断数据缺失机制，并进一步构建插补模型。

1. 预测模型与插补模型的兼容性

在临床模型预测问题中，有时我们会在进行具体研究之前，基于先前的研究和临床医学知识设立目标预测模型。本节将介绍在这种情况下，如何使插补模型与目标预测模型相协调。前文已经提到，预测模型和插补模型并非相同的概念。插补模型需要同时考虑预测模型中的变量和影响数据缺失机制的变量。

在已知预测模型的情况下，Bartlett 等提出了预测模型与插补模型的兼容性概念。他们指出，如果预测模型与插补模型是兼容的，那么存在一个联合模型，既包括预测模型又包括插补模型。不兼容的模型可能导致对实际预测模型参数的估计出现偏差，因此兼容性问题需要引起关注。

基于兼容性的思想，当已知预测模型时，对于不完整观测的自变量的插补模型可以表示为：

$$p(X_i\mid X_{-i},Y)=\frac{p(X_i,X_{-i},Y)}{p(Y,X_{-i})}\propto f(Y\mid X_i,X_{-i})p(X_i\mid X_{-i}) \quad 公式 20\text{-}4$$

其中 $f(Y\mid X_i,X_{-i})$ 是已知的预测模型。通过这样建立的插补模型，确保了与预测模型的兼容性。

例如，如果预测模型为 $Y=\alpha_0+\alpha_1X+\alpha_2X^2$，则建立 X 的插补模型为 $X=\beta_0+\beta_1Y$，是与预测模型不兼容的。上述提到的确保模型兼容性的插补方法可以通过 smcfcs 包实现。

在实际应用中，特别是在选择回归模型（如线性回归、广义线性回归、LASSO 回归）作为插补模型时，需要特别注意兼容性问题。随着机器学习和神经网络模型在多重插补中的应用增多，插补模型的灵活性也有了显著提升，兼容性问题得到了一定程度上的间接性的解决。

2. 纵向数据插补

纵向数据可以分为“长”和“宽”两种格式。以下是它们的简要描述：

（1）宽数据格式（wide format，如表 20-3）：

1）每个样本占据一行，每个变量占据一列。

2）随时间变化的测量值通常以不同的列呈现。

3）适合于每个测量在相同时间点进行的情况。

表 20-3　纵向数据的宽格式

编号	年龄	X_1	X_2
1	25	2	4
2	30	1	3
3	…	…	…

X_1 表示变量 X 在时间点 1 的值，X_2 表示变量 X 在时间点 2 的值。

（2）长数据格式（long format，如表 20-4）：

1）每个样本可能具有多条记录，每行代表一个观察。

2）一些不随时间变化的变量在每条记录中都是相同的，而其他变量则在各条记录中可能各不相同。

3）更适合于每个个体在不同时间点有多个测量值的情况。

表 20-4　与表 20-3 对应的纵向数据的宽格式

编号	年龄	时间点	X
1	25	1	2
1	25	2	4
2	30	1	1
2	30	2	3
3	…	…	…

两种数据格式各有优势，选择取决于具体的数据特点和分析需求：

（1）宽数据格式的优势：

1）更简洁，特别适用于数据在相同时间点收集的情况。

2）有利于插补与时间变化无关的变量。

3）更容易计算基本的统计量，如因变量在特定时间点的平均值、变化值等。

（2）长数据格式的优势：

1）更适用于不定期访问和漏访的情况。

2）明确的时间变量，更容易进行图表和统计分析。

在纵向分析中，特别是使用混合效应模型时，对于 MICE 包中的多层次模型进行插补，需要设定组变量、固定效果和随机效果变量。具体设置可以参考 MICE 包函数 mice.impute.2l.pan（）的帮助文档。

对于不规则数据收集点的纵向数据插补，van Buuren 提出了 time raster imputation model。其基本原理是通过线性 B 样条将不规则时间点观察的变量转化为重复观测变量，然后使用混合效应模型进行插补。如果需要同时插补重复观测变量和与时间变化无关的变量，可能需要在插补过程中嵌入数据长与宽格式间的转化。R 包 brokenstick 可以实现将不规则观测点转化为重复测量。

二、变量转换

预测模型变量预处理中，对变量进行转换是常见的操作，以获得更明显的线性关系。当数据存在缺失时，有两种常见的策略来处理变量转换和插补的顺序：

（1）先转换变量，再进行插补

优势：操作方便，无需对后续产生的多个插补数据集进行分别转换，可以得到一个统一的变量转换形式。

缺点：基于不完整数据得到的变量转换形式可能不是最优的。

（2）先插补，再进行变量转换

优势：得到保留原始数据集变量关系的多个插补数据集，基于单个插补数据集的变量转换形式具有灵活性和局部最优性。

缺点：不同插补数据集的转换形式不同，对于变量转换的解释有一定挑战。

这两种策略各有利弊。第一种策略操作简便，适合不依赖数据观测值的转化，例如对数转化。第二种策略保留了原始数据集的变量关系，并且因为有插补值的原因，更适合依赖完整数据的转化，例如二次项转换、标准化转换、三次样条转换等。当需要将不同插补数据集的转换形式汇集为一个表达式时，堆叠分析是比较好的选择。

在选择策略时，需要根据具体情况权衡操作方便性和对模型最优性的要求。

三、模型筛选

Brand 提出了分两步走的解决方案，用于处理变量选择和插补模型的兼容性。第一步是对每个插补数据集分别进行逐步模型筛选，然后构建一个新的预测模型，其中包含所有至少出现在一半以上的初始模型中的变量。这有助于排除意外选中的变量。第二步是对新的预测模型中的所有变量采用特殊的反向剔除程序。每个变量依次被剔除，然后汇总似然 p 值。如果最大的 p 值大于 0.05，则删除相应的变量，并在较小的模型上重复该过程。如果所有 p 值都小于 0.05，则筛选程序终止。这两步的组合能够相对改进完整案例分析的性能。

另一种方法是由 Yang、Belin 和 Boscardin 提出的基于贝叶斯模型平均法的变量选择技术。作者研究了两种方法，其中一种称为“先插补后选择”，在插补数据上应用贝叶斯变量选择方法；另一种称为“同时进行插补和选择”，将变量筛选和数据插补结合到一个吉布斯采样中。虽然后者的性能略优于前者，但前者的适用范围更广。

Wood、White 和 Royston 以及 Vergouwe 等研究了几种变量选择方法，包括多数法、堆叠法和 Wald 检验法。多数法在最终结果中选择那些出现在一半以上插补模型中的变量。堆叠法将多个插补数据集堆叠成一个数据集，为每条记录分配一个固定权重，并应用通常的变量选择方法。Wald 检验法根据从多个插补数据集计算出的 Wald 统计量进行逐步模型选择。多数法与 Brand 的第一步相似，而 Wald 检验法与 Brand 的第二步相似，只是用 Wald 检验替代了似然比检验。推荐使用 Wald 检验法，因为它是一种遵循鲁宾规则的成熟方法，而多数法和堆叠法没有考虑缺失数据造成的不确定性。Wood、White 和 Royston 发现，Wald 检验法是唯一保留 Ⅰ 型误差的方法。Wald 检验方法需要大量计算，但在小样本数量的数据中很容易获得。多数法的一个优点是可以深入了解插补数据集之间的差异性。堆叠法的优点是只需分析一个数据集。

Zhao 和 Long 推崇基于 Lasso 的方法，并回顾了近期关于归类数据变量选择的工作。Chen 和 Wang 提出的 MI-Lasso 方法对所有堆叠数据集的系数进行了测试，确保不同估算中模型的一致性。Marino、Buxton 和 Li（2017）提出了在多层次模型中选择协变量的扩展方法。

在实践中，将各种方法结合起来可能很有用。例如，在使用多数法和堆叠法进行预选后，再进行 Wald 检验。Martijn 创建的 R 包 psfmi 中提供了多种针对多重插补数据集的变量筛选函数，适用于比例风险模型、线性回归、逻辑回归等多种模型。

四、预测结果合并

当研究目标是预测表现时，例如，预测值的准确性，稳定性，有 3 种不同的思路。这三种思路分别涉及了不同的策略来处理多重插补数据集的建模和预测（图 20-2、图 20-3）：

（1）分别建模并平均预测

1）对每个插补数据集分别建立模型。

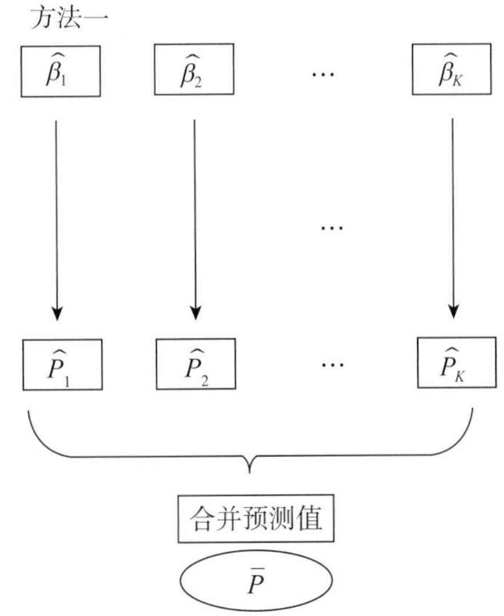

图 20-2　预测结果合并的第一种方法

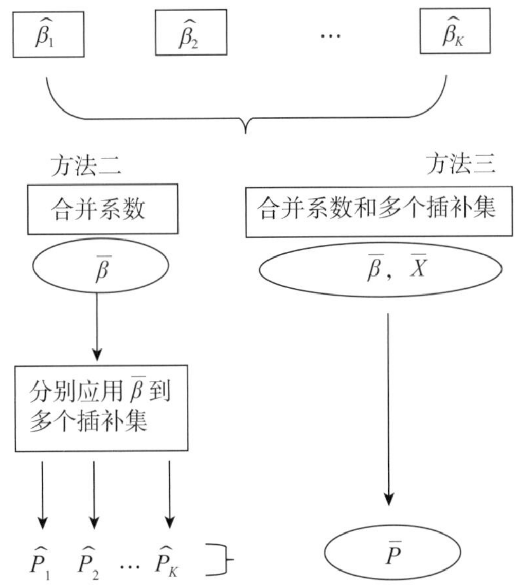

图 20-3　预测结果合并的第二和第三种方法

2）在每个模型上进行预测。

3）将多个预测平均为一个最终预测值。

这种方法简单直观，但可能忽略了模型之间的不确定性。

（2）分别建模，应用鲁宾规则汇集模型，再平均预测

1）对每个插补数据集分别建立模型。

2）利用鲁宾规则将多个模型的参数汇集成一个最终模型。

3）使用最终模型对每个插补数据集进行预测。

4）将这些预测平均为一个最终预测值。

这种方法考虑了模型参数的不确定性，但在模型汇集后再进行预测可能引入一些不确定性。

（3）分别建模，应用鲁宾规则汇集模型，合并数据后预测

1）对每个插补数据集分别建立模型。

2）利用鲁宾规则将多个模型的参数汇集成一个最终模型。

3）对多个插补数据集通过求均值等方式合并为一个数据集。

4）使用最终模型对合并的数据集进行预测。

这种方法在汇集模型时考虑了不确定性，同时也考虑了在数据集合并时的不确定性。

选择哪种方法取决于研究目标和具体情境。如果关心预测的准确性，可能需要通过交叉验证等手段来评估这些方法在具体问题上的表现。

Bart（2020）结合了交叉验证和先前提到的方法，并在特定的模拟场景中研究了利用逻辑回归对二元结果进行预测的效果。文中强调了在具体应用中，没有一种通用的方法能够在所有情境下都表现最佳。因此，了解各种合并预测的方法，并在实际问题中进行比较，是进行多重插补数据分析时的重要步骤。

研究者可能需要考虑以下几个因素：

（1）数据特性：不同的数据集特性可能对不同的预测方法产生不同的效果。例如，数据的缺失模式、数据的分布等。

（2）模型选择：不同的模型可能对合并方法产生不同的效果。在模型选择上可能需要尝试不同的算法和参数设置。

（3）问题类型：针对不同类型的问题（分类、回归等），合并方法的效果也可能存在差异。

总体而言，Bart 的建议强调了在实际应用中进行灵活性的选择，并通过实验证据来支持最终的方法选择。这样的实证比较可以为研究者提供在给定问题背景下最有效的处理多重插补数据的方法。

五、模型表现评估

鲁宾规则通常用于合并近似正态分布的统计量。然而，当处理不符合正态分布的统计量时，如相关系数、概率比、相对风险、危险比以及其他解释方差的度量时，适当的变量转换变得可以得到更好的方差估计和置信区间估计。以相关系数 ρ 为例，通常通过费舍尔 Z 转换使得 ρ 趋于正态分布：

$$Z=\frac{1}{2}\ln\frac{1+\rho}{1-\rho} \qquad \text{公式 20-3}$$

在样本量较大的情况下，Z 趋近于方差为 $1/(n-3)$ 的正态分布。从而可以对 Z 应用鲁宾规则。通过逆费舍尔转换，可得到相关系数的可靠置信区间：

$$\rho=\frac{e^{2Z}-1}{e^{2Z}+1} \qquad \text{公式 20-4}$$

表 20-5 展示了对一些非正态分布的统计量进行转化的过程，使其趋近于正态分布，从而符合鲁宾规则的应用条件。

表 20-5　对各种类型的统计数据进行正态转换的建议

统计量	转化	参考资料
相关系数	费舍尔 Z 变换	[7]
概率比	对数	[68]
相对风险	对数	[68]
风险比	对数	[69]
可解释变异 R^2	对可解释变异的平方根进行费舍尔 Z 转换	[70]
生存概率	互补对数（complementary log-log）	[69]
生存分布	对数	[69]

当统计量的正态分布假设不确定，并且其方差无法估计时，Clarkl 和 Marshall 提出用在多个插补数据集中估算的统计量的中位数、四分位数间范围或全范围能反映统计量的数值分布情况。然而，有时，我们可以借助 bootstrap 方法计算统计量的置信区间。在接下来的模型验证部分，我们将详细介绍如何运用 bootstrap 方法来计算在多个插补数据集中的统计量置信区间。

此外，模型系数的显著性检验是一种常见的模型评估方法，通常涉及对多个系数进行检验。Schafer 提出了 3 种多系数的显著性检验方法：多维 Wald 检验、合并统计测试和似然比检验。接下来将简述如何将多个插补数据集的检验结果汇总。

Li、Raghunathan 和 Rubin 提出了适用于鲁宾规则的多维 Wald 检验。该方法需要估算多维统计量的均值向量和协方差矩阵。在 MICE 包中，可以通过 D1 函数对多重插补数据集进行多维 Wald 检验。然而，随着样本量的增加，多维 Wald 检验可能变得繁琐。而且某些检验（如曼 - 惠特尼检验、符号检验）只提供 p 值结果。在这种情况下，我们可以应用合并统计测试。Rubin 和 Li 等介绍了如何在多重插补数据集中应用合并统计测试。该测试可以合并多个插补数据集中得到的不同 p 值、t 值和卡方值。此方法可以通过 MICE 包中的 D2 函数实现。Meng 和 Rubin 提出了适用于鲁宾原则的似然比检验。这个检验方法不需要事先知道统计量的协方差矩阵，而且不需要多维统计量符合正态分布。在 MICE 包中，可以通过 D3 函数实现。

六、模型的验证

1. 外部验证

外部验证，即对新数据进行预测时，Jeroen 建议利用在模型开发时得到的多重插补模型和预测模型对新的缺失数据进行插补和预测。通过对多个预测值求均值来得到最终的预测值。

2. 内部验证

内部验证是评估模型有效性的一种常见方法。将多重插补与内部验证结合通常采用以下几种策略（图 20-4，图 20-5）：

（1）先进行插补，然后进行内部验证。

（2）先进行插补，然后进行内部验证，但对于自变量的插补模型不包含因变量，以防止插补模型对后续预测模型的信息泄露。

（3）先区分训练集和检验集，然后分别对它们进行独立插补。

Simone 在其研究中考察了 bootstrap、下采样和交叉检验等内部训练方法，并结合上述三种策略。假设进行 B 次内部训练和 M 次多重插补，3 种方法都会得到 $B\times M$ 个 $\theta^{(b,m)}$ 模型有效性的衡量估计。Simone 提出了汇总 $B\times M$ 个模型有效性衡量估计的方法：即对 $B\times M$ 个 $\theta^{(b,m)}$ 估计取均值。基于特定的数据模拟场景，Simone 认为先通过 bootstrap 区分训练集和检验集，然后分别对它们进行插补是一

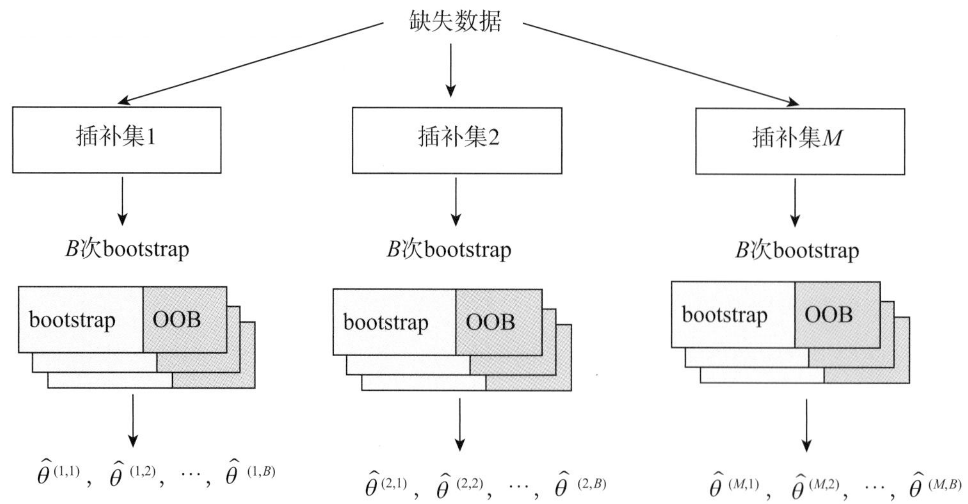

图 20-4　先插补后内部验证（方法一和方法二）

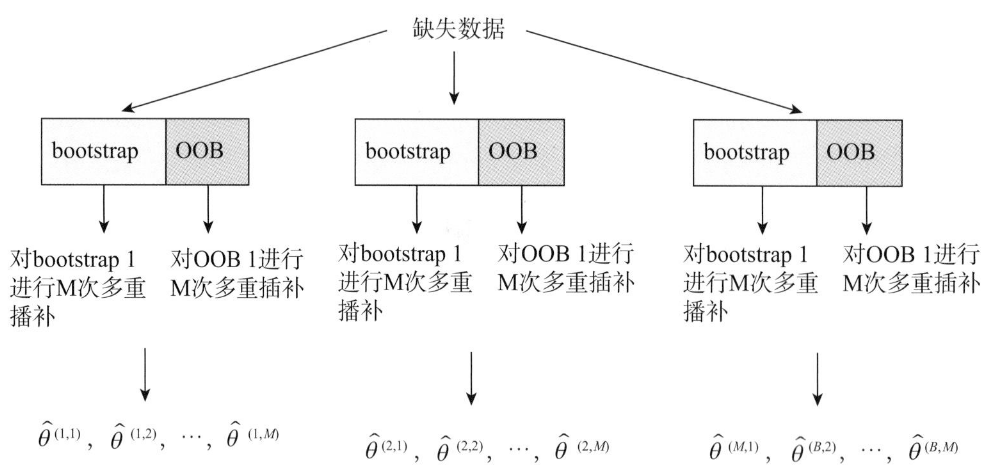

图 20-5　先划分数据集再插补（方法三）

种较为有效的方法。然而，这一结论不一定适用于所有情况。

在 R 包 psfmi 中，函数 psfmi_perform（）可用于对多重插补数据集中的逻辑模型进行内部训练和模型表现评估。该函数提供了 5 种策略：

（1）MI_boot：先进行多重插补，然后对每个插补集进行 bootstrap。

（2）boot_MI：先进行 bootstrap，然后对每个 bootstrap 集进行多重插补。

（3）cv_MI：在每个交叉验证折叠中分别对训练集和检验集使用多重插补。

（4）cv_MI_RR：在每个交叉验证折叠中分别对训练集和检验集使用多重插补，通过鲁宾规则汇集模型。

（5）MI_cv_naive：先进行多重插补，然后对每个插补数据集进行交叉检验。

需要注意 3 与 4 的区别：方法 3 中交叉验证的是每个多重插补集中训练的逻辑模型，而方法 4 中交叉检验的是经过鲁宾规则汇集之后的逻辑模型。

3. bootstrap 用于计算置信区间

bootstrap 不仅可以用于模型有效性的内部检验，同时也可以用于计算统计量的置信区间。特别是

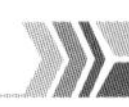

在没有标准差解析式或相关参数分布不对称的情况下，使用 bootstrap 可以得到有效的置信区间。将 bootstrap 运用到多重插补中有四种策略：

（1）先进行多重插补，得到 M 个数据集，然后对每个插补数据集进行 B 次 bootstrap 取样，接着对 $B \times M$ 个 bootstrap 样本进行估计，最终从 $B \times M$ 个估计值 $\theta^{(b,m)}$ 的经验分布中取 $\frac{\alpha}{2}$ 和 $1-\frac{\alpha}{2}$ 百分位点作为置信区间的上下确界。α 为置信水平。

（2）先进行多重插补，得到 M 个数据集，然后对每个插补数据集进行 B 次 bootstrap 取样。基于 bootstrap 样本，我们可以计算每个插补数据集的估计值的方差，然后使用鲁宾规则得出置信区间。

（3）先对不完整数据进行 B 次 bootstrap 取样，然后对 B 个 bootstrap 样本分别进行 M 次多重插补。接着对 $B \times M$ 个 bootstrap 样本进行估计，最终从 $B \times M$ 个估计值 $\theta^{(b,m)}$ 的经验分布中取 $\frac{\alpha}{2}$ 和 $1-\frac{\alpha}{2}$ 百分位点作为置信区间的上下确界。α 为置信水平。

（4）先对不完整数据进行 B 次 bootstrap 取样，然后对 B 个 bootstrap 样本分别进行 M 次多重插补。分别对 M 个估计量求均值可以得到 B 个基于不同 bootstrap 样本的估计量，最终从 B 个估计值 $\theta^{(b)}$ 的经验分布中取 $\frac{\alpha}{2}$ 和 $1-\frac{\alpha}{2}$ 百分位点作为置信区间的上下确界。α 为置信水平。

Michael 认为当插补模型被正确建立时，第二和第四种方法可以得到有效的置信区间。Bartlett 评估了在插补模型错误建立的情况下，这四种方法的表现。他认为，在插补模型不可信的情况下，先 bootstrap 后插补能更加稳定地得到一致估计量和有效的渐进方差。为了减轻 bootstrap 的运算负担，von Hippel 和 Bartlett 提出了一个基于先 bootstrap 后多重插补的点估计和置信区间的计算方法。

七、模型展示

方法学篇第十一章中的大多数模型展示方法适用于通过鲁宾法则和数据堆叠获得的单一模型的系数，例如适用于 nomogram 的方法。然而，如果采用其他合并方法，比如模型平均（model average），则可能需要使用网页计算器或小程序等工具。

第六节　本章小结

多重插补是一种被广泛用于处理数据缺失的方法。然而，在实际应用多重插补时，面临着多项挑战，其中包括对数据缺失机制的准确判断、影响数据缺失机制的变量的选择等问题。此外，有效地将多重插补与各种建立预测模型的步骤相结合，也需要在不同的策略中做出选择。这使得研究变得更加复杂。值得注意的是，没有一种结合策略适用于所有情况，研究人员应根据数据的具体特征来选择最合适的策略，以回答临床或公共卫生领域的问题。

（蔡明旸）

第二十章参考文献

第二十一章　基于机器学习的预测模型概述

近年来，基于机器学习（machine learning，ML）领域的方法来开发临床预测模型的流行度迅速增加。本章将从机器学习定义，常见方法简介，及其与经典统计方法建模的比较几个方面来简要介绍基于机器学习的临床预测模型。本章将重点介绍基于机器学习的预测模型开发和评估中需要注意的问题。最后，我们将提供基于机器学习的临床预测模型的应用案例和相应 Python 代码。

第一节　机器学习的简要介绍

一、机器学习的定义及和人工智能的关系

机器学习是人工智能（artificial intelligence，AI）领域的一个子领域。人工智能泛指利用计算机（机器）模仿人类思维解决问题和做出决策，而机器学习是应用于数据分析领域的人工智能方法，是计算机科学和统计学的交叉。具体来说，机器学习本质上是一系列各种各样的算法，这些算法可以识别数据特征，从经验中学习，并在暴露于更多数据时能自我修正，从而最大限度地提高预测准确性。而这一过程较少依赖于人工干预，即无需研究人员对每一个步骤进行具体明确的编程，而是使用算法和大量数据来“训练”机器，使其能够自动学习如何执行任务。

二、机器学习和深度学习的关系

正如机器学习是人工智能的一个子集一样，深度学习也是机器学习的一个子集。三者的关系如图 21-1 所示。

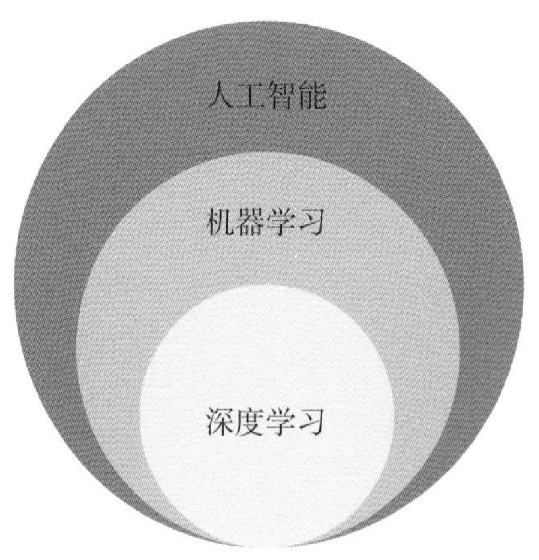

图 21-1　人工智能、机器学习和深度学习的关系

深度学习基于人工神经网络（artificial neural network，ANN）。人工神经网络通过一系列算法模拟人类大脑，其基本结构类似于生物神经网络，包括输入层、隐藏层和输出层（图 21-2）

输入层和输出层分别用于接收数据的输入和提供预期的输出，而隐藏层用于从输入数据中学习任何隐藏的特征。隐藏层可以有多层，且其中的具体运算过程在训练过程中是不可观察的（即常说的“黑箱”）。深度学习的“深”指的就是隐藏层的深度，而深度神经网络是指有两层及以上隐藏层的人

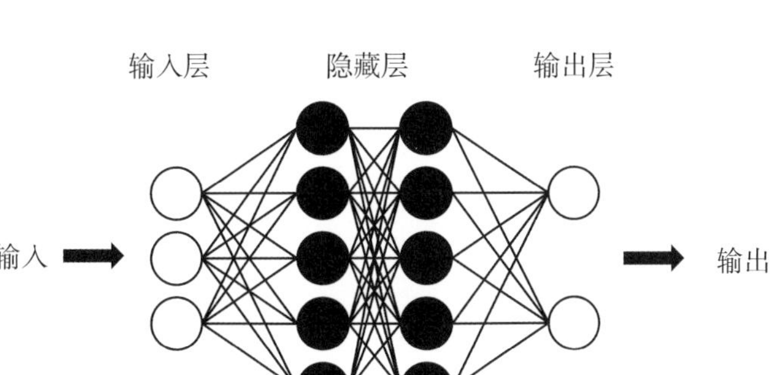

图 21-2　深度神经网络基本结构

工神经网络。

与经典线性模型相比，深度学习的一个重要优点是在层与层之间加入非线性激活函数（activation function）使它可以学习到复杂的非线性特征，这使得它在识别图像、语音和文本等应用中非常有效。但是，深度学习模型通常需要使用大量的训练数据进行训练，算法非常复杂，因此需要有更强大计算能力的、更先进的硬件来运行，如多核中央处理器（CPU），图形处理器（GPU）和张量处理器（TPU）。

三、机器学习的分类

根据训练数据中目标预测任务的正确结果的存在与否和存在的多少，机器学习算法可主要分为 3 类：①监督学习（supervised learning）；②无监督学习（unsupervised learning）；③半监督学习（semi-supervised learning）。

监督学习中用于训练的数据皆含有正确的目标预测结果信息（即标记数据）；该类算法的目标是从训练数据中的“正确输出结果”中学习，从而预测新输入的无标记数据的输出。按照目标预测任务的类型，监督学习可以分为两类问题：①分类：预测的输出结果是分类变量（如“是”或“否”）。②回归：预测的输出结果是连续性变量（如血压）。

无监督学习算法使用仅含输入数据特征，而不含有目标预测结果信息的数据（即，未标记数据）。该类算法主要用于前期数据挖掘探索和预处理阶段。无监督学习算法主要用于 3 个任务：①聚类：根据未标记数据特征的相似性和差异对数据进行分组。②关联：基于不同的规则，查找数据集中各个变量之间的关系。③降维：降低输入数据集的特征（或者维度），同时保证数据的完整性。

半监督学习则结合监督学习和无监督学习，先使用标记数据训练模型，再用模型预测大量未标记数据，最后用预测的标记数据再训练模型。因为在实际应用中，未标记数据比标记数据更容易获取，半监督学习可以避免数据和资源的浪费，同时可以利用标记数据构建初始模型，并利用未标记数据来提高模型精度。

四、常见的机器学习方法简介

在临床预测模型领域，主要使用监督学习来建模。而无监督学习主要用于数据预处理，如使用聚类分析来对数据进行降维。接下来我们对常用的监督学习建模方法进行简要介绍。scikit-learn 是机器学习领域非常流行的 Python 库，他提供了许多用于训练、评估和使用机器学习模型的工具。较为完整和详细的机器学习理论和 scikit-learn 使用方法可参考阅读 scikit-learn 的用户指南（中文版：https：//github.com/apachecn/sklearn-doc-zh）。

1. 正则化技术：岭回归、Lasso 和弹性网络

正则化（regularization）是一种常见的机器学习技术，它的目的是通过限制模型的复杂度来防止

过拟合。在统计学中，过拟合是指模型在训练数据上表现得很好，但在测试数据上表现不佳的情况。过拟合可能会导致模型在实际应用中的性能变差。正则化通过向模型的损失函数中添加一个惩罚项来限制模型的复杂度。模型在训练时，损失函数不仅要考虑到训练数据的误差，还要考虑到增加模型复杂度的惩罚。这样，模型在训练数据上的表现就会变得比较保守，从而防止模型过拟合。正则化是一种重要的机器学习技术，它可以帮助我们训练出外推性更好的模型。这样的模型不仅能够在训练数据上取得好的表现，还能够在测试数据，甚至外部验证数据上取得更好的表现。

岭回归（ridge regression）、Lasso 和弹性网络（elastic net）均属于常见的正则化方法。它们三者的主要区别在于所使用的正则化项。具体来说，岭回归通过向损失函数中添加 L2 正则项来限制模型的复杂度。而 Lasso 通过向损失函数中添加 L1 正则项来限制模型的复杂度。弹性网络则是 L1 正则化和 L2 正则化的结合。岭回归和 Lasso 均使用 λ 作为惩罚系数，λ 取值越大，回归系数收缩程度越大。但是在岭回归中，回归系数无法收缩到 0，因此岭回归的结果中包括所有的备选预测变量，没有做变量筛选。而 Lasso 可以将预测变量的回归系数压缩到 0，从而筛选出有价值的预测变量，开发出更精简的模型。因此在预测模型的实际应用中，Lasso 比岭回归更多地被选择使用。尽管如此，Lasso 有两个主要缺点。首先，它不能选择比训练数据中样本数量更多的特征，这使 Lasso 处理高维特征的数据时不能很好地选出真实的模型。其次，如果数据包含一组高度相关的特征，Lasso 将从该组中随机选择一个特征。但是这些高度相关的特征可能需要同时存在时，才能共同发挥预测作用。而弹性网络可以结合 L1 和 L2 正则化各自的优点，既可以做到变量筛选，又可以较好地克服上述 Lasso 的两个缺点。与 Lasso 模型相比，弹性网络模型具有更好的稳定性。对于一组高度相关的特征，Lasso 模型会随机选择一个特征，而弹性网络模型会倾向于选择所有特征。

以上 3 种机器学习正则化方法通常使用于传统统计线性模型，如 logistic 回归模型和 Cox 比例风险模型等。

2. 支持向量学习

支持向量学习（support vector learning）利用支持向量（support vectors）来构建分类模型。简单来说，该方法通过将数据投影到一个高维特征空间来进行分类。它通过找到一个分隔超平面（separating hyperplane），使得分类错误率最小，且该分隔超平面与数据点的距离最大，从而使模型具有很好的泛化能力。此外，支持向量学习也可以用来解决回归问题。与分类问题不同，回归问题中的超平面不再是一个分隔超平面，而是一个拟合数据的超平面。支持向量学习还可以通过内核技巧（kernel trick）来扩展到非线性分类问题。

3. 朴素贝叶斯

朴素贝叶斯（naive Bayes）方法基于贝叶斯定理。该方法假设每个特征之间相互独立，从而可以大大简化计算过程，降低计算复杂度和所需存储空间。朴素贝叶斯方法通常用于分类问题，并且在处理大量数据时表现出较好的性能。在临床预测模型领域，朴素贝叶斯分类器可以用于诊断疾病、预测患者恢复情况以及预测患者对某种治疗方法的反应等。例如，朴素贝叶斯分类器可以用于预测心脏病患者是否需要手术。

4. 集成方法

集成算法的目的是将多个模型的预测结果综合起来，以提高单个预测模型的通用性和预测准确率。集成方法包括两个步骤：训练多个基础模型，然后将这些模型的预测结果综合起来。集成方法一般分为两种：平均法（averaging methods）和提升法（boosting methods）。平均法的原理是构建多个独立的预测模型，然后取它们的预测结果的平均。一般来说，组合之后的预测模型是会比单个预测模型更好，因为预测的方差减小了。此种方法的常见的算法有随机森林。相反，在提升法中，单个预测模型是按顺序建立的，并试图减小预测模型组合的偏差。其动机是将几个弱模型（weak learner）结

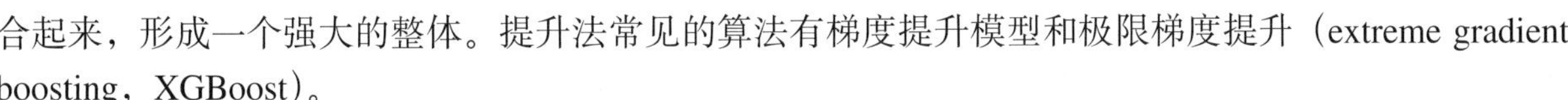

合起来，形成一个强大的整体。提升法常见的算法有梯度提升模型和极限梯度提升（extreme gradient boosting，XGBoost）。

（1）随机森林：随机森林（random forest）通过训练多个决策树（decision tree），并将它们的结果结合起来预测目标变量，从而提高模型的泛化能力。在训练随机森林模型时，算法会生成若干决策树，每棵决策树都是在一个随机的训练子集上训练的。这样做的好处是，每棵决策树都可以得到不同的训练数据，从而避免了单棵决策树对训练数据的过度拟合。另外，每棵决策树在训练时还会随机选择一部分特征，这也有助于避免过度拟合。在预测分类结局时，随机森林模型会让每棵决策树预测目标变量的值，然后对所有决策树的预测结果进行投票，最终预测结果即为票数最多的类别。此外，随机森林还可以用于回归问题，并且可以获得输入变量的重要性排序，从而进行特征选择。

（2）梯度提升模型：梯度提升模型（gradient boosting model，GBM）的工作原理是通过迭代地训练一系列的决策树模型，每次模型的训练都是基于上一次模型的预测结果。GBM 使用轮流训练模型的方式来提升模型的准确度。每次迭代时，GBM 会训练一个新的决策树模型来对前一次模型的预测结果进行修正。这样一来，每个模型都会为前一个模型做出贡献，最终模型的准确度就会提升。梯度提升模型是一种非常强大的机器学习算法，在许多应用中都能取得很好的效果。但它的缺点在于训练时间较长，对大数据集内存需求大，以及对异常值敏感。

（3）XGboost：XGBoost 是一种常用的集成学习算法，XGBoost 在模型预测比赛中非常流行，因为它的计算速度很快，而且在许多情况下都能取得很高的精度。XGBoost 是一种基于决策树的集成学习算法，它使用连续多棵决策树进行预测，并且在每棵决策树的训练过程中使用了一些技巧来提高模型的精度。其中一个重要的技巧就是对决策树的每棵子树进行正则化，这样可以防止过拟合。XGBoost 还支持并行计算，可以通过分布式训练来提升计算效率。它还支持自动调节决策树的深度，从而使得模型更加灵活。

5. 神经网络

神经网络的基本理论见本节第二部分。TensorFlow 和 PyTorch 是目前最流行的两个深度学习 Python 库。新手可以先尝试使用 TensorFlow 的 keras 库，因为它提供了大量而详细的文档说明和示例代码。而 PyTorch 的设计更为灵活，更适合研究和开发新模型。

6. 机器学习模型的选择

以上介绍的常见机器学习方法，均适用于基于横断面数据的临床诊断模型。对于基于删失数据的预后模型，可以参考使用 Python 的 scikit-survival 库。该库涵盖了常见的可以处理生存数据的机器学习方法，包括使用正则化技术（即岭回归、Lasso、弹性网络）的 Cox 模型、随机生存森林（random survival forest）、梯度提升模型和生存支持向量模型。此外，XGBoost 也可以用于预测生存概率并分析影响生存率的因素。2018 年开发的神经网络模型 DeepSurv 被几项研究应用于基于生存数据的预后模型的开发，并取得较好的模型表现。对于高维数据，如生物信息领域的组学数据（如基因表达、甲基化数据等），有一系列专门处理这类数据和生存结局的深度学习方法最近被开发，如 Cox-nnet、Deep Bayesian Perturbation Cox Network、DeepSurv EWAS 等。但这些新开发的方法尚未被广泛使用和比较。

在选择具体的机器学习模型时，应该主要考虑以下几个因素：①预测结局：例如是分类还是回归问题。②所使用的数据特点：例如是否是高维数据。③算力：例如是否有足够的计算资源和时间来训练复杂的大型模型（如深度神经网络）。对于几个理论上均合适的机器学习模型方法，一般将这几个备选方法均用来训练数据，最后选择一个在验证集上表现最好的模型。嵌套交叉验证（nested cross-validation）是一种较为稳健的评估机器学习模型性能，从而进行模型选择的方法。其主要流程是将模型超参数优化（调参）的多折交叉验证嵌套于模型选择的多折交叉验证中。这种方法可以降低模型调参过程中过度拟合原始数据的风险。但嵌套交叉验证的缺点是计算量很大，可能需要较长的训练时间和更好的硬件设备。

第二节 基于机器学习与基于经典统计方法临床预测模型的比较

一、机器学习和统计建模的相似之处

机器学习与经典统计方法之间的区别一直是一个颇受争议的话题。主要因为虽然有一些方法只属于机器学习领域（如神经网络）或者只属于统计学领域（如卡方检验），但有一些方法既属于机器学习又属于统计学领域（如线性回归）。同样，机器学习方法（主要指监督学习）和经典统计方法均可用于预测模型的开发，且二者之间有一些相似之处。首先，二者均开始于一个假设，即来自过去的数据和观察可以用于预测未来，因此均需要数据具有代表性和外推性。其次，机器学习和统计分析对于变量的定义，虽然名称不同，但其本质是相互对应的：统计分析中的自变量 X 和因变量 Y 分别对应于机器学习中的特征（feature）和目标 / 标签（target/label）。最后，机器学习中用于衡量预测值和实际值的差异的损失函数（loss function），有一些是和统计学重合的，比如均方误差（mean squared error，MSE）。

二、机器学习和统计建模的区别

1. 目的和建模过程

机器学习模型和统计模型的最主要的区别来自于它们的出发点和目的。简而言之，机器学习模型主要旨在不断优化模型而做出最准确的预测，而统计模型兼顾解释和预测自变量和因变量之间的关系。与统计方法中的线性模型不同，机器学习一般不需要对自变量和因变量之间的潜在关系进行假设，也不需要了解正在研究的总体的基本分布，研究者只需要输入所有数据，机器学习算法便可自动处理数据并发现其中潜在的模式，并可使用这些模型对新数据进行预测。在机器学习领域，很多模型是基于非参数方法的。其中模型的结构没有被指定或者未知，不需要基于数据线性、独立性、正态分布或者方差齐性等假设来建模。机器学习一般将算法视为“黑匣子”——不关注运算细节，只要求模型预测准确。与之相比，统计学通常基于一系列前提假设，并能够计算一个置信度来量化用样本来推断总体的不确定性。下面一个线性回归的例子可以进一步比较机器学习和统计建模的不同。

线性回归既属于机器学习方法也属于经典统计方法，但同一种方法在两个领域的构建和解释存在很大差异。在机器学习领域，建模被称为“训练模型”，且模型验证是机器学习过程的一个固有部分。具体来说，数据被随机划分为训练集和测试集，其中训练集用于模型训练，从而拟合线性回归模型，随后在测试集上计算模型的性能（即损失函数，在该例子中常用的是均方误差）。然后根据测试集上模型的表现来调整更新训练过程中估计的参数，并在测试集中再次计算更新的模型的表现。这一过程反复进行，最终的目的是在测试集上获得最佳的模型表现，即达到模型收敛。相比之下，统计学中的线性回归是使用数学方法（常用最小二乘法）找到一条直线，使所有数据的均方误差最小。这一过程使用所有数据，不将数据拆分为训练集和测试集。且在使用线性回归之前，需要数据符合线性、正态性、独立和方差齐性的前提假设。该模型的重点是描述自变量和因变量之间的关系（即统计推断），对新的数据进行预测比较谨慎。另外，评估模型的方式不涉及测试集，而是涉及评估模型回归系数的大小、方向性和可信度。

综上，机器学习和经典统计学的主要区别在于它们的目的和应用。经典统计学主要是用来做统计推断，而机器学习主要是用来做预测。机器学习还与经典统计学在建模过程中有所不同，因为它是使用误差下降的算法来学习规律，而不是设计方程求解算法或人为假设参数。

2. 基于机器学习的临床预测模型的优点

（1）对数据的要求灵活：如上文所述，机器学习对输入数据的前提假设要求没有像经典统计方法那样严格。例如，预后模型常用的Cox比例风险模型，需要数据满足等比例风险（proportional hazards）假定，以及连续性自变量和因变量之间满足线性关系。而现实世界中的数据常常较难满足这些前提假设。尽管经过变量变换可满足统计模型前提假设，但也使得模型的可解释性降低。相比之下，机器学习方法对数据做出最低限度的假设，且通过模型算法内的非线性变换操作，即使在数据存在复杂的非线性作用的情况下，也可以有效使用。

此外，大多经典统计方法都是基于和应用于低维数据（即样本量远大于自变量/特征数量）。但随着新的自动化数据收集技术的发展，高维数据（即特征数量远大于样本量）在很多医学领域变得越来越普遍。例如，基因组学领域，现在常用的全基因组甲基化高通量测序技术可以检测超485 000个基因甲基化位点，而样本数往往只有几百到几千。此外，很多甲基化位点之间存在高度相关性。对于这种高维数据，大多经典统计模型不再直接适用，因为分析容易出现过拟合和多重共线性问题。而机器学习有很多有效的降维（如聚类），和降低模型过拟合（如正则化）的方法，因此可以相对来说较为有效地处理高维数据。

最后，除了常见的表格数据形式外，机器学习，尤其是深度学习，还可以处理和利用图像、声音、文字和录像信息，来进行结果预测。这也是经典统计方法难以实现的。

（2）模型的精度：在数据量大且较为复杂的情况下，机器学习模型可能比统计模型更加精确。这主要是因为机器学习模型能够从大量的数据中自动学习特征，并且可以通过优化超参数和模型选择来获得尽可能高的预测准确性。而统计模型则更大程度上依赖人为地指定模型的形式和特征。此外，机器学习模型还有一些特征，使其能够在许多应用中比统计模型更加准确：①很多机器学习模型可以处理高维数据，而统计模型往往不能；②机器学习模型有很多技术可以捕捉数据的非线性关系，而统计模型往往假设数据具有线性关系。但值得注意的是，这并不意味着机器学习模型总是比统计模型更好。在某些情况下，统计模型可能比机器学习模型更加准确，例如当数据具有较强规律性且维度较低时。

3. 基于机器学习的临床预测模型的缺点

（1）模型的稳定性：机器学习模型的稳定性通常比统计模型要差，主要有以下几点原因：①统计模型通常建立在统计学的理论基础上，而机器学习模型往往是基于计算机科学的方法建立的，其中涉及一些局部优化计算的算法往往带来一些随机性。由于统计模型基于更为严谨的理论基础，因此更具稳定性。②统计模型和机器学习模型相比一般具有更精简的模型结构，而机器学习模型的复杂度通常更高，因此它们可能更容易过拟合，即对随机产生的噪声进行拟合从而导致稳定性较差。③机器学习模型的训练过程通常比较复杂，需要进行大量的超参数调优，而不同的超参数可能会产生不同的模型，从而影响模型的稳定性。

综上，机器学习模型的表现取决于训练数据的分布，而统计模型的表现取决于数据生成过程的假设。如果训练数据的分布与测试数据的分布不同，则机器学习模型的性能会受到影响。另外机器学习模型更容易过拟合以及受超参数的影响，从而使其稳定性不如统计模型。

（2）模型的训练速度和可解释性：对于大型数据集，机器学习模型的训练速度可能较慢，且需要大量计算机资源。其中最具有代表性的例子是训练深度神经网络模型。深度神经网络中包含大量的参数，因此训练这种模型需要大量的计算和迭代次数，以便模型能够较好的拟合数据。因此训练深度神经网络速度通常会比较慢。尤其当输入数据量大或者特征数量多时。因此，训练深度学习模型时通常会使用图形处理器（graphic processing unit，GPU）来加速计算，因为GPU具有成千上万的核数和高性能的浮点运算能力，可以在短时间内处理大量的数据。

此外，机器学习模型的可解释性往往不如经典统计模型。这是因为经典统计模型通常具有更直观简洁的模型结构，更少的输入变量，并且更少受噪声和数据不平衡的影响。相比之下，机器学习模型通常具有更多的参数量和更复杂的模型结构，且其决策过程并不是由明确的规则驱动的，而是通过在训练数据上找到最佳参数来拟合数据的。这种方法往往能够产生很高的准确性，但是很难解释其决策过程。这种解释性差常常是应用机器学习预测模型在做出决策时遇到的一个挑战。因为医生需要了解为什么模型预测患有某种疾病的概率很高，以便能够进行进一步的诊断和治疗。为了提高机器学习解释性，可以考虑使用以下方法：①优先使用具有较少参数的模型结构，例如少量特征的线性回归模型或树的深度浅的决策树模型，从而减少模型的复杂度；②使用降低数据维度（如特征选择）的方法来减少输入变量的数量；③可以使用可解释性分析工具［例如 LIME（local interpretable model-agnostic explanations）或 SHAP（shapley additive explanations）］，来解释机器学习预测模型的决策过程。

三、机器学习和统计建模的选择

经典统计模型和机器学习模型有各自的优缺点，并没有绝对的优劣之分。对于机器学习模型和统计模型的选择很大程度上取决于现有的数据量、数据类型、应用场景和目标。在二者之间做出选择时，可以考虑以下几点因素：①数据集的大小：机器学习模型通常需要大量的数据来进行训练，因此在数据集较小的情况下，经典统计模型可能更适合。②数据的类型：原始数据类型是一般的表格数据，且样本量远大于备选预测因子时，可以考虑使用经典统计模型。相反，若输入的数据是备选预测因子远大于样本量的高维数据，或者输入数据类型不是表格数据，而是图像、声音、录像、文字等时，可优先考虑机器学习模型。③当模型的可解释性是重要目标，需要全面理解预测因子对预测结局的影响程度和方式时，统计模型可能更适合。而如果主要目标是获得最佳的预测性能，则机器学习模型可能更适合。

第三节　开发基于机器学习的临床预测模型需要注意的问题

尽管来自机器学习领域的方法在开发临床预测模型方面的流行度迅速增加，如何符合规范地开发一个准确又稳健的机器学习预测模型，使其应用于指导临床实践，依然是一个充满挑战的任务。研究者在开发和报告基于机器学习的临床预测模型时，应参考并遵循相应的指南。到目前为止，基于人工智能的诊断和预后预测模型研究的报告指南（TRIPOD-AI）和偏倚风险工具（PROBAST-AI）还在开发和完善中。本节基于已经发表的相关指南和前期研究，按照模型开发的流程，对开发基于机器学习的预测模型中需要注意的一些常见问题做一个概述。

一、模型开发前的准备工作

1. 明确医疗问题和背景

在模型开发之前，研究者需要清楚该模型要解决的医疗问题以及当前的医疗环境。具体来说，研究者首先需要对当前的医疗护理标准和流程进行彻底的调查研究。例如，可以通过观察和访谈的方法，分析模型的目标使用者（往往是临床医生）的需求，并让目标使用者一开始就参与到模型开发过程中。据此提出一个明确的理由说明为什么目前的诊疗方法需要预测模型的辅助，从而制定模型的具体预测任务，并确定根据模型的预测结果采取什么样的医疗干预措施，确定临床成功指标以及预测错误的潜在风险。此外，建议模型开发者在早期阶段应进行可行性评估，即评估要开发的机器学习预测模型对医疗系统的预期效益是否超过模型的开发和维护成本，以及不正确使用预测结果的后果。

2. 数据的样本量和代表性

开发基于机器学习的预测模型的样本量最好预先确定，并明确报告。收集的数据量对于预测模型的预期目的来说应足够大。开发基于机器学习的预测模型所需的样本量取决于所使用的建模方法、特征的数量、预测结果的比例（分类预测模型），以及模型所需的预测性能。对于一些基于回归的机器学习方法，有特定的计算所需样本量的方法。但是许多机器学习方法（如半监督学习、决策树或卷积神经网络）尚无有关样本量计算的具体指导。对于这种情况，如果有一些相关数据可用，建议可以在已有数据中检查模型的学习曲线，列出在相应数据量下的模型预测性能，从而推断在模型所需特定性能条件下所需的样本量大小。对于模型的外部验证，一般经验要求样本中每个结果应该至少包含 100 个事件，但对于结果是二分类变量和连续型变量，现在有更具体的样本量计算方法。

此外，所收集的数据应该能代表目标人群和预期的诊疗环境，并充分涵盖现实世界中患者的异质性。样本代表性对于缩小机器学习算法的偏差和保证模型外部验证时的校准度十分重要。因此，对收集的数据应该进行详细的描述，包括数据收集的时间跨度、收集地点和环境、相关人群的人口学和临床特征，以及所有使用的纳入或者排除标准。最后，重新评估和报告所收集的数据与预期数据之间的差异。

3. 数据的质量评估和报告

研究者需要对数据的质量进行充分的评估和报告。首先，研究者应该检查和报告数据中特征变量和结果变量的缺失值比例，并考虑测量中是否存在潜在的误差及数据缺失机制（如是随机误差还是系统误差）。其次，研究者应该详细报告每个变量的测量方法、测量仪器工具（如设备的品牌和型号）和测量时间（如在研究对象入组 1 周内测量）。任何已知有可能影响数据质量的测量问题或者局限性，以及其对预测模型的预测准确性的影响均应该被考虑及报告。研究者可以随机抽查一部分数据，手动检查其错误，并报告错误的比例，从而进行额外的数据质量检查。再次，建议在收集模型开发数据和模型实际应用中使用一个可以自动纠正错误数据的程序。例如，对于身高这个变量，当输入的数据超过一个人为界定的正常范围，便会自动出现可能错误的提示。最后，研究者必须明确报告数据是回顾性收集还是前瞻性收集，因为前瞻性收集的数据更接近模型实际应用情况，从而一般更优于回顾性收集的数据。此外，临床常规收集的数据可能也存在潜在的质量风险，因为这些数据的收集目标可能不是开发预测模型。

结果变量（标签）的质量尤其重要，因为模型预测的结果需要和实际的结果对比来评价模型的准确性。因此研究者需要详细报告结果指标是如何确定的（如专家小组讨论、活检、实验室测试等），并给出明确原因以及所有潜在的质量问题。如果结果指标是人为确定的，模型开发者需要说明结果是由谁以及如何确定的，包括标注者的经验水平，并详细说明确定过程中可能遇到的困难。为了保证结果标签的质量，降低标注者的主观偏倚，建议结果标签的确定是一个定义明确且受质量控制的过程。确定结果标签的专家应该彼此独立工作，并不参与模型性能的评估。此外，应该计算观察者之间的变异性或者测试的可重复性，以获得对标签质量的评估。

4. 数据的预处理

为了处理已确定的数据质量问题，并为后续的模型开发步骤做准备，研究者大多数情况下需要对数据进行预处理。开发基于机器学习的预测模型的数据预处理步骤大多包括将数据集分成不同的子集（如训练集、验证集、测试集）、增强数据、去除异常值、变量重编码或变量转化、标准化，以及缺失值的插补。研究者应该详细报告对于原始数据的任何预处理步骤，包括预处理所用的软件。一般推荐对于缺失值进行插补，而不是直接删除有缺失的数据。但是最好根据数据缺失的机制（完全随机缺失、随机缺失或非随机缺失）来决定是否对缺失值插补，以及选择插补方法。数据增强是指通过从现有数据生成新数据点来人为增加数据量。数据增强通过形成新的和不同的示例来训练数据集，从而有助于提高机器学习模型的性能和结果。但是所有形式的数据增强均需要仔细考虑可能引入的偏倚，因此建议模型开发者与相关领域的专家合作来选择和实施这些数据预处理步骤。值得强调的一点是，数据集的拆分必须在任何其他数据预处理步骤（如缺失值插补、标准化等）之前完成。否则数据子集之间的信息泄露，导致模型的预测性能出现过于乐观的偏向性评价。

二、基于机器学习的预测模型的开发

1. 模型的选择和可解释性

以下方面可能会影响研究者对某种机器学习建模方法（如线性回归、决策树、神经网络等）的选择：数据类型和结构、样本量、模型的预测性能、可解释性、算法对计算机性能的要求、模型开发、验证和维护的成本、模型使用者对建模方法的熟悉程度等。研究者应该具体报告选择某种建模方法的原因，包括该方法的优点和潜在缺点。

基于机器学习的预测模型的可解释性往往是该模型是否能被医疗实践广泛接受并使用的一个重要方面。因为患者有权利得到解释，理解医务人员为何做某个特定的决定。因此在预测模型的开发过程中，最好可以阐明模型中每个预测因子对预测结果的影响（关联，而非因果关系）。倘若模型有较好的解释性，并有医疗领域专家讨论该模型的预测因子和预测结果的关联是否合理，有助于发现模型的错误和算法偏差，并可以提供有关模型的稳定性和外推性信息。例如，基于神经网络的模型虽然可以有效地处理高维和复杂的数据类型，但它的可解释性较差，为此需要额外的可解释性机器学习方法（如 SHAP）来深入了解某些特征对预测的重要性。相反，有些机器学习方法，如线性回归和决策树，是固有的可解释性方法。无论选择哪种建模方法，模型开发者应尽量提高模型的可解释性。尤其当模型基于敏感的社会人口学数据（如性行为），或者模型的预测结果将对医疗决策和患者的治疗产生重大影响时。

2. 模型的训练

训练（或拟合）机器学习预测模型的过程是确定模型参数（也称为模型权重或系数）的过程。除此之外，训练机器学习模型的一个特别之处是模型超参数的选择。超参数影响模型的设计和性能，但不一定是组成模型的一部分（例如，LASSO 模型中收缩惩罚系数、神经网络中的学习率或者决策树中的树的深度）。一般建议研究者能自动优化模型超参数（又称为调参）。常用的调参方法包括使用嵌套交叉验证或者从样本中抽取一部分小型并有代表性的样本专门用于调参。为了提高模型开发过程的透明性和可重复性，研究者应该报告有关模型训练和超参数优化过程中的任何细节，包括参数和超参数的最终值，为得到最终模型而训练的中间模型的数量，以及在训练数据中的对模型预测性能的评估。

3. 模型的内部验证

模型的内部验证的目的是在与训练集来自同一人群和环境，但是与训练集样本不重合的数据中评估模型的预测能力。研究者应该将数据严格划分成 3 个部分，分别用于模型训练、优化超参数（调参）和内部验证。这三个部分一般被分别称为训练集、调参集和测试集。这三个数据集应该相互不重合，并且在任何其他数据预处理步骤之前进行，以防止数据泄露。在划分这三个数据集时，最好可以按照结果事件分层，以保证每个被划分的数据集中有相当比例的结果事件。为了提高数据利用效率和模型稳定性，一般不推荐使用简单的单次“样本分割”，而是使用其变体，如 *K* 折交叉验证或者自举法（bootstrapping）。尤其是对于样本量小的数据集，建议采用交叉验证。注意交叉验证程序应该贯穿对数据的所有处理步骤，包括标准化、缺失值插补等预处理步骤，以防止数据泄露。研究者应该详细报告数据分割方法以及这种方法中任何潜在的重复和数据泄露问题。

对模型的预测性能评估应该包括区分度和校准度两个方面。区分度是指预测模型区分发生和没有发生结果事件的受试者的能力。在进行模型验证之前应与相关领域专家合作讨论，选择与预期医疗用途相对应的用于测量区分度的指标和评价标准。例如，用于估计乳腺癌发病风险的预测模型应该具有相对较高的敏感度。区分度通常用受试者工作曲线下面积（ROC）来量化。在有明确定义的预测概率阈值的情况下，也可以使用其他指标，如灵敏度和特异度，或阳性和阴性预测值（通常被称为精度）。

固定的预测概率阈值并不总是必需的，且概率阈值的确定应与相关领域的临床医学专家仔细讨论决定。校准度是指模型预测概率和实际观察到的概率之间的一致性。校准度一般推荐用校准图来衡量。应该衡量和记录模型在所有划分的数据集中的区分度和校准度，并且建议计算和报告这些指标的置信区间。

此外，对于某些应用类型，决策曲线分析（DCA）是一个衡量模型实用价值的一个重要补充。DCA 可以预测模型在相关的临床诊疗过程中应用时对患者产生的实际影响。DCA 中令人满意的结果可以表明模型可以使日常医疗实践收益。DCA 可以作为模型前瞻性影响性研究或者更全面的成本效益分析的初期分析参考。

4. 减少模型过拟合风险

当一个预测模型过于适应训练数据，而导致其在训练集上良好的表现不能很好地推广到训练集以外的新个体时，被称为模型过拟合。常见的导致模型过拟合的因素有：样本量小而备选预测因子多，某个预测因子可以完全正确地区分预测结局，以及数据不平衡而导致的某个预测结果只有少量的事件。有很多的方法可以防止模型的过度拟合，这些方法通常都旨在减少模型的复杂性。研究者应该详细报告为防止模型过度拟合而采取的任何措施。其中常用的一个方法是选择一部分备选预测因子（即特征选择）。建议基于机器学习的预测模型的特征选择应该在模型训练之前，并独立于模型训练。此外，特征选择最好基于先验的医学专家知识或者已有文献。另一个常见的降低过度拟合的策略是降维。降维可以是隐性的，不需要过多人为干预控制的（常见于神经网络），也可以是显性地引入模型复杂性惩罚因子（如正则化）。但当样本量过小时，即使是惩罚方法也不能有效地减低模型过度拟合的问题。

5. 识别和防止机器学习算法偏差

在适用的情况下，研究者应该在基于机器学习的预测模型开发阶段，同时开发并使用可以识别和降低机器学习算法偏差的工具。首先，应该选择一个与预测模型的预期用途相一致的“公平”（无偏倚）定义。该定义应与模型开发相结合，作为模型评价指标的一部分。公平指标的例子包括结果检验、真阳（假阴）性率评价、阳（阴）性预测值评价、人口评价等。模型开发者应该在公平立场或偏差影响声明中选择恰当的公平度量指标，并由利益相关者审查。同时，建议避免使用那些无法在模型开发过程中评估算法偏差的建模技术。

一旦在模型的开发过程中发现算法偏差，模型开发者应该采取适当措施来解决模型算法偏差问题。具体的解决措施对于不同的应用领域可能有所不同。当模型偏差是由于训练集数据不具有代表性造成时，主要的应对方法是重新进行数据收集来提高数据代表性。训练集数据不具有代表性问题也可以通过对代表性高的群体进行欠采样或对代表性不足的群体进行过采样来解决。但这种过采样或者欠采样技术应该慎用，因为可能会导致模型的校准度不佳。对于其他的导致模型偏差的原因，如数据的历史偏差（指训练集的数据老旧，不能再准确反映当前现实），常用的推荐做法是删除或重新赋权数据中导致算法偏差的特征，虽然这种做法不能完全消除算法偏差。除此之外，可以通过调整每个亚组的概率阈值来重新赋权预测本身。不常用的做法包括在模型训练过程中引入公平优化约束和为每个特定的亚组开发单独的模型。

值得注意的是，模型设计开发者本身的先入之见及其导致的偏倚可能会影响他们建模的选择。因此组成一个来自多个学科的多元的模型开发团队很重要。最好各个利益相关者参与模型的设计选择过程。另外，模型开发者应该在模型开发过程中的每个阶段不断评估算法偏差。

6. 保证建模过程的透明性

最终的机器学习预测模型结构应该被详细描述报告。尤其是对于深度学习预测模型，应该详细描述输入层、输出层，以及所有中间层和超参数。为了促进开发过程的透明性和可重复性，模型开发者应详细报告所使用的模型计算细节、高性能技术、软件包和版本（数据、模型、配置和训练脚本）。开发者还应该提供完整的模型开发代码以及所需的计算环境，包括对其访问和再使用的任何限制的声明。

三、基于机器学习的预测模型的验证

1. 外部验证

在基于机器学习的预测模型的实际应用时，其应用环境可能与模型的开发环境不同，从而使模型的表现降低。与模型开发阶段的内部验证相比，模型的外部验证是指是将现有的模型在没有任何修改的情况下应用于与模型开发时不同的人群或环境中的数据。模型在应用于新环境之前均应该进行外部验证。外部验证的指标和内部验证类似，包括模型区分度（AUC、灵敏性、特异性、阳性和阴性预测值）、校准度（校准图）和决策曲线分析。在可能的情况下，建议将当前最佳的临床实践（如公认的预测模型或医疗决策规则）与预测模型的表现进行比较。例如，用于预测癌症预后的模型可以和TNM 肿瘤分期比较预测性能。

外部验证可以在回顾性或前瞻性的数据上进行。基于前瞻性数据的外部验证更优。因为它能更好地了解预测模型对医疗实践的真正适用性，并可以让医护人员实时识别和检查诊疗决策中的问题。外部验证最好是由来自于相对应模型开发的其他机构或环境独立的研究人员进行。

2. 模型的外推性

模型的外推性又称通用性，指的是预测模型好的预测性能可以从模型开发数据推广到一个新的环境中的能力。模型过度拟合或者开发数据对外推的新环境没有代表性均可能导致模型的外推性差。文献建议在来自不同时间段、地点或者医疗环境的外部数据中对模型进行外部验证，从而评估其外推性。

为确保预测模型在现实世界中的各种医疗环境中的通用性，建议开发者对预测模型在使用环境中的代表性数据进行广泛的外部验证。因为使用的医疗环境和人群可能与最初开发模型的环境或人群不同。例如，一个基于三甲医院患者样本开发的机器学习预测模型可能会需要在小医院使用。用于外部验证的数据应该使用现有的最大的样本量。此外，应该尽可能地详细描述用于外部验证的数据和原来模型开发的数据之间的任何差异，如人口学变量、临床变量、预测因子和结局变量。大多数情况下，为了使现有的预测模型能适用于不同的医疗环境，可能还需要进行模型更新或者重校准。

此外，可以在亚人群或者特定问题情况下对模型表现进行外部验证，从而确定模型在哪些特点的人群或者问题情境下表现下降。虽然这样的亚组分析可能会受某些亚组样本量较小的影响。建议研究者明确报告任何确定的使模型预测性能下降的情形，从而模型使用者可以知道该模型对于某些人群或者问题情境的预测能力不佳。

四、机器学习预测模型软件应用程序的开发

1. 软件应用程序的互操作性

基于机器学习的预测模型基本上均依赖于计算量大且复杂的算法。因此需要开发相应的网络软件应用程序来提高模型的实用性，降低其应用于临床实践的复杂性和成本。该预测模型软件是否被医院和临床护理中心现有的计算机基础设施和系统兼容并一起工作，对模型成功融入医疗实践至关重要。建议研究者遵循业界现有的标准（例如，ISO/IEC JTC 1/SC 42 或 IEEE 7000—2021）来保证软件应用程序的互操作性。这点既适用于模型的数据编码标准，也适用于数据交换标准。这些标准指导应该使用什么样的数据格式，以及数据如何在不同系统之间交换，并减少由于变量含义的微小差异而导致数据被误解释。对于医疗可穿戴设备，建议遵从 ISO/IEEE 11073—10418:2014 标准。此外，推荐模

型开发者在机器学习预测模型的软件实现过程中公开源代码或者开发公开可用的库，从而提高模型的整体透明性和可及性。

2. 用户界面和操作设计

研究者需要对基于机器学习预测模型的软件应用程序的用户界面和操作进行恰当的设计，这对预测模型在日常医疗实践中的有效和安全的使用至关重要。一个好的设计取决于机器学习预测模型的应用领域、医疗环境和预期的终端用户。使用预测模型的终端用户可以是医护人员、审计员或者患者（例如，医生可能需要和患者介绍和交流预测模型对患者疾病的预测结果）。对此研究者可以参考当前的一般医疗软件设计标准，如关于交互系统的 ISO 9241—210:2019 和关于可用性工程应用于医疗设备的 IEC 62366—1:2015。在软件开发阶段，可以考虑让相关专家参与用户界面设计。设计一个好的用户界面和操作体验需要仔细考虑终端用户的认知负荷，这可以通过在正确的上下文中只显示相关信息，并允许用户对其进行调整

一个广泛建议的机器学习预测模型软件的用户交互设计的最低标准是，软件需向终端用户清楚地说明模型的预期用途。此外还建议向终端用户提供一个模型事实标签，包括系统的技术规格、统计工作、局限性、公平性标准和验证、实施免责声明，以及进程日志的链接。值得注意的是，设计的预测模型软件应用程序应该是广泛可用的。例如，应该考虑终端用户的计算机使用水平。为了达到一个好的用户界面和使用设计，建议反复进行广泛的用户测试体验，并根据预测模型软件如何与终端用户对接，以及模型和使用者在典型环境下的共同表现来评估。这种评估可以通过在使用者中用系统可用性量表来快速有效地获得反馈。

此外，该预测模型应用程序应设有内置的机制来保护终端用户免受其潜在风险（例如，过分相信或者依赖模型预测结果，或者模型在某些人群中预测能力降低）。这些机制应该能自动检测出超过模型预测能力的情况，并向使用者提供对预测结果正确性的信心，以及最好解释信心水平与输入数据的关系。预测模型应用程序最好可以提供模型的可解释性信息，使终端用户可以以全面的方式直观地看到输入数据和预测输出之间的联系。建议仔细考虑并确定预测模型的预测结果在临床决策指导中的地位，即模型的预测结果对决策是否起到决定性的作用（即在提出预测概率的同时还提出决定选择），还是仅仅是起到辅助性的作用（仅显示估计的概率）。该应用软件还应该使患者能够要求审查预测模型支持的决定，以及出于隐私考虑，删除自己数据的可能性。

最后，推荐开发的预测模型应用软件应该促进预测模型在实践应用中被不断监测和审查。这意味着软件需要对模型预测结果和据此做出的医疗决策进行充分的记录和追踪。预测模型软件界面应具有与终端用户共享数据的性能，以实现对个体和群体案例的持续监测，并能迅速监测出模型预测性能中的任何重大偏差。这种监测选项最好能由用户自定义选择。

3. 软件的更新

从用户交互设计的角度来看，一般建议预测模型软件的预测结果是相对确定和稳定的。即对于某一特定输入持续给出相同的输出。因此要谨慎地对软件进行更新或者调整。若进行了更新或者调整，软件终端使用者应该被明确告知。此外，经过更新或者调整的预测模型软件应该有恢复到以前版本的能力，以免软件更新导致重大问题。

4. 软件的安全性

预测模型软件的整个使用周期内都应该遵循安全和隐私设计原则，对数据和软件进行保护。网络安全标准（如 ANSI/NEMA NH 1—2019 等）为如何处理这个问题提供了指导。例如，可能需要对数据和软件的脆弱性进行初步的风险评估，包括重新识别的风险、数据丢失和被操纵的风险，以及对抗性攻击的风险。相应地，可以在软件中实施应对这些漏洞的技术，如将数据转换为不易识别的格式，向数据中添加随机噪声，联合学习，在不同的数据库中保存个人数据，以及对抗性机器技术（硬化模

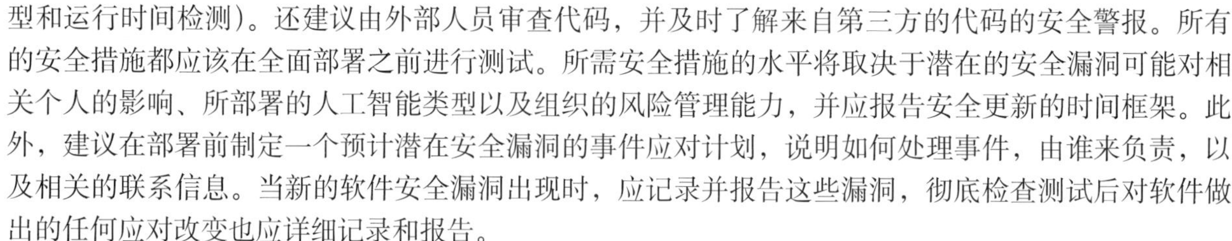

型和运行时间检测）。还建议由外部人员审查代码，并及时了解来自第三方的代码的安全警报。所有的安全措施都应该在全面部署之前进行测试。所需安全措施的水平将取决于潜在的安全漏洞可能对相关个人的影响、所部署的人工智能类型以及组织的风险管理能力，并应报告安全更新的时间框架。此外，建议在部署前制定一个预计潜在安全漏洞的事件应对计划，说明如何处理事件，由谁来负责，以及相关的联系信息。当新的软件安全漏洞出现时，应记录并报告这些漏洞，彻底检查测试后对软件做出的任何应对改变也应详细记录和报告。

5. 软件的测试

建议机器学习预测模型软件开发人员在软件测试方面遵循现有的相关国际标准（如 IEC 62304:2006 和 IEC 82304—1:2016 等）。相关的压力测试如负载测试、渗透测试、集成测试和单元测试等，对于从软件角度验证机器学习预测模型实用性非常重要。每个不同的使用环境可能需要单独的软件测试，以确保测试结果在不同情况、计算框架和输入数据中的可重复性。这些测试的要求取决于所需的可靠性水平和医疗实践中预测模型可能带来的风险。这些类型的测试也被推荐用来评估所采取的安全措施的有效性和检测新的安全漏洞。在机器学习预测模型软件的使用周期中，应定期重复这些测试以监控数据和软件的安全性。

五、对于机器学习预测模型的软件应用程序的影响性评估

1. 可行性研究

研究者应该对机器学习预测模型软件进行影响性评估以确定其是否能对临床医疗实践的带来实际益处。值得注意的是，即使一个预测模型在模型开发阶段甚至外部验证阶段有良好的模型表现（即良好的区分度和校准度），并不一定能保证该模型有实际的临床实用性。在进行模型影响性研究之前，建议先进行模型可行性研究或者试点研究，以确保机器学习预测模型软件在医疗实践中的正确使用。这种类型的研究包括重复的现场临床测试，其中不同测试的变化是重复了解预测模型软件技术和工作流程的关键。通过遵循“计划、执行、评估结果、调整”的流程，可以反复且迅速地对模型软件进行调整，以优化工作流程。

在准备可行性和影响性研究时，要明确定义预测模型软件的预期用途和目标用户，报告当前研究和之前模型验证研究之间医疗环境的任何差异，并清楚说明研究对象和输入数据的纳入和排除标准。此外，还建议描述软件试验环境，包括现场和非现场要求，软件版本号和其他技术规范。也包括预测模型软件在诊疗中的作用（辅助性还是决定性），以及和预测结果相关的患者治疗策略。需要强调的是，基于预测模型结果做出的有关患者治疗策略的干预措施需要有坚实的科学依据。有关人员最好可以对机器学习预测模型的开发和临床应用给予知情批准。

2. 风险管理

风险管理为影响评估的一个重要部分，与比较研究的准备工作同时进行。研究者应该对机器学习预测模型软件进行影响性评估，以确定其是否能对临床医疗实践的带来实际益处。在研究开始前，研究者应识别潜在的风险来源、可能的极端情况和故障，并确定相应的安全临界水平和质量检查标准。应特别注意意外的误用和操纵机器学习预测模型软件的情况，督促实施者及时并详细报告影响性评估期间和之后发生的错误、故障或风险情况。风险管理计划可以帮助有效监测、报告和减轻医疗实践中使用预测模型软件时可能遇到的风险。例如，该计划可以描述参与者的角色和责任，评估和记录潜在风险的流程，报告潜在风险的途径，以及在实践中解决这些问题的过程。

3. 影响性研究

就影响研究的设计而言，建议采用前瞻性比较研究。在比较研究中，将接受机器学习预测模型预

测的一组与接受标准护理的非接触对照组的临床结果和决策的影响进行比较。随机对照试验（RCT）是理想的比较研究设计，可以将患者进行单独或者成群地随机分组。但是传统的RCT研究对样本量需求较大，因此在很多情况样本量并不能满足，因此可以考虑的替代研究设计包括阶梯式楔形试验、前后研究，以及观察性研究。对于某些应用（如成像技术），也可以采用多读者多案例研究设计，通过评估使用和不使用该工具时的辨别力来衡量机器学习预测模型对决策的影响。在开始全面的影响研究之前，决策分析模型可以对临床效用进行初步估计。

试验结果在不同的领域和应用场景中可能有所不同。最常见的试验结果包括临床结果或患者报告的结果，其次是医疗护理的成本效益以及决策和工作流程的变化。额外的试验结果包括患者体验，用户满意度和参与度，以及患者（健康）行为的改变。建议对每个临床相关的使用组或受影响的非使用组进行试验结果评估。最后，将影响性研究结果以可理解的和有意义的方式传达给医护人员、管理者和政策制定者。

（袁探微　邱泽凯）

第二十一章参考文献

第二十二章 预测模型的系统综述与 Meta 分析

第一节 概　述

随着临床预测模型类研究数量不断增加，针对预测模型进行的系统综述和 meta 分析也应运而生。

首先，同一疾病领域针对特定结局通常存在多个已开发的预测模型，这些模型通常基于不同的研究人群进行开发，纳入的预测因子也不尽相同。对特定疾病领域特定结局的现有模型进行系统检索和梳理，一方面可凝练既往研究的局限性，为未来模型开发研究方向提供一定的科学依据；另一方面也有助于识别方法学质量较好的预测模型，为下一步基于该模型的系列外部验证研究或 meta 分析提供思路。

其次，针对同一个预测模型通常存在多个模型验证研究，分别代表不同人群和场景下的模型表现，单个研究的估计值可能不精确、研究间可能不一致。为此，就需要根据研究目的来识别、评估、合成（meta 分析）证据，并形成证据概要表，进行针对预测模型的系统综述和 meta 分析，总结预测模型表现的证据，并进行证据分级，进而为循证医学和临床指南制定提供支持。值得注意的是，预测模型的 meta 分析并不是将多个不同模型在原始研究中的模型表现进行 meta 分析，而是针对单一模型的所有模型外部验证研究结果的汇总。

本节以下内容重点介绍预测模型系统综述与 meta 分析的研究步骤，主要包括研究问题的提出、检索策略的制定、文献筛选与偏倚风险评价、数据提取和准备、证据合并及 meta 分析、结果解释及报告，共计 6 个研究步骤。

一、研究问题的提出

提出合适的问题是每个系统综述和 meta 分析的基础，也是最重要的环节之一。选题一般是来自临床和科研实践，从增加样本量和提高统计学功效的角度考虑，对目前仍有争议的问题进行研究。在预测模型的系统综述与 meta 分析研究中，研究问题的提出要依据 PICOTS 原则（表 22-1）：① Population，即研究的目标人群，指在具备哪些特征的研究对象中评价预测模型的效果。② Index model（s），即研究的指示模型，一般指研究者特别关注的某个或某几个预测模型。③ Comparator model（s），即研究中的比较模型，类似于传统研究中的对照组；当然，在预测模型的系统综述与 meta 分析研究中，指示模型与比较模型通常区分并不明确，可以互为指示与比较模型。④ Outcome（s），即研究的结局指标，指指示模型与比较模型所预测的结局事件。⑤ Timing，即预测的结局事件发生的时间或未来模型使用的时间点，尤其在预后类预测模型中，确定好预测结局事件或未来模型使用的时间点尤为重要，如预测 3 年、5 年或 10 年死亡事件的发生。⑥ Setting，即研究所处的场景，通常指预测模型开发或未来应用的场景或人群，如社区一般人群的预测或临床专病人群的预测等。

表 22-1　预测模型研究问题的提出（PICOTS）

PICOTS 的英文	具体含义
Population	研究目标人群，在具备哪些特征的研究对象中评价预测模型的效果
Index model	研究指示模型，指研究者特别关注的某个或某几个预测模型
Comparator model	研究中比较模型（不一定有，也可以不设定比较模型），指示模型与比较模型通常区分并不明确，可以互为指示与比较模型

续表

PICOTS 的英文	具体含义
Outcome（s）	研究结局指标，指示模型和（或）比较模型所预测的结局事件
Timing	1．预测的结局事件发生的时间点 2．未来模型使用的时间点
Setting	研究所处的场景，通常指预测模型开发或未来应用的场景或人群

二、检索策略的制定

系统综述与 meta 分析的可靠结论来自于对已有研究做出的综合评价与分析，因此需要尽可能全面检索与提出问题相关的文献，在预测模型的系统综述与 meta 分析中主要指要查全针对特定研究人群、场景和结局事件的某个模型的全部模型验证研究，模型开发研究的结果通常不纳入。首先，需要根据 PICOTS 制定好检索策略，确定好检索词和需要检索的数据库。常用检索词为疾病名称、结局事件名称、指示模型与比较模型名称以及预测模型相关研究术语，应根据具体情况调整检索策略。如相同疾病不同命名、同一结局事件不同命名以及不同的简写方式等，以保证能查全所有文献。检索范围包括各种电子数据库、期刊、会议论文及其他未发表资料库等，对于一些原始研究的参考文献也需要检索，甚至已经发表的同类型系统综述与 meta 分析，其引用的文献也可以参考。表 22-2 为 Geersing 等建议的灵敏度和特异度均较高的预测模型相关研究的检索策略，仅供参考（以 Pubmed 检索为例）。当然，研究者可根据自身需求调整和优化过滤器检索式，提高预测模型研究的查全率和查准率。

表 22-2　预测模型相关研究检索策略

序号	检索策略
#1	Validat*[tiab] OR Predict*[tiab] OR Rule*[tiab]
#2	Outcome*[tiab] OR Risk*[tiab] OR Model*[tiab]
#3	Predict*[tiab]
#4	#2 & #3
#5	History[tiab] OR Variable*[tiab] OR Criteria[tiab] OR Scor*[tiab] OR Characteristic*[tiab] OR Finding*[tiab] OR Factor*[tiab]
#6	Model*[tiab] OR Decision*[tiab] OR Identif*[tiab] OR Prognos*[tiab]
#7	#5
#8	Decision*[tiab]
#9	Model*[tiab] OR Clinical*[tiab] OR logistic models[Mesh]
#10	#8
#11	Prognostic[tiab]
#12	History[tiab] OR Variable*[tiab] OR Criteria[tiab] OR Scor*[tiab] OR Characteristic*[tiab] OR Finding*[tiab] OR Factor*[tiab] OR Model*[tiab]
#13	#11
#14	ROC Curve[tiab] or Stratification[tiab] OR Discrimination[tiab] OR Discriminate[tiab] OR c-statistic[tiab] OR c statistic[tiab] OR Area under the curve[tiab] OR AUC[tiab] OR Calibration[tiab] OR Indices[tiab] OR Algorithm[tiab] OR Multivariable[tiab]
#15	#1 or #4 or #7 or #10 or #13 or #14

tiab，Title/Abstract。

三、文献筛选与偏倚风险评价

检索获得的题录一般借助于文献管理软件（如 NoteExpress 或 EndNote 等）进行管理，并根据事先制定的文献纳入和排除标准进行文献筛选。纳入及排除标准均依据 PICOTS 原则制定，也可以在此基础上进一步限制，如针对特定种族或地区、年龄、有无合并症的研究人群进行限制。与传统系统综述和 meta 分析一样，在制定好纳入和排除标准后，一般先阅读题目和摘要筛选文献，然后再阅读全文筛选。筛选过程也必须两人平行进行，遇到不一致时，可以商量或寻求第三者解决。

由于原始研究的潜在偏倚会影响研究结果，偏倚风险评估是任何系统综述的必要步骤。在预测模型的系统综述和 meta 分析中，对原始预测模型进行偏倚风险评价的工具为 PROBAST，具体网址为 https：//www.probast.org/。PROBAST 工具从研究对象、预测变量、结局事件和统计分析 4 个领域共计 20 个问题来评价诊断或预后类预测模型开发 / 验证研究中的潜在偏倚风险（详见本书第十四章）。当然，PROBAST 不只用于预测模型的系统综述和 meta 分析，也可作为预测模型原始研究的通用评价工具。

四、数据提取和准备

预测模型的系统综述和 meta 分析中，每个纳入的原始研究提取的信息主要包括：①研究基本信息，如作者、发表年份等；②研究人群的基本特征，如种族、年龄、疾病诊断标准、有无接受治疗、某种合并症的比例等；③研究中验证预测模型的信息，包括纳入的预测因子（分类或连续变量等）、模型公式（系数、截距等）、预测结局事件、预测结局发生的时间、样本量及结局事件发生数等；④模型诊断或预测效能相关指标，包括区分度（discrimination）、校准度（calibration）等。其中区分度指标通常指 ROC 曲线下面积（AUC）或 *C* 指数，校准度指标通常指 *O*/*E*，即结局事件实际发生数（observed events）和模型预测结局事件发生数（expected events）的比值；需要注意的是，仅有上述区分度和校准度相关指标的点估计值是无法进行后续 meta 分析的，还需提取上述两方面指标的区间估计值，即 95% 置信区间。

以上四类需提取的信息中，模型诊断或预测效能相关指标的点估计值和区间估计值是后续分析的核心。在原始研究中，预测模型的区分度和校准度指标一般以表格形式列出，可以直接获取，但也有部分研究需要通过简单计算获得。有时，符合纳入标准的文献中缺乏具体信息，尤其是校准度指标缺乏较多（即模型预测结局事件发生数在大多数预测模型验证研究中未报告，因此无法计算 *O*/*E*）。因此需要与原文作者联系获取，在多次联系无果的情况下，该文章在进行校准度的 meta 分析时可以剔除。此外，需要注意的是，预测模型验证类研究中以图的形式即校准图来展示校准度较为常见，校准图通常会将所有研究对象分为 5 ～ 10 组来呈现，在这种情况下可通过联系原文作者来获取每个组别的模型预测结局事件发生数进而获得总的预测结局事件数。

五、证据合并及 meta 分析

与传统系统综述和 meta 分析一样，如果针对某个已开发的模型有足够的（通常≥ 5 个）模型验证研究结果，如区分度或校准度等指标，预测模型的系统综述和 meta 分析也可以采用定量的方法对纳入的多个模型验证研究的区分度和校准度数据进行合并，其分析本质与传统 meta 分析类似，即求解区分度或校准度的加权平均值。由于预测模型的研究通常为观察性研究，研究间异质性较大，故一般采用随机效应模型进行统计合并。通常使用 Hartung-Knapp-Sidik-Jonkman（HKSJ）方法进行随机效应 meta 分析，将模型区分度和校准度估计值分别汇总为加权平均值，其中权重由研究的标准误差和样本数量决定。在计算平均性能的 95% 置信区间时，建议采用最大似然估计和 HKSJ 方法的随机效应模型，具体可参考 R 软件包 metamisc 对预测模型进行 meta 分析，获取途径为 https：//CRAN.R-project.org/packagemetamisc。

预测模型研究间的异质性主要来自 3 个方面：①纳入研究对象之间的差异，如研究对象的来源、人口学特征、疾病严重程度、病程、合并症、治疗方案等方面存在一定差异；②研究设计之间的差异，如在预测因素选择及形式、结局事件的诊断标准、随访时间及测量方法等研究设计的多个要素方面存在不同；③统计分析方法或选择性报告等方面的差异，如回归分析方法、偏倚风险、研究规模等方面存在一定的差异。因此，在进行异质性评估时，通常采用 HKSJ 方法估计合并后区分度和校准度的预测区间，通过计算预测区间，可以估计模型在新研究中的潜在性能表现。若预测区间显著宽于置信区间，则表明原始研究间存在显著的异质性，应采用亚组分析或 meta 回归的方法进一步解释、探索异质性的来源及大小，如按照重要的诊断或预后的影响因素分为不同的亚组进一步亚组分析或作为协变量进行 meta 回归。当然，在个体参与者数据可获取时，也可通过个体参与者数据的 meta 分析来检验亚组因素的效应修饰作用，其精确性与可信度更高，还可避免生态偏倚导致的错误。

此外，与其他系统综述和 meta 分析类似，对于偏倚风险较低或较高的研究，研究者应进行敏感性分析，如可仅纳入偏倚风险较低的研究再次进行 meta 分析，并与之前 meta 分析的结果进行比较，避免因个别低质量的研究影响 meta 分析结果的稳定性和可靠性。

六、结果解释及报告

预测模型的系统综述和 meta 分析在结果解释时应考虑：①是否提供了关于预测模型 PICOTS 要素和性能的所有必要信息；②预测模型的汇总校准度和区分度如何；③这些模型中每个模型的汇总证据在特定人群和特定结果方面的确定性如何。研究者可使用 GRADE 工具评估预测模型系统评价证据的质量，但用于预测模型的 GRADE 专用工具正在开发中，可借鉴和修改采用预后研究和预测因子研究的 GRADE 工具（如将关联强度测量更改为模型的性能指标，预后因素的探索和验证更改为模型的开发和验证），具体可参见 Foroutan 等 2020 年发表在 *J Clin Epidemiol* 的论文。

在预测模型的报告方面，2015 年已有学者制定了 TRIPOD 清单，该报告规范从标题和摘要、介绍、方法、结果、讨论以及其他 7 个方面，提出了 22 个条目，并一一进行了充分的说明和举例，为预测模型的开发、验证和更新提供了报告规范，在进行预测模型的系统综述和 meta 分析制作时也可进行参考，从而提高研究质量。进一步，为了提高预测模型系统综述和 meta 分析研究质量，2019 年 Cochrane 预后研究方法学组着手编制报告指南，遵循制定报告指南工具（https：//www.equator-network.org/），经多轮德尔菲调查和会议讨论，并借鉴 PRISMA2020 和其他报告指南，形成了预测模型系统综述和 meta 分析的报告清单，并标记为 TRIPOD-SRMA（transparent reporting of a multivariable prediction model for individual prognosis or diagnosis for systematic reviews and meta-analysis，TRIPOD-SRMA）。该报告清单分为标题、摘要、前言、方法、结果、讨论和其他信息 7 部分，共包含 26 个条目（34 个次级条目，详见本书第十五章），适用于所有类型的预测模型研究的系统综述（包括使用或未使用 meta 分析）。这里的"预测模型"特指根据若干预测因素预测单一的结局或者个体罹患风险的多变量模型。这类综述通常用于：①确定特定临床领域内所有预测模型；②确定特定总体的所有预测模型；③确定特定结局的所有预测模型；④针对特定预测模型，概括其预测性能，或者比较多个竞争模型的预测性能。

第二节 案例分析

一、案例背景

我国慢性乙型肝炎患病率高，并发症重。在我国肝硬化和肝癌患者中，由乙肝引起的比例分别为 60% 和 80%。最新全国体检数据显示，我国农村 21 ～ 49 岁男性人群乙型肝炎表面抗原（HBsAg）阳性率为 6%。据此推算，全国约有 2500 万人为慢性乙肝患者；按照每年 1.6% ～ 4% 的发病率计算，每年约有 40 万～ 100 万名患者可发展为代偿性肝硬化。抗病毒治疗可以降低乙肝相关并发症的发生率和病死率，但即使经过有效的抗病毒治疗仍有部分患者会出现疾病进展，包括门静脉高压相关并发症和肝癌并导致死亡。因此，实现临床终点事件的精准预测并加强干预是降低病死率的关键。

目前国内外已有较多预测慢性乙肝患者临床终点事件的风险预测模型，主要以肝细胞癌（hepatocellular carcinoma，HCC）为预测结局，但被临床广泛应用的模型较为少见。很多预测模型在开发过程中存在一定的方法学缺陷，导致模型的精确度和外推性不高，从而出现多数预测模型长期处于“多数被建立，少数被验证，极少被应用”的情况。为此，作者系统检索了慢性乙肝患者肝细胞癌发生风险的预测模型研究，包括模型开发及模型外部验证研究，拟对现有证据进行合并，进行预测模型的系统综述和 meta 分析，评估并比较各 HCC 预测模型的效果，进而为临床慢性乙肝患者肝细胞癌的精准预测提供高级别的循证医学证据。具体案例请参见参考文献。

二、案例解读与整体评价

基于以上研究背景，作者系统检索了 PubMed、EMBASE 和 Cochrane Library 数据库中公开发表的慢性乙肝患者肝细胞癌发生风险的预测模型研究，包括模型开发及模型外部验证研究。经过一系列的筛选，共纳入 30 篇研究，其中 12 篇研究为模型开发研究，共涉及 14 个预测模型；29 篇研究为模型验证研究，涉及上述 13 个开发模型。各预测模型构建的基本特征详见表 22-3 和表 22-4。

所有预测模型的建立均采用队列研究，其中 13（92%）个模型均基于亚洲人群构建，只有 PAGE-B 模型是基于多个欧洲国家的高加索人种构建的。各模型的构建人群样本量范围为 212 ~ 23851，中位数为 1035，结局事件发生中位数为 56，其中 CAMD 模型构建人群样本量超过 2 万，结局事件发生数目最多（596 例 HCC）。

关于各模型中慢性乙肝患者临床终点事件的风险预测因素，大致可以分为 3 类：①传统流行病学危险因素：包括年龄、性别、HCC 家族史、饮酒、糖尿病合并症、肝硬化等信息。②临床检测指标：包括谷丙转氨酶、白蛋白、血小板、总胆红素、甲胎蛋白、肝弹性硬度、乙型肝炎 e 抗原、乙型肝炎病毒 DNA 水平等指标。③遗传易感性检测指标：包括核心启动子突变等指标。本研究纳入模型所采用预测因素的类别情况，1 个模型（7%）仅纳入传统流行病学危险因素，2 个模型（14%）仅纳入临床检测指标，10 个模型（71%）在传统流行病学危险因素基础上增加了血小板、HBV DNA 或白蛋白等临床检测指标，1 个模型（7%）综合了传统流行病学危险因素、临床检测指标及遗传易感性指标。在预测因素测量时间点的选择上，大部分（86%）模型均选择了纳入基线或抗病毒治疗开始时的各临床检测指标，仅有 2 个模型（14%）考虑了某些临床检测的动态变化。

在模型构建的方法学层面，大部分模型（12/14，86%）采用了 Cox 比例风险回归来构建预测模型，少数（2/14，14%）采用了 logistic 回归的方法，未见其他统计学方法的使用。所有模型都采用 AUC 或 *C* 指数进行了模型区分度的评价，但近半数（6/14，43%）模型未进行校准度的评价和报告，从而限制了后续校准度指标的证据合并与 meta 分析。此外，12 个基于 Cox 比例风险回归构建的预测模型中，50% 的模型（如 CU-HCC、GAG-HCC、LSM-HCC 等）未报告各预测因素的系数及基础无病生存率（disease free probability），2 个基于 logistic 回归构建的预测模型也未报告截距项和（或）各预测因素的系数，从而使这些模型的临床应用受到了一定的限制，也无法基于其他外部队列对这些模型的校准度进行外部验证。由此可见规范预测模型的产生过程及报告方法，不仅有助于提升预测模型本身的质量，也能为后续预测模型的 meta 分析及广泛验证提供可能。

值得注意的是，各模型构建 / 验证人群的关键特征（case-mix），如是否接受抗病毒治疗与肝硬化状态差异性较大。在研究对象是否接受抗病毒治疗方面：GAG-HCC、NGM-HCC 及 REACH-B 模型是基于未进行抗病毒治疗的慢性乙肝患者，mREACH-B、PAGE-B、mPAGE-B、CAMD、AASL-HCC、REAL-B 等模型是基于抗病毒治疗的慢性乙肝患者，CU-HCC、LSM-HCC 及 RWS-HCC 模型则同时包含了接受抗病毒治疗和未抗病毒治疗的慢性乙肝患者，抗病毒治疗患者的比例范围为 15% ~ 36%。在研究对象肝硬化比例方面：REACH-B 模型是唯一针对非肝硬化患者构建的预测模型，其余模型的构建人群则同时包含了肝硬化和非肝硬化的慢性乙肝患者，肝硬化患者的比例范围为 15% ~ 47%。由此可见，各模型开发时目标人群的基本关键特征差异较大，因此在后期不同临床场景

表 22-3　慢性乙型肝炎患者肝细胞癌预测模型构建及验证情况

模型名称	发表年份	国家或地区	样本量	终点指标	结局事件数	时间（年）	肝硬化比例	抗病毒治疗比例	建模方法	模型开发		模型验证
										区分度	校准度	
GAG-HCC	2009	中国香港	820	HCC	40	5/10	15%	0%	Cox 回归	AUC	无	内部验证
NGM-HCC	2010	中国台湾	2435	HCC	103	5/10	—	0%	Cox 回归	AUC	相关系数	外部验证
CU-HCC	2010	中国香港	1005	HCC	105	10	38%	15%	Cox 回归	AUC	无	外部验证
REACH-B	2011	中国台湾	3584	HCC	131	3/5/10	0%	0%	Cox 回归	AUC	校准图	外部验证
LSM-HCC	2014	中国香港	1035	HCC	38	5	32%	36%	Cox 回归	AUC	无	外部验证
mREACH-B	2014	韩国	192	HCC	15	3	47%	100%	Cox 回归	AUC	无	无
PAGE-B	2016	希腊 / 意大利 / 西班牙 / 荷兰 / 土耳其	1325	HCC	51	5	20%	100%	Cox 回归	Harrell *C* 指数	校准图	内部验证、外部验证
RWS-HCC	2016	新加坡	538	HCC	42	10	15%	18%	logistic 回归	AUC	无	外部验证
mPAGE-B	2018	韩国	2001	HCC	132	5	19%	100%	Cox 回归	AUC	校准图	外部验证
CAMD	2018	中国台湾	23851	HCC	596	3	27%	100%	Cox 回归	AUC	校准图	内部验证、外部验证
AASL-HCC	2019	韩国	944	HCC	56	3/5	39%	100%	Cox 回归	AUC	校准图 HL 检验	内部验证、外部验证
REAL-B	2020	美国 / 中国 / 新西兰 / 韩国 / 日本	5365	HCC	378	3/5/10	20%	100%	Cox 回归	AUC	校准图 HL 检验	外部验证

注：HL 检验：Hosmer-Lemeshow 检验；AUC：area under the curve，曲线下面积；HCC，肝细胞癌。

表 22-4　慢性乙型肝炎患者肝细胞癌预测模型预测因子

模型	人口学		既往史		HCC 家族史	生活方式	实验室检查							
	年龄	性别	肝硬化	糖尿病		饮酒	HBeAg	HBV DNA	ALT	PLT	ALB	TBIL	LSM	AFP
REACH-B	★	●					●	●	●					
mREACH-BI	★	●					●		●				●	
mREACH-BII	★	●					●		●				●	
GAG-HCC	★	●	●					★						
CUHCC	●		●					●			●	●		
LSMHCC	●							●			●		●	
PAGE-B	★	●								●				
mPAGE-B	★	●								●	●			
RWS-HCC	●	●	●											●
AASL-HCC	★	●	●								●			
NGM1-HCC	★	●			●	●	●		●					
NGM2-HCC	★	●			●	●	●	●	●					
CAMD	●	●	●	●										
REAL-B	★	●	●	●		●				●				●

注：★，连续变量；●，分类变量。HCC，hepatocellular carcinoma，肝细胞癌，HBV DNA：Hepatitis B virus DNA，乙型肝炎病毒 DNA；HBeAg，hepatitis B e antigen，乙型肝炎病毒 e 抗原；ALT，alanine aminotransferase，丙氨酸氨基转移酶；AFP：alpha-fetoprotein，甲胎蛋白；TBiL，total bilirubin，总胆红素；ALB，albumin，白蛋白；LSM，liver stiffness measurement，肝弹性硬度；PLT，platelet，血小板。

下的不同目标人群中应用的效果也不尽相同，各模型的外推性有待进一步验证，这也是后续 meta 分析中异质性产生的重要来源。因此，在后续基于预测模型的，meta 分析中，作者根据这些关键特征（是否接受抗病毒治疗、肝硬化状态）分别进行了相应的亚组分析，以探讨异质性的来源，并进一步明确各模型在不同特征人群中的预测效能。

在所有外部验证的 13 个预测模型中，REACH-B、CU-HCC、GAG-HCC、PAGE-B 和 mPAGE-B 5 个模型最为被广泛验证，外部验证总样本量分别为 24 344 例（1582 例 HCC）、21 830 例（1220 例 HCC）、17 814 例（952 例 HCC）、63 556 例（2839 例 HCC） 和 45 732 例（2555 例 HCC）。PROBAST 工具对模型外部验证研究的偏倚风险评价结果显示，大多数研究在研究对象（数据来源、纳入排除标准等方面）、预测变量（定义、测量方法及时间点等方面）、结局事件（诊断标准等）三方面的偏倚风险较低，40% 的研究在统计分析方面存在较大的偏倚风险，主要表现为结局事件数较少、多因素统计分析方法报告不规范、缺失数据处理欠佳、模型性能指标展示不足（尤其是校准度指标）等问题。

根据各模型外部验证的原始研究，预测肝细胞癌这一结局事件的时间设定为 3 年、5 年、7 年和 10 年，在不同时间点分别对各模型外部验证的区分度和校准度指标进行 meta 分析。最终 meta 分析的结果显示：区分度方面，大多数模型对慢性乙肝患者肝细胞癌发生风险的预测效果较好，尤其是以抗病毒治疗人群开发的 HCC 预测模型（如 REAL-B、CAMD 模型），其预测准确度更高；校准度方面，大多数模型的校准度表现欠佳，如 REACH-B 模型通常低估 HCC 的发生风险，而 mPAGE-B 模型则显示会高估 HCC 的发生风险，CAMD 模型的校准度最佳，但因报告校准度指标的外部验证研究较少（虽然作者已经通过 3 次邮件索要了部分研究的校准度数据），meta 分析合并的校准度指标置信区间较宽，故仅作为参考，该指标的解读需要谨慎。

该研究对 13 个肝细胞癌预测模型 4 个时间点（3 年、5 年、7 年和 10 年）的区分度和校准度指标分别进行了 meta 分析，工作量较大，但每次统计分析的过程是类似的，故以下软件操作部分仅选取 REACH-B 这一模型对 3 年 HCC 发生风险的预测效果（包括区分度和校准度）进行展示。

第三节　软件操作

一、数据准备

本节所用数据来源于上述慢乙肝患者肝细胞癌风险预测模型的系统综述和 meta 分析案例，以其中一个模型 REACH-B 对 3 年肝细胞癌发生风险的预测效果评价为例，原文共纳入 16 个外部验证研究，其中 12 个研究报告了外部验证区分度结果（即 *C* 指数及其 95%CI），10 个研究报告了外部验证校准度结果（即实际 HCC 发生数和模型预测 HCC 发生数），具体数据详见表 22-5。REAH-B 模型验证区分度 95% 置信区间上限。

表 22-5　肝细胞癌预测模型案例数据（REACH-B 模型 3 年预测效果评价）

研究	总样本量	HCC 发生数（随访期）	HCC 发生数（3 年）	REACH-B 模型预测 HCC 发生数（3 年）	REACH-B 模型外部验证的区分度点估计值	REACH-B 模型验证区分度 95% 置信区间下限	REACH-B 模型验证区分度 95% 置信区间上限
Yang HI（2011）V	1505	111	51	19.49	0.811	0.79	0.831
Yang HI（2016）	2688	191	3	15.97	0.9	0.793	0.999
Yang HI（2016）	426	46			0.858	0.778	0.938

续表

研究	总样本量	HCC 发生数（随访期）	HCC 发生数（3年）	REACH-B 模型预测 HCC 发生数（3年）	REACH-B 模型外部验证的区分度点估计值	REACH-B 模型验证区分度 95% 置信区间下限	REACH-B 模型验证区分度 95% 置信区间上限
Chen W（2015）	627	151			0.78	0.74	0.82
Kim WR（2015）	482	8	5	6.79			
Kim WR（2015）	152	6	5	4.02			
Seo YS（2017）	940	20			0.654	0.477	0.831
Won LH（2014）	192	15			0.629	0.5	0.768
Jeon MY（2018）	475	31	9	8.9	0.582	0.428	0.735
Jeon MY（2018）	922	56	24	24	0.699	0.59	0.808
Kim MN（2017）	1092	36	24	20	0.602	0.476	0.728
Ahn J（2016）	646	17	12	16			
Yang HI（2020）D	5365	378	146	93.59			
Yang HI（2020）D1	1154	199	77		0.59	0.52	0.66
Yang HI（2020）D2	3912	172	69		0.7	0.64	0.78
Yang HI（2020）V	2683	202	75	47.97	0.66	0.6	0.72

二、数据分析与结果解释

采用 R 软件包“metamisc”进行预测模型的 meta 分析，具体步骤如下：

（1）安装并加载 R 软件包“metamisc”，具体命令为：

```
install.packages ("metamisc")
library (metamisc)
```

当窗口显示“package ‘metamisc’ successfully unpacked and MD5 sums checked”时，则说明该软件包已安装并加载成功。

（2）加载数据，本案例数据存储于 csv 文件中，命名为 REACHB.csv。具体命令为：

```
reachb < - read.csv ("REACHB.csv", header = T, sep = " , ")
```

（3）区分度指标的 meta 分析，采用 valmeta 函数，该函数默认采用随机效应模型下的 HKSJ 方法进行合并，具体命令为：

```
    cindex < -  valmeta (cstat=c.index, cstat.cilb=c.index.95CIl, cstat.ciub=c.
index.95CIu, N=n, O=n.events, slab=Study, data=reachb)
    cindex
    tiff ("REACH-B 3-year cindex.tiff", height=3000, width=3000, res=600)
    plot (cindex)
    dev.off ()
```

结果显示见图 22-1 和图 22-2，12 个原始研究合并的区分度指标 C 指数点估计值为 0.70（95%CI

为 0.63 ~ 0.76），提示该模型对于 3 年 HCC 的预测具有较好的区分度。此外，由结果可见预测区间为 0.48 ~ 0.86，预测区间较宽，显示有一定的异质性。森林图见图 22-2。

```
> cindex
Summary c-statistic with 95% confidence and (approximate) 95% prediction interval:

 Estimate       CIl       CIu       PIl       PIu
0.7023872 0.6345007 0.7623867 0.4766258 0.8594764

Number of studies included:  12
```

图 22-1　区分度指标合并结果

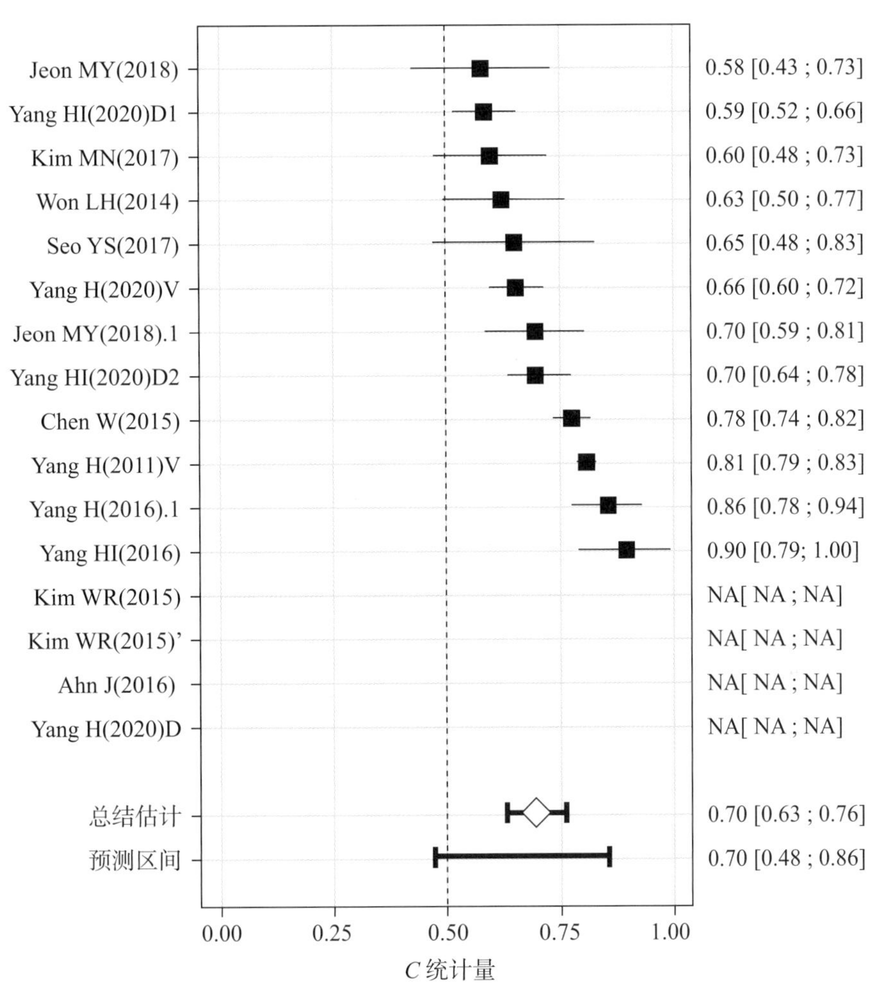

图 22-2　区分度指标 meta 分析森林图

注：NA 表示无适用数据。

（4）校准度指标的 meta 分析，采用 valmeta 函数，该函数默认采用随机效应模型下的 HKSJ 方法进行合并，具体命令为：

```
OE < -valmeta (measure="OE", O=n.events, E=e.events, N=n, slab=Study, data=reachb)
OE
tiff ("REACH-B 3-year OE.tiff", height=2500, width=2500, res=600)
plot (OE)
dev.off ()
```

结果显示见图 22-3 和图 22-4，10 个原始研究合并的校准度指标 *O/E* 估计值为 1.14（95%CI 为

0.74 ～ 1.75），该指标越接近 1 说明模型的校准度越好，该结果提示模型会低估 3 年 HCC 的发生风险。此外，由结果可见，预测区间为 0.35 ～ 3.66，预测区间较宽，显示有一定的异质性。森林图见图 22-4。

```
> OE
Summary Total O:E ratio with 95% confidence and (approximate) 95% prediction interval:

 Estimate       CIl       CIu       PIl       PIu
1.1423422 0.7446045 1.7525355 0.3562466 3.6630406

Number of studies included:  10
```

图 22-3　校准度指标合并结果

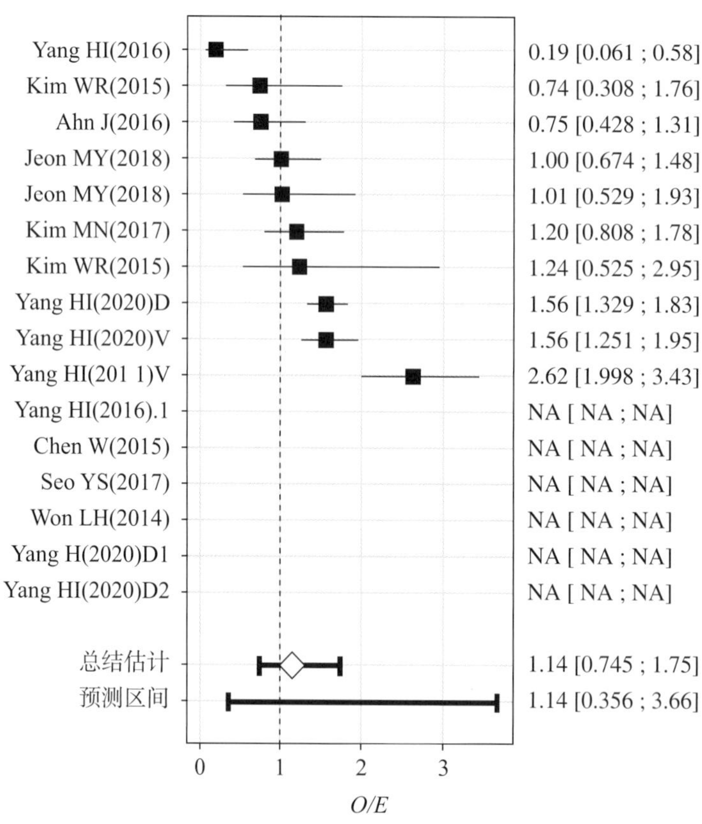

图 22-4　校准度指标 meta 分析森林图

注：NA 表示无适用数据。

（武珊珊）

第二十二章参考文献

第二十三章 预测模型用于卫生经济学建模

第一节 预测模型与卫生经济学模型的关系

“如何合理使用分配给医疗保健的稀缺资源，以最大限度地从它们中获得健康收益？如何在同等健康收益的情况下，将稀缺的医疗保健资源合理分配给支出最少的药物、治疗方式和技术？”自20世纪70年代以来，基于卫生经济学模型的一套经济评估分析方法被开发，以帮助决策者回答这两个问题。

卫生经济学模型是一种逻辑数学框架，将可用数据及模型（如短期临床试验结果、发病率和预测模型等）和已知生理关系综合成一个连贯的框架，并且可以据时间的推移来进行对健康结果和支出相关问题的预测与推断。

为了对新兴药物、治疗方式和技术的使用做出合理的决定，我们需要考虑它们的有效性和成本效益。例如，有效性和成本效益可以通过不同治疗方式带来的生活质量（quality of life，QoL，范围通常为0到1，代表生活质量权重，一般情况下1代表完全健康，0代表死亡）、质量调整生命年（quality adjusted life years，QALY，代表考虑生活质量的生命期望）、每质量调整生命年成本（cost/QALY）、增量成本效益比（incremental cost-effectiveness ratio，ICER，等于增量成本除以增量QALY，衡量新药物每单位QALY需要的支出，如图23-1）来衡量。当QALY相同时，选择成本更小的药物进行报销可能更为合理。

从20世纪90年代初期开始，相关机构开始制定和完善卫生技术评估指南，以帮助他们分析卫生经济数据，例如澳大利亚、加拿大、英国，以及荷兰。在新型药物发布时，卫生技术评估越来越多地被用于估计其有效性和成本-效益。在基于卫生技术评估中，我们可以通过预测模型从短期临床试验或现实世界中推断出相关证据，以用来估计在延长的时间范围里患者的QALY和支出，来合理选择在同等健康收益的情况下支出更少的治疗方式。如图23-1，预测模型常用于估计患者某种疾病的风险或预测疾病的进展。当比较两种药品的成本效益时，我们可以利用预测模型来推算在使用不同药物时人群的长期的健康状况，进而计算其相应的QALY和医疗支出。

换句话说，预测模型与卫生经济学模型是相互补充的。卫生经济学模型综合了多种预测模型，为医疗保健决策提供了坚实的依据。我们可以借助预测模型估算卫生经济学评价所需的关键数据，同时，也可以通过卫生经济学模型来整合和利用不同的预测模型。

除此之外，预测模型本身也可以视作一种医学干预，我们可以通过卫生经济学模型评估其有效性。通常，临床预测模型在实际使用之前都经过内部和外部验证。在临床实践中应用时，这些预测模型通常伴随着患者管理策略，例如启动预防性筛查、转诊进行进一步诊断测试、改变治疗方案等。因此，预测模型的应用，特别是包括更新的、创新的和昂贵的诊断和预后测试，都可以被视为一种医学干预。而卫生经济学模型可以对根据预测风险指导的预测模型和伴随的患者管理策略对健康结果和成本的影响进行适当评估，以评价该预测模型是否对患者管理有益且具有成本效益。此部分内容在本书十八章中详细讨论，在本章中不做展开。

本章主要探索两个核心议题。首先，我们将探讨如何将预测模型融入到卫生经济学模型的构建中。对于希望创建卫生经济学模型的研究者，他们可以选择已经公开发表的预测模型来进行建模，这样可以避免从零开始或重复劳动的不便。而对于那些已经完成预测模型建模的研究者，他们可以继续探索如何将其融入卫生经济学模型，从而将预测模型的应用范围从临床实践扩展至卫生经济评估领域。

其次，我们将讨论如何采用卫生经济学的模型构建技术来开发预测模型，目标是在没有原始数据的情境下也能进行多结局的个体预测。传统的临床预测模型多基于原始个体数据进行开发，而卫生经济学的建模方法则是基于已有的证据的搭建。因此，从理论上说，通过卫生经济学的建模方法，即便在缺少原始数据，研究者也能够成功构建能预测多种结果的个体预测模型。

以实际研究为例，PREDICT-DM 是一个糖尿病模型，它将已知的 2 型糖尿病发展规律以及最新随机临床试验、流行病学研究和 meta 分析的结果整合到一个微观模拟模型中。它采用了已发表的 RECODe 预测模型，这使得 PREDICT-DM 在未进行特定监督训练或预测模型建模的情况下，能够对美国 2 型糖尿病患者的临床结果（如心血管和肾病结果）进行精准的个体预测。因此，总体看来，PREDICT-DM 避免了重新构建预测模型，而 RECODe 预测模型则在卫生经济评估领域得到了应用。在未使用训练数据的情况下，这种结合方式实现了出色的多结局个体预测效果。在接下来的第二和第三节中，我们将深入探讨如何实现上述两大议题的方法，在第四节中我们将介绍相应的具体案例。

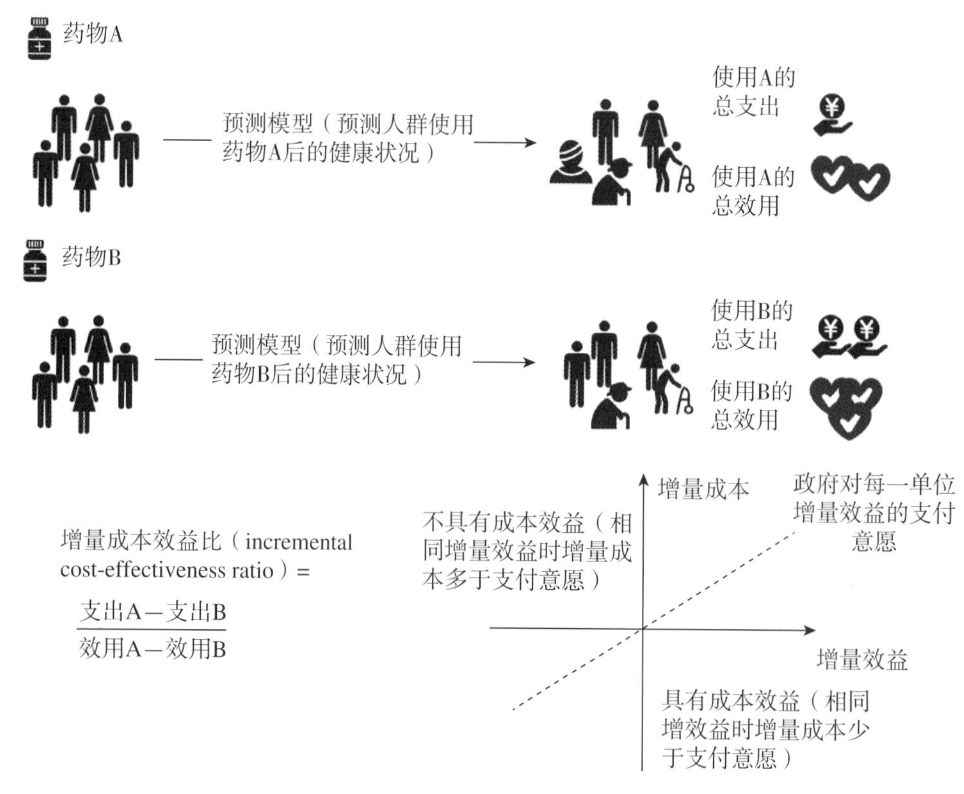

图 23-1 卫生经济学模型概念图

一、利用预测模型构建卫生经济学模型

一般来说，研究者的研究目的会是从实际考虑的“对预测模型进行卫生经济学评价”，而不是从方法学上“利用预测模型构建卫生经济学模型”，然而，我们希望研究者意识到他们的预测模型在卫生经济学建模中的应用潜力。因此，本部分致力于回答“如何用现有的预测模型构建卫生经济学模型”。简要流程如图 23-2 所示。

在过去的几十年中，国内外专家学者已经开发、更新和验证了数千个临床风险预测模型，以帮助做出医疗决策，包括诊断模型（diagnostic model，预测个体是否正处于健康状态）和预后模

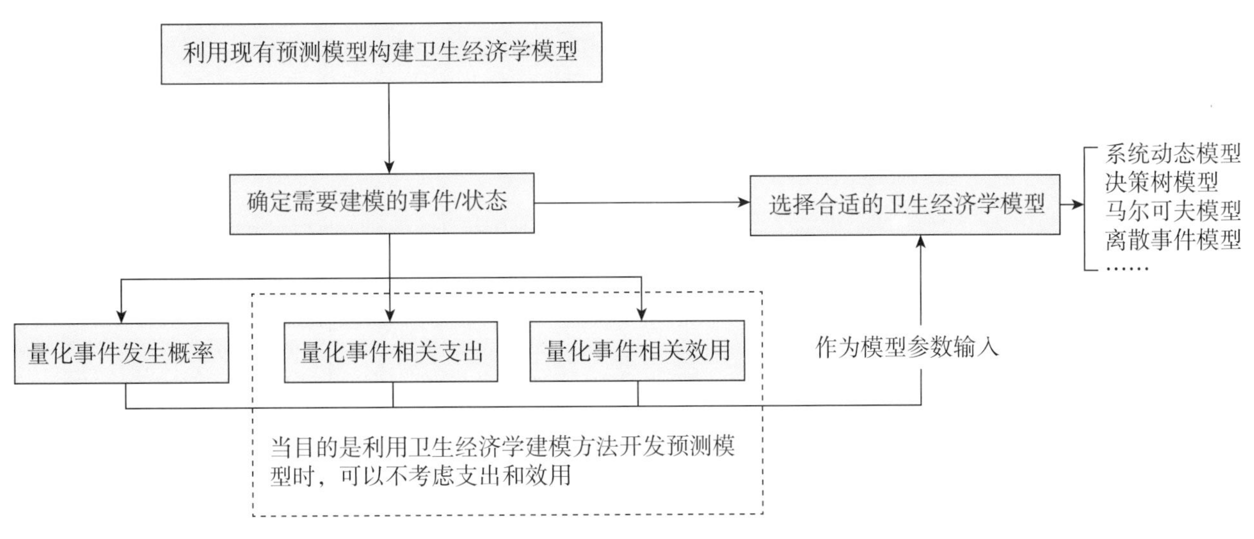

图 23-2 利用预测模型构建卫生经济学模型流程图

型（prognostic model，预测未来的健康结果）。在诊断和预后设置中，预测通常是多变量的，因为医生会自然地整合多个患者的特征和症状（预测因子和测试结果）来做出预测。预测模型可以视作通过为每个预测变量分配相对权重来组合多个预测变量，以获得当前或未来结果的概率的工具，例如 Framingham 风险评分。临床预测模型通常比卫生经济学模型具有更高的校准要求，即对模型预测的准确度要求更高，因此，现有公认的预测模型可以用于构建卫生经济学模型。

利用预测模型构建卫生经济学模型，首先需要确定在卫生经济学模型中关于效用和成本上重要的事件 / 状态。例如，慢性阻塞性肺疾病（chronic obstructive pulmonary disease，COPD）的卫生经济学模型可能需要预测 COPD 相关的疾病状态，常见如 50% ≤第一秒用力呼气量＜ 80%（中度 COPD），30% ≤第一秒用力呼气量＜ 50%（重度 COPD），第一秒用力呼气量＜ 30%（非常严重的 COPD）和死亡等。糖尿病的卫生经济模型可能需要预测相关并发症，如心肌梗死、卒中、充血性心力衰竭、截肢、失明、肾衰竭和溃疡等。通常情况下，研究者需要依赖临床的专业知识，基于疾病或疾病进展的特点，确定可能的关键临床事件或结果。

以相关事件为核心，我们需要通过量化其发生概率、支出（cost）、效用（utility）三大环节进行卫生经济学建模。这里的效用通常指 QoL。当所需建模的事件确定后，我们可以对相关事件的系统文献和综述进行检索来确定输入参数，以及确定可用的预测模型及其相关的支出和效用。卫生经济学的模型输入参数可能基于许多文献，我们可以通过综合决策分析模型来进行证据综合，将综合的统计证据、预计的参数与概率的决策分析有效地集成在一个统一的框架中。这些模型可以反映所有可用证据以及参数的不确定性，同时保持参数之间的相关系数。

其中，事件发生的概率一般来源于相关文献或实际数据，同时，我们也可以利用预测模型来进行估算。临床预测模型的核心目的是为了准确评估某个健康事件发生的可能性。这与卫生经济学模型中模拟健康事件发生与否的需求是一致的。例如，我们完全可以利用已经公开发表的 COPD 临床预测模型，来估算一个健康人群中发生 COPD 的概率。这种估算的概率可以直接应用到卫生经济学模型中。以一具体研究为例，研究者对提高低高密度脂蛋白胆固醇以预防冠心病的策略进行了成本效益分析。在这项研究中，研究者建立了一个卫生经济学模型，并采用了公开发表 Framingham 研究中的预测模型来估计冠心病事件的发生概率，并以这个概率作为卫生经济学模型的输入参数进行成本效益分析。

当输入卫生经济学模型的事件相关预测模型及效用和支出有所确定时，我们就可以通过其中的预测模型来估计事件是否发生、何时发生，这样就可以将预测结果转化为总效用和总支出，以达到计算 ICER 以支持卫生经济学决策的目的。

二、利用卫生经济学建模方法开发预测模型

本部分致力于回答“如何构建可以被用于卫生经济学建模的预测模型”以及“如何利用卫生经济学模型方法开发预测模型”。

在变量选择上，临床预测模型与卫生经济学模型有所差异。临床预测模型往往选择较少的预测因子，以便于在常规实践中应用。相反，卫生经济学模型更倾向于包含所有可能在临床试验中被报告的风险因素，因此它不对预测因子数量设限。由于这两种模型在目的和范围上的不同，基于卫生经济评估目的建立的预测模型可能与纯临床预测模型有较大区别。

以卫生经济学建模为主要目的的预测模型，需要对临床效用和经济上重要的事件来进行预测模型建模。例如，UKPDS-OM2 是一个糖尿病卫生经济学模型，它的目的是用于预测 2 型糖尿病患者的终生健康结果。为了构建这个卫生经济学模型，研究者为糖尿病并发症（例如心肌梗死、缺血性心脏病、卒中、充血性心力衰竭、截肢、失明和肾衰竭）和死亡绝对风险开发了预测模型（多变量半参数比例风险生存模型），关于这一模型的更多细节，我们将在第四节的案例介绍中详细阐述。

在确定相关事件后，剩余步骤与建立临床预测模型建模相似，但预测因子的选择范围可能更广。

对于临床预测模型而言，校准（calibration）和辨别力（discrimination）非常重要，而卫生经济学模型关注的是总体结果，大规模校准（calibration-in-large），即均值校准将是最重要的。换句话说，与临床预测模型计算的曲线下面积（AUC）和来自最终接受者的操作特征曲线（ROC）来评估该模型的性能不同，由于卫生经济学模型的目的是长期的经济和效用预测，卫生经济学中的模型验证通常是比较随访时间年内每种事件的模拟和实际观测累积发生率。若事件的预测累积发生率曲线在实际观测累积发生率的 95% 置信区间内，或者校准线（calibration line；以预测累积发生率和实际观测累积发生率为坐标轴构造的一条直线，45° 线表示完美校准，因为预测和观察到的概率相等）的斜率和截距近似为 1 和 0，我们就可以认为模型验证表现良好。

因此，建立以卫生经济学建模为主要目的的预测模型，首先要确定卫生经济学模型中所需的相关事件，再进行建模，建模同时尽量涵盖临床试验中可能报告为结果的所有风险因素，最后通过大规模校准验证模型，若模型验证良好即可代入支出和效用以得到 ICER。

除此以外，通过借鉴卫生经济学方法，我们能够在原始数据匮乏的环境下构建预测模型。传统的临床预测模型在建模过程中经常受制于数据不足与结局单一性的双重局限。而卫生经济学提供的证据整合方法，让我们有机会即便在缺乏数据的前提下，也能进行多结局的预测。

利用相同的流程图（图 23-2），首先，我们需要明确自己所关心的结局事件以及期望进行的预测。考虑结局之间可能的关联，我们可以纳入与主要结局相关的次要结局。以糖尿病为例，若主要预测目标是糖尿病相关死亡，那么心肌梗死、卒中等相关事件也应被考虑。如果研究的焦点仅限于个体或群体层面的多结局预测，而非深入卫生经济学评估，那么收集效用和支出的数据并不是必要任务。在这种情境下，我们可以采用适当的卫生经济学模型，整合已发布的预测模型，从而实现无需额外训练即能达成多结局预测的效果。

例如前文所提到的 PREDICT-DM，该模型的目标是预测 2 型糖尿病患者可能遭遇的各种糖尿病相关健康事件，包括致死性和非致死性的心肌梗死、卒中、充血性心力衰竭、终末期肾病以及由心血管及其他原因引发的死亡。它采用了 RECODe 预测模型来预测每个模拟患者可能面临的各类事件的发生概率。通过离散事件模拟与状态转移模型的结合，它成功地将各种事件与其对应的概率相互匹配，从而在每个预测周期（每月）内实现多结局预测。通过验证，它充分拟合了 ACCORD、VADT 和 Look AHEAD 等临床试验结果。

第二节　卫生经济学模型建模方法

卫生经济学模型有多样的核心建模方式，我们可以根据相关疾病的性质和建模的目的来选择合适

的模型进行建模，选择方式如图 23-3 所示。

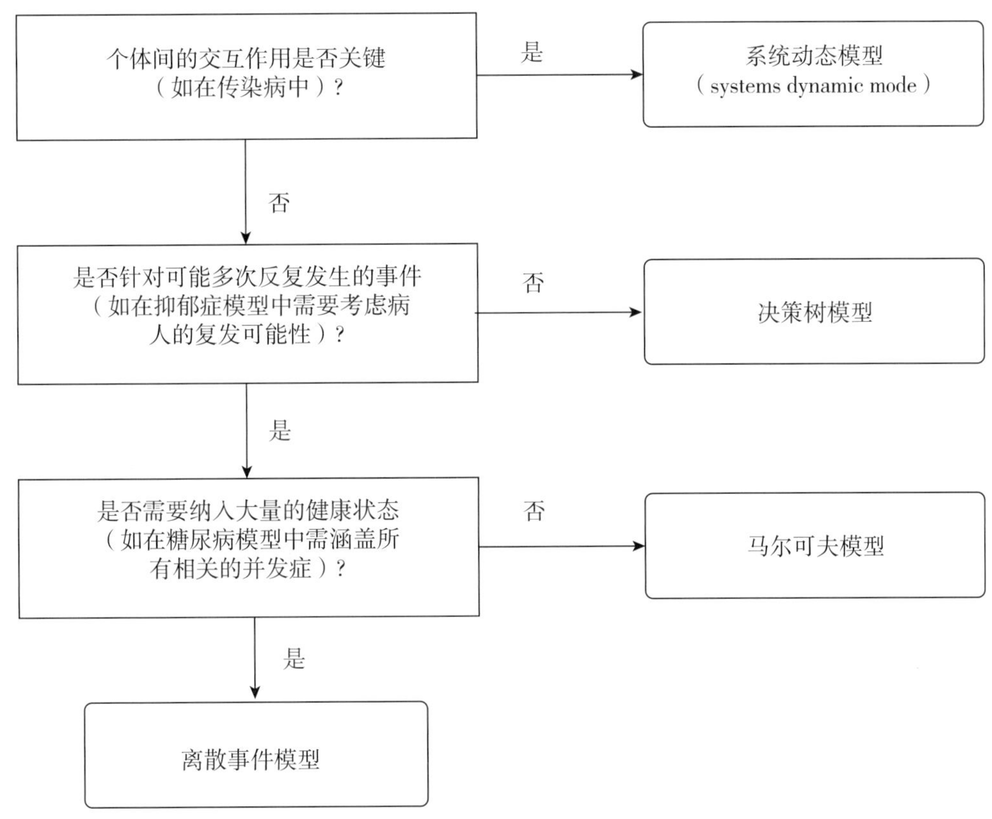

图 23-3　卫生经济学选择流程图

除了选择模型以外，也需要选择建模的层面，即在个体层面或群体层面，两者的对比如表 23-1 所示。

表 23-1　个体层面和群体层面建模的比较

项目	个体层面	群体层面
基本思路	针对每一位个体进行深入分析	对一整组或队列的群体（如吸烟人群）进行宏观分析
输入	详细的个体信息：如人口统计学、治疗历史、基因数据等	聚合数据：如患者群体的统计平均值、中位数或范围
输出	针对每个个体的具体健康结果或治疗响应的预测	预测或评估整个群体或队列在特定条件下的可能健康结果
常用场景	为个体提供个性化治疗建议、疾病风险评估	公共卫生策略制定、新疗法或政策的宏观评估
举例	使用个体的基因数据预测其对某种药物的反应	基于某一地区所有患者的平均数据评估新疫苗的效果
优点	• 精准度高，能够满足个体化医疗需求 • 能够捕捉到细微的数据差异	• 快速给出大规模数据的概览 • 有助于策略和政策制定者做出决策
缺点	• 数据获取可能较为困难和昂贵 • 对于大数据集，计算可能耗时	• 无法给出具体个体的预测 • 可能忽视群体内的差异性

一、决策树模型

在本部分中，我们将更详细地探讨一个最常见的卫生经济学模型：决策树。

决策树是一种决策分析的表示，它以总—分支结构构建，其中每个分支代表一个可能在未来发生的事件。识别备选方案并指定事件的顺序和联系，是构建此类模型的基本步骤，对于阐明复杂决策也具有重要价值。

作为经济评估的一部分，决策树多用于无交互作用且无反复多次发生事件的情况，例如一次性的非传染性疾病筛查计划。开发、分析和评估决策树所涉及的步骤，在下面使用一个简单的示例进行说明：假设决策者面临一个问题：是否应该引入每 5 年一次的针对某疾病的筛查计划？那么对于卫生经济学家，这个问题可以被转化为“每 5 年一次的疾病筛查计划是否具有成本 - 效益”，而这个问题可以采用决策树模型来回答（图 23-4）。

决策树中的第一个点用决策节点（代表选择的第一个点）表示这个决策问题，通常画成一个正方形。此示例中的决定是，与完全不筛查相比，每 5 年筛查一次疾病是否具有成本效益。一个决策节点可能有两个以上的备选方案，例如，可以将每两年筛选一次的第三个备选方案添加到该决策问题中。

按照惯例，决策树是从左到右构建的，从决策节点开始到右侧的结果结束，并遵循决策问题的逻辑结构，通常遵循事件随时间推移的顺序。

决策节点将比较两种决策，决策之后的任何事件都是“偶然”事件，并以概率为特征。预测模型在此可以用于计算其概率。例如，一项研究医学辅助生殖成本效益的研究引入决策树模型，作者使用

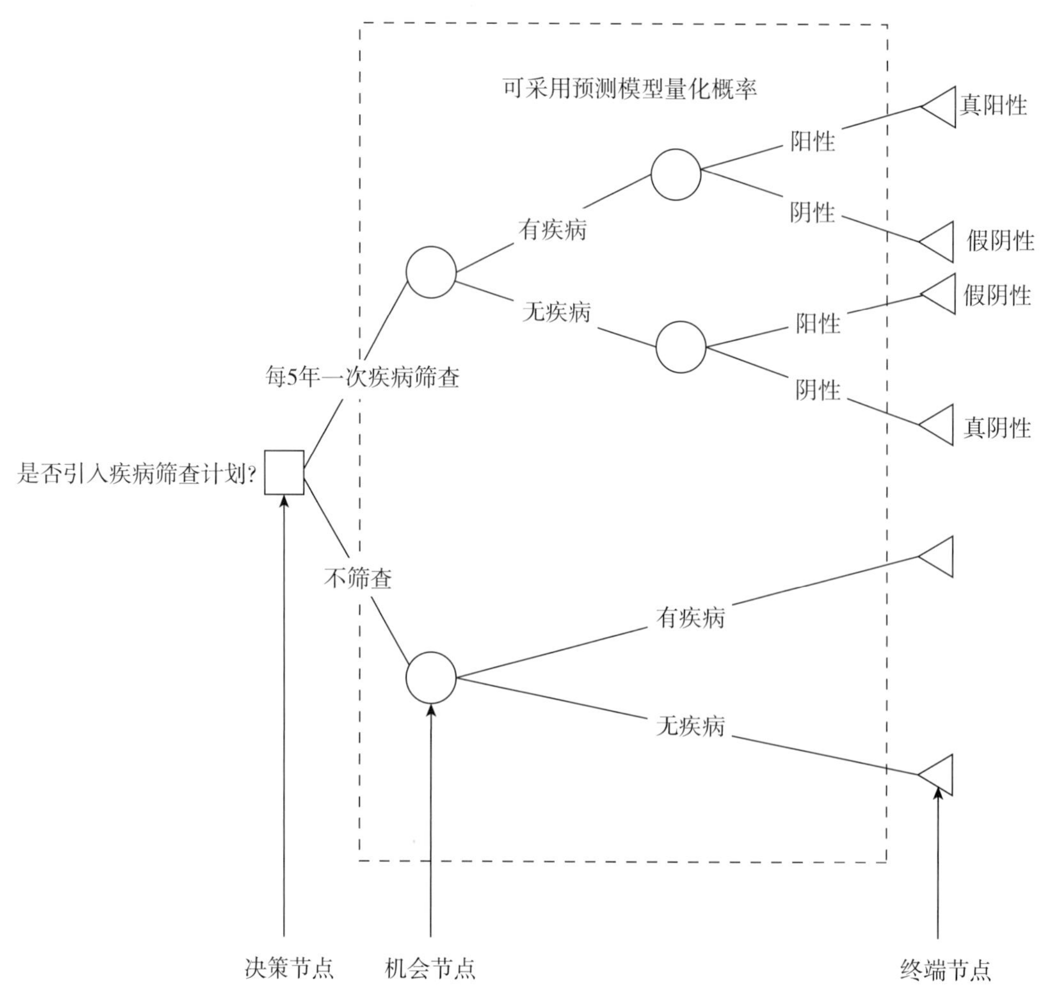

图 23-4　决策树模型实例，包括决策问题、决策节点、机会节点、总断节点和分支

已外部验证的预测模型计算自然受孕的概率，用其作为模型的参数。本小节将提供一个简化示例来展示如何在决策树中使用预测模型。

这些事件在决策树图中由机会节点（圆形符号）表示。每个机会节点的每个结果，都由附加到机会节点并标记的线（分支）表示。事件的可能性由分支概率表示。可能有两个以上的不确定事件从一个机会节点发出，只要它们是互斥和穷举的（mutually exclusive and exhaustive）。源自同一机会节点的事件必须互斥，换言之，源自同一机会节点的所有结果发生概率之和应恰好为 1。比如在此示例中，在决策树中引入每五年筛查一次疾病的政策后，可能会出现患者患有疾病的不确定事件或患者未患有疾病的不确定事件，其概率之和为 1。

沿着决策树从左向右移动，机会节点的增加对应后续不确定事件的增加。在此示例中，如果某人患有疾病，则随后会出现一个关于筛查测试结果的分支，以及后续的机会节点（测试呈阳性或测试呈阴性）。这些决策树路径的最终结果以终端节点（三角形符号）结束，并根据路径概率给出真阳性或假阴性等筛选结果。每个终端节点都有一个分配给它的价值，通常为 QALY 和支出。

在建模过程中，我们必须仔细考虑决策树的排序方式。虽然这种排序不会影响策略的预期价值，但确实对建模的复杂性产生影响。一般而言，决策树中事件的顺序是按照决策路径的逻辑和时间演进来安排的。然而，在实际建模过程中，决策树的结构大多取决于可用的概率，示例表 23-2。

表 23-2　筛查结果分类

	真实情况		
筛查结果	患病	未患病	总计
阳性	真阳性（A）	假阳性（C）	$A+C$
阴性	假阴性（B）	真阴性（D）	$B+D$
总计	$A+B$	$C+D$	$A+B+C+D$
	灵敏度 $=\dfrac{A}{A+B}$	特异性 $=\dfrac{D}{B+D}$	

以图 23-4 中每五年一次疾病筛查的分支为例，后续决策树分支有两种排序方式：①先考虑疾病再考虑筛查，如图 23-5；②先考虑筛查再考虑疾病，如图 23-6。

第一种方法往往更容易填充，特异性、灵敏度及患病率都是常见的数据。尤其是当潜在的疾病和

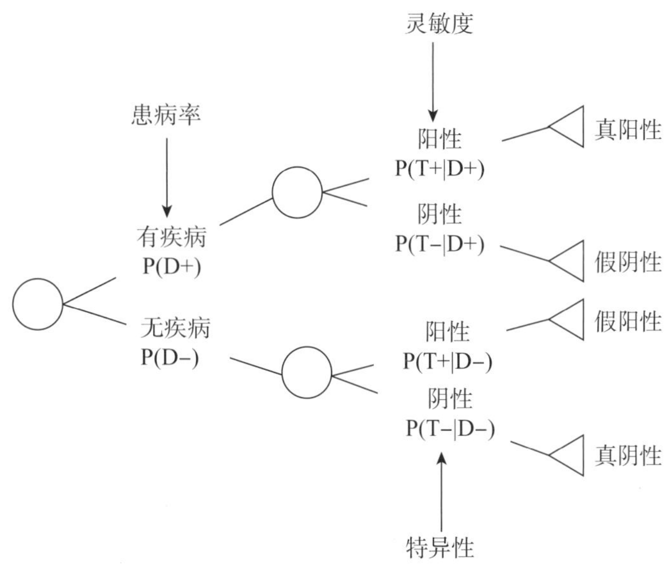

图 23-5　分支结构：先考虑疾病再筛查

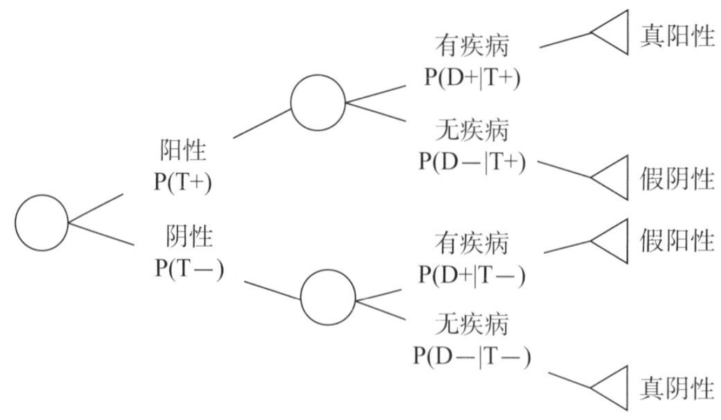

图 23-6 先筛查再考虑疾病

治疗途径很复杂时，第一种方法将更易于处理，而它的缺点是在临床医生眼中不如第二种方法直观。

一旦开发了模型的结构，下一步就是开始填充和计算模型。

概率通常来自已发表的研究或预测模型。当关于概率的信息来源不止一个时，可以通过 meta 分析的方式综合信息。预测模型，或者常规数据收集的数据库，都是估计这些概率的可靠渠道。在图 23-7 中，疾病的患病率可以通过特定的预测模型来预估。以一个基于遗传、人口统计和环境因子的患病率预测模型为例，我们可以根据目标人群的具体特征来计算其患病率，并将其作为决策树模型的输入参数来进一步进行分析。

每个概率的点估计被称为"基本情况"（base case）。由于点估计存在不确定性，因此应记录一系列合理的估计，供以后在敏感性分析中使用。按照惯例，概率（分支概率）被输入到从机会节点发出的分支下，以表示不确定事件发生的概率 / 可能性。由于机会节点上的事件必须互斥且详尽，因此每个机会节点的全部事件对应概率之和必须等于 1。因此，当特定机会节点仅有一个概率不确定、其他概率皆已知时，剩余的不确定概率有时称为残差或互补概率，可以写成 1 减去其他概率之和。

以一个简化的患病率预测模型为例：患病率 =0.00001* 年龄 +0.0005（一个极简的预测模型），若我们关注 50 岁群体的建模，则

P（D+）= 患病率 =0.00001* 年龄 +0.0005=0.00001*50+0.0005=0.001

P（D−）=1 − P（D+）=1 − 0.001=0.999

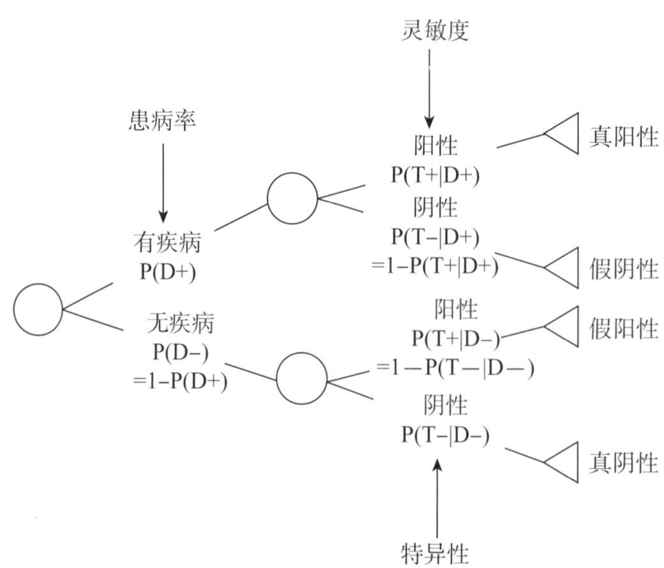

图 23-7 给决策树填充概率

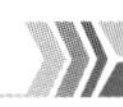

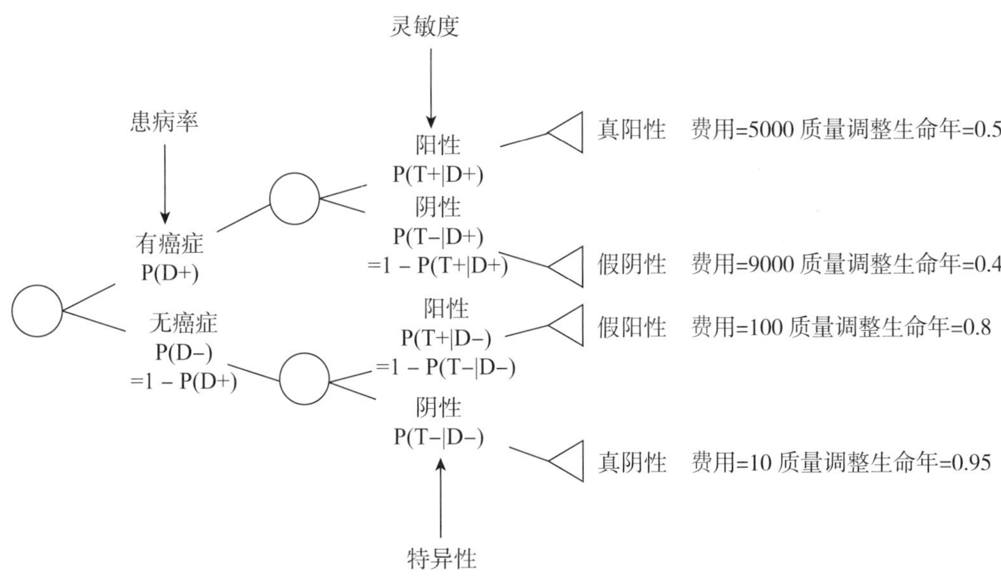

图 23-8　和决策树填充成本和最终结果

P（T+|D+）= 疾病筛查的灵敏度 =0.9

P（T−|D+）=1 − P（T+|D+）=1 − 0.9=0.1

P（T−|D−）= 疾病筛查的特异度 =0.8

P（T+|D−）=1 − P（T−|D−）=1 − 0.8=0.2

则该决策树的所有概率已被填充。接下来我们需要确定并输入收益。收益包括与决策树中的事件相关的成本和最终结果（例如支出、QALY）

真阳性结果相关的费用是筛查、评估和治疗早期疾病费用的总和。

假阴性结果相关的费用是筛查、评估和治疗晚期疾病费用的总和。

假阳性结果相关的费用是筛查和评估费用的总和。

真阴性结果相关的费用是与筛查相关的费用。

在模型的无筛查组中，疾病结果的费用是晚期疾病评估和治疗费用的总和。

当我们填充完整个决策树（图 23-9），就可以从终端节点开始反向进行计算。

每 5 年一次疾病筛查且有疾病的期望费用 =0.9 × 5000+0.1 × 9000=5400

每 5 年一次疾病筛查且有疾病的期望 QALY=0.9 × 0.5+0.1 × 0.4=0.49

每 5 年一次疾病筛查且无疾病的期望费用 =0.2 × 100+0.8 × 10=28

每 5 年一次疾病筛查且无疾病的期望 QALY=0.2 × 0.8+0.8 × 0.95=0.92

每 5 年一次疾病筛查的期望费用 =0.001 × 5400+0.999 × 28=33.372

每 5 年一次疾病筛查的期望 QALY=0.001 × 0.49+0.999 × 0.92=0.91957

不筛查的期望费用 =0.001 × 9000=9

不筛查的期望 QALY=0.001 × 0.4+0.999 × 0.9=0.8995

基于决策树的增量或成本 - 效益比见表 23-3。

表 23-3　计算基于决策树的增量成本效益比

策略	期望成本	增量成本	QALY	增量 QALY	ICER
每 5 年一次疾病筛查	33.372	33.372 − 9=24.372	0.91957	0.91957 − 0.8995=0.02007	24.372/0.02007=1214.35
不筛查	9		0.8995		

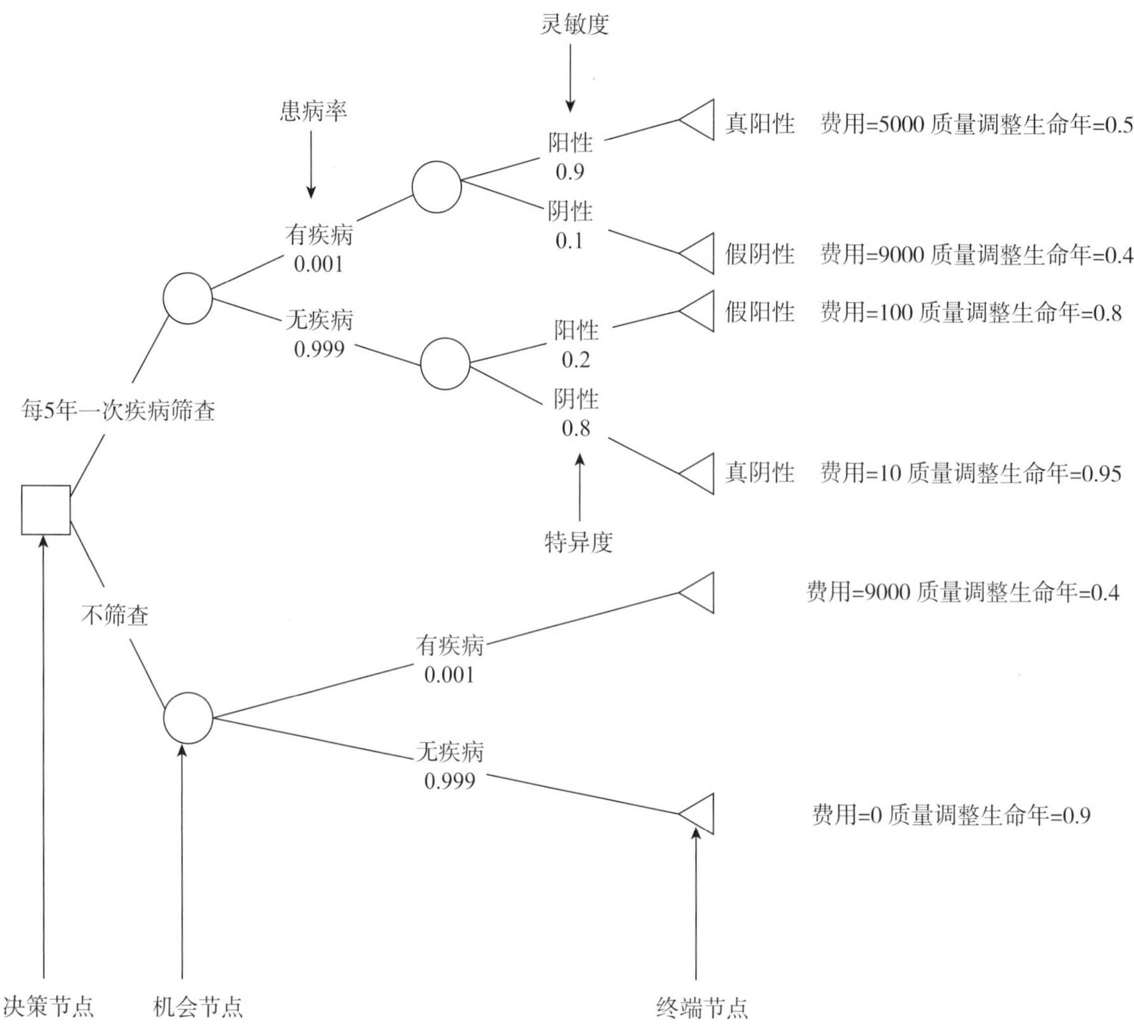

图 23-9 完整决策树

相较于不进行疾病筛查，每 5 年一次疾病筛查平均每年要额外花费 1214.35 元来获得额外的一个 QALY，而这低于大部分政府卫生部门的支付意愿（例如荷兰的支付意愿为 20,000 欧元，英国的支付意愿为 20,000 英镑）。因此，基于以上结果，我们可以回答本节开头提出的问题："每 5 年一次的疾病筛查计划是否具有成本效益？"，即每 5 年一次的疾病筛查计划具有成本效益，这个发现可以作为政府回答"是否应该引入每 5 年一次的疾病筛查计划"等问题的决策依据。

尽管决策树在开发上相对直观、清晰并且便于传达，但它也存在一些固有的局限性。因此，在特定的应用场景中，其他决策分析建模技术可能会是更佳的选择。

第一，决策树模型基于一个核心假设：事件在有限且较短的时间段内发生。模型开发者需要精确地指定这些事件的时间框架，因为决策树本身并不包含一个内置的时间变量。在该模型中，时间的推移是通过其关联结果的时间度量来体现的。例如，当考虑一个 10 年的药物决策，我们依赖于 10 年期间的发病率预测以及预计的 10 年支出和效益，因此我们无法明确表示第 1 年或第 5 年的疾病进展以及对应的花费和效益。这一约束导致在决策树中引入时间相关性相当困难。

第二，当决策树用于模拟具有长期预后的疾病（例如状态可能会反复发生变化的慢性病）时，也面临一定挑战。因为决策树的结构仅允许患者通过模型进行单向进展，并且不允许在疾病状态之间来回移动。理论上，可以通过添加额外分支和延长时间范围来解决，但会导致模型非常冗杂，此时马尔可夫等其他模型的表现会相对更加出色。

二、马尔可夫模型

马尔可夫模型以状态（state）和转移概率（transition probability）为基石。马尔可夫模型与决策树模型在处理长期预后的疾病或随时间重复发生的事件时有所不同。决策树模型（图 23-10）在处理可重复发生的事件时，会使模型结构变得非常复杂，而马尔可夫模型（图 23-11）可以简化它。马尔可夫模型采用固定的时间周期（如每月、每年）来更新患者的状况，允许在多个时间周期内反复评估状态转移。这使其特别适合模拟长期的疾病预后和重复事件。例如，在慢性病糖尿病中，患者可能会经历多种状态，如未治疗、正在治疗、有并发症和严重并发症。在马尔可夫模型中，我们可以为这些状态设定转移概率，并在每个时间周期（如每年）评估这些转移。因此，一个患者可能在第一年是未治疗状态，但在第二年转移到正在治疗状态，并在接下来的几年中可能转移到有并发症的状态。而在决策树中，为了捕捉这种多年的疾病进展，我们可能需要创建一个非常庞大和复杂的树，其中每个分支都代表一个特定的年份和状态。因此，对于模拟具有长期预后的疾病或可能随时间重复发生的事件，马尔可夫模型往往更为合适，这将给拟合和预测带来巨大的挑战。

与使用固定时间段的决策树不同，马尔可夫模型更加关注由短时间间隔组成的一系列周期中的转换。该模型会运行多个周期，患者可在状态之间移动，或在周期之间保持相同状态。状态之间的移动由转移概率定义，该转移概率可以是时间和风险因素相关的，或恒定的。构建马尔可夫模型，一般分为五步。

第一步，要定义状态。按照惯例，每个状态都用椭圆或圆形表示。箭头表示状态之间可能的转换。状态应该代表临床和经济上重要的事件，例如存活、健康、死亡、疾病阶段或治疗状态。它们应该根据疾病的概念来赋予明确的定义。状态应该是互斥和穷举的。互斥代表一个人在任何时候都不能处于一个以上的状态，且没有重叠。穷举代表现有的所有状态可以涵盖所有可能性，它们的概率总和为 1。这些状态使得在任何给定的时间间隔内，个人将处于且仅处于一种状态。状态的数量和性质通常由所需决策的问题决定。

有一种一旦进入就无法离开的状态存在，例如死亡状态，被称为“吸收状态”。若在状态之间移动的过程一直持续，直到所有患者进入吸收状态时，马尔可夫过程将会结束。如图 23-11，死亡状态可能发生在患者处于“健康”状态之后，作为全因死亡的结果，或者在患者处于“疾病”状态之后，作为疾病导致的死亡。尽管有两条进入死亡状态的路径，但在大多数卫生经济学模型的设定情况下，没有必要建立超过一个的死亡状态，因为按照惯例，处于死亡状态相关的成本和效用为零，无论是疾病导致的死亡，还是其他原因导致的死亡。当一个事件在成本和效用上的影响相同时，可以将它们合并为一个状态。

第二步，需要确定起始概率（马尔可夫队列），即一组单独的起始概率来描述正在建模的各状态内的人口初始分布。此分布通常由建模者根据所需决策的问题决定。例如：“A 药物对健康人群是否有成本 - 效益？”回答该问题需要聚焦于健康人群，则可以假设所有患者都以相同的健康状态开始（这相当于将起始概率设置为［健康，疾病，死亡］=［1，0，0］）。或者“A 药物对中国人是否有成本效益？”，回答该问题需要尽可能地用模型模拟中国人的初始状态，例如采用疾病在中国人口中的发病率，相当于将起始概率设置为［健康，疾病，死亡］=［1 －中国人口发病率，中国人口发病率，0］。换言之，可以在建模开始时根据所需决策的问题，在不同状态下使用不同比例（常从已发表研究中获取），如图 23-12 所示。后续周期中患者在各状态之间的分布，会取决于他们在前一个周期中的分布情况及各状态之间的转移概率。

第三步，需要确定转移概率。状态之间的移动由转换概率控制，而转移概率可以由预测模型计算，因为它们隐含的意义相同。例如，从健康到疾病的转移概率相当于疾病预测模型计算出的风险。转移概率决定了患者如何从一个状态转移到另一个状态，且每个状态的转移概率的总和必须为 1。转移概率可以用转移矩阵的形式来表示。按照惯例，转移矩阵的行状态表示个体在当前周期（T）开始时所处的状态；列状态表示个体在下一个周期 / 周期（$T + 1$）开始时所处的状态，如表 23-4。矩阵中

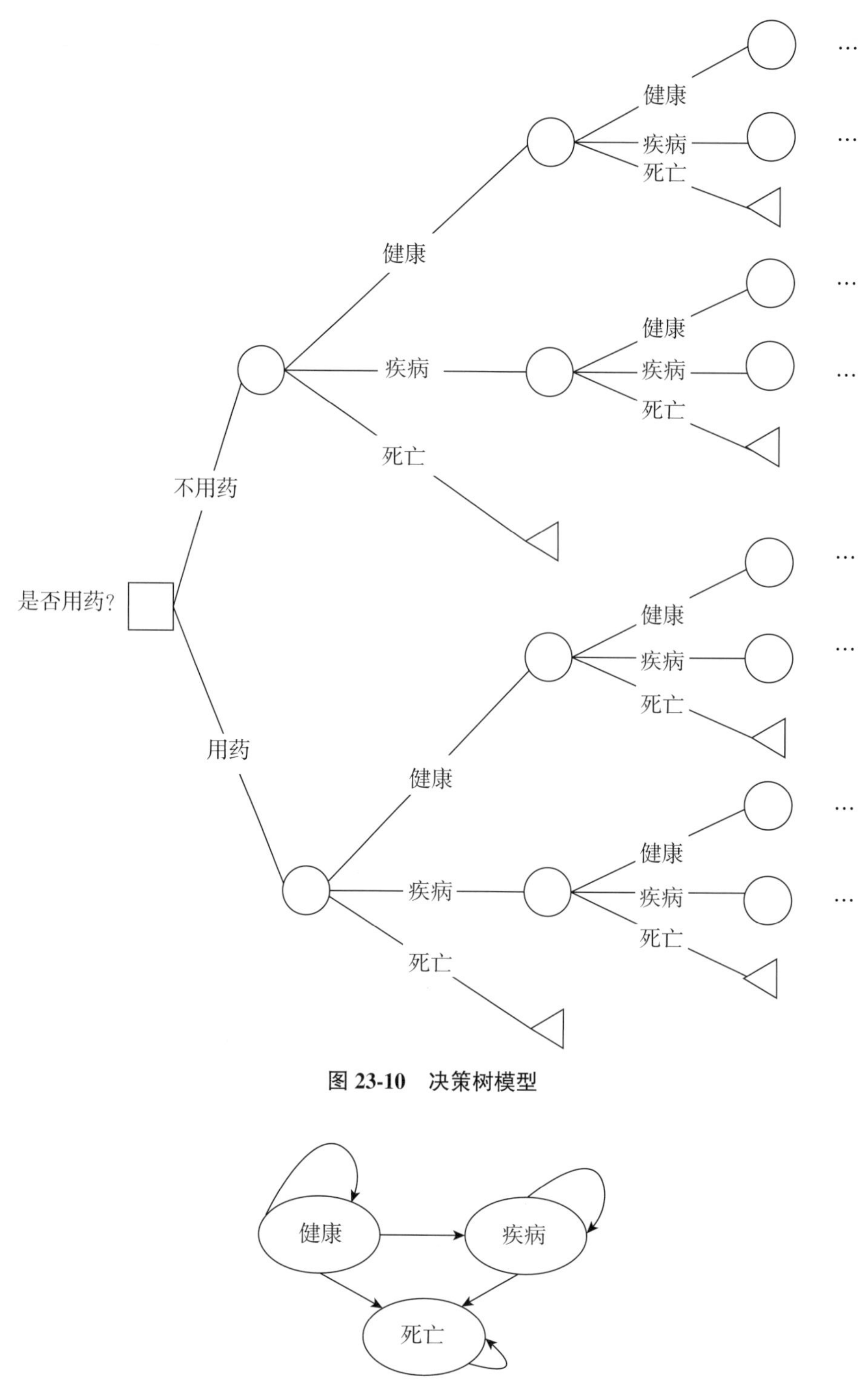

图 23-10　决策树模型

图 23-11　马尔可夫状态转换图

的每个元素都描述了从行状态移动到列状态的概率。初始状态的队列分布比例乘以相关转换概率，可以得到下一个状态开始的分布比例，以此类推。

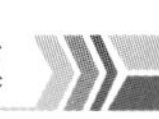

表 23-4　无干预（安慰剂）的转移矩阵

时间 T 从“状态”出发	时间 T+1 到“状态”		
	健康	疾病	死亡
健康	1 − 0.4 − 0.1=0.5	0.4	0.1
疾病	0.1	1 − 0.2 − 0.1=0.7	0.2
死亡	0	0	1

通常情况下，比较一种药物是否具有成本效益时，会用两个转移矩阵来描述用药时和不用药（仅用安慰剂）时患者不同的病程轨迹，如表 23-4 和表 23-5。例如药物 A 将降低某疾病的发病概率，则可以纳入与药物 A 相关的相对风险（relative risks）进入转移矩阵以调整从“健康”到“疾病”状态的转换的风险；假设相对风险为 60%，就需要用健康到疾病的概率乘以疾病进展的相对风险，来估计用药时的转移矩阵。

表 23-5　使用药物 A 的转移矩阵

时间 T 从“状态”出发	时间 T+1 到“状态”		
	健康	疾病	死亡
健康	1 − 0.24 − 0.1=0.66	0.4 × 0.6=0.24	0.1
疾病	0.1	1 − 0.2 − 0.1=0.7	0.2
死亡	0	0	1

在某些情况下，治疗效果的度量以比值比（odds ratios）或风险比（hazard ratios）的形式来报告。将这些措施直接应用于模型非干预组的基线风险 / 概率时，需要确保治疗效果的测量与基线风险之间的一致性。例如，比值比或风险比应转换为相对风险，尽管大体上等同于相对风险，但比值比或风险比与相对风险的区别在于，它们是比率而不是概率。因此，应将风险比转换为概率或应用于基线率，并将结果转换回概率。

概率与比率是不同的概念。概率是给定时间段内事件发生的可能性表示，用来衡量一段时间内的状态，它的范围是 0 到 1。它与时间的关系取决于基础比率，因此不能简单地使用除法或乘法。例如两年内的死亡概率是 50%，并不能据此估计四年内的死亡概率是 100%。比率由在任何时间点发生事件的可能性表示，用来衡量瞬间状态，可以从零到无穷大变化，且无法直接测量，因为它是从一段时间内的总体推断出来的（例如，每单位时间内每名患者的事件数）。假设比率恒定，则可以在给定的时间间隔内增加和减少瞬时比率。

假定事件在时间段 T 内以恒定比率 r 发生，比率可用于转换为概率 P。

$$P=1-e^{-rT}$$

这在需要加或减时、或在马尔可夫模型中改变周期长度时很有用。例如，已知两年内有 50% 的人死亡，如何推广到 4 年死亡率？

已知 T=2，P=0.5，假设死亡速率恒定，

则每年死亡速率 $r=\ln\frac{1-P}{T}=\ln\frac{1-0.5}{2}=0.346574$

四年死亡率 $=1-e^{-0.346574\times4}=0.75$

转换概率可以从各种数据源中确定，例如已发表的临床试验报告、流行病学研究、管理数据或预测模型。以一项关于高血压筛查策略成本效益的研究为例，该研究采用了马尔可夫模型。模型基于一

个具有已知年龄、性别、血压、胆固醇水平和吸烟状况等信息的人群。研究者应用了亚洲心血管风险预测模型，估算高血压患者在 14 年内累计的心血管疾病风险，如致死性心血管疾病、心肌梗死和脑血管疾病。这些风险随后被转换为概率，并作为模型的输入数据。如果需要特定疾病或全因死亡率数据，可以使用国家公布的生命表。在有多个来源可用的情况下可以综合证据。

第四步，要确定周期。马尔可夫模型分析的时间范围被分成相等的“周期”，例如周、月或年。一个周期表示任何人在可能过渡到另一种状态之前、将在一种状态中花费的最短时间。此为马尔可夫模型的定义：适当的周期长度应该反映疾病的潜在自然史。它可能取决于事件的频率：例如，对于临床事件频率较低的情况，1 年可能是一个合适的周期长度；如果建立模型是为了反映患者的整个生命周期，则 1 年可能是合适的。较短的周期（周期长度）可能更适合急性疾病或模型反映较短时间范围的情况，可以是每 6 个月、每个月甚至每天。

周期长度还将取决于研究问题的性质，和填充模型所需数据的可用性。周期长度也会对模型中使用的概率和奖励的性质有影响。例如，一个 1 年的周期需要年度转换概率（如 1 年期预测模型）和年度成本。通常，周期的长度在模型持续期间保持固定，但可以在整个模型中调整周期长度。如果是这种情况，相应的输入参数也必须相应地改变：例如，如果模型开始时的周期长度在前 10 年为 6 个月，之后变成以 1 年为周期，则相应的成本、效用和概率必须分别符合这 6 个月和 1 年时间段的相应信息。

第五步，需要确定运行模型的总时长（总周期数）。如果模型包含吸收状态，则模型可以一直运行到所有队列最终都处于该状态。然而马尔可夫模型也可以不存在吸收状态，可以在一定数量的循环后达到平衡，马尔可夫过程也将会结束。同时，用户也可以自行决定马尔可夫模型的循环次数以停止马尔可夫过程，例如在指定的循环次数后、或当原始队列的比例已经下降到很低的水平但仍在改变状态时强制模型停止。例如当起始年龄是 55 岁时，以 1 年为一个周期，则可以假设模型运行 55 个周期后停止，因为此时几乎所有的队列都会达到“死亡”状态，继续运行模型所带来的 QALY 和支出改变不会很大。

马尔可夫模型每运行一系列周期，回报（支出和效用）会在每个周期内累积，并在模型的整个运行总时长中累积。回报主要分为两种类型：①状态回报，它是分配给马尔可夫健康状态的支出或效用结果的值。这反映了在给定周期内处于该状态的价值。②过渡回报，当过渡到新状态相关的成本或结果时，就会产生。例如，死亡相关的回报多为过渡回报（例如姑息治疗的成本），它仅仅在个人转移到死亡状态时产生一次，而不会在死亡状态中重复发生。

同时，我们要注意对成本和结果进行贴现，使得不同时间段的支出和效用具有可比性。如果假设周期长度为 1 年，则可以通过将单位为年的周期数输入标准贴现公式来实现：

$$\text{当前支出}=\frac{1\text{年后支出}}{1+\text{折现率}}+\frac{2\text{年后支出}}{(1+\text{折现率})^{2}}+\cdots+\frac{n\text{年后支出}}{(1+\text{折现率})^{n}} \quad \text{公式 23-1}$$

贴现率可以根据不同国家的卫生经济学指南确定，例如美国 3%，英国 3.5%，荷兰对支出以 4% 贴现、对效用则以 1.5% 贴现。中国相关研究常用 3% 贴现。

至此，一个马尔可夫模型已经构建完毕（图 23-12）。简而言之，马尔可夫模型从一个假设的队列开始，根据起始概率分布在可能的模型状态上。然后，根据转换概率，模拟列在状态之间从一个周期到下一个周期的转换。根据周期支出和回报及折现率，可以确定总支出和总回报（表 23-6，表 23-7）。

其中转移概率可以基于预测模型的结果，

例如，若我们关注 50 岁的个人 / 群体，同时有

健康人群在 1 周期内患病的预测模型为 0.004× 年龄 +0.2

健康人群在 1 周期内死亡的预测模型为 0.0019× 年龄 +0.005

则从健康状态到疾病状态的转移概率为 0.004×50+0.2=0.4

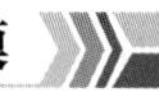

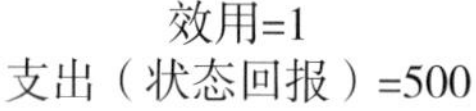

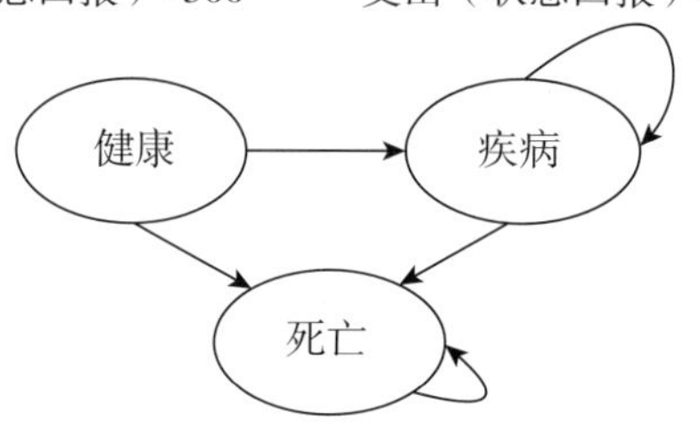

图 23-12　马尔可夫模型结构

图中数据来自表 23-4 和表 23-5。

从健康状态到死亡状态的转移概率为 0.0019×50+0.005=0.1

从健康状态到健康状态的转移概率为 1 － 0.4 － 0.1=0.5

以此类推。

表 23-6　马尔可夫模型计算结果（安慰剂）

周期	健康	疾病	死亡	健康状态支出	疾病状态支出	死亡支出	周期总支出	折现支出	健康状态效用	疾病状态效用	周期总效用	折现效用
0	100	0	0									
1	50	40	10	25 000	100 000	7000	132 000	127 536	50	28	78	75
2	29	48	23	14 500	120 000	9100	143 600	134 052	29	34	63	58
3	19	45	36	9650	113 000	8750	131 400	118 515	19	32	51	46
4	14	39	46	7085	98 400	7679	113 164	98 616	14	28	42	36
……												
57	0	0	100	0	4	0	4	1	0	0	0	0
58	0	0	100	0	3	0	3	0	0	0	0	0
59	0	0	100	0	2	0	3	0	0	0	0	0
60	0	0	100	0	2	0	2	0	0	0	0	0
总计								874 985				357

表 23-7　马尔可夫模型计算结果（药物 A）

周期	健康	疾病	死亡	健康状态支出	疾病状态支出	死亡支出	周期总支出	折现支出	健康状态效用	疾病状态效用	周期总效用	折现效用
0	100	0	0									
1	66	24	10	132 000	96 000	7000	235 000	227 053	66	17	83	80
2	46	33	21	91 920	130 560	7980	230 460	215 137	46	23	69	64
3	34	34	33	67 195	135 514	7787	210 496	189 855	34	24	57	52
4	26	32	43	51 125	127 113	7095	185 333	161 507	26	22	48	42
……												

续表

周期	健康	疾病	死亡	健康状态支出	疾病状态支出	死亡支出	周期总支出	折现支出	健康状态效用	疾病状态效用	周期总效用	折现效用
57	0	0	100	3	11	1	15	2	0	0	0	0
58	0	0	100	3	10	1	13	2	0	0	0	0
59	0	0	100	2	8	0	11	1	0	0	0	0
60	0	0	100	2	7	0	9	1	0	0	0	0
总计								1 516 207				412

表 23-6、表 23-7 展示了马尔可夫模型的计算结果。如表 23-8 所示，相较于不进行疾病筛查，每五年一次疾病筛查平均每年要额外花费 11 659 元来获得额外的一个 QALY，而这低于大部分政府卫生部门的支付意愿（例如荷兰的支付意愿为 20 000 欧元，英国的支付意愿为 20 000 英镑）。因此，基于以上结果，我们可以回答本节提出的问题："药物 A 是否具有成本 - 效益？"我们发现药物 A 具有成本 - 效益。这个发现可以作为政府回答"是否应该引入药物 A"或"是否应该将药物 A 纳入医保"等问题的决策依据。

表 23-8　马尔可夫模型决策结果

策略	期望成本	增量成本	QALY	增量 QALY	ICER
使用药物 A	1 516 207	1 516 207 − 874 985=641 222	412	412 − 357=55	641 222/55 = 11 659
不使用药物 A（仅使用安慰剂）	874 985		357		

但得出上述结论的同时，读者需同时注意以下 4 点：①本节中的马尔可夫模型采用了基础简化的结构。事实上可能会更加复杂，例如引入半周期调整和时间相关转移概率。本节中为了简化模型，假设转移立即发生，而半周期调整则假设转移发生于周期时间中点，即 t=0.5。半周期调整有多种方法，可作为拓展阅读。②本节中的马尔可夫模型假定转移矩阵中的转移概率在整个马尔可夫模型运行期间都不变，而事实上，转移概率很有可能随时间变化。最直观的例子是，死亡的概率会随着时间的增加而增加。在健康状态中，时间的增加意味着年龄的增加，死亡概率因此也应当随之增加。具体调整可以通过与年龄相关的预测模型和随时间变化的转移矩阵实现。③在疾病状态中，时间的增加除了意味着年龄的增加，更意味着患病的时间在延长，通常情况下这代表着疾病死亡率增加。然而，马尔可夫模型假设处于给定健康状态的所有患者都是同质的，即处于特定健康状态的所有个体都具有相同的特征，而不管过去的健康状态或他们处于该特定状态的时间长短，这导致了马尔可夫模型的局限性，即转移概率仅取决于当前的健康状态，而不取决于过去的健康状态。由于马尔可夫假设，模型无法跟踪患者何时进入疾病状态或患者在疾病状态中保持了多长时间。解决这一局限，可以尝试在模型中加入记忆，即通过创建新状态，通常称为隧道状态（tunnel state 或 temporary state）来实现。隧道状态是一系列临时状态，它们以固定顺序发生，每一个都通向下一个，每个状态拥有不同的转移概率、成本和结果，如图 23-13，当模型涉及一次性成本或效益的临时变化时，隧道状态可能很有用。这些一次性事件可以通过向模型中添加一个新的临时状态来合并，患者只能在该模型中停留一个周期，即从该状态必然过渡到下一个指定的状态。因此可以连续使用临时状态来克服马尔可夫模型缺乏记忆的限制（如图 23-11 中，马尔可夫模型无法区分那些只经历一两次疾病周期的人和那些经历更多疾病周期的人，而图 23-13，经历一两次疾病周期的人可以简单地分别被相关的隧道状态区分）。例如，在使用预测模型估算转移概率时，我们可以更直观地考虑历史信息对概率的影响。以预测死亡率为例，如果一个预测模型将患病年数作为预测因子，那么传统的马尔可夫模型（图 23-11）难以进行对应的建模，

因为它并没有将患病年数作为一个明确的模型参数。但若引入隧道状态，我们便可以根据该状态下的患病年限进行简洁的计算。④马尔可夫模型适用于事件的时机很重要以及事件可能发生不止一次的决策，因此常用于正在评估的策略具有顺序或重复性质的情况。注意决策树是在机会节点对不确定事件进行建模，而马尔可夫模型将不确定事件建模为健康状态之间的转换。马尔可夫模型适用于对长期结果进行建模，其中成本和效益分布在很长一段时间跨度内，因此，这种方法特别适用于慢性病，或事件可能随着时间的推移而再次发生的情况。

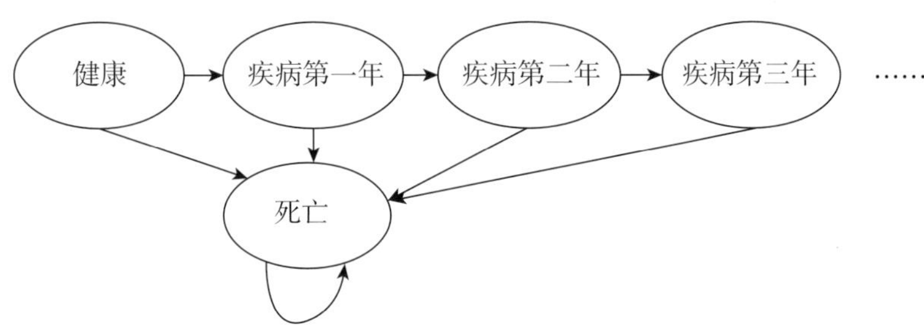

图 23-13　将隧道状态添加到马尔可夫模型

三、离散事件模型

马尔可夫模型虽然可以适应捕捉“记忆”，但这并不是它们的最佳用途。当“记忆”是模型中非常重要的组成部分时，或者当模型需要合并大量状态时，使用离散事件模型（也称为个体患者抽样模型）可能更合适。需注意这种模型通常需要更多的证据并且具有更大的计算负担，尤其是在评估参数和决策不确定性时。

预测模型是离散事件模型的核心，需要分别构建事件的预测模型和影响因素的预测模型。第一步，构建相关事件的预测模型。通常情况下，这个模型会基于一个集成的参数方程系统，例如 logistic 回归、Cox 模型等，实现根据患者的特征（例如年龄和性别）和时变影响因素（如 BMI 和其他与疾病相关的影响因素等）估计疾病以及死亡发生风险的目标。第二步，构建影响因素的进展模型，使得基线影响因素可以被合理外推。例如，影响因素可以作为面板数据拟合随机效应模型，以估计其随时间发展的轨迹。

基于上述疾病预测模型和影响因素预测模型，离散事件模型可以模拟个体患者的轨迹，如图 23-14。输入个体患者的基线特征（例如年龄和性别）和影响因素（如 BMI 和其他与疾病相关的影响因素等）后，周期开始，预测模型则可以根据这些特征推断疾病发生的概率，这个概率可以与一个从 0 到 1 的均匀分布中抽取的随机数进行比较，以确定事件是否发生。若事件发生，则事件相应的回报（支出及 QALY）将被计算入该周期。下个周期开始，影响因素预测模型将根据基线特征推导一个周期之后的影响因素，更新后的影响因素将被放入预测模型，用于推断下个周期疾病发生的概率。以此类推，直到个体患者死亡，或达到模型的设定周期时长。这样，整个周期时长的支出、QALY 和 ICER 就可以被计算出。本章将在第四节案例介绍中，详细介绍一个离散事件模型。

四、系统动态模型

上述的决策树、马尔可夫模型和离散事件模型，通常都不能捕获个体之间的相互作用，例如传染病的传播。这意味着这些模型可能低估了某些干预措施的效益，例如人乳头瘤变病毒疫苗和人类免疫缺陷病毒治疗的间接益处。这种间接效果，如群体免疫，对于传染性疾病的管理是至关重要的。

系统动态模型（system dynamic model），有时也被称为连续模型（continuous model），或基于代理模型（agent-based model）。它利用存量和流量、内部反馈循环和时间延迟来揭示复杂系统随时间变化的非线性行为。例如，它已被用于评估美沙酮治疗在减少危险行为和新感染方面的效果。对于传染性疾病如艾滋病和丙型肝炎，它提供了一个重要的建模方法。非传染病亦可使用系统动态模型来在器官水平上模拟疾病。系统动态模型是一种模拟框架，允许各种自主代理在特定环境中互动，如医院或道路。这些代理根据其属性和环境情境自主决定其行为，与其他代理和环境进行交互。系统动态模型主要由以下 3 个元素组成：①代理的属性和行为：代理是独立的、模块化的、可识别的、自主的，并且是可交互的。它们的状态随时间而变化。②代理的关系和交互方式：基础的拓扑结构定义了代理之间的交互方式。③代理的环境：代理不仅与其他代理互动，还与其所在的环境互动。

每个代理都具备一系列的预设特性或属性，这些属性可以定义代理的身份、健康状况或行为。重要的是，这些代理是自主的，意味着它们的行为不是人为决定的。相反，它们依据自己的属性和当前环境情境，执行既定的行为程序。

在模型中，代理与其他代理以及其环境进行持续的互动。例如，一个带有传染性疾病标记的代理可能会在与其他代理接触时传播该疾病。代理可以经历生命周期的各个阶段，如出生、死亡，甚至有能力记忆以及从其他代理或环境中学习。

系统动态模型的核心在于它的动态性。代理按照预定的规则和启发式方法行事，这些规则和方法是基于代理的属性和过去的互动历史制定的。这种代理间的相互作用可以引发所谓的“网络效应”，这对于模拟诸如传染病的传播这样的社交网络现象尤为关键。

在健康经济学中，通过考虑代理直接或间接地产生的健康相关费用和效益，我们可以计算出 ICER 等指标，为医疗决策提供依据。

以一个具体的研究为例，研究者为流感疫苗接种的成本效益分析构建了一个系统动态模型（图 23-15）。在此模型中，人群被划分为 3 个子集：易感人群、感染人群和康复人群。易感人群在与感染者接触后，可能转变为感染状态。在整体易感人群中，接触感染者所产生的新发病例数量是核心考察点。

此研究精确地捕捉了从一个状态转移到另一个状态的动态过程，并且深入探讨了可能影响这些转移的多种因素，如传播途径、可用资源和现有政策。这意味着，评估疫苗接种的效益不仅仅依赖于疫苗的临床效果。为了全面应对流感，通常还会同时实施，如健康教育、为疑似病例提供抗流感药物奥司他韦，以及收集样本进行实验室进一步分析等措施。

模型的主要输出是预测在特定时间点的每个状态（易感、感染、康复）的人数。进而，通过将预测的病例数与相关的医疗费用和生活质量指标相乘，可以估算出接种疫苗的整体成本效益。

需要注意的是，这种状态转移（如从易感状态转变为感染状态的人数）是通过微分方程来计算的。这些微分方程可以被视作一些特殊的预测模型，它们能够描述和预测疾病在人群中的传播动态。与传统的统计方法相比，这些微分方程为模型提供了更高的灵活性，使其能够模拟各种各样的疾病传播情境和不同的干预策略。

因此，这种预测模型正是系统动态模型中的关键元素。例如，在一项调查针头注射器与阿片类药物替代疗法对丙型肝炎病毒发病率的潜在影响的研究中，感染率是基于一套微分方程组进行预测，而这组方程又与各种干预措施中的易感个体和长期注射吸毒者有关。

除了在传染病模型中常见的以个体作为代理，系统动态模型还可以以生理功能作为代理。阿基米德糖尿病模型便是一个典型示例，该模型建立了一个系统动态模型，它在生物学和临床层面上高度模拟了糖尿病的病理生理现象。

它能够精准地描绘物理现象（如血浆中每分升的葡萄糖含量）、行为现象（如视力）和概念性现象（如疾病的进展情况）。此模型不仅涵盖糖尿病及其相关并发症，还纳入了非糖尿病冠状动脉疾病、充血性心脏病和哮喘等，覆盖了数百种特征。在模型内，每一器官及其组成部分都被赋予了相应的功能，正如它们在真实生物体中的作用一样。如 β 细胞主要负责产生胰岛素，冠状动脉的职能是向心肌输送血液，而心肌则是维持血流和心输出量。此外，模型中的任何部分都可能出现功能上的变异或异常，正如真实生病时的情况。例如，模型中的肌肉细胞可能对胰岛素的作用不再敏感，导致对葡萄糖的摄取受到阻碍。当某一器官功能受损时，其他器官的功能同样会受到影响。如胰岛素水平的改变会直接影响到肝产生葡萄糖的能力。

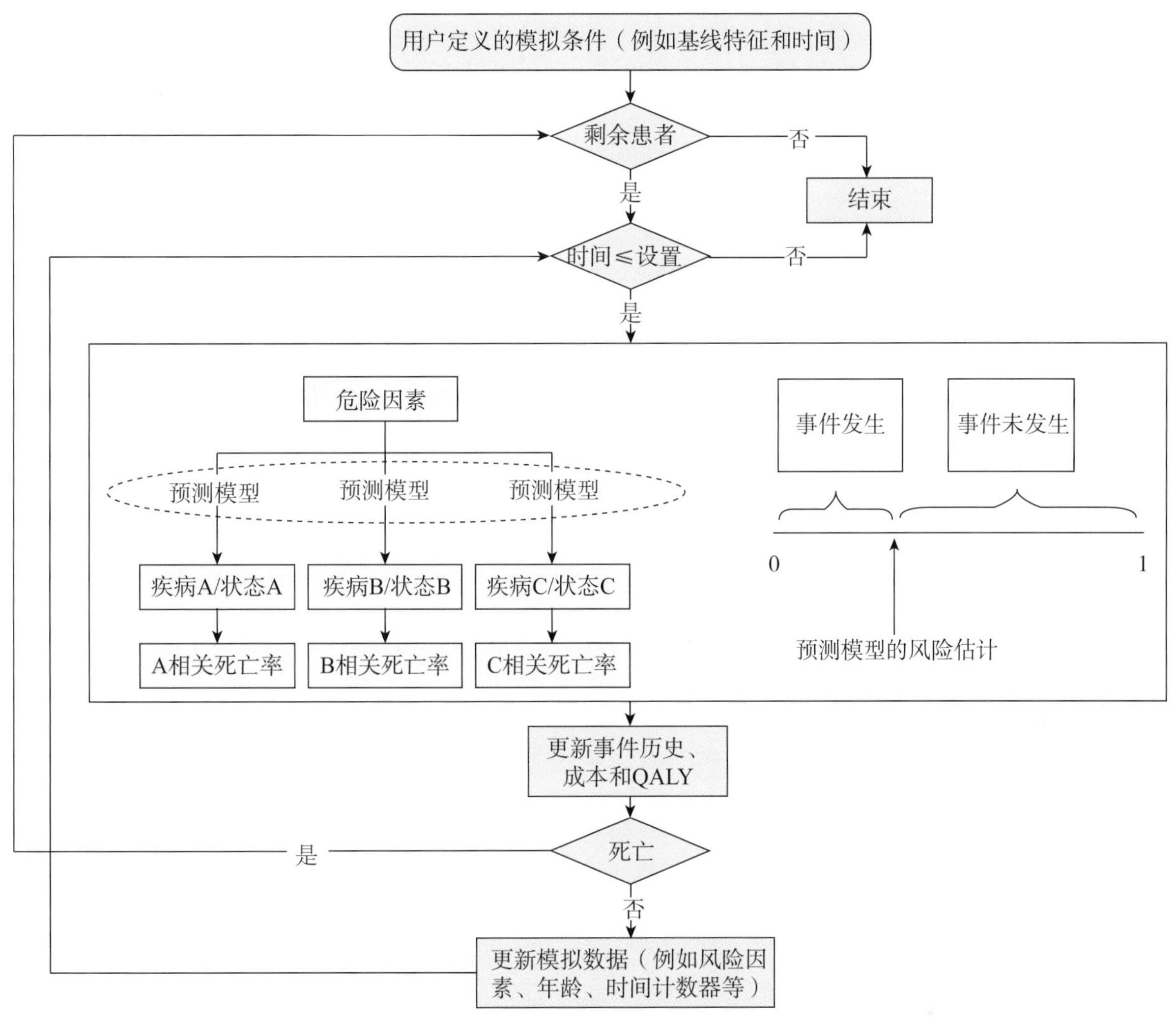

图 23-14　个体患者抽样模型

阿基米德模型的设计涵盖了医疗领域的广泛方面，不仅包括患者本身，还涉及医疗保健系统中的各种要素，如医护人员、设施、设备、用品、政策程序、法规、公共服务及成本。它旨在真实、详细地模拟医疗保健系统中的各个环节。因此，在这个模型中，可能会有成千上万的模拟患者，每个患者都有他们的模拟解剖和生理特征。这些患者可能患有模拟的疾病，可能会到模拟的医疗机构接受诊疗，可能会在模拟环境中接受各种检测和治疗，其结果也是模拟出来的。而所有这些模拟都力求捕捉到现实中的细微差异和多样性，无论是对于患者还是医护人员。

该模型通过一系列常方程和微分方程，精确模拟了代谢途径、疾病的起始和演变、体征、症状以及治疗反应。在模型中，每个特征均对应一个实时的"值"（如，收缩压值为 140 mmHg，左主冠状动脉的闭塞程度为 75%）。随着时间的推移，这些特征值会不断更新变化。阿基米德模型的核心建立在特征值的预测模型之上。这包括一个动态预测模型，描述了所有关键特征的自然进程，并考虑了这些特征值是如何被其他风险因素所影响的。此外，基于特定特征值，估计临床事件发生概率的预测模型也被包括在内。更详细的公式和推导可以在相关文献中查阅。

系统动态模型擅长描述代理间的交互关系，尤其在模拟传染病的治疗、预防以及模拟病理生理过程方面显示出了其独特的优越性。但务必注意的是，卫生经济学模型的主要目标是辅助政府部门的决策制定，因此对模型的透明度有极高的要求，而系统动态模型所需的复杂程度很难与所需的透明度相平衡。因此，在卫生经济学领域，与决策树、马尔可夫模型和离散事件模型等相比，系统动态模型的使用较为少见。

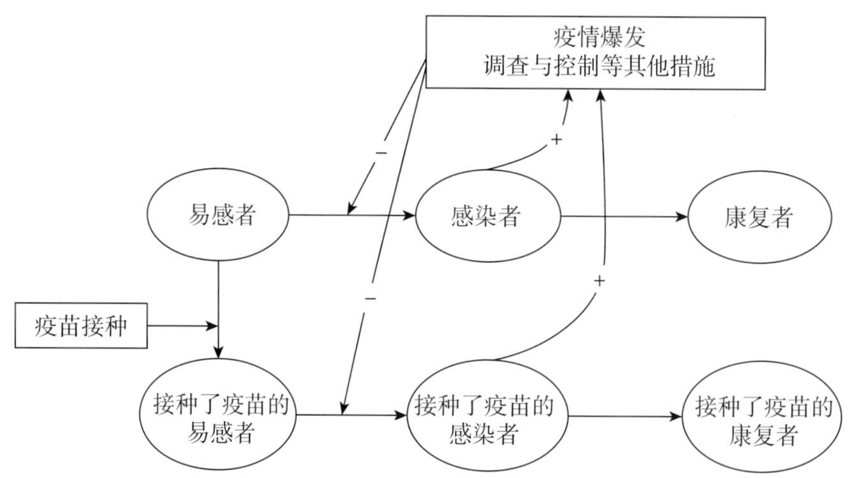

图 23-15　研究流感疫苗接种的成本效益分析的系统动态模型

第三节　将预测模型应用于卫生经济学模型的方法

应用预测模型的卫生经济学模型本质上是整合现有的证据，通过预测模型来估计事件发生与否以整合总体的支出和效益。

常用于证据整合的统计模型如下：

1．非参数生存模型，用于在不假设特定分布的情况下对生存函数进行建模。

在不同情况下使用的特定类型的模型将取决于分析的特定背景和目标，例如 Kaplan-Meier 估计（乘积极限估计）。

2．加速故障时间模型，假设协变量的影响是将疾病的进程加速或减速某个常数。

$$\lambda(t|\theta)=\theta\lambda_0(\theta t) \qquad \text{公式 23-2}$$

其中 θ 表示协变量的效应，通常情况下 $\theta=e^{-\beta x}$

3．Cox 比例风险模型，用于预测风险函数，描述事件发生的瞬时速率，假设协变量中单位增加的唯一效应相对于风险率是成倍的。

$$\lambda(t|x)=\lambda_0(t)^{-\beta x} \qquad \text{公式 23-3}$$

4．参数生存模型，用于使用参数分布［例如指数分布、威布尔（Weibull）分布或对数正态分布］对生存函数建模。

指数分布、对数逻辑分布、对数正态分布和威布尔分布都是参数概率分布的类型，它们是描述随机变量取不同值的概率的数学函数。

（1）指数分布是一种连续概率分布，通常用于模拟泊松过程中事件之间的时间，例如患者死亡的时间。它的形式为 $f(t)=\lambda e^{-\lambda t}$，其中 λ 确定分布形状，它描述每单位时间内发生该事件的次数。指数分布的特点是具有恒定的风险函数，它描述了事件发生的瞬时速率。

（2）对数分布是一种连续概率分布，通常用于对具有偏态分布和有限上限的数据建模。它的形式为 $f(t)=\dfrac{\dfrac{\beta}{\alpha}\left(\dfrac{t}{\alpha}\right)^{\beta-1}}{\left(1+\left(\dfrac{t}{\alpha}\right)^{\beta}\right)^{2}}$，其中 α 和 β 是确定形状的正常数的分布，α 是一个刻度参数，也是分布的中

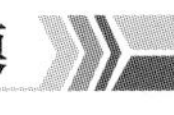

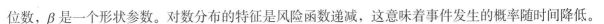

位数，β 是一个形状参数。对数分布的特征是风险函数递减，这意味着事件发生的概率随时间降低。

（3）对数正态分布是一种连续概率分布，通常用于对呈对数正态分布的数据建模，这意味着数据的对数呈正态分布。它的形式为 $f(t)=\frac{e^{\frac{-(\ln t-\mu)^2}{2\sigma^2}}}{t\sigma\sqrt{2\pi}}$，其中 μ 和 σ 决定分布的形状。对数正态分布的特点是正偏斜，这意味着分布的尾部向更高的值延伸。

（4）Weibull 分布是一种连续概率分布，通常用于对具有偏态分布和上限的数据建模。它的形式为 $f(t)=\frac{k}{\lambda}\left(\frac{t}{\lambda}\right)^{k-1}e^{-\left(\frac{t}{\lambda}\right)^k}$，其中 λ 是比例参数，k 是形状参数。威布尔分布的特点是具有不同形状的风险函数，具体取决于 λ 和 k 的值。

通常，研究者会在上述模型中选择合适的模型来为临床效用和经济上重要的事件构建预测模型，再用构建的预测模型模拟研究人群在研究时间内的事件发生轨迹，以通过事件相关的支出和 QoL 输入计算相应的总支出和 QALY，这就可以称之为一个卫生经济学模型。

一、不同卫生经济学模型中预测模型的应用

在上一节中我们已经描述过如何将预测模型应用于不同的卫生经济学模型，总结如表 23-9。

表 23-9　预测模型应用于不同的卫生经济学模型

模型名称	描述	使用预测模型的方式	优点	局限性
决策树模型	静态模型，考虑单个决策点	使用预测模型计算模型输入参数（例如患病率）	简单、直观	可能过于简化，通常很难考虑时间性和重复性
马尔可夫模型	动态模型，考虑状态随时间转换	使用预测模型估计患者从一种健康状态转变为另一种健康状态的概率	可模拟时间的进程	假设过去的状态不会影响未来的状态
离散事件模型	动态模型，评估治疗方案的效益	使用预测模型估计事件是否发生（通过与均匀分布随机数进行比较）	可模拟复杂的多结局流程	计算复杂性可能较高
系统动态模型	模拟自主个体在环境中的行为和交互	作为模型的参数输入	可模拟实体间的相互作用	计算复杂性高、透明度较差

在预测模型与卫生经济学模型的结合过程中，我们往往会遇到一系列实际挑战：首先是模型选择的问题。当多个已发表的预测模型可供选择时，单一选择当然是一种策略。然而，为了确保模型的普适性和完备性，一个更复杂的问题是如何综合利用这些模型。其次，特定的预测模型可能与卫生经济学模型中所需的循环时间存在出入。在这种情况下，如何进行恰当的时间转换或适应性调整显得至关重要。最后，鉴于卫生经济学模型常常与药物的成本效益分析相关，确保模型能够准确反映药物的治疗效果变得尤为关键。

为了帮助研究者更系统、深入地解决上述问题，本节提供了对这些核心议题的综合性探讨，旨在促进预测模型与卫生经济学模型的高效整合。

二、适配多个预测模型

适配多个预测模型有两种隐含的意思：①在一个卫生经济学模型中为同一个事件适配多个预测模型；②在一个卫生经济学模型中适配不同事件的预测模型。

首先，在构建卫生经济学模型时，我们可以根据预测模型的配置（例如人种、国家、时间和可用预测因子等）选择最合适的预测模型。然而，如果针对同一个事件，多个预测模型都符合要求时，也可以让卫生经济学模型针对同一事件适配多个预测模型。在一个卫生经济学模型中为同一个事件适配多个预测模型时，最简单的方法是分别计算。例如针对预测事件 E，预测模型 A 和预测模型 B 符合要

求，那么可以先使用预测模型 A 计算卫生经济学结果，再用预测模型 B 计算卫生经济学结果，并比较两者差异。这种方法通常用于用户可自定义的卫生经济学模型，即卫生经济学模型内包含许多预测模型，而具体使用的预测模型取决于使用者的选择。

另一种方法是采用模型平均技术。首先使用给定终点的风险方程来估计风险（针对每个模型周期中的每个模拟患者），然后使用基于模拟患者特征加权的平均风险估计值。每个预测模型通常都包括其派生队列的基线队列特征。对于卫生经济学模型给定的模拟队列，我们可以用派生队列和模拟队列的基线特征计算模型之间的“距离”。

假设已知预测模型的派生队列 d 有 N 个基线特征 $x_{d,j}$（如年龄、BMI 等），模拟队列 m 有 N 个基线特征 $x_{m,j}$，β 基于预测模型中的已知危险因素。我们可以根据“距离”计算模型适合的权重 w_m。

$$w_m = \left(1 - \frac{\dfrac{\sum_{j=1}^{N} \beta_j \dfrac{|x_{d,j} - x_{m,j}|}{x_{d,j}}}{\sum_{j=1}^{N} \beta_j}}{N}\right)^{\lambda} \quad \text{公式 23-4}$$

将权重归一化为范围［0，1］，即在所有包含的模型中总和为 1，以给出每个风险模型的归一化邻近权重。这种方法使模型在估计不同人群的结果方面更具适应性。

$$\widehat{w_m} = \frac{w_m}{\sum w_m} \quad \text{公式 23-5}$$

其次，当感兴趣的疾病牵扯很多互相影响的不同事件时，研究者我们也需要考虑如何在一个卫生经济学模型中适配不同事件的预测模型。例如新型冠状病毒肺炎（COVID-19）可导致全身炎症、多器官功能障碍和危重疾病，心血管系统也受到影响，并发症包括心肌损伤、心肌炎、急性心肌梗死、心力衰竭、心律失常和静脉血栓栓塞。其中每个并发症可能都有其预测模型，但这些并发症之间也可能互相关联，例如大约一半的急性心肌梗死患者会发生心力衰竭。

假定不同并发症之间没有相互关联性，则多个预测模型可以被平行计算。然而，如果要考虑并发症之间的关联性，例如一个并发症事件的发生可能会增加另一个并发症事件发生的概率，那么如何在一个卫生经济学模型中适配这些可能会互相影响的多个预测模型呢？第一步，要求在预测模型中考虑并发症的相互影响，例如一个并发症的存在是另一个并发症的预测因子。第二步，需要在卫生经济学模型中以合理的顺序运行这些互相关联的预测模型，否则将产生偏差。例如 A 事件与 B 事件相关，A 事件发生时，B 事件发生的概率增高，而 A 和 B 分别有它们的预测模型。则在卫生经济学模型中，先运行 A 预测模型再运行 B 预测模型的 B 事件预测发生率会比先运行 B 预测模型再运行 A 预测模型的 B 事件预测发生率要高。为了减少或避免这种偏差，建议通过以下几个方法来合理考虑预测模型的运行顺序：

（1）使用因果图（特定顺序）：通过文献检索或因果推断，得知事件之间的因果循环，以因果关系的特定顺序来运行预测模型。

（2）通过滞后事件信息进行同步评估：若事件之间的因果关系未知，且每周期时长较短，则可以使用上一个周期的事件结果来运行预测模型，则多个预测模型在本周期内不会相互影响，可以被平行计算。

（3）以随机顺序评估预测模型：若事件之间的因果关系未知，且每周期时长较长时，为了减少以固定顺序运行预测模型而产生的偏差，预测模型可以随机顺序被计算。

（4）确定某几个综合事件发生，再确定何种事件发生：若事件之间的因果关系未知，且相关联的时间可以用一个综合事件预测时，可以先预测综合事件是否发生，再确定何种事件（包括几个事件的组合）发生。例如心脑血管疾病是冠心病、脑血管疾病、外周动脉疾病等的综合事件，且心脑血管疾病预测模型更为常见，则当我们对心脑血管疾病进行相关的卫生经济学建模时，可以避免对冠心病、脑血管疾病、周围动脉疾病等每个疾病采用一个独立的预测模型。而是采用一个心脑血管疾病模型，若预测某周期发生了心脑血管疾病，可以采用多项 logistic 回归或观察到的心血管疾病相对发生频率判断哪个或哪几个具体事件发生。

三、适配模型循环时间

当卫生经济学模型周期时间与所选取的临床预测模型周期不相同时，例如，需要以年为单位运行卫生经济学模型，但可用的预测模型是 5 年预测值，可以用如下方法进行模型循环时间适配：

（1）假设恒定比率：若预测模型为预测 5 年累积发病率，而卫生经济学模型的周期为 1 年。

$$\text{年比率} = -\frac{\log(1-5\text{年累积发病率})}{5} \quad \text{公式 23-6}$$

$$\text{每年发生概率} = 1 - e^{-\text{年比率}} \quad \text{公式 23-7}$$

（2）假设恒定风险比可采使用比例风险假设，并运用预测模型的风险比和卫生经济学模型的时间周期持续时间内的生存率：若预测模型为预测 5 年累积发病率 $p(Y=5)=1-S(5)^{\theta}$，而卫生经济学模型的周期为 1 年，则可以用 1 年期的基本生存曲线风险方程和原本的预测模型的风险比 θ 计算每年发生率。

$$p(Y=1)=1-S(1)^{\theta} \quad \text{公式 23-8}$$

四、适配药物效果影响

在不同卫生经济学模型中，药物效果会以不同方式建模。在决策树和马尔可夫模型中，药物效果通常以不同的条件概率被建模。例如，药物组和安慰剂组的概率或转移矩阵不同。在离散事件模型和系统动态模型中，药物效果建模会更灵活。药物效果通常以两种方式建模以拟合真实世界中药物的影响：

（1）影响风险因素，例如血糖、BMI。预测模型会将药物效果对影响因素的影响转化为事件风险的影响。

（2）影响事件风险，例如钠 - 葡萄糖协同转运蛋白抑制剂对心血管疾病的治疗益处大多与血糖和 BMI 的改善无关。因此，需要通过事件的风险比进行直接建模，即对预测出的事件风险进行直接调整以考虑与影响因素无关的治疗益处。

除此之外还可以考虑治疗转换和药物依从性，模仿临床实践。药物转换的触发取决于基于证据的转移矩阵或个人的临床指标，例如达到特定的 BMI 水平后使用另一种药物。通过指定个体的依从比率可以考虑治疗依从性。

第四节　案例介绍

本节将以糖尿病为例，介绍其相关的预测模型和卫生经济学模型。

糖尿病是一种以高血糖为特征的代谢性疾病。在过去 20 年中，全球糖尿病患者人数增加了一倍多。截至 2019 年，在全世界范围内约有 4.63 亿人患有糖尿病，而到 2030 年这一数字预计将达到 5.78 亿。糖尿病的经济影响是巨大的，因为糖尿病与许多慢性和急性疾病息息相关，对生活质量、卫生服务需求和经济成本产生深远影响。糖尿病的大血管并发症，包括冠心病、卒中和周围血管疾病，以及微血管并发症，如终末期肾病、视网膜病变和神经病变，以及下肢截肢，是与糖尿病相关的大部分负担的原因。2010 年，糖尿病造成的全球卫生支出估计为 3760 亿美元，占全球卫生支出总额的 12%。为了减轻高疾病负担，有效预防和治疗糖尿病及其并发症是卫生政策的主要任务，而卫生经济学模型在支持决策以评估干预措施的长期健康和经济结果方面发挥着至关重要的作用。

从卫生经济学建模和预测的角度来看，糖尿病是最具挑战性的疾病领域之一，因为它影响多个相互关联的器官系统和多个治疗目标（包括血糖、血压和血脂）。许多模型已针对 2 型糖尿病（T2DM）人群开发和验证，并以多种方式使用，例如估计临床试验的长期临床结果和成本，以及帮助决策者在这些人群中选择可用的干预措施。例如，美国疾病控制中心（CDC）糖尿病成本效益小组在对 2 型糖尿病患者进行研究时，使用了糖尿病成本 - 效益模型来估计相对于常规控制，采用强化血糖控制、强化高血压控制和降低血糖等措施的增量成本 - 效益。

一、利用卫生经济学建模方法在无数据情况下开发多结局预测模型

在前两节中，我们介绍了如何在没有个体患者数据情况下开发多结局预测模型的方法，本节将以 Eastman 卫生经济学模型为实例展示介绍。

Eastman 卫生经济学模型是基于马尔可夫模型构建的，它通过已发表的证据来建立预测模型。它的简化模型概念框架图 23-16，各病变状态的临床定义可以在参考文献中找到。而其中所需的初始特征、疾病模型和转移概率都源于已发表的证据。

其基线特征（baseline characteristics）目标人群的主要特征。依据已发表文献，作者根据美国 25 ～ 74 岁人群中临床确诊的二型糖尿病患者在年龄、性别和种族方面的分布来随机分配个体初始特征。其中心血管疾病模型及死亡率模型都采用已发表的预测模型。例如心血管疾病模型使用了已发表的心血管多变量预测模型，利用使用年龄、性别、收缩压、吸烟（是或否）、总胆固醇 / 高密度脂蛋白胆固醇和糖尿病计算心血管疾病的发生率。

转移概率也基于已发表的研究，但进行了相应转换计算，方法如下：

事件发生在时间 t 的风险 $=1-e^{-\lambda t}$，其中唯一未知的 λ（指数危险率）可以从已发表的关于危险率的文献中获得，通常卫生经济学模型会以表格形式列举所有使用的危险率和其文献来源。若没有相关的已发表危险率数据，则可以通过已发表的观察性研究中通过如下公式估计危险率 λ。

$$\lambda = \frac{\ln\left(\frac{1}{1-E_{obs}}\right)}{\text{Tobs}} \quad \text{公式 23-9}$$

其中 E_{obs} 是风险人群中事件的比例，Tobs 是 E_{obs} 发展的观察期。

相应的转移概率可以估计为

$$P = \frac{\ln\left(\frac{1}{1-\frac{E_{obs,state2}}{E_{obs,state1}}}\right)}{\text{Tobs,state2} - \text{Tobs,state1}} \quad \text{公式 23-10}$$

例如，已发表的观察性研究发现 20% 的人 4 年发展到状态 1，15.5% 的人 15 年发展到状态 2，则从状态 1 转移到状态 2 的概率可以被估计为

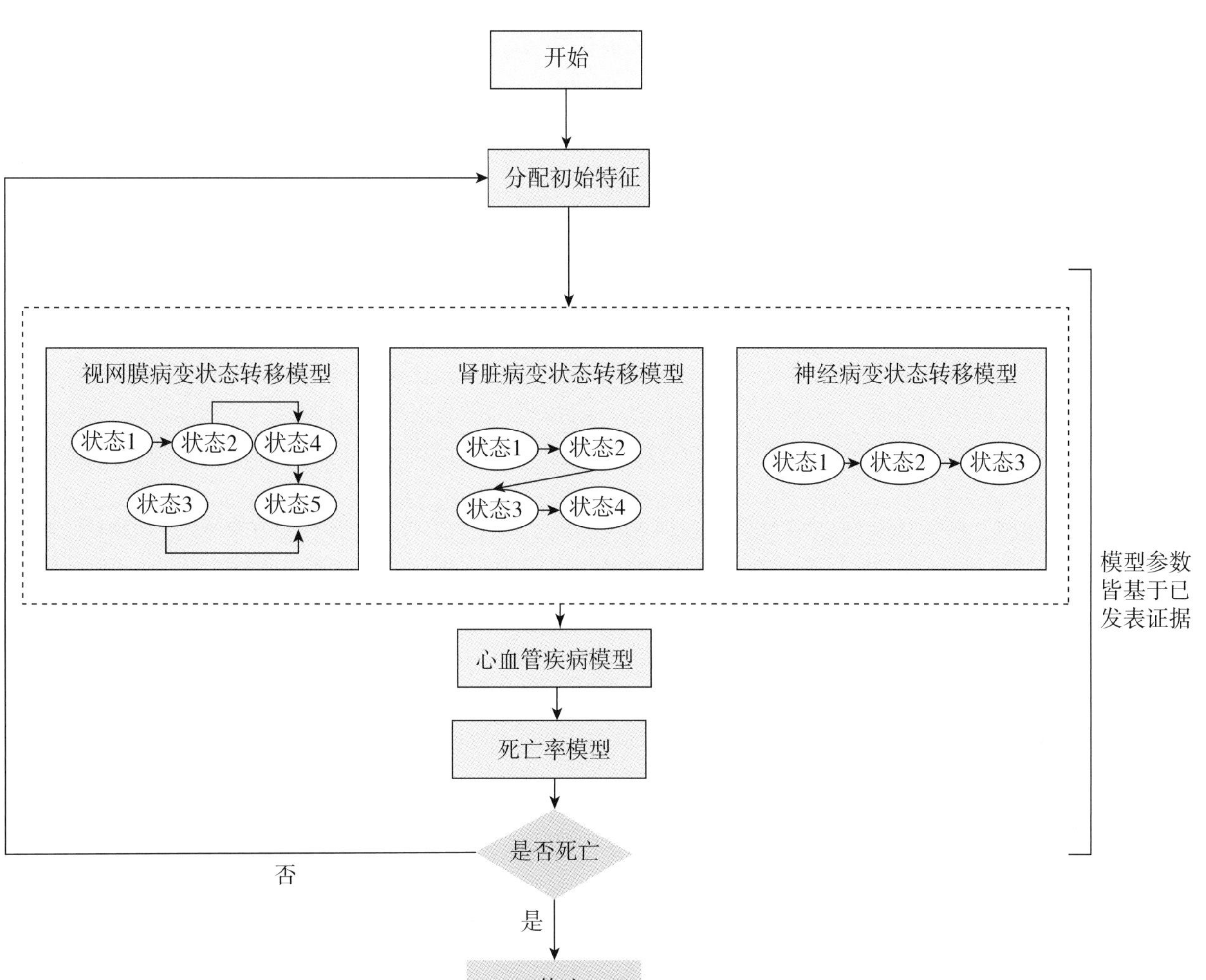

图 23-16　Eastman 概念模型

$$P = \frac{\ln\left(\dfrac{1}{1-\dfrac{0.155}{0.2}}\right)}{15-4} = 0.1356$$

最后，作者采用蒙特卡洛模拟方法来模拟事件是否发生。该技术使用概率方法（通常取决于随机数）来控制健康状态之间的转换。 例如，如果 0 到 1 之间的随机数小于蛋白尿患者的肾衰竭发生率（如 0.1/ 年），则发生事件（肾衰竭）。

综上，该模型在没用使用个体患者数据进行训练的情况下预测了代表美国 75 岁之前二型糖尿病在发病病例的队列中的血管并发症。并发症和死亡率的预测与已知的 2 型糖尿病流行病学研究高度一致。

通过借鉴这项研究，在缺少个体患者数据的情况下，研究者依然可以通过借鉴卫生经济学模型的思路，采用已发表的初始特征、疾病模型、危险率或观察性研究等构建预测模型。

二、糖尿病卫生经济学中的预测模型

本部分将以 UKPDS-OM 为例介绍糖尿病相关卫生经济学模型的建立与结果。通过这个案例，我们想要展示在卫生经济学领域中，为了创建一个卫生经济学模型而建立预测模型的常规方法。

UKPDS-OM 的主要目标是模拟一生中与糖尿病相关的主要并发症，并计算预期寿命等健康结果。简言之，其结构类似于图 23-14，而其中疾病 A、B、C 等为糖尿病的并发症。

UKPDS-OM2 整合了 8 种糖尿病相关并发症和死亡的单独风险方程式。对模型使用者（例如决策者或研究者）而言，输入个体患者特征（人口统计学、临床危险因素和并发症史），即可产出年死亡率或并发症（心肌梗死、卒中、缺血性心脏病、充血性心力衰竭、截肢、失明、肾衰竭和溃疡），包括心肌梗死、卒中、截肢、预期寿命和 QALY 的第二次事件。

模型构建的细节与第二节所述相似。首先，8 种糖尿病并发症的预测模型被建立。通过多变量半参数比例风险生存模型，使用登记的死亡日期或与患者最后一次接触的日期，从糖尿病发作的连续时间内确定的事件时间构建模型。每个方程的候选协变量集包括非时变影响因素（例如性别、诊断糖尿病的年龄），时变的临床影响因素（例如血糖和血压）和随时间变化的合并症（例如卒中病史）。临床影响因素使用 1 年滞后值，以避免混淆并发症后测量的影响因素可能。

并发症和死亡的比例风险模型是使用标准可比的流程构建的。如果交叉制表表明二元协变量很少发生（少于 10 次出现），则从特定事件方程中排除二元协变量。其次，用所有剩余的协变量拟合一个多变量模型，并在 p ＞ 0.3 时删除任何不显著的协变量。最终风险模型的显著协变量在 $p < 0.05$ 时向后逐步回归中选择。通过考虑赤池指数、威布尔和冈珀茨参数形式的信息准则来选择模型。比例风险假设通过检查可比较的 Cox 模型中的 Schoenfeld 残差和 Cox-Snell 半对数图来检验。如果任何协变量的效应被识别为非线性，则将其建模为分类变量或具有合适节点的连续样条函数。

以 Weibull 参数回归为例，其基线风险形式为

$$h_0(t) = \lambda\gamma t^{\gamma-1} \quad \text{公式 23-11}$$

基于 Weibull，λ 是形状参数，t 是时间，在比例风险假设下，事件在时间 t 对第 i 个人的风险为：

$$h(t|x_{tj}) = h_0(t)ex_{tj}\beta_j \quad \text{公式 23-12}$$

x_{tj} 是一个包括患者 j 的协变量的向量，其中一些协变量（如年龄和性别）保持不变；其他可能随时间而变化（如血糖和收缩压）。β_j 是一个包括协变量系数的向量。通过最大似然法可以估计风险因素的系数及其他未知参数 γ 和 λ。

在每个年度周期中，根据适当的风险方程计算每位患者的死亡或经历一种或多种并发症的概率。概率通过上述的参数回归方程结果以如下方式计算。

在比例风险模型中的风险为

$$h(t|x_{t,j}) = \lambda\gamma t^{\gamma-1}e^{x_{t,j}\beta_j} \quad \text{公式 23-13}$$

通过似然估计得出的参数 β、γ 和 λ，而这在原则上就已经建立了一个关于结局事件的预测模型。

得到的预测模型参数一般在出版物的结果或补充材料中给出，因此，它们在卫生经济学模型中可以视为已知值。

则无条件综合风险为

$$H(t|x_{t,j}) = \lambda e^{x_{t,j}\beta_j}t^{\gamma} \quad \text{公式 23-14}$$

则 t 到 t+1 区间中发生事件的无条件概率为：

$$P = 1 - \mathrm{e}^{H(t|x_{t,j})-H(t+1|x_{t+1,j})} \quad \text{公式 23-15}$$

此为模拟的事件发生概率。将每个计算出的事件概率与从 0 到 1 的均匀分布中抽取的随机数进行比较，以确定该患者是否确实发生了事件。并发症的方程以随机顺序执行，如果预测事件在给定周期

内发生，它将通知同一周期中仍需估计的剩余方程集。死亡概率基于是否发生过并发症，以及在当前的年度周期中发生了哪些并发症。如果模型预测一个人死亡，则计算他们的总寿命和QALY，并且个人退出模拟；如果个体在该周期中幸存下来，则更新年龄、糖尿病年份、临床影响因素值和事件历史并结转到下一个年度周期。临床影响因素可以从已知的患者级数据集更新，也可以使用影响因素时间路径方程进行建模。

UKPDS-OM模型已经被广泛应用于糖尿病药物的卫生经济评估。计算某种治疗方式的ICER时，疗效将通过临床风险因素的改变而改变事件发生的概率。同时这将改变后续的QALY和支出，以此计算ICER来辅助卫生经济学决策。

通过本案例展示，我们旨在向卫生经济学领域的研究者们传达，在卫生经济学建模中，其实已经涉及了多种预测模型的构建与应用。这些模型，除了为卫生经济学模型提供基础，还具有独立发表并在临床实践中应用的价值。同时，当涉及卫生经济学模型的建立时，考虑到效率和准确性，研究者们可以优先考虑采纳已经发表并得到验证的预测模型，从而避免工作的重复与冗余。另一方面，我们旨在向预测模型领域的研究者们传达，他们的研究成果在卫生经济学领域有着巨大的应用前景。因此，在发表研究成果时，应当更为明确和透明地提供预测模型的细节，如确切的模型公式、系数，以及模型适用的具体人群和时间期限等信息，从而确保其在卫生经济学领域的更广泛与有效应用。

第五节　本章小结

本章书稿解释了预测模型与卫生经济学模型的关系，列举了常见的卫生经济学模型，包括决策树模型、马尔可夫模型、离散事件模型和系统动态模型。我们探讨了如何在卫生经济学模型中融入预测模型。这意味着研究者可以使用现有的预测模型，避免重新开始或重复的劳动。对于已有预测模型的研究者，他们可以扩展其应用至卫生经济评估。同时，我们将探讨了在无原始数据的条件下，如何利用卫生经济学的方法创建预测模型以实现多结局预测。与传统临床预测模型不同，卫生经济学的方法更注重整合现有证据。这为研究者提供了新的方法来创建多结局预测模型。

（李欣雨）

第二十三章参考文献

案例篇

第二十四章 二分类结局 logistic 回归预测模型的开发和验证

第一节 研究背景

疾病如果选择保守治疗，后续发展的预后如何判断？对于某个患者而言，如果进行手术治疗，术后没有明显后遗症的可能性是多大？在临床工作中经常会遇到类似的、来自患者以及同行的提问，因此如何判断甚至预测疾病的自然史及预后，是临床研究中重要的话题。尽管随机对照研究可以通过对不同治疗方式的结局进行比较，获得更高质量的证据建议，但在更多现实条件下，大样本量、前瞻性设计和数据采集的队列研究，也可以在决定开展随机对照研究前，提供真实世界的研究数据，发现可能影响结局的、临床可干预的危险因素，并在此基础上开发出预测模型或临床分级评分系统，从而为临床治疗的合理选择提供相对定量的研究经验总结，同时为设计更有针对性的高证据等级研究提供数据支持和风险分层建议。

本案例中探讨的是如何对脑海绵状血管畸形出血后的致残率进行预测。脑海绵状血管畸形是脑血管中靠近细小静脉系统发生的薄壁畸形血管团，因此通常位于脑组织内，单发或者多发，可以表现为没有明显临床症状的病灶旁隐匿性渗血，也可以表现为有明显临床症状的脑出血，部分病灶的出血呈现出“集中发作 - 相对静息”的发生特点。由于所处脑内部位的不同，以及出血严重程度和发生频率的综合效应，脑海绵状血管畸形症状性出血对患者的临床影响或致残致死威胁存在显著差异，70% 的患者可以在保守观察或支持治疗后 1 ～ 2 周内基本恢复，但也有部分患者出现长期的神经功能障碍后遗症或短期内反复出现的出血串联发作，目前尚无明确的药物能够遏制或治愈该疾病，主要的治疗方法为相对有创的手术治疗。

前期对于该疾病的研究主要关注于后续出血的总体风险，而并没有对真正可能导致神经功能后遗症的出血进行分析，并且止步于客观危险因素的罗列，而未提出相对个体化的预测方案或者可干预的危险因素，因此并未能对临床关心的实际问题或实践提供进一步的建议。基于上述的疾病特点和研究背景，如何筛选出血后遗留长期功能障碍风险较大的患者亚群，从而探讨积极干预的价值，如何在个体化层面评估患者更为关切的致残性出血风险，是本案例研究开展的出发点。

第二节 研究方法

一、研究设计及数据来源

本案例为从预测模型研究的角度来说，属于预后模型，包括了模型的开发及时序外部验证。研究数据来源于单中心的脑海绵状血管畸形队列，分为两部分，一部分来源于过去 5 年间影像系统中头部磁共振扫描诊断为脑海绵状血管畸形的患者，回顾性采集基线数据后，进行随访获得临床预后信息的数据，作为模型的开发队列，另一部分为此后 2 年前瞻性设计注册的研究队列，从中选择符合入排标准的病例，作为模型的验证队列。主要研究的问题是出血后自然史观察期内发生致残的风险和预测方法（更多系统方法可参考方法学篇第三章“临床预测模型的研究设计及数据来源”）。

二、结局和预测因子

本案例中的结局测量选择出血后保守随访 1 ～ 2 年的改良 Rankin 评分（0 ～ 6 分），以衡量脑海绵状血管畸形出血后再出血高峰期后对神经功能和生活能力的综合影响。该评分主要侧重神经功能障碍对生活能力的影响，是神经科较为公认的针对卒中后的神经功能评分，相对较为客观。评分在随访时由未参与患者治疗的研究人员进行评价，以尽可能减少结局测量的偏倚。在本案例分析过程中，根据是否具有独立生活能力和是否有神经功能缺失，将预后结局分为致残与否，以及严重致残与否的二分类变量。

预测因子选择病史信息、影像检查中获得的量化指标，包括人群特征，临床症状学特征、病灶的影像学特征，将既往研究中报道的与出血相关的指标以及我们在临床工作中关注的可能与出血后致残相关因素都纳入作为备选预测因子（更多系统方法可参考方法学篇第五章“结局变量选取及测量方法选择”、第六章“预测因子的选取和测量”）。

三、建模方法

本案例中将 6 分制的神经功能障碍评分，根据是否神经功能障碍对生活自理能力的影响，进一步做了二分类处理（案例中分别采用神经功能评分≥ 2 和≥ 3 这两个较为经典的分界点，即是否能够正常工作生活以及是否能够生活自理，分别作为研究结局），采用 logistic 回归进行建模，通过单因素比较后，将有统计学意义的因素纳入多因素 logistic 回归，同时采用主效应模型和逐步向前回归模型进行变量选择，最终将两种回归模型中均有统计学意义的因素作为最终建模的预测因子（更多系统方法可参考第九章“预测模型的模型类型选择”）。

本案例中由于纳入的样本量＞ 200，发生阳性结局的样本量也＞ 70，而我们纳入的备选预测因素总数为 11 个，因此我们在回归分析中，未对预测因素的数量进行特别的限制或采取特殊的方法。如果预测因素数量较多，而总体样本量及阳性结局的样本量较少，则需要在回归分析前，对预测因素进行筛选，可以考虑 Lasso 回归等方法进行筛选甚至降维的基础上，再进行建模，一定程度上减少模型过拟合的问题。

就结局变量而言，这里考虑到临床实用的需要，而将 6 分制的神经功能障碍评分转化为二分类变量，但事实上也可以保持原始评分或出血前后的评分变化量作为结局变量，在建模中考虑采用比例优势回归或称为有序 logistic 回归，而基于原始评分或评分变化量等有序变量作为结局的建模，结果解读相对复杂，可参阅我们近期发表的其他类似案例（更多系统方法可参考第十章“预测因子进入模型的形式及筛选”）。

第三节　结果简介

在回归方程建模后，我们通过列线图（诺模图）对模型的结果进行了可视化展示，对是否具有独立生活能力、是否有神经功能缺失两个结局分别绘制了列线图（图 24-1）。对模型的表现，首先采用一致性指数（concordance index，*C* 指数）和校准曲线和来评价模型的内部区分度和校准度，这里的校正曲线采用了 boorstrap 重抽样的方法进行，因此某种程度上可以视为是进行了内部验证的过程。事实上，也可以采用 *K* 折（5 折或 10 折）交叉验证的方法进行内部验证。在内部验证的基础上，我们在另一组独立的验证数据集中进行了外验证，同样采用一致性指数和校准曲线来评价模型在的表现（更多系统方法可参考第十二章“模型表现的评价方法及模型验证”）。

本案例中采用列线图（诺模图）对模型的结果进行了可视化展示，对是否有神经功能缺失两个结局（图 24-1a）、是否具有独立生活能力（图 24-1c）分别绘制了列线图。纳入的变量包括：已知出血次数、首次发病时神经功能 mRS 评分，病变是否合并静脉畸形、病变是否位于脑干。对模型的表现，采用校正曲线来展示模型的内部验证效能（图 24-1b 和图 24-1d）。这里采用的是 bootstrap 重抽样的方法，可以看到在预测概率为 20% ～ 80% 的范围内，预测模型（实线）与实际情况（短线条虚线）重合 / 相符程度较高。

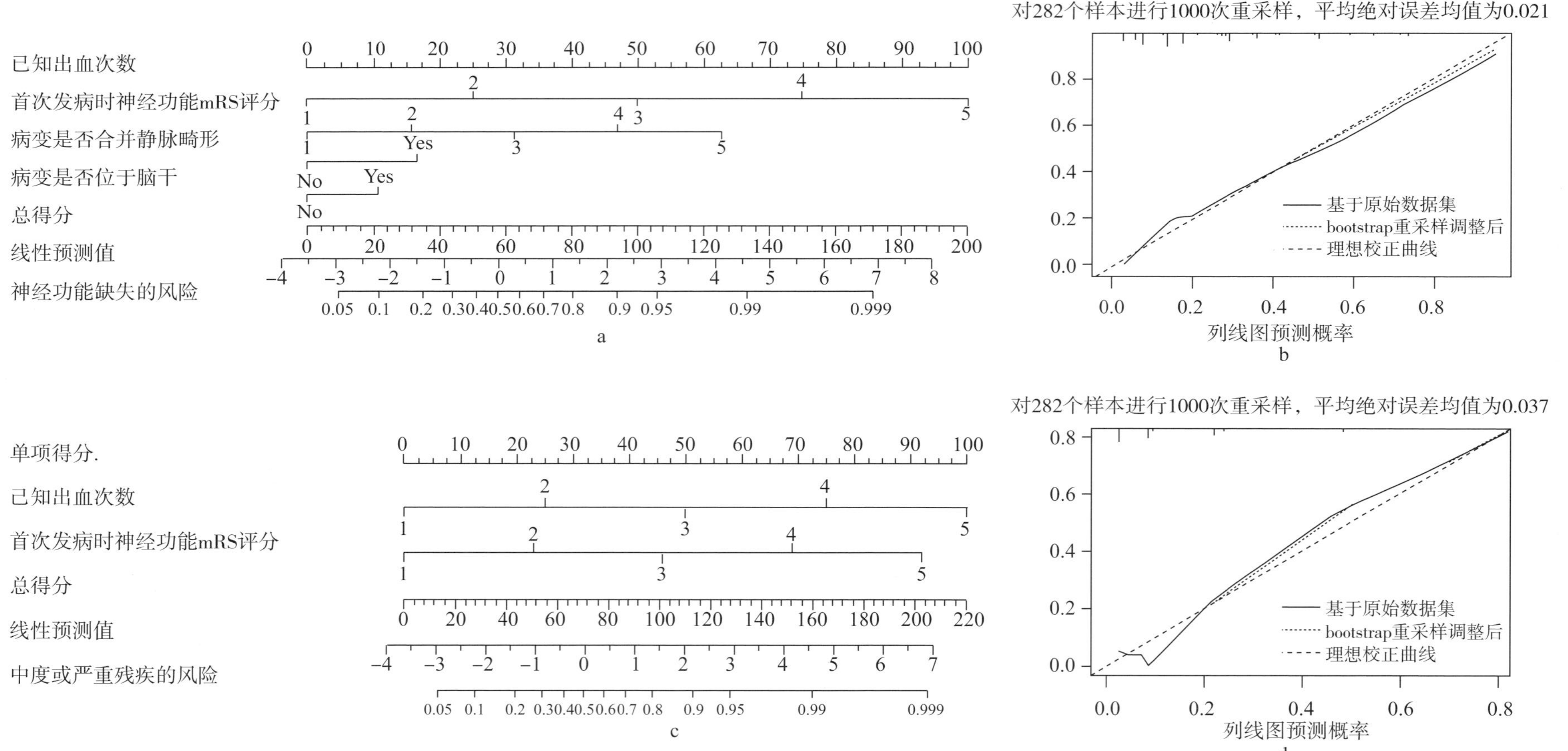

图 24-1　预测模型列线图展示及预测效能评价

a．是否有神经功能缺失的预测模型列线图；b．是否有神经功能缺失的预测模型校正曲线；c．是否具有独立生活能力的列线图；d．是否具有独立生活能力的预测模型校正曲线。

第四节　研究亮点与特色

本案例在发表时，本专业领域内尚无通过列线图对海绵状血管畸形出血后的伤残进行个体化预测的并在注册的前瞻性队列中进行模型验证的预测模型，因此在当时的情境下，具有一定新颖性。尽管此前在肿瘤或其他疾病研究领域已经有较多类似方法的研究，且随后已经有越来越多的类似方法和高质量前瞻性数据的研究发表，但从研究关注的结局角度而言，大部分研究仍然停留在对常规结局事件，如出血率或再出血率的探讨上。在研究发表后，有其他国际高水平的研究团队对我们的数据表达出兴趣，希望能够共同分析出血致残率的问题。所以，从患者最关切的角度出发，深入的探讨患者关注和困扰的问题，在此基础上选择的研究结局往往会更具有吸引力和创新性。而从方法学角度而言，大多数医生主导的临床研究以方法的应用转化为主，在方法学上的创新或妙用的案例往往对多学科交叉合作提出更高的要求，且通常具有一定的时效性（如本案例所展示的方法在当前的研究大环境下，已经丧失发表当时的方法学应用新意），随着技术革新和方法学的进步，很难对后续的研究设计有更多启示价值，但在方法应用过程中遇到的问题和解决方案，可以在这里做一分享，可能有助于拓宽研究理解和呈现的维度，提升后续研究设计。

第五节　研究局限与遗憾

在研究设计时，由于数据来源的局限性，我们对纳入排除标准以及研究结果的解读进行了一定程度的调整和考虑，其中的一部分问题可能也是很多临床研究人员在研究初期缺乏有效的临床科研专业团队或第三方支持情况下，会面临的问题，影响数据质量和研究结果的认可度。

首先是治疗对自然史观察的影响问题。由于样本来源主要是就诊于某国家级神经系统诊疗中心的患者，且研究的是出血后的影响，因此，我们不是一个真正意义上的“自然史”研究，部分患者可能会接受干预治疗，而终止自然史的观察。从研究的角度而言，考虑到部分病例可能由于手术干预而“过早”地终止了对自然史出血风险的随访，因此可能我们将随访时间的纳入标准提高到出血后 - 治疗前 / 末次随访的时间间隔大于 6 个月。而在后续分析中我们也重点关注了随访时间的四分位区间，大部分病例的随访时间为 1 ～ 2 年，而这一数据也提示了我们的结果可能主要针对于出血后这一时间段的神经功能结局。幸运的是，脑海绵状血管畸形出血后的再出血高峰恰好为前次出血后 2 年内。更长的随访尽管对研究长期预后更有价值、数据也更珍贵，但由于长期随访过程中反复出血作用的叠加，反而难以判断该疾病单次出血或短期内串联出血对患者的实际影响；而从实际操作层面，多数患者在 1 ～ 2 次出血后即选择治疗，因此真正长期观察的患者可能仅代表一部分治疗风险极大或者症状轻微不希望治疗的患者，能够长期保守随访的患者对总体的代表性减弱。但这样的设计也存在一定弊端，例如，我们对随访时间的限定将一部分出血后神经功能障碍较严重、而早期接受治疗的患者，以及一部分急诊 CT 提示脑出血、而病情较重无法接受磁共振扫描确诊脑海绵状血管畸形的患者排除在外，因此可能会低估该疾病的出血风险和严重程度，但这一问题目前没有更好的解决办法。我们将这一部分的考虑和模型可能的适用人群特征进行了讨论，从审稿过程中的反馈来看，是得到认可的，没有审稿人再提出我们在早期研究中曾经遇到的、对自然史研究方法和研究价值的质疑。

其次，本案例中由于开发模型的数据集为回顾性资料，因此随访时间存在一定差异，并不是所有患者都有出血后每年或定期的追踪随访，因此我们在随访阶段也再一次进行了数据核实和采集，一方面，努力提供了出血后每年的神经功能评分变化情况，依然可以看到存在一部分数据的缺失，故而我们没有将这一结果作为预测模型的结局指标，但通过审稿过程中审稿人的反馈来看，他们是认可我们对这一问题的关注的。就结果可视化呈现的角度而言，这一结果在本案例中我们通过条形图的方式进行了展示，事实上我们也观察到可以采用桑基图（Sankey diagram）进行分阶段的展示。另一方面，这种随访时间的差异也让我们意识到目前结果的预测仅能反映一个时间跨度内的大体情况，而不能够反应具体时间节点对应的情况。但由于我们研究的是长期致残率的问题，如果引入终点事件的时间概念，存在一个终点事件判定需要延迟判断的问题，具体而言，即神经系统功能障碍发生后恢复周期较长，如果定义长期致残，需要考虑致残后 6 个月或 1 年以上仍未恢复功能才符合长期致残的概念，因此可能会存在很多患者尽管已经发生了终点事件，但由于没有能够满足这种延迟的判断，而未被计入，产生大量的对结局的低估。所以这一结局无法完全套用肿瘤研究关注的总体生存期和无进展生存期类似的 Cox 回归来进行分析，目前我们仍在探讨更好的解决方案。

（马　力）

第二十四章参考文献

第二十五章 心血管疾病预测模型的开发与验证

第一节　研究背景

心血管疾病是全球疾病负担和死亡的主要原因，我国的心血管疾病死亡人数由1990年的242万上升到2019年的458万。其中，动脉粥样硬化性心血管疾病（atherosclerotic cardiovascular disease，ASCVD）是我国居民健康的首要威胁，如急性心肌梗死/冠心病、脑卒中等。准确进行心血管疾病风险评估是有效开展心血管疾病防控的重要基础之一。如国际知名的弗莱明翰心脏病研究（Framingham Heart Study，FHS）于1976年率先报道了冠心病风险预测模型。随后，美国的弗莱明翰心血管病综合预测模型（Framingham General CVD equations）、欧洲的系统性冠脉风险评分模型（Systematic Coronary Risk Evaluation，SCORE）等相继问世，这些模型主要应用于欧美白种人和黑种人。2013年，美国心脏病学院/心脏协会（ACC/AHA）发布了Pooled Cohort Equations（PCE）模型，用于10年ASCVD发病风险预测，但同时指出PCE模型来自美国的白种人、黑种人队列数据，不一定适用于其他人群。

作者参与的中国动脉粥样硬化性心血管疾病风险预测研究（Prediction for ASCVD Risk in China，China-PAR），旨在基于大规模前瞻性队列样本，开发适用于我国人群的ASCVD 10年发病风险预测模型，即根据多个心血管病危险因素的水平和组合来评估个体在未来10年内发生ASCVD的概率。China-PAR研究数据开发的风险预测模型（以下简称China-PAR模型）适用于在心血管事件发生前开展风险评估，尽管从应用场景上属于心血管病一级预防的范畴，但从方法学角度分类属于预后模型，可理解为对自然人群（未发病人群）具有一定危险因素状态下开展的预后评估。下面将简要介绍China-PAR模型研究的方法和特色。

第二节　研究方法

一、研究设计及数据来源

China-PAR风险预测模型的开发和验证均基于队列研究设计，整合了“中国心血管健康多中心合作研究”“中国心血管病流行病学多中心协作研究”（the China Multi-center Collaborative Study of Cardiovascular Epidemiology，China MUCA）等4项前瞻性队列随访数据，总样本超过12万人。

模型开发队列（derivation cohort）共有2.7万人，通过现场调查、与当地死因监测系统核查等多种方式，追踪研究对象的结局事件。已在2007—2008年、2013—2015年完成两轮随访，平均随访时间12.3年。剔除失访、基线患有心血管疾病等不合格的研究对象，最终纳入2.1万人用于构建China-PAR模型；其基线人群的平均年龄48.6岁，男性占48.5%。

在模型的验证阶段，采用了两个队列人群进行外部验证（external validation），一个是China MUCA（1992—1994）队列1.4万人，其基线人群的平均年龄46.6岁、男性占46.5%；另一个验证队列是the Community Intervention of Metabolic Syndrome in China & Chinese Family Health Study（CIMIC队列）近8万人，其基线人群的平均年龄54.4岁、男性占37.9%。关于模型开发队列和验证队列人群的比较及其对结果的影响，将在第五节讨论。以上研究皆得到了中国医学科学院阜外医院伦理审查委员会的批准，所有参与者都签署了知情同意书。

二、研究结局的定义及测量

本研究的结局是发生 ASCVD 事件（包括 ASCVD 发病和死亡）。ASCVD 包括：非致死性急性心肌梗死、冠心病死亡，致死或非致死性脑卒中。结局事件主要通过调查询问患者或家属、查看住院病历或死亡证明、对接当地卫生机构的死亡登记系统等多种方式，获得研究对象是否存活以及在随访期间 ASCVD 事件发生情况，同时记录患者的发病（或死亡）时间。每位研究对象的随访时长按照基线调查开始时间至 ASCVD 事件发生时间或随访截止时间计算。

三、预测因子的选择及测量

在分性别构建 China-PAR 模型的过程中，首先基于既往文献强制纳入了经典的年龄、收缩压水平（mmHg）、服用降压药物（是 / 否）、总胆固醇水平、高密度脂蛋白胆固醇水平、吸烟（是 / 否）和糖尿病（是 / 否）7 个预测因子。另外，考虑到 China-PAR 队列人群来自我国 20 多个省份，不同地域生活习惯与危险因素流行特征存在一定差异，又将腰围、居住城乡、居住地域（南方或北方）、ASCVD 家族史等作为候选预测因子，进一步筛选（筛选方法见本节“建模与验证方法”）。居住地域在南方或北方，是根据队列人群的分布以长江划分。ASCVD 家族史则定义为父母或兄弟姐妹中至少有一人曾患心肌梗死或脑卒中。

以上预测因子主要采取问卷调查、体格测量以及实验室检测获得。问卷调查在研究开始前对调查员进行统一培训和考核，结构化问卷主要收集研究对象的人口学特征、生活方式信息、疾病史、用药史以及家族史等。体格测量主要包括身高、体重、腰围的测量。坐位血压测量前，要求研究对象平静 5 分钟，收缩压和舒张压均测量 3 次取平均值。基线研究时收集空腹静脉血样本，由中心实验室统一进行血脂（总胆固醇、高密度脂蛋白胆固醇、甘油三酯）和血糖的检测。质量控制方面，除了问卷调查前的培训和考核，还包括调查过程中的监督、问卷抽检核查、平行双录入以及实验室质控等环节，以保障基线资料和检测的准确性。

四、建模与验证方法

根据队列研究设计和 ASCVD 结局为时间事件变量（time-to-event）的特点，选择 Cox 比例风险模型作为构建风险预测模型的基本方法。采用 Kaplan-Meier 法描述观察的 10 年 ASCVD 发病率。参考其他心血管病风险预测模型以及心血管病危险因素的性别差异，采用分男性、女性分别构建风险预测模型的策略。

在预测因子的筛选方面，采用基于专家经验筛选和基于数据分析相结合的策略。前文“预测因子的选择及测量”中介绍的，分性别构建的 Cox 模型中首先参考已有的心血管病风险预测模型，基于专家经验筛选关键的预测因子，强制纳入了年龄、收缩压水平（mmHg）、服用降压药物（是 / 否）、总胆固醇水平（mg/dl）、高密度脂蛋白胆固醇水平（mg/dl）、吸烟（是 / 否）和糖尿病（是 / 否）7 个预测因子。对于其他变量，包括腰围、居住地（城 / 乡）、地域（南方或北方）、ASCVD 家族史，采用相对综合判别改善指数（relative integrated discrimination improvement，rIDI）$> 6\%$ 作为纳入模型的标准（此阈值根据 PCE 研究设定）。另外，考虑到年龄与诸多心血管病危险因素可能存在交互作用，在模型构建的过程中纳入年龄与上述每个预测因子的乘法交互项，若交互项有统计学意义（$P < 0.01$）或对预测模型的区分度改善有贡献则保留在预测模型中。[具体策略是：在模型构建的过程中纳入年龄与上述每个预测因子的乘法交互项，若①交互项有统计学意义（$P < 0.01$），②交互项 $0.05 < P < 0.01$ 且对非事件预测的净重分类改进指数（net reclassification improvement，NRI）$\geqslant 15\%$，③ IDI 有统计学意义（$P < 0.05$），则保留该交互项在预测模型中]。

模型的内部验证采用 10 折交叉验证的方法，使用 C 统计量、校准斜率（calibration slope）和校准度（calibration）χ^2 评价模型表现；外部验证中绘制校准图（calibration chart），并采用 C 统计量和校准度 χ^2 评价模型表现。

第三节　结果简介

一、最终的模型建立

在模型开发队列人群中，平均随访 12.3 年，采用 Kaplan-Meier 法计算的 ASCVD 事件的 10 年发病率为男性 4.6%、女性 2.7%。经过预测因子筛选后，在男性和女性的预测模型中除了统一纳入的 7 个预测因子外，在男性模型中补充纳入了腰围、城乡、地域（南方或北方）、ASCVD 家族史，以及年龄与收缩压、年龄与吸烟、年龄与 ASCVD 家族史的乘法交互项；在女性模型中补充纳入了腰围、地域（南方或北方），以及年龄与收缩压的乘法交互项，各预测因子的效应强度见已发表文章附件。

二、模型的内部验证

本研究同时使用了内部验证和外部验证评价模型表现。内部验证采用 10 折交叉验证的方法，以评估预测模型的稳定性。统计量选择上，本研究使用了评价模型区分度的 *C* 统计量，以及评价校准度的校准斜率和校准度 χ^2（表 25-1）。例如，基于全部数据构建的预测模型中，原始的 *C* 统计量在男性预测模型和女性预测模型中分别为 0.794 和 0.811，在 10 折交叉验证评价方法中，*C* 统计量的平均值在男性预测模型中是 0.790，在女性预测模型中是 0.807。校准度 χ^2 在原始的预测模型和 10 折交叉验证的比较结果也近似。以上指标反映了分性别构建的 China-PAR 风险预测模型对 ASCVD 事件 10 年风险的预测具有良好的内部一致性。

表 25-1　采用 10 折交叉验证评估 China-PAR 风险预测模型表现

	原始模型中的统计值	均值	标准差	第 5 百分位数	中位数	第 95 百分位数
男性						
样本数	10 334	1033.4	0.5	1033	1033	1034
C 统计量	0.794	0.79	0.03	0.739	0.788	0.848
校准 χ^2	13.1	8.4	5.7	2.5	6.8	18.5
校准斜率	1	0.976	0.144	0.755	0.962	1.22
女性						
样本数	10 986	1098.6	0.5	1098	1099	1099
C 统计量	0.811	0.807	0.035	0.745	0.806	0.865
校准 χ^2	12.8	7.2	6.4	1.5	5.6	15.3
校准斜率	1	0.977	0.137	0.773	0.963	1.185

资料来源于文献 [6]。

三、模型的外部验证

本研究的外部验证是将已开发的 China-PAR 风险预测模型应用到课题组两个独立的队列，即 China MUCA（1992—1994）队列和 CIMIC 队列，并采用校准图（calibration chart）的形式展示外部验证的结果。以在 China MUCA 外部验证的校准图（图 25-1）为例，按照预测的 10 年发病风险分男性和女性将人群分 4 组（预测风险＜ 5%、5% ～ 7.4%、7.5% ～ 9.9%、≥ 10%）。每组内再用 Kaplan-Meier 法计算 ASCVD 实际的发病率（observed rate），并与预测发病率（predicted rate）的平均值进行比较，通过柱状图比较一致性。采用这种校准图可以直观地展示预测发病率与实际观察的发病率是否契合，但缺点是无法定量说明这种契合程度的高低。因此，我们在验证队列中也计算了 *C* 统计量和

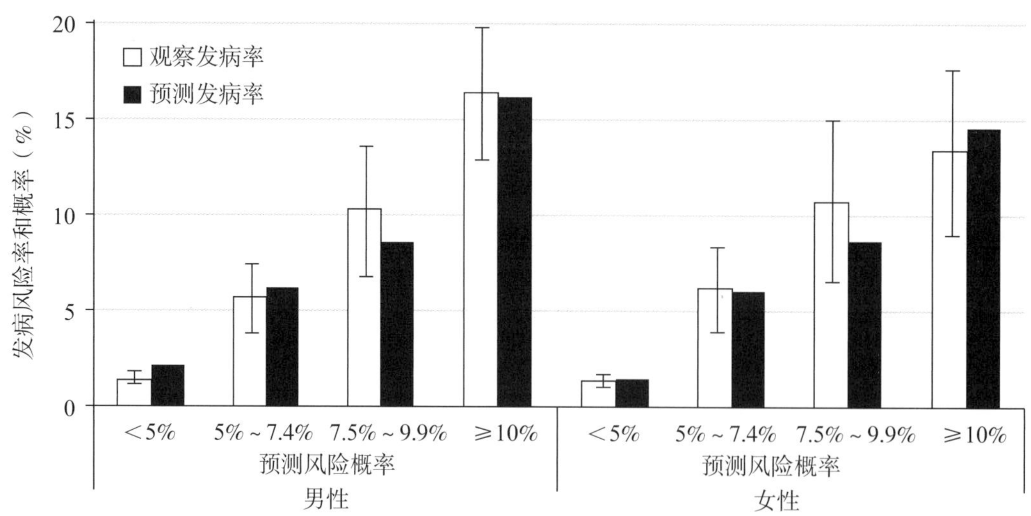

图 25-1 China MUCA（1992—1994）验证队列中使用 China-PAR 风险预测模型评估观察到的 ASCVD 发病率和预测发病率的一致性

校准度 χ^2，来说明预测模型在验证人群发病风险的区分度和校准度。在两个验证队列中 C 统计量与模型开发队列的 C 统计量近似，校准度 χ^2 略高于模型开发队列，说明 China-PAR 风险预测模型对判别未来 10 年间 ASCVD 是否发生有较好的预测效能，但仍有不足和改进的空间。

图 25-1 的横坐标是将 China MUCA（1992—1994）队列人群分男性、女性，按照 China-PAR 模型估计的 10 年 ASCVD 发病风险预测概率分为 4 组（包括预测概率＜ 5%、5% ～ 7.4%、7.5% ～ 9.9% 和≥ 10%）；纵坐标是 Kaplan-Meier 法计算观察到的发病风险累积概率（白色）和采用 China-PAR 模型计算的预测概率均值（黑色）。

四、模型的展示

为了方便模型展示和公众使用，China-PAR 风险评估研究开发了具有自主知识产权的风险评估工具，包括网站（www.cvdrisk.com.cn）和“心脑血管风险”手机 App 软件，可作为基层开展心血管病风险筛查的实用性工具。利用网站或手机 App 评估工具，使用者通过输入性别、年龄等个人信息以及血压、总胆固醇水平等检查结果，可以快速获知自身的心血管病风险，详细使用方法见《中国心血管病风险评估和管理指南》。

第四节 研究亮点与特色

第一，研究设计上兼顾了传统与创新。从宏观背景上，我国已有的心血管病风险预测模型开发年代较早或缺乏外部队列验证；并且，我国 20 年来的老龄化进程加快、生活方式改变，心血管病相关危险因素和疾病负担的构成随之改变。因此，本案例利用研究当时最新的队列随访数据，开发适合中国人群的心血管病风险模型，具有一定创新意义。而在具体考虑候选的预测因子和建模方法时，我们首先以文献法整理了既往心血管病风险预测模型纳入的预测因子，从经验角度强制纳入了已经明确的心血管病危险因素作为预测因子，再结合队列中收集到的数据增加部分新的预测因子，并进行基于数据的预测因子筛选。当然，这种预测因子筛选的流程并不一定是最优的，基于大数据和机器学习方法进行预测因子筛选的研究日益增多，建议根据研究疾病的主题和数据特点，选择合适的方法（参见第十章“预测因子进入模型的形式及筛选”）。

第二，模型表现评价上兼顾了内部验证和外部验证。对于风险预测（预后）模型的开发，内部验证相对容易实现，而外部验证需要有与模型开发队列可比的独立人群。China-PAR 模型的开发和验证，恰好得益于课题组几十年的积累，与各地方研究团队长期合作，在我国建立了多个随访队列，而且在人群的基本信息收集、变量定义、随访流程方面采用了相近的方案，使得在外部验证队列的获得方面拥有了独特的优势。风险预测模型的外部验证追求的是模型的可推广性，当外部验证队列难以获得的时候，首先应重视模型的内部验证，提高风险预测的可靠性。

第三，研究报告的撰写符合 TRIPOD。在本案例的论文外审过程中，审稿人就曾提到论文需依据 TRIPOD 规范，明确预测因子的选择依据、用校准图展示模型预测概率的分布。这些内容在修改后的论文中均有体现。TRIPOD 规范在 2015 年发布，内容丰富（参见第十五章“临床预测模型的报告准则和写作规范”），详细阅读和理解 TRIPOD 报告规范所要求的关键点，不仅有助于清晰展示研究结果，更重要的是能够在研究开始前帮助研究者理清思路、做好研究规划，建议研究者重视 TRIPOD 规范并在研究实践中加强应用。

第五节　研究局限与遗憾

本研究在数据收集和研究方法方面仍然存在一定的局限。首先，受限于模型开发队列的变量采集，降脂和降糖药物的治疗信息、不同地域居民的迁移、随访期间危险因素的状态变化等变量，都不在预测因子的候选范围内。其次，China-PAR 模型在 China MUCA（1992—1994）队列验证表现良好，但是在 CIMIC 队列验证时仍存在 ASCVD 风险高估，可能与 CIMIC 队列人群特征与模型开发队列有一定差距有关，如 CIMIC 队列人群的平均年龄偏大、男性比例偏低、样本集中在 3 个地区等。但是，在找到与模型开发队列完全可比的验证人群，很难实现。因此，在选择验证队列和对验证结果解释的时候，我们也要充分考虑不同队列人群的特点，对模型表现从统计规范与实践可行两个角度进行综合评价。再次，预测模型的校准度评价，主要采用校准度 χ^2，该检验给出的 P 值受模型的校准度偏差（miscalibration）和样本量的共同影响，并不能量化校准度偏差的方向。最后，关于竞争风险，China-PAR 模型在采用 Cox 回归模型对 ASCVD 事件建模中，尚未考虑非心血管病死亡对结局事件的竞争风险，是研究方法中的缺憾，有待今后类似的研究继续改进。

总之，本案例的 China-PAR 模型通过比较规范的研究方法建立，并利用多个队列进行了内部验证和外部验证，模型预测效果总体较好。同时，伴随研究方法的进展，在预测因子的选择方法、模型动态更新、更广泛的人群验证等方面，China-PAR 模型仍有不断完善的空间，以助力心血管疾病的早期精准防控。

（杨学礼）

第二十五章参考文献

第二十六章　肺癌预测模型的开发和验证

第一节　研究背景

恶性肿瘤严重威胁我国居民的生命健康。中国肿瘤登记数据显示，2015 年我国恶性肿瘤新发病例约 392.9 万，死亡病例约 233.8 万。所有恶性肿瘤中，肺癌是发病率和死亡率最高的恶性肿瘤。2000—2011 年，中国男性和女性的肺癌发病与死亡总数均呈持续增高趋势。GLOBALCAN 2020 数据显示，中国肺癌发病数和死亡数占全球肺癌总发病数和死亡数的比例分别为 37.0% 和 39.8%，肺癌防治是我国恶性肿瘤防控面临的重大挑战。

在我国，肺癌具有早期诊断难，中晚期治疗预后不良等特点。2012—2014 年，中国Ⅲ～Ⅳ期肺癌的占比为 64.6%。目前我国已经开展了包括手术、化疗、放疗、靶向治疗、免疫治疗和中药治疗在内的多种治疗手段。2003—2015 年，我国肺癌年龄标准化 5 年生存率略有上升，但仍不超过 20%，总体 5 年生存率偏低。肺癌患者的生存时间与其临床诊断发现的早晚密切相关。研究显示，肺癌 5 年生存率随着诊断分期的升高而降低，Ⅰ期的生存率为 55.47%，而Ⅳ期仅为 5.27%。开展肺癌筛查和早期诊断有利于实现肺癌的二级预防，改善肺癌的预后，减轻肺癌所造成的社会负担。

美国和欧洲的随机对照研究显示，低剂量螺旋 CT（low dose computed tomography，LDCT）筛查，可显著降低 50 ～ 74 岁重度吸烟者肺癌死亡率 20% ～ 24%。2005 年起，我国相继开展多项包含肺癌筛查在内的国家重大公共卫生服务专项，如农村癌症早诊早治项目和城市癌症早诊早治项目，逐步建立起我国肺癌筛查和早诊早治工作网络，提高了我国居民肺癌筛查参与率和早诊率，降低了死亡率。

目前，国际权威机构在定义肺癌筛查的目标人群（即肺癌高危人群）时，均以吸烟和年龄作为判定标准。例如，美国预防服务工作组 2020 年推荐“50 ～ 74 岁或 80 岁，吸烟 20、30 包 / 年及以上，戒烟 15 年以内”作为适宜 LDCT 筛查的肺癌高危人群判别标准。然而，该高危人群判定标准不适用于吸烟率低的亚洲人群。研究报道，欧美地区仅有 10% ～ 15% 的肺癌是由吸烟以外的因素引起的，而亚洲地区，有 30% 以上的肺癌归因于吸烟以外的因素。在中国，有 40% 以上的肺癌发生在不吸烟者，尤其是中国女性。中国女性吸烟率远低于欧美国家（例如，中美女性吸烟率对比：2.4% vs. 23.6%，相差 10 倍）。女性肺癌病例中非吸烟者占比高（例如，中美对比：89.3% vs. 15.7%，相差 4.7 倍）。数据显示，2005 年我国女性肺癌死亡病例 13.5 万例，其中非吸烟女性超过 10 万例。我国非吸烟女性肺癌还表现出发病早、已知宏观危险因素效应值与男性有差异、肺腺癌比例高、*EGFR*（epidermal growth factor receptor）突变率高等流行特征。因此，探索有效的风险预测策略，确保将处于肺癌高风险的吸烟和不吸烟者纳入筛查，从而准确识别我国肺癌筛查中的肺癌高危人群，是建立在中国本土肺癌筛查方案的基础上，是降低肺癌死亡率至关重要的一步。

美国国家综合癌症网络在 2022 年发布的肺癌筛查指南中提倡：“构建风险预测工具，开展连续性定量的风险度预测，指导肺癌筛查决策”。《中国肺癌筛查与早诊早治指南（2021，北京）》中提出：“对于肺癌高风险人群的判定，除了现在的分类标准，建议以中国人群数据为基础，建立风险预测模型，进行肺癌风险评分，提高肺癌筛查人群范围的准确性。”因此，本研究通过大样本、前瞻性、高质量队列研究，以现有的肺癌危险因素涵盖的变量为起点，从地理人口学、生活环境、生活方式和习惯、既往健康情况、癌症家族史等多维度分别探究吸烟和非吸烟人群的肺癌可能危险特征在中国人群中的效应水平。同时，本研究进一步针对吸烟与非吸烟人群，分别构建中国人群肺癌风险预测模型。

第二节 研究方法

一、研究设计

本研究设计为多中心、前瞻性队列研究。训练集和验证集均来自于队列研究，结果可用于在我国肺癌筛查中确定高危人群，属于预后模型。

二、数据来源

1. 模型开发队列

该模型的开发队列来自全国肺癌筛查（National Lung Cancer Screening，NLCS）队列。2012 年，针对我国最常见的 5 种癌症（肺癌、女性乳腺癌、肝癌、上消化道癌和结直肠癌），我国开展非营利性全国癌症筛查项目。该项目由中国财政部和国家卫生健康委员会资助，是我国最大的全国性筛查项目之一。NLCS 队列是该计划的一部分，涉及 8 个省份（北京、浙江、江苏、安徽、湖南、辽宁、广西、河南）的 12 个城市。在相关城市，研究者通过电视、宣传册和网站等方式宣传该肺癌筛查计划。我们使用当地社区的户籍制度来确定无肺癌症状、无癌症诊断史且年龄在 40 ～ 74 岁的符合条件的常住居民，继而进行了以社区为基础的电话或家访，以通知符合条件的居民来参加肺癌筛查。

本研究进行模型开发的人群来源于 8 个省份 2013 年、2015 年、2017 年项目年度的肺癌筛查人群。工作人员对参加项目人员进行了问卷调查，从而收集有关他们暴露于风险因素的信息。所有工作人员均经过专业化培训。根据风险暴露信息，我们计算了性别特异性风险评分（以下简称 NLCS 标准），以分别估计男性和女性患肺癌的风险。风险评分中考虑了 7 个因素，包括吸烟、职业接触有害物质、经常锻炼、慢性呼吸道疾病、肺癌家族史、最近一年饮食摄入新鲜蔬菜和被动吸烟。经 NLCS 标准判定为肺癌高危的人群，我们建议在项目指定的三甲医院免费进行 16 层及以上的 LDCT 扫描，并提供快速通道服务以进行及时筛查。接受过 LDCT 筛查的高危参与者被归类为筛查组，其余被归类为未筛查组。所有参与者，包括基于 NLCS 标准的高风险筛查组、高风险未筛查组和低风险组，均被纳入本研究的主要分析。

2. 模型验证队列

验证队列由两个独立的数据源组成：①来自于 2014 年、2016 年和 2018 年项目年度的 NLCS 队列中的 369 650 名不吸烟者和 107 678 名吸烟者（验证集 A）。② 2019 年参与癌症全周期（Whole Life Cycle of Cancer Screening，WHOLE）队列的 286 327 名不吸烟者和 78 469 名吸烟者（验证集 B）。

WHOLE 队列于 2019 年启动，涉及全国 18 个省份，由中央和地方政府资助。该项目的目的是整合一级、二级和三级预防措施，全面改善个人健康。在 18 个省份的 45 ～ 75 岁无肺癌症状且在过去 5 年内未参加其他癌症筛查项目的居民有资格参加 WHOLE 项目。WHOLE 项目跟踪了参与人群的整个生命周期，包括健康、发病、治疗和死亡等。在进入队列时，研究者对参与者的个人信息和生活方式进行了流行病学调查。此外，还收集了每位参与者的血液、唾液和粪便样本。进入 WHOLE 队列后，符合以下标准之一的个体将被推荐进行 LDCT 筛查：①至少有 20 包 / 年吸烟史的吸烟者（包括现在的吸烟者和已经戒烟但戒烟时间不超过 15 年者）；②有 COPD 史或弥漫性间质性肺纤维化病史；③接触以下职业致癌物（石棉、氡、铍、铀、铬、镉、镍、硅、柴油机尾气、煤烟或烟灰）中的一种或多种，且接触时间超过 5 年；④家庭成员或单位中有符合①标准的人员且同住时间超过 20 年。所有个体，包括高危筛查组、高危未筛查组和低危组都参与了当前研究。

三、结局和预测因子

在目前的研究中，吸烟者被定义为正在吸烟或有吸烟史且每天抽一支烟且持续时间在 6 个月以上的人。主要结局变量是肺癌的发生（时间 - 事件变量），次要结果是全因死亡（二分类）和肺癌死亡（二分类）。

在 NLCS 队列中，肺癌结局数据是通过与肿瘤登记和死亡监测关联来确定的。在 WHOLE 队列中，结局变量的数据除了通过上述两个系统链接得到，还通过当地医保数据库和医院信息系统进一步确定。

本研究考虑了以下风险因素：年龄、性别、教育程度、体重指数（BMI）、是否经常锻炼、是否有有害物质职业暴露史、是否被动吸烟、一级亲属（父母或同胞兄弟姐妹）是否有肺癌病史，以及是否有慢性呼吸系统疾病史。风险因素的选择是基于以往研究证据以及专家意见而确定的。受教育程度按获得的最高学历分为低（小学及以下）、中（初中至高中）和高（大专及以上）。是否经常锻炼定义为每周至少进行 3 次锻炼，每次锻炼持续时间超过 30 分钟。有害物质职业暴露史是指职业接触石棉、橡胶、粉尘、杀虫剂、辐射、铍、铀、氡至少 1 年。呼吸系统疾病史包括肺结核、慢性支气管炎、肺气肿、哮喘性支气管扩张、矽肺或尘肺病史。在 NLCS 队列中，被动吸烟是指在工作或家中（持续）非自愿地吸入他人的烟草烟雾。在 WHOLE 队列中，被动吸烟被定义为是否有超过 20 年的非自愿吸入香烟烟雾（二分类），并且仅针对女性进行收集。对于吸烟者来说，我们收集了每天的香烟数、吸烟年数和戒烟年数（已戒烟者）。

四、建模方法

1. 模型开发和评估

在我们的开发队列中，64.1% 的参与者已接受 3 年以上的随访。因此，我们开发了针对不吸烟者和吸烟者的 3 年肺癌风险预测模型（NCC -LCm2021 模型）。我们采用多因素 Cox 回归模型来进行模型的开发。我们用所有分类变量（性别、一级亲属的肺癌病史、接触有害物质的职业暴露史、慢性呼吸道疾病病史、是否经常运动和教育水平）、所有连续变量（年龄、体重指数、接触被动吸烟的持续时间、吸烟持续时间、每天的吸烟数和戒烟年数）以及所有可能的简单变换组合（线性模型、对数模型、二次模型）来拟合模型。我们选择了赤池信息准则（AIC）最低的模型，同时报告了风险因素及其相应的风险比。我们采用 标准 Breslow 半参数估计来估计每个风险比模型中的基线风险。

随访开始于进入队列（风险评估），结束于出现肺癌、死亡、进入队列后 3 年或研究结束（NLCS 队列为 2020 年 6 月 20 日，WHOLE 队列为 2021 年 12 月 31 日）。本研究中所有变量的缺失均＜ 1%，我们采用多重填补法对候选风险因素的进行多重插补。通过受试者工作特征曲线下（AUC）的面积评估预测模型的区分度。通过模型预测的肺癌病例与 3 年内观察到的病例的比率（*E*/*O*）和校准图评估模型的校准能力。此外，采用 Hosmer-Lemeshow 拟合优度检验来评估观察到的事件发生率是否与研究人群各亚组的预期事件发生率相匹配。将预测模型应用于上述两个前瞻性验证队列来外部验证模型的预测能力。注意本书在验证时直接把结局当作二分类，本研究中删失比例很低对结果影响不大，但更为推荐的是使用时依性 ROC 或 Harrell *C* 指标。

在敏感性分析中，我们将死亡视为肺癌的竞争风险，以验证竞争风险对最终预测模型的潜在影响。考虑到筛查可能会提前诊断时间并可能导致过度诊断，我们将我们的预测模型应用于 NLCS 队列中未筛查的亚组。此外，我们将 NCC-LCm2021 模型应用于在验证集 A 中被追踪超过 5 年的参与者，以确定模型在预测 5 年肺癌风险方面的表现。

2. NCC -LCm2021 模型与现有风险模型的比较

对于吸烟人群，我们首先在两个验证队列中使用“固定人群规模”策略将 NCC-LCm2021 模型与 2021 年美国预防服务小组（USPSTF）发布的标准进行比较。具体来说，我们首先将 USPSTF 标准应用于我们的人群，可以得到基于 USPSTF 标准在我们的人群中需要筛查的吸烟者人数。基于此筛查人数，我们在我们的模型中选择肺癌风险阈值，确定与 USPSTF 标准相同数量的吸烟者参加筛查。此外，我们将我们模型的性能与之前发布的 8 个肺癌风险模型在 3 年时的性能进行了比较。考虑到其中一些模型的预测范围更长，我们比较了我们的模型与 LLP 模型在 5 年时的预测性能，与 PLCOm2012 和匹兹堡模型在 6 年时的预测性能。对于不吸烟者，我们将我们的模型与 PLCOall2014 模型进行了比较。我们使用 Delong 检验比较了两个模型之间 AUC 的差异，同时提供了差异的置信区间（CI）。此外，我们通过 *E/O* 比率和 Hosmer-Lemeshow 检验 *P* 值来评估每个模型的校准能力。

3. 选择 NCC-LCm2021 模型用来筛选肺癌筛查目标人群的风险阈值

对于吸烟者，我们根据用来确定 PLCOm2012 风险≥ 0.0151 标准的方法确定了 NCC-LCm2021 风险阈值，以识别吸烟者中的高危人群。具体而言，我们将吸烟者的风险阈值定义为：高于该点后，筛查 NLCS 人群中的肺癌死亡率始终低于未筛查 NLCS 人群。这意味着，使用该阈值时，筛查组能获得明显的死亡率降低（受益于筛查）。考虑到 NLCS 队列中的筛查和不筛查的状况不是随机的，我们进一步计算了调整混杂因素后肺癌死亡率的 HR。为了确保“具有相似肺癌风险的不吸烟者和吸烟者具有相同的筛查资格”，确定不吸烟者的阈值时，我们选取了与选定阈值的吸烟者具有相似的肺癌风险的那一点。我们同时计算了避免 1 例肺癌死亡需要筛查的人数（NNS），以确定预测模型的筛查效率。为了评估预测模型的效益，我们使用了决策曲线分析。

为了估计在选择不同阈值时的潜在筛选结果，我们模拟了 40 ～ 74 岁的中国全人群并将 NCC-LCm2021 模型应用于该模拟人群。人群年龄和性别分布基于 2019 年中国国家统计局数据。其他人口特征、危险因素及结局变量分布与 NLCS 队列一致。对于每一种选择策略，我们都估计了筛查到的肺癌病例数、避免的肺癌死亡数和 NNS，所有时间跨度均为 3 年。

第三节　结果简介

一、模型的表现和展示

训练队列由 554 578 名参与者组成，其中包括 425 626 名不吸烟者（76.7%），3 年内发生了 925 例肺癌病例，以及 128 952 名吸烟者（23.3%），3 年内发生了 538 例肺癌病例。验证集 A 中共有 477 328 名参与者，其中 369 650 名（77.4%）是不吸烟者，3 年内确诊了 841 例肺癌病例，107 678 名（22.6%）是吸烟者，确诊了 421 例肺癌病例。验证 集 B 中有 364 796 人，其中 286 327 人（78.5%）是不吸烟者，3 年内确诊 503 例肺癌病例，78 469 人（21.5%）是吸烟者，3 年内确诊 127 例肺癌病例。训练队列中研究人群的基线特征与验证集 A 中的基线特征基本相似，但与验证集 B 中的基线特征略有不同（表 26-1，训练集和验证集人群的基线特征）。

对于不吸烟者，5 个危险因素进入最终预测模型，包括年龄（对数转换）、性别、BMI（线性）、一级亲属的肺癌史和慢性呼吸系统疾病史（表 26-2）。对于吸烟者，包括 4 个因素：年龄（对数转换）、BMI（对数转换）、每天吸烟数（分类）和吸烟年数（分类）（表 26-2，Cox 回归分析结果）。考虑竞争性死亡风险的敏感性分析得出与主要分析相似的结果。

表 26-1　训练集和验证集人群的基线特征

基线特征	训练集（n=554 578）[a]		验证集 A（n=477 328）[b]		验证集 B（n=364 796）	
	不吸烟	既往或近期吸烟	不吸烟	既往或近期吸烟	不吸烟	既往或近期吸烟
总人群数	425 626	128 952	369 650	107 678	286 327	78 469
随访时间［中位数（四分位数），年］	3.76（2.00，5.71）	3.87（2.04，5.86）	4.76（2.95，5.02）	4.74（2.95，5.04）	1.65（1.39，2.03）	1.70（1.40，2.05）
3 年内肺癌发生例数	925	538	841	421	503	127
3 年内全因死亡数	291	139	217	142	185	79
3 年内肺癌特异性死亡数	174	88	118	86	11	8
年龄［中位数（四分位数），岁］	56（49 ~ 64）	56（50 ~ 63）	55（48 ~ 63）	56（49 ~ 63）	59（53 ~ 66）	60（53 ~ 66）
40 ~ 44（%）	48 718（11.4）	12 011（9.3）	48 343（13.1）	11 093（10.3）	5（0.0）[c]	1（0.0）[c]
45 ~ 49（%）	66 413（15.6）	19 755（15.3）	61 757（16.7）	17 252（16）	38 792（13.5）	9507（12.1）
50 ~ 54（%）	71 346（16.8）	23 119（17.9）	64 655（17.5）	19 423（18）	50 952（17.8）	13 482（17.2）
55 ~ 59（%）	64 867（15.2）	22 795（17.7）	57 512（15.6）	18 600（17.3）	54 126（18.9）	15 550（19.8）
60 ~ 64（%）	73 739（17.3）	25 708（19.9）	66 903（18.1）	21 611（20.1）	48 941（17.1）	15 586（19.9）
65 ~ 69（%）	71 389（16.8）	19 941（15.5）	53 831（14.6）	15 932（14.8）	54 105（18.9）	15 929（20.3）
70 ~ 74（%）	29 154（6.8）	5623（4.4）	16 649（4.5）	3767（3.5）	39 406（13.8）[d]	8414（10.7）[d]
性别						
男性（%）	135 823（31.9）	114 104（88.5）	112 432（30.4）	98 011（91.0）	72 566（25.3）	69 437（88.5）
女性（%）	289 803（68.1）	14 848（11.5）	257 218（69.6）	9667（9.0）	213 761（74.7）	9032（11.5）
教育水平						
低（%）	86 099（20.2）	19 330（15.0）	64 312（17.4）	14 109（13.1）	90 239（31.5）	19 961（25.4）
中（%）	272 743（64.1）	87 676（68.0）	242 506（65.6）	72 955（67.8）	161 427（56.4）	47 536（60.6）
高（%）	66 784（15.7）	21 941（17.0）	62 832（17.0）	20 614（19.1）	34 661（12.1）	10 972（14.0）
缺失（%）	0	5（0.0）	0	0	0	0
BMI						
＜ 18.5（%）	7856（1.8）	2020（1.6）	7440（2.0）	1836（1.7）	5472（1.9）	1226（1.6）

续表

基线特征	训练集（n=554 578）[a]		验证集 A（n=477 328）[b]		验证集 B（n=364 796）	
	不吸烟	既往或近期吸烟	不吸烟	既往或近期吸烟	不吸烟	既往或近期吸烟
18.5 ~ 23.9（%）	231 173（54.3）	60 066（46.6）	199 242（53.9）	48 977（45.5）	133 368（46.6）	31 892（40.6）
24 ~ 27.9（%）	154 174（36.2）	53 992（41.9）	134 166（36.3）	45 712（42.5）	110 012（38.4）	34 374（43.8）
≥ 28（%）	31 777（7.5）	12 688（9.8）	28 425（7.7）	11 020（10.2）	37 475（13.1）	10 977（14.0）
缺失（%）	646（0.2）	186（0.1）	377（0.1）	133（0.1）	0	0
一级亲属中是否有肺癌病史						
否（%）	392 510（92.2）	99 463（77.1）	339 851（91.9）	85 144（79.1）	260 181（90.9）	63 528（81.0）
是（%）	33 116（7.8）	29 489（22.9）	29 799（8.1）	22 534（20.9）	26 146（9.1）	14 941（19.0）
是否有慢性呼吸道疾病史						
否（%）	361 673（85.0）	75 948（58.9）	314 106（85）	69 352（64.4）	255 956（89.4）	55 589（70.8）
是（%）	63 953（15.0）	52 999（41.1）	55 543（15）	38 325（35.6）	30 371（10.6）	22 880（29.2）
缺失（%）	0	5（0.0）	1（0.0）	1（0.0）	0	0
二手烟暴露年数（年）						
0（%）	308 195（72.4）	37 520（29.1）	264 284（71.5）	35 402（32.9）	206 622（72.2）e	NA f
0.1 ~ 20（%）	31 102（7.3）	19 711（15.3）	29 160（7.9）	17 781（16.5）		NA
20.1 ~ 40（%）	72 072（16.9）	54 758（42.5）	63 814（17.3）	41 498（38.5）	79 705（27.8）e	NA
＞ 40（%）	14 141（3.3）	16 845（13.1）	11 931（3.2）	12 386（11.5）		NA
缺失（%）	116（0.0）	118（0.1）	461（0.1）	611（0.6）	0	NA
是否有规律锻炼						
否（%）	231 541（54.4）	75 813（58.8）	196 252（53.1）	63 802（59.3）	126 923（44.3）	38 864（49.5）
是（%）	194 085（45.6）	53 139（41.2）	173 398（46.9）	43 876（40.7）	159 404（55.7）	39 605（50.5）
职业性有害物质暴露						
否（%）	369 095（86.7）	89 807（69.6）	323 619（87.5）	79 568（73.9）	263 608（92.1）	63 428（80.8）
是（%）	56 531（13.3）	39 140（30.4）	46 031（12.5）	28 110（26.1）	22 719（7.9）	15 041（19.2）
缺失（%）	0	5（0.0）	0	0	0	0
吸烟情况						
吸烟（%）	NA	107 564（83.4）	NA	87 437（81.2）	NA	61 820（78.8）
戒烟（%）	NA	21 388（16.6）	NA	20 241（18.8）	NA	16 649（21.2）

续表

基线特征	训练集（n=554 578）[a]		验证集 A（n=477 328）[b]		验证集 B（n=364 796）	
	不吸烟	既往或近期吸烟	不吸烟	既往或近期吸烟	不吸烟	既往或近期吸烟
每天吸烟数（支）						
≤ 10（%）	NA	43 071（33.4）	NA	39 224（36.4）	NA	23 853（30.4）
11 ~ 20（%）	NA	57 409（44.5）	NA	46 324（43.0）	NA	34 989（44.6）
21 ~ 30（%）	NA	15 396（11.9）	NA	11 814（11）	NA	8074（10.3）
31 ~ 40（%）	NA	9511（7.4）	NA	7526（7.0）	NA	7061（9.0）
> 40（%）	NA	3565（2.8）	NA	2790（2.6）	NA	4492（5.7）
吸烟年数（年）						
≤ 10（%）	NA	19 684（15.3）	NA	19 252（17.9）	NA	4664（5.9）
11 ~ 20（%）	NA	36 562（28.4）	NA	28 984（26.9）	NA	13 018（16.6）
21 ~ 30（%）	NA	42 428（32.9）	NA	34 762（32.3）	NA	23 448（29.9）
31 ~ 40（%）	NA	23 657（18.3）	NA	19 150（17.8）	NA	23 080（29.4）
> 40（%）	NA	6607（5.1）	NA	5523（5.1）	NA	14 259（18.2）
缺失	NA	14（0.0）	NA	7（0.0）	NA	0
戒烟年数（年）						
≤ 5（%）	NA	10 990（51.4）	NA	10 360（51.2）	NA	68 225（86.9）
5.1 ~ 10（%）	NA	5025（23.5）	NA	4816（23.8）	NA	3934（5.0）
10.1 ~ 15（%）	NA	1946（9.1）	NA	1685（8.3）	NA	1783（2.3）
15.1 ~ 20（%）	NA	2079（9.7）	NA	2022（10）	NA	2209（2.8）
> 20（%）	NA	1344（6.3）	NA	1358（6.7）	NA	2318（3.0）
缺失	NA	4（0.0）	NA	0	NA	0

a．筛查了 41 328（7.5%）人，包括 16 773（3.9%）名不吸烟者和 24 555（19.0%）名吸烟者。在被筛查的不吸烟者和吸烟者中，3 年内发生肺癌 70 例和 153 例，3 年内发生肺癌死亡 2 例和 12 例，3 年内发生全因死亡 5 例和 15 例。

b．对 39 744（8.3%）人进行了筛查，其中包括 15 991（4.3%）名不吸烟者和 23 753（22.1%）名吸烟者。在被筛查的不吸烟者和吸烟者中，3 年内发生肺癌 68 例和 145 例，3 年内发生肺癌死亡 3 例和 26 例，3 年内发生全因死亡 2 例和 20 例。

c．虽然年龄≥ 45 岁的个体有资格参加 WHOLE 计划（验证集 B），但我们有 6 名年龄在 40 ~ 44 岁的人。出于研究目的，我们并未将他们排除在当前分析之外。

d．包括 2407 名不吸烟者和 267 名 75 岁的吸烟者。

e．在验证集 B 中，暴露于被动吸烟被定义为是否有超过 20 年的非自愿吸入香烟烟雾（二分类）。因此，我们无法确定被动吸烟的确切暴露年限。

f．在验证集 B 中，仅在非吸烟女性中收集了有关被动吸烟暴露的信息。因此，在吸烟者组的所有个体中都缺少相应的信息。

NA 表示数据不适用。

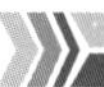

表 26-2　Cox 回归分析结果

	处理	HR（95% CI）	*β*	*P*
不吸烟者				
年龄（岁）	对数转换	79.14（47.96 ~ 130.59）	4.37	＜ 0.001
BMI（kg/m^2）	线性	0.95（0.93 ~ 0.98）	−0.05	＜ 0.001
女性	二分类	0.67（0.58 ~ 0.77）	−0.40	＜ 0.001
一级亲属的肺癌史	二分类	1.42（1.13 ~ 1.80）	0.35	0.003
慢性呼吸系统疾病史	二分类	1.34（1.11 ~ 1.63）	0.29	0.003
规律锻炼	二分类	0.97（0.85 ~ 1.10）	−0.03	0.605
职业性有害物质暴露	二分类	0.99（0.81 ~ 1.21）	−0.01	0.934
教育水平	多分类			
低		参考值		
中		1.07（0.91 ~ 1.25）	0.07	0.415
高		1.09（0.86 ~ 1.36）	0.08	0.482
二手烟暴露年数（年）	多分类			
0		参考值		
0.1 ~ 20		1.06（0.81 ~ 1.40）	0.06	0.664
20.1 ~ 40		1.08（0.89 ~ 1.32）	0.08	0.422
＞ 40		0.89（0.62 ~ 1.26）	−0.12	0.501
既往或近期吸烟者				
年龄（岁）	对数转换	142.05（64.37 ~ 313.47）	4.95	＜ 0.001
BMI（kg/m^2）	对数转换	0.37（0.17 ~ 0.73）	−1.00	0.005
每天香烟数（支）	多分类			
≤ 10		参考值		
11 ~ 20		1.55（1.24 ~ 1.93）	0.44	＜ 0.001
21 ~ 30		1.37（1.00 ~ 1.88）	0.32	0.052
31 ~ 40		1.84（1.33 ~ 2.55）	0.61	＜ 0.001
＞ 40		1.82（1.16 ~ 2.85）	0.60	0.010
吸烟年数（年）	多分类			
≤ 10		参考值		
11 ~ 20		1.13（0.80 ~ 1.60）	0.12	0.479
21 ~ 30		1.06（0.75 ~ 1.49）	0.05	0.755
31 ~ 40		1.45（1.02 ~ 2.06）	0.37	0.040
＞ 40		1.83（1.22 ~ 2.74）	0.60	0.004
女性	二分类	0.77（0.54 ~ 1.08）	−0.27	0.130
一级亲属的肺癌史	二分类	0.99（0.80 ~ 1.24）	−0.01	0.958
慢性呼吸系统疾病史	二分类	1.09（0.89 ~ 1.33）	0.07	0.499
规律锻炼	二分类	0.95（0.79 ~ 1.13）	−0.06	0.538
职业有害物质暴露	二分类	0.97（0.80 ~ 1.18）	−0.03	0.760

续表

	处理	HR（95% CI）	β	P
教育水平	多分类			
低		参考值		
中		0.82（0.67 ~ 1.01）	-0.20	0.058
高		0.76（0.56 ~ 1.03）	-0.27	0.081
二手烟暴露年数	多分类			
0		参考值		
0.1 ~ 20		0.95（0.70 ~ 1.30）	-0.05	0.765
20.1 ~ 40		1.07（0.86 ~ 1.33）	0.07	0.533
＞ 40		0.97（0.74 ~ 1.27）	-0.03	0.817
戒烟年数	线性	0.98（0.96 ~ 1.00）	-0.02	0.114

在验证集 A 中，不吸烟者的 AUC 为 0.698（95%CI 为 0.682 ~ 0.714），吸烟者的 AUC 为 0.728（95%CI 为 0.707 ~ 0.750）；验证集 B 中，不吸烟者的 AUC 为 0.673（95%CI 为 0.650 ~ 0.695），吸烟者 AUC 为 0.752（95%CI 为 0.715 ~ 0.789）。图 26-1、图 26-2、图 26-3 显示了训练集中的区分度、内部验证的 AUC 以及训练集和验证集中的校准度。

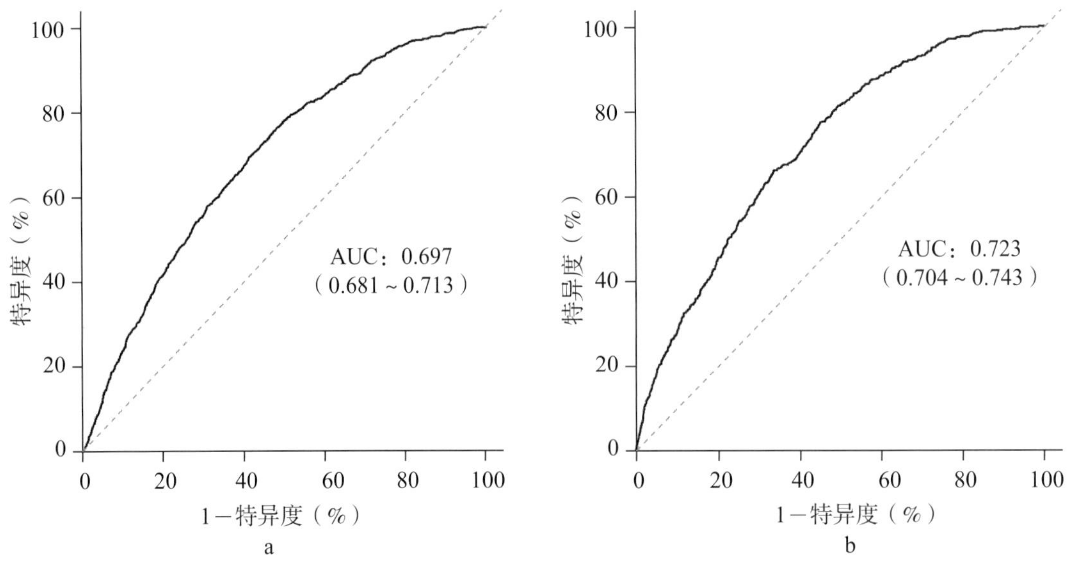

图 26-1　NCC-LC$_{m2021}$ 模型在训练集中的 AUC

a．不吸烟者；b．吸烟者。

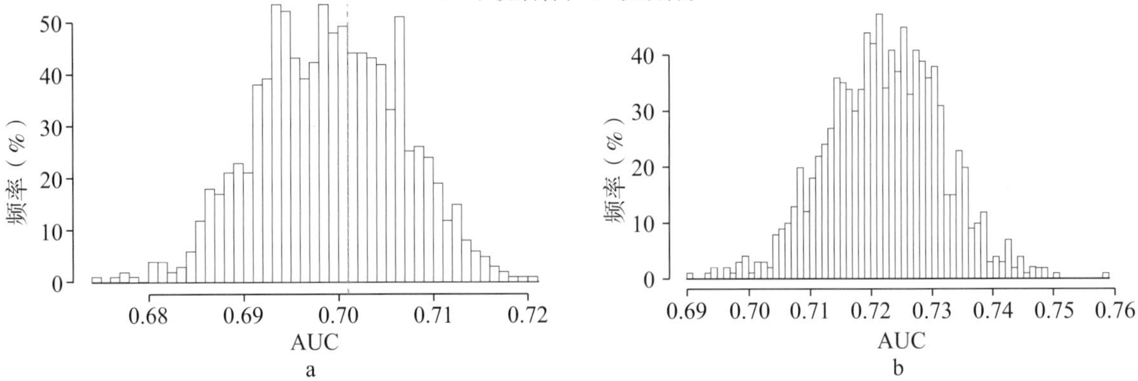

图 26-2　bootstrap 校正的 AUC 分布

a．不吸烟者；b．吸烟者。

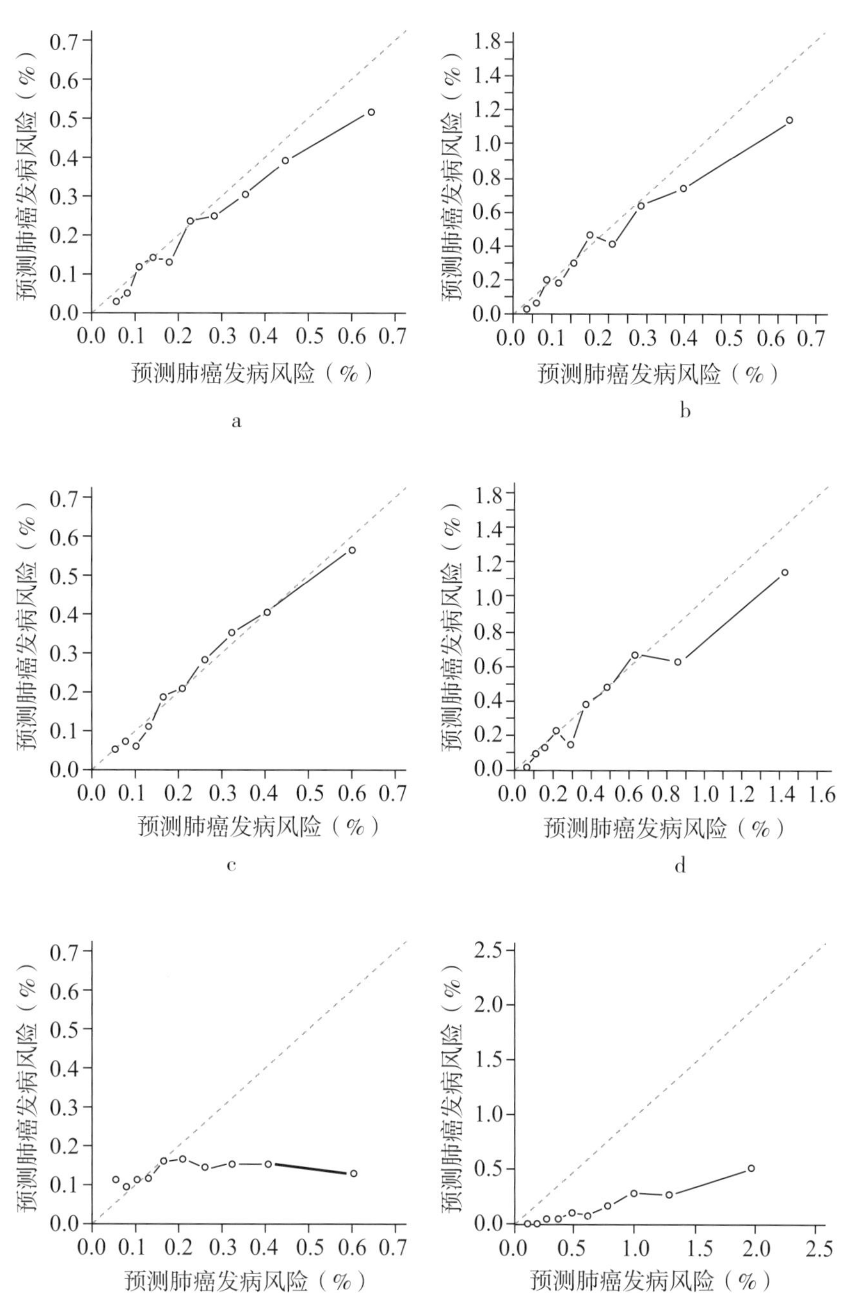

训练集：不吸烟者 *E*/*O*=1.034（95% CI为 0.901～1.159），Hosmer-Lemeshow 检验 *P*=0348（a）；吸烟者 *E*/*O*=1.068（95% CI为 0.987～1.161），Hosmer-Lemeshow 检验 P=0.290（b）
验证集A：不吸烟者 *E*/*O*=0.958（95% CI为 0.802～1.124），Hosmer-Lemeshow 检验 *P*=0380（c）；吸烟者 *E*/*O*=0.975（0.815～1.126），Hosmer-Lemeshow 检验 *P*=0.708（d）
验证集B：不吸烟者 *E*/*O*=0.95（95% CI为0.69～121）（e），吸烟者 *E*/*O*=1.04（95% CI为0.68～141）（f）。因随访时间较短［1.68（QR为1.40～2.03）年］，不能准确估计校准度 *E*/*O*，且无法准确估计*P*值。

图 26-3 训练集和验证集里模型的校准曲线

将我们的模型应用于 NLCS 队列中 950 834 名未筛查者（762 512 名不吸烟者和 188 322 名吸烟者）的敏感性分析获得了不吸烟者和吸烟者的 AUC 分别为 0.705（95%CI 为 0.689 ～ 0.728）和 0.737（95%CI 为 0.711 ～ 0.760）。将我们的预测模型应用于验证集 A 中的 200 922 名被追踪了 5 年以上的参与者，得到不吸烟者的 AUC 为 0.674（95%CI 为 0.660 ～ 0.689），吸烟者的 AUC 为 0.710（95%CI 为 0.691 ～ 0.729）。

二、NCC-LCm2021 模型与现有风险模型的比较

验证集 A 中的 43 447（40.3%）名吸烟者和验证集 B 中的 43 885（55.9%）名吸烟者符合 USPSTF 高危人群判定资格。与 USPSTF 标准相比，我们针对吸烟者的风险模型包括更多 60 ～ 74 岁的人群和吸烟强度较低的短期吸烟者。具体而言，验证集 A 中 31.3%（13 570/43 447）符合 USPSTF 资格的吸烟者和验证集 B 中 26.9%（11 817/43 885）吸烟者被同等数量的不符合 USPSTF 资格的吸烟者所取代（图 26-4），而这些人有着较高的肺癌风险（平均 3 年肺癌风险：验证集 A 中为 0.23% vs. 0.53%，验证 B 中为 0.05% vs. 0.14%）和较低的 NNS（验证集 A 中为 2714.0 vs. 966.3；考虑到肺癌死亡人数较少，NNS 不可用在验证 集 B 中）。

对于吸烟者，我们的模型优于大部分现有的模型，除了 PLCOm2012（验证集 A 中 Delong 检验 P =0.566，验证集 B 中 P=0.145）和 LCRAT 模型（在验证集 A 中 P=0.230，验证集 B 中 P=0.156）。然而，PLCOm2012 模型在中国人群中校准度略差（Hosmer-Lemeshow $P<0.001$）。对于不吸烟者，

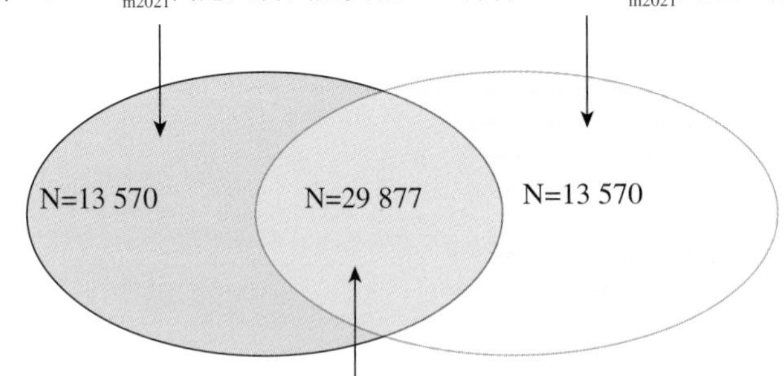

a

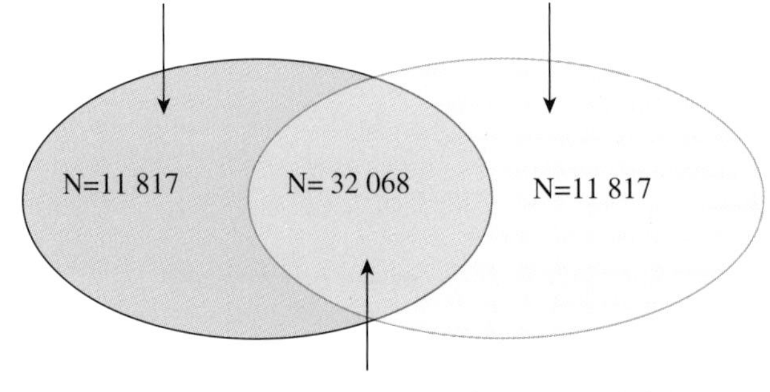

b

图 26-4　在“固定筛查人群”策略下，验证集 A 和验证集 B 中的人群构成

a．验证集 A；b．验证集 B。

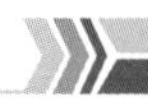

NCC-LCm2021 模型的 AUC 略高于 PLCOall2014 模型（验证集 A 中 AUC 为 0.698 vs. 0.692，Delong 检验 P=0.901；验证集 B 中 AUC 为 0.673 vs. 0.642，Delong 检验 P=0.056），两个模型 Hosmer-Lemeshow 检验 P 值分别为 0.380 和 0.108。

三、模型阈值的选择

对于吸烟者，图 26-5 显示了筛查人群和未筛查人群中 NCC-LCm2021 模型预测风险十分位数的肺癌死亡率。与对照组相比，在第 65 到第 100 百分位数的筛查组的肺癌死亡率始终低于非筛选组。在此范围内，在针对筛查组和非筛查组之间的混杂因素进行调整后，发现肺癌死亡率的 HR 持续降低（图 26-6）。NCC-LCm2021 第 65 百分位代表预测的 3 年肺癌风险为 0.51%。对于此阈值，3 年内肺癌发病的灵敏度、特异度和预测阳性值（PPV）分别为 0.68（95%CI 为 0.63 ~ 0.72）、0.66（95%CI 为 0.66 ~ 0.66）和 0.008（95%CI 为 0.007 ~ 0.009）。比较高风险（NCC-LCm2021 风险≥ 0.51%）与低风险（NCC-LCm2021 风险＜ 0.51%）肺癌发病率的 HR 为 4.10（95% CI 为 3.34 ~ 5.03）。相对于 NLCS 和 USPSTF 标准，使用我们的模型对吸烟者进行筛查获得了更高的筛查效率（NNS：640.5 vs. 1125.2 和 794.3）。

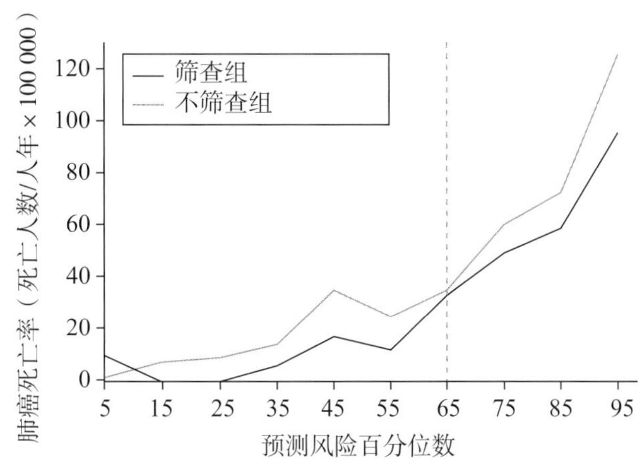

图 26-5　按照模型预测的十分位分类后，筛查组和不筛查组的肺癌死亡率

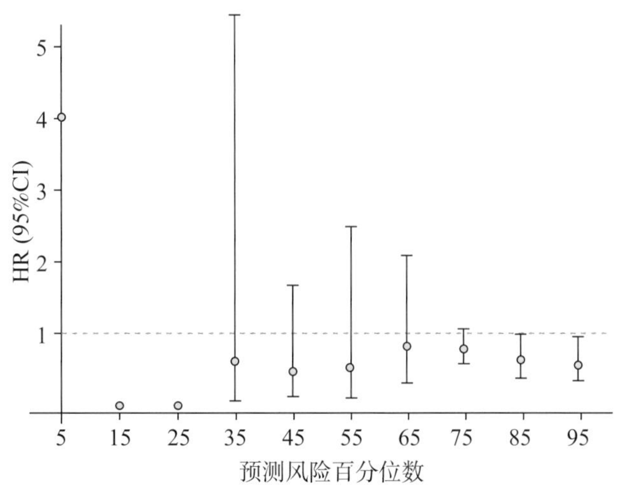

图 26-6　筛查组和不筛查组肺癌死亡率的 HR 和 95% 置信区间

根据实际观察到的肺癌发生率，吸烟者 NCC-LCm2021 风险≥ 0.51% 与不吸烟者 NCC-LCm2021 ≥ 0.47% 有着相同的肺癌风险。对于非吸烟者 ≥ 0.47% 的阈值，3 年内肺癌发病的灵敏度、特异度和 PPV 分别为 0.24（95%CI 为 0.21 ～ 0.27）、0.90（95%CI 为 0.90 ～ 0.90）和 0.006（95%CI 为 0.005 ～ 0.006）。高危不吸烟者（NCC-LCm2021 风险≥ 0.47%）与低危不吸烟者（NCC-LCm2021 风险＜ 0.47%）肺癌发病率 HR 为 2.99（95%CI 为 2.55 ～ 3.50）。与 NLCS 标准相比，不吸烟者的筛查效率更高（NNS：750.5 vs. 8582.4）。与没有预测模型的情况相比，NCC-LCm2021 不吸烟者阈值≥ 0.47% 和吸烟者阈值≥ 0.51% 具有更高的净收益（图 26-7）。

在不吸烟者的风险为 0.2% ～ 0.7% 的情况下，观察到的风险和预测的风险之间差值的中位数、平均数和最大值分别为 0.010%、0.010% 和 0.021%。对于吸烟者，在 0.2% ～ 1.7% 的风险下，观察到的风险和预测的风险之间差值的中位数、平均数和最大值分别为 0.039%、0.045% 和 0.11%。

图 26-8 显示了将模型应用于全中国 40 ～ 74 岁人口（6 亿）的筛查结果和一系列预测风险阈值。例如，如使用 NCC-LCm2021 ≥ 0.24% 来定义高风险吸烟者和 ≥ 0.23% 定义高风险不吸烟者，需要

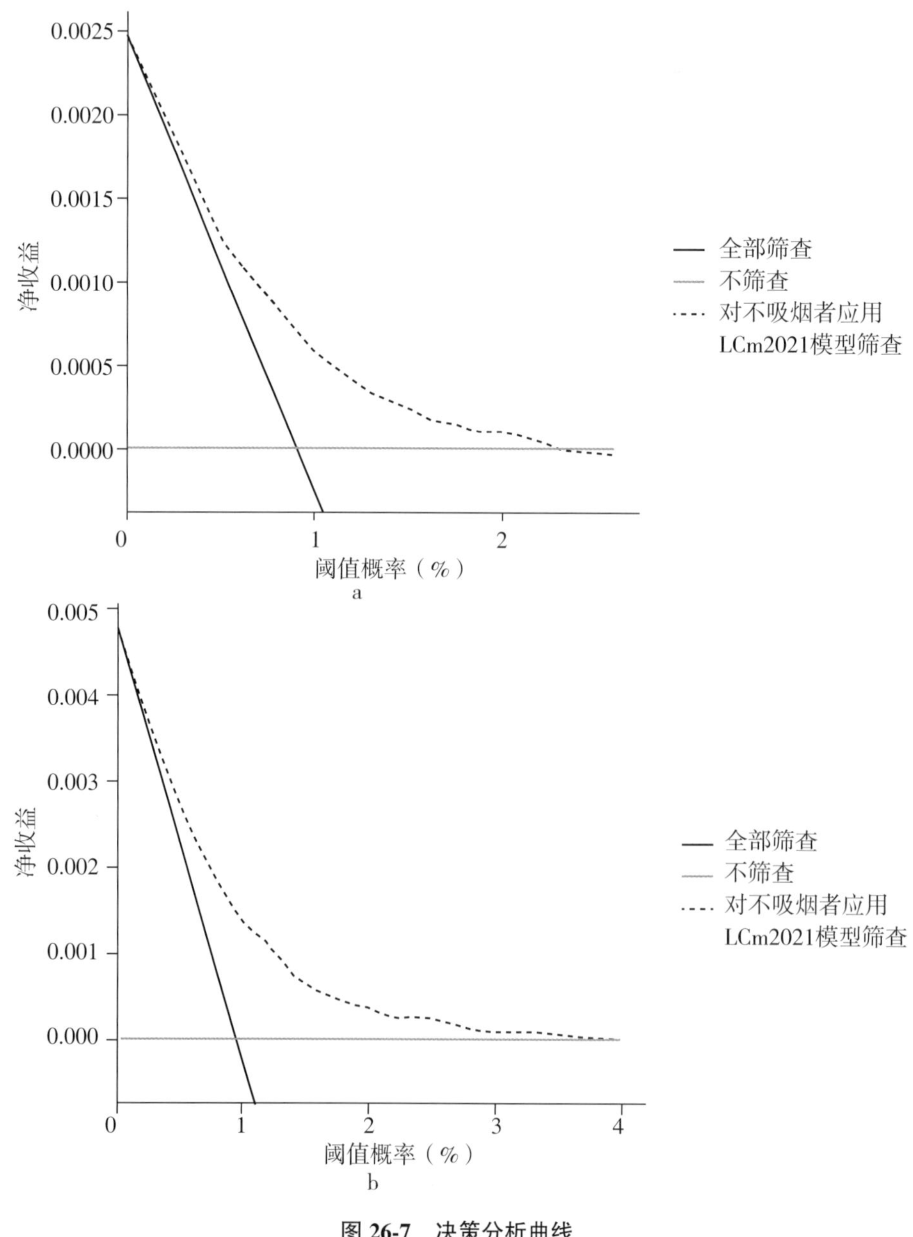

图 26-7　决策分析曲线

a．不吸烟者；b．既往或近期吸烟者

表 26-3　NCC-LCm2021 模型与现有模型的比较

风险预测模型	验证集 A					验证集 B[a]		
	AUC（95%CI）	AUC 差值（95%CI）	Delong 检验 *P* 值	*E/O*（95%CI）	检验 *P* 值	AUC（95%CI）	AUC 差值（95%CI）	Delong 检验 *P* 值
既往或近期吸烟者								
3 年肺癌发病风险								
China NCC-LC$_{m2021}$	0.728（0.707 ~ 0.750）	参考值		0.975（0.815 ~ 1.126）	0.708	0.752（0.715 ~ 0.789）	参考值	
Bach 等，2003	0.662（0.608 ~ 0.715）	0.066（0.008 ~ 0.123）	0.024	1.096（0.751 ~ 1.441）	0.105	0.652（0.555 ~ 0.749）	0.100（−0.003 ~ 0.203）	0.059
Spitz 等，2007	0.723（0.686 ~ 0.760）	0.005（−0.073 ~ 0.083）	0.901	1.010（0.698 ~ 1.327）	0.234	0.635（0.518 ~ 0.751）	0.117（−0.004 ~ 0.238）	0.060[b]
Cassidy 等，2008（LLP）	0.598（0.546 ~ 0.650）	0.130（0.099 ~ 0.160）	< 0.001	0.929（0.513 ~ 1.587）	0.029	0.556（0.500 ~ 0.691）	0.196（0.056 ~ 0.335）	0.006
Hoggart 等，2012	0.544（0.500 ~ 0.591）	0.184（0.160 ~ 0.207）	< 0.001	0.407（0.381 ~ 1.394）	< 0.001	0.659（0.523 ~ 0.795）	0.093（−0.047 ~ 0.233）	0.195
Tammemagi 等，2013（PLCO$_{m2012}$）	0.706（0.660 ~ 0.752）	0.022（−0.053 ~ 0.097）	0.566	0.426 0.205 ~ 1.658）	< 0.001	0.668（0.560 ~ 0.775）	0.084（−0.029 ~ 0.197）	0.145
Marcus 等，2015（LLPi）	0.659（0.613 ~ 0.705）	0.069（0.015 ~ 0.122）	0.010	0.805（0.348 ~ 1.458）	< 0.001	0.567（0.500 ~ 0.712）	0.185（0.035 ~ 0.334）	0.015
Wilson 和 Weissfeld，2015（Pittsburgh）	0.665（0.615 ~ 0.715）	0.063（0.005 ~ 0.120）	0.032	1.016（0.591 ~ 1.440）	0.046	0.630（0.530 ~ 0.730）	0.122（0.015 ~ 0.228）	0.024
Katki 等，2016（LCRAT）	0.687（0.639 ~ 0.735）	0.041（−0.026 ~ 0.108）	0.230	1.006（0.507 ~ 1.505）	0.217	0.679（0.585 ~ 0.773）	0.073（−0.028 ~ 0.174）	0.156
5 年肺癌发病风险								
China NCC-LC$_{m2021}$	0.722（0.703 ~ 0.741）	参考值		0.969（0.810 ~ 1.032）	0.501	NA[c]	NA[c]	NA[c]

续表

风险预测模型	验证集 A					验证集 B[a]		
	AUC（95%CI）	AUC 差值（95%CI）	Delong 检验 P 值	E/O（95%CI）	检验 P 值	AUC（95%CI）	AUC 差值（95%CI）	Delong 检验 P 值
Cassidy 等，2008（LLP）	0.628（0.581 ~ 0.675）	0.085（0.050 ~ 0.119）	< 0.001	0.953（0.625 ~ 1.514）	0.008	NA	NA	NA
6 年肺癌发病风险								
China NCC-LC_{m2021}	0.719（0.701 ~ 0.738）	参考值		0.973（0.818 ~ 1.089）	0.470	NA[c]	NA[c]	NA[c]
Tammemagi 等，2013（$PLCO_{m2012}$）	0.688（0.640 ~ 0.728）	0.023（-0.037 ~ 0.083）	0.378	1.031（0.612 ~ 1.506）	0.001	NA	NA	NA
Wilson 和 Weissfeld，2015（Pittsburgh）	0.671（0.623 ~ 0.719）	0.040（-0.016 ~ 0.096）	0.097	1.050（0.715 ~ 1.398）	0.065	NA	NA	NA
不吸烟者								
China NCC-LC_{m2021}	0.698（0.682 ~ 0.714）	参考值		0.958（0.802 ~ 1.124）	0.380	0.673（0.650 ~ 0.695）	参考值	
$PLCO_{all2014}$ model	0.692（0.676 ~ 0.708）	0.006（-0.047 ~ 0.057）	0.901	0.950（0.691 ~ 1.213）	0.108	0.642（0.620 ~ 0.665）	0.031（-0.001 ~ 0.062）	0.056[b]

[a] WHOLE 队列随访时间较短，因此不能很好地评估模型的校准性。

[b] 边界统计学意义。

[c] 验证集 B 中无法比较模型，因为验证集 B 中随访时间较短。

NA 为无适用值。

 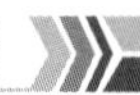

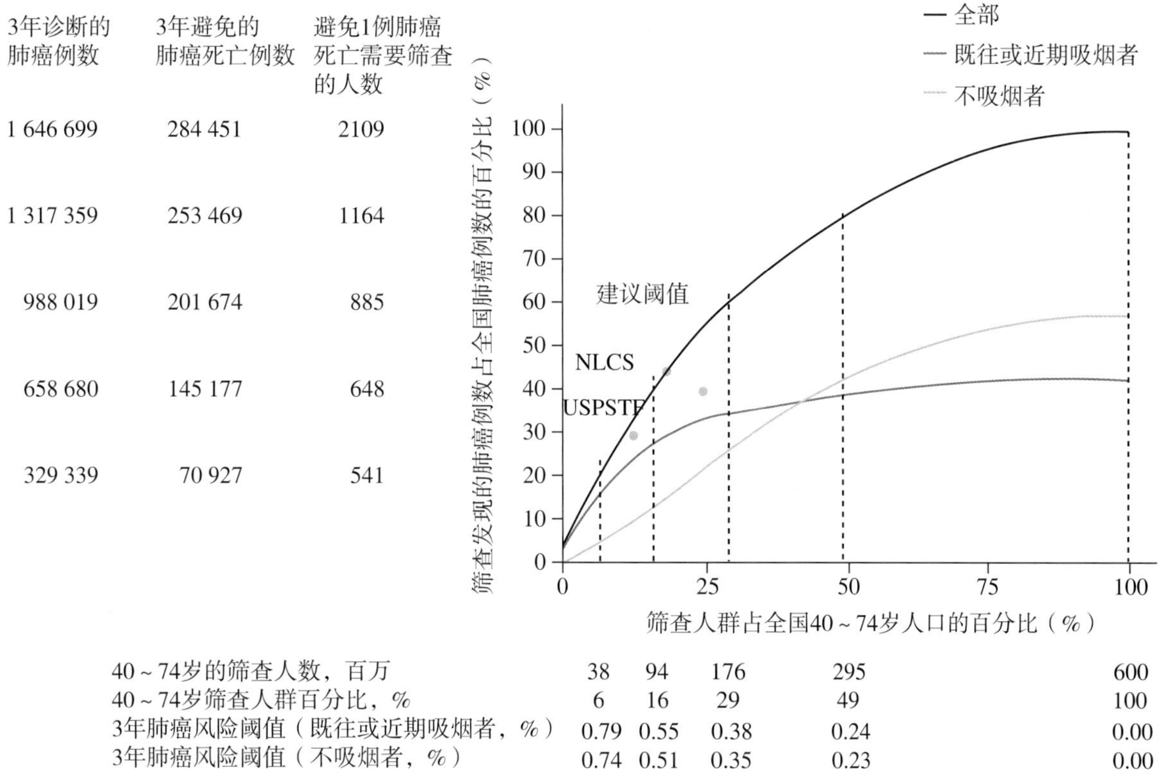

图 26-8　不同阈值下的风险筛查策略

对 49%（2.95 亿）40 ～ 74 岁的人群进行筛查。这个风险阈值使我们能够检测出 80%（1 317 359/1 646 699）的肺癌病例（72% 的肺癌病例在不吸烟者中，90% 的肺癌病例在吸烟者中），并避免 89%（253 469 /284 451）肺癌死亡人数（不吸烟者中为 86%，吸烟者中为 93%）。基于 USPSTF 或 NLCS 标准的选择获益低于我们的曲线，因此被认为在目标人群中的效率低于 NCC-LCm2021 模型。不吸烟者阈值定义为 NCC-LCm2021 ≥ 0.47%，吸烟者阈值定义为≥ 0.51% 时，我们需要筛查 18%（1.09 亿）的中国 40 ～ 74 岁人口，将检测到 44% 的肺癌病例，并避免 56% 的肺癌死亡。此时，我们需要筛查 686 人才能避免 1 例肺癌死亡。在 NCC-LCm2021 ≥ 0.47% 的不吸烟者阈值下，将筛查 11%（4900 万）的不吸烟者，并检测到 27%（254 558）的不吸烟者中的肺癌病例。在 NCC-LCm2021 ≥ 0.51% 的吸烟者阈值下，将筛查 35%（6000 万）的吸烟者，并检测出吸烟者中 67%（468 117）的肺癌病例。与 NLCS 标准相比，我们的模型需要筛选的个体少了 3900 万，筛选效率更高（NNS：725 vs. 4566）。

用于 NCC-LCm2021 模型的简单易用的电子表格计算器可通过网页实现（http：//cancerrc.ncsis.org.cn/#/home）。

图中黑点分别表示基于原始 NLCS 标准和 USPSTF 标准的选择策略。图中的蓝点表示基于 NCC-LCm2021 模型的建议选择策略（不吸烟者≥ 0.47%，吸烟者≥ 0.51%）。*X* 轴表示筛查个体的比例，*Y* 轴表示检测到的肺癌病例的百分比。据估计，NLCS 标准需筛查 1.48 亿（25%）个人，可检测出 642 514（39%）例肺癌病例，可能避免 99 333（35%）例肺癌死亡，每避免一种肺癌 癌症死亡需要筛查 1490 人。USPSTF 标准筛查了所有个体中的 7200 万人（12.0%），可能检测出 477 662 例（29%）肺癌病例，可能避免 90 909 例（32%）肺癌死亡，需要筛查 792 人以避免 1 例肺癌死亡。

第四节 研究亮点与技巧

1. 研究人群代表性好

在本研究中，我们基于中国人群的代表性样本构建了 NCC-LCm2021 模型来预测肺癌风险。这些模型在两个独立的前瞻性队列中得到了很好的验证，每个队列都涉及超过 35 万人，表明我们的模型具有良好的外推性。NCC-LCm2021 ≥ 0.47% 和 NCC-LCm2021 ≥ 0.51% 的阈值被建议用于选择高风险的不吸烟者和吸烟者进行肺癌筛查，这可以大大提高实施组织性肺癌筛查计划的可行性。我们还为决策者提供了不同的阈值选项，以根据医疗资源的配置制定针对特定区域的筛查政策。此外，随着中国在促进亚洲健康方面发挥越来越重要的作用，我们的模型为其他吸烟率较低的亚洲国家制定肺癌筛查指南提供了坚实的参考。

2. 基于不同医疗配置选择相应的阈值

按照我们建议的阈值，在中国 40 ~ 74 岁人群中进行肺癌筛查，将能够检测出 50% 的肺癌病例（27% 的肺癌病例在不吸烟者中，67% 在吸烟者中）。虽然 NCC-LCm2021 ≥ 0.47% 阈值对不吸烟者的灵敏度较低，导致不吸烟者中大多数肺癌病例被遗漏。然而，我们预测模型的首要任务是确保“与高风险吸烟者（NCC-LCm2021 ≥ 0.51%）具有相似肺癌风险的不吸烟者可以被纳入肺癌筛查”，而不是检测所有的肺癌病例。考虑到不同的区域可能具有不同的筛查覆盖能力，我们提供了一系列阈值选项来定义高风险人群。例如，医疗预算充足的地区可以选择较低的阈值，以减少漏诊肺癌病例的可能性。比如不吸烟者的阈值≥ 0.23%，吸烟者的阈值≥ 0.24% 来定义高危人群，能够在不吸烟者中检测出 72% 的肺癌病例，在吸烟者中检测出 90% 的肺癌病例。相反，经济基础薄弱的地区（比如县级医疗中心）筛查能力可能较低，因此更愿意关注最有可能从肺癌筛查中受益的个体。在这种情况下，可以考虑不吸烟者阈值≥ 0.51% 和吸烟者阈值≥ 0.55%，在这样的阈值下可以检出 40% 的肺癌病例，可以避免 51% 的肺癌死亡。我们的模型为不同地区制定地区特异性筛查指南和我国建立区域筛查中心建设提供了及时的科学依据。

3. 敏感性分析，减少可能存在的选择偏倚

在模型制定过程中，我们遇到了一个比较大的难题，就是我们的预测模型是在包括筛查和未筛查个体的队列中开发的。也就是说，我们的训练集是一个经过了特定干预的人群。筛查本身可能会对模型产生影响。比如，筛查可能使一部分人的肺癌诊断时间提前，或者筛查可能会引起过度诊断 [过度诊断是指通过筛查发现的（经病理确诊的）恶性肿瘤，如果不进行筛查可能此人一生中也不会被诊断]。在投稿过程中，也有不止一个审稿人提出了这个问题。为此，我们做了敏感性分析，从队列中删除了这部分经过干预（参加 LDCT 筛查）的人群。敏感性分析的结果显示，我们的模型依然保持相似的预测性能。即便如此，我们在文章局限性部分，也承认了我们队列的不足之处；也指出，这部分参加筛查的个体只占一小部分，可能不会对结果产生相当大的影响。同时，我们建议未来的研究可以再在未筛查队列中对我们的模型进行进一步的外部验证，以确认我们预测模型的性能。

4. 明确研究局限性，探索可能的解决方案

目前的模型是用来预测 3 年内肺癌发生风险的。但是，在研究观察期结束时，35.9% 的研究对象被随访不到 3 年。由于这些人 3 年时的肺癌状况未知，我们模型的校准可能会受到影响。随访时间较短也是审稿人比较关注的问题。我们在研究局限部分，也明确了这个局限性。同时，我们也检测了我们的模型在预测 5 年肺癌风险上的能力，初步探索了模型在时间线上的可延展性。

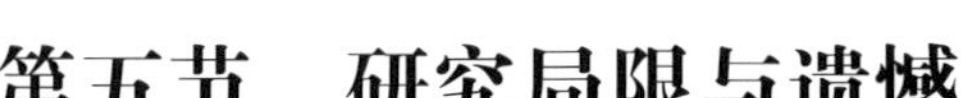

第五节　研究局限与遗憾

本研究的局限性有以下几点。第一，我们的模型来源于中位随访时间为 3.7 年的队列，远低于 NLST 队列（6.5 年）。这可能解释了为什么我们模型中中国人群 NNS（不吸烟者为 783.8，吸烟者为 631.0）高于美国人群 NLST（NNS=320）。短期随访也使我们无法评估由这些模型引起的过度诊断。需要进一步的研究和更长的随访时间来评估 NNS 和过度诊断。第二，我们没有考虑一些可能会提高预测能力的生物标志物或遗传风险因素。我们的目的是根据可以通过访谈或问卷轻松获得的变量开发预测模型。因此，需要进一步的研究来确定可以从大规模肺癌筛查计划中轻松获得的生物标志物。同时，我们也没有考虑整体环境或家庭空气污染（即燃烧固体燃料，包括木材、木炭、农作物废弃物和粪便）的数据。这些变量很难通过基于人群的流行病学调查进行定量测量。将来可能会考虑使用新方法更新我们的模型以准确测量这些暴露。第三，由于缺乏数据，本研究无法评估 NCC-LCm2021 模型的成本效益。鉴于我们的模型筛查效率高于 USPSTF 标准，它应该转化为在中国人群中比 USPSTF 标准更高的成本效益。需要进一步的研究来评估预测模型在现实实践中的成本效益。第四，当前研究中收集的风险因素是根据流行病学问卷自我报告的，导致潜在的错分偏倚。例如，患有呼吸系统疾病的人可能被低估或过度诊断。然而，因为信息是在癌症发生之前收集的，这种错误分类在肺癌患者和非肺癌患者中应该是相似的。因此，我们相信这个问题不应该在很大程度上影响我们的主要发现。第五，吸烟行为或 BMI 等风险因素可能会在随访期间发生变化。但是，由于缺乏数据，我们无法将此类变化纳入我们的建模。鉴于我们的结果是在 3 年内衡量的，我们合理地假设这不会对最终结果产生重大影响。最后，针对不同地区或患者人群量身定制的单独模型在预测肺癌风险方面可能更准确，但鉴于亚组内的病例数量有限，在当前阶段不可行。

（王　飞）

第二十六章参考文献

第二十七章 食管腺癌预测模型的开发与验证

第一节 研究背景

过去 40 年中，食管腺癌发病率的快速上升在许多西方国家引起关注。食管腺癌的发病率具有明显的性别差异，在欧美国家男性发病率是女性发病率的 6 ～ 8 倍。食管腺癌最主要的病因包括肥胖和胃食管反流病，吸烟亦显著增加食管腺癌风险。由于很多患者在确诊时通常已是晚期，食管腺癌患者的预后通常较差，即便是在发达国家，其 5 年总体生存率仍低于 20% ～ 30%。因此，早期诊断对于提高患者生存率尤为重要。内镜检查可用于早期发现食管腺癌或其癌前病变——巴雷特食管合并异型增生。但是，由于食管腺癌在一般人群中发病率低，以及内镜检查成本高并伴有并发症等风险等原因，在普通人群中开展无差别的内镜检查用以早期发现食管腺癌的可行性并不是很高。

基于已知危险因素构建的风险预测模型在识别乳腺癌、结直肠癌和肺癌等常见恶性肿瘤高危人群方面已经显示出其优势和实用性。然而，在该项研究之前，只有分别基于澳大利亚和瑞典人群的两个食管腺癌风险预测模型，但这两个模型都是基于病例 - 对照研究，只能评价模型的判别区分能力，无法像前瞻性研究那样进行风险校准验证。

因此，我们基于挪威的一个大型自然人群队列，构建并评估了一个可用于甄别食管腺癌高危人群的风险预测模型。

第二节 研究方法

一、数据来源

HUNT 研究是在挪威北部 Nord Trøndelag 县开展的一项前瞻性队列研究。本研究纳入了 1995—1997 年参加第二次调查的该地大部分成年居民，原因是 HUNT 研究从第二次调查才开始收集胃食管反流症状的信息。在该县 93 898 名 20 岁以上的成年居民中，有 64 975 人（69%）参与了问卷调查和临床检查。排除了 2399 名有癌症既往史的参与者，最终本研究纳入了 62 576 名研究对象（表 27-1）。

表 27-1 研究人群的基线特征情况

基线特征	人数（%）	人年
总数	62 576（100）	1 085 137
性别		
男性	29 509（47.2）	502 955
女性	33 067（52.8）	582 182
年龄（岁）		
＜ 50	33 718（53.9）	647 632
50 ～ 59	10 605（17.0）	195 264
60 ～ 69	8473（13.5）	137 076
≥ 70	9780（15.6）	105 164

续表

基线特征	人数（%）	人年
均数 ± 标准差	49.6 ± 17.1	
BMI		
< 30	51 855（82.9）	908 454
⩾ 30	10 236（16.4）	171 537
缺失	485（0.8）	5146
均数 ± 标准差	26.3 ± 4.1	
反流症状		
无	38 931（62.2）	689 832
轻微	14 637（23.4）	256 689
严重	3024（4.8）	52 477
缺失	5984（9.6）	86 139
吸烟		
从不	26 643（42.6）	469 403
既往	16 675（26.6）	281 828
近期	17 911（28.6）	313 882
缺失	1347（2.2）	20 024

二、研究设计

本模型基于自然人群的前瞻性队列研究而构建。

三、结局和预测因子

1. 结局的数据形式

本研究预测的结局是罹患食管腺癌，虽然是二分类变量，但具有时间属性。所有研究对象均随访至诊断患有食管腺癌、死亡、移民至其他国家和本研究结束时间（2015 年 12 月 31 日）中最早发生者。实际操作中是按照以下步骤进行的：

（1）如果研究对象在 2015 年 12 月 31 日或之前诊断有食管腺癌，则该研究对象随访未删失，其随访时间长度为基线调查日期至食管腺癌诊断日期。

（2）其余研究对象如果在 2015 年 12 月 31 日或之前死亡，则该研究对象随访为有信息删失（informative censoring），其结局为竞争结局，随访时间长度为基线调查日期至死亡日期。

（3）其余研究对象如果在 2015 年 12 月 31 日或之前移民至其他国家，则该研究对象随访为无信息删失（non-informative censoring），随访时间长度为基线调查日期至移民日期。

（4）剩余所有研究对象在 2015 年 12 月 31 日或之前无诊断食管腺癌、死亡或移民信息，其随访为无信息删失（non-informative censoring），随访时间长度为基线调查日期至 2015 年 12 月 31 日。

2. 结局的测量方法

北欧国家具有非常完整、可靠的人口与健康登记系统，研究人员通过研究对象唯一识别的个人身份号码，从挪威国家癌症登记处获得其食管腺癌诊断相关信息，并且从挪威统计局获取了死亡及移民的信息。

3. 备选预测因子的选择

预测因子包含了已经确证的食管腺癌 5 个主要危险因素，即年龄、性别、胃食管反流症状、肥胖和每日吸烟状况。因为食管腺癌在一般人群中的发病率非常低，因此即便在数万人的队列随访了超过 100 万人年，最终出现的新发病例数仍然是很少的（只有 29 例），因此我们只能选择纳入最重要的危险因素。

食管癌有两种主要的病理类型，即食管鳞癌和食管腺癌。食管鳞癌是亚洲国家主要的病理类型，已经确证的危险因素是吸烟和过度饮酒，饮食因素可能起重要作用，但目前证据不足。食管腺癌的主要危险因素是肥胖和胃食管反流，吸烟也增加食管腺癌风险，但关联强度弱于食管鳞癌。遗传因素在食管腺癌中的作用有限，而且之前我们与英国学者合作的研究也发现，加入遗传背景信息对食管腺癌风险预测模型表现几乎没有影响。

4. 预测因子的测量方法

调查问卷中包含有评估其胃食管反流症状的一个特异性问题，即“在过去的 12 个月里，你是否出现过胃灼热或反酸的症状？”，回答选项包括“无”“轻微”和“严重”。体重和身高数据是来自于客观测量，然后计算出 BMI，并根据世界卫生组织的标准将 BMI ≥ 30 定义为肥胖。吸烟状况来自于问卷调查。

四、建模方法

1. 模型种类的选择

该研究使用了基于 Fine 与 Gray 方法的竞争风险回归估计，在存在死亡竞争风险的情况下，通过竞争风险回归得出的累积发病率函数，预测具有不同风险因素组合的个体在不同时间（如 10 年内、15 年内等）患食管腺癌的概率，即绝对风险。同时，竞争风险回归还可给出各预测因子对应的亚风险比（sub-hazard ratio，SHR）。

2. 最终变量的筛选，预测因子进入变量的形式及模型形式

由于选择的预测因子都是食管腺癌的确定危险因素，我们并没有进行统计学的筛选，而是将它们全部以分类变量纳入了预测模型：年龄（分为 4 组，即＜ 50、50 ~ 59、60 ~ 69 或≥ 70 岁）、性别（男性或女性）、反流症状（有、轻微或严重、无）、肥胖（BMI ＜ 30 或≥ 30）和每日吸烟（曾有或从无）（表 27-2）。由于食管腺癌病例数量有限，对于每个变量我们尽量使得分组少一些（比如肥胖和吸烟仅为二分类变量），另外我们也没有考虑各预测因素之间的相互作用。

表 27-2　竞争风险回归分析危险因素与食管腺癌的相关性（N=62 576）

变量	病例数	粗 SHR（95% 置信区间）	校正 SHR（95% 置信区间）*
性别			
女性	9	1.0	1.0
男性	20	2.5（1.1 ~ 5.5）	1.9（0.8 ~ 4.2）
年龄（岁）			
＜ 50	8	1.0	1.0
50 ~ 59	6	2.4（0.8 ~ 6.9）	2.1（0.7 ~ 6.0）
60 ~ 69	8	4.0（1.5 ~ 10.6）	3.2（1.1 ~ 8.9）
≥ 70	7	3.0（1.1 ~ 8.3）	3.1（1.1 ~ 8.9）

续表

变量	病例数	粗 SHR（95% 置信区间）	校正 SHR（95% 置信区间）*
BMI			
＜30	21	1.0	1.0
≥30	8	1.9（0.9～4.4）	1.8（0.7～4.1）
反流症状			
无	9	1.0	1.0
有	18	4.4（2.0～9.8）	3.7（1.6～8.4）
吸烟			
无	6	1.0	1.0
有	23	3.0（1.2～7.3）	2.1（0.8～5.5）

* 多因素竞争风险回归排除预测变量缺失的参与者（n=7210）。

第三节　结果简介

一、模型的表现

使用受试者工作特征 AUC 和 Somers′ D 统计值来评估模型的判别区分能力，并使用 10 折交叉法计算无偏倚 AUC 和 Somers′ D 统计值来调整过度拟合问题。首先，我们根据竞争风险模型得出的不同危险因素组合在不同时间点累积风险函数（cumulative incidence function，CIF），赋予每个研究对象分别在随访 10 年和 15 年内诊断食管腺癌的风险预测值（表 27-3）。然后，我们应用了 SAS 程序中的 logistic 回归过程步，以风险预测值为自变量，以随访相应时间（10 年或 15 年）是否患有食管腺癌为因变量，计算出相应的 AUC 和 Somers′ D 统计量（表 27-4）。在计算这些指标时，我们只纳入了相应时期内完整随访的研究对象，即去除了 10 年或 15 年内未患有食管腺癌且删失（死亡或移民国外）的个体。

表 27-3　估计不同危险因素组合的食管腺癌 15 年累积发病风险

组合	性别	年龄（岁）	反流症状	肥胖	吸烟	每 100 000 人年的 15 年累积发病风险	在 15 年内发现 1 例病例需筛查的数量
1	女性	＜50	无	否	从不	3.6	27 908
2	女性	50～59	有	否	曾经	58.8	1701
3	女性	50～59	有	是	曾经	102.9	915
4	女性	60～69	有	是	曾经	157.4	635
5	男性	＜50	无	否	从不	6.7	15 008
6	男性	＜50	有	否	从不	24.6	4061
7	男性	50～59	有	否	从不	50.9	1962
8	男性	＜50	无	是	曾经	25.0	3994
9	男性	≥70	有	否	曾经	162.9	614
10	男性	60～69	有	是	曾经	292.5	342

表 27-4 该模型预测食管腺癌 10 年、15 年发病风险的判别能力

	10 年发病风险		15 年发病风险	
	AUC（95% 置信区间）	Somers' *D*	AUC（95% 置信区间）	Somers' *D*
建模队列	0.81（0.70 ~ 0.91）	0.61	0.88（0.83 ~ 0.93）	0.76
10 折交叉验证	0.71（0.57 ~ 0.85）	0.41	0.84（0.76 ~ 0.91）	0.67

由于本项研究是队列研究设计，除了可以评价模型的判别区分能力外，我们还绘制了实际观察到的和预测的累积比例的拟合散点图来进行粗略的风险校准（图 27-1）。因为病例数有限，我们没有对风险校准进行统计学检验，也没有计算校准截距（calibration slope）。

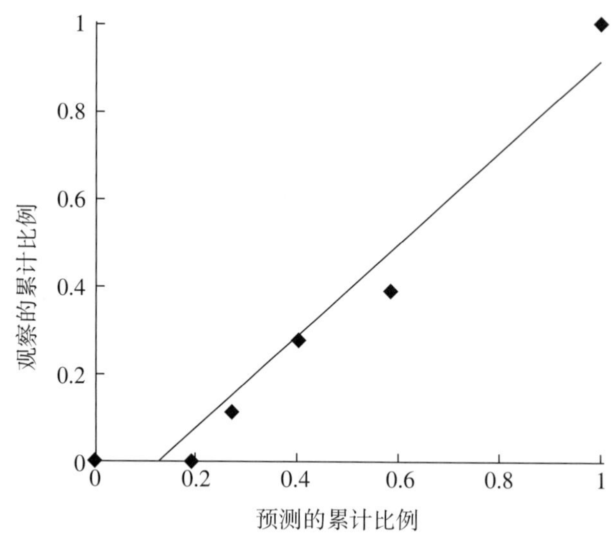

图 27-1 实际观察的和预测的累积比例的拟合散点图

同时，在稿件修改过程中，应编辑和审稿人的要求，我们还利用本研究的数据，对之前基于瑞典人群开发的一个预测模型进行了外部验证。之前的模型是基于 1995—1997 年间开展的一项基于瑞典全人群的病例 - 对照研究，包括了 189 名食管腺癌病例和 820 名对照。模型的建立采用了肿瘤风险预测研究中一个经典的方法，即 Gail 模型。能够利用挪威 HUNT 队列的数据，对其进行外部验证，也是很有价值的。

二、模型的展示

基于这个模型，我们开发了一个交互式网络工具，可以方便地评估个人 15 年患食管腺癌的绝对风险（https：//sites.google.com/view/oacrisk）（图 27-2）。

第四节　研究亮点与技巧

这是第一个基于前瞻性队列研究开发的食管腺癌风险预测模型。与病例 - 对照研究相比，减少了信息偏倚，并能够从风险校准方面评估模型性能。该项研究的优势还包括以人群为基础的设计、可靠的预测因子测量，以及完整长期的随访等。我们还应用了洛伦兹曲线来评价应用该模型确定高危人群开展筛查项目的可行性。在计量经济学中，洛伦兹曲线被用来描述收入或财富分配，即社会财富在少数高收入人群的集中程度。在这项研究中，我们使用洛伦兹曲线来评估食管腺癌患者在基于本预测模

食管腺癌风险评估工具

食管腺癌在西方人群中越来越常见。三大风险因素是：胃食管反流病、肥胖和吸烟。

食管腺癌风险评估工具是卡罗林斯卡医学院的科学家们设计的一种交互工具，用于估算成年人罹患食管腺癌的风险。该工具以 Nord-Trondelag Health 研究（HUNT 研究）为基础，但尚未在其他人群中得到验证。

请回答以下所有问题，以估算风险

年龄是多少岁？	20 ~ 49 □	
	50 ~ 59 □	
	60 ~ 69 □	
	≥ 70 □	
性别为？	女性 □	男性 □
在过去 12 个月中，是否有胃灼热或反酸症状？	否 □	是 □
BMI 是否达到或超过 30 kg/m^2?	否 □	是 □
是否每天吸烟？	否 □	是 □

患食管腺癌的估计风险：

在 15 年内罹患食管腺癌的风险为 XX/10000，而年龄和性别相同且不具备上述三种主要风险因素的人的风险为 XX/100000。

解释估计风险：

您可以将估计风险与年龄和性别相同、不存在三大风险因素（胃食管反流病、肥胖和吸烟）的成年人的风险进行比较。

如果估计风险≥ 52.8/100000，则属于所有成年人中风险最高的前 20%。如果估计风险≥ 109.3/100 000，则属于所有成年人中风险最高的前 10%。

然而，风险估计值并不能准确地说明他是否会患食管腺癌。事实上，一些罹患食管腺癌的人的估计风险可能低于其他一些没有罹患食管腺癌的人。

图 27-2　食管腺癌绝对风险预测网络计算器

型的高危人群中的“集中程度”（图 27-3）。食管腺癌患者集中在少数高危人群中的程度越大，洛伦兹曲线向下偏离对角线的程度越大，说明针对高危人群的筛查项目的收益就越高。洛伦兹曲线表明，根据该预测模型的估计，食管腺癌病例大量集中在高危人群中。在 15 年内发生的所有食管腺癌病例中，有 33% 的病例发生在风险最高的 5% 人口中，61% 的病例发生在风险最高的 10% 人口中，这进一步展示了预测模型的应用价值。

本研究最大的局限性是食管腺癌患者的数量有限，因此在预测因子分类时采取了尽量少的分组，在评估风险校准时也没有计算校准斜率或进行统计学的检验。

我们觉得文章能够发表在消化疾病领域的重要期刊，很重要的原因是研究的疾病是目前西方人群中非常受关注的，大部分种类的恶性肿瘤发病率在西方发达国家呈下降趋势，但食管腺癌的发病率在西方人群中持续上升。另外，食管腺癌的病因相对明确，而且肥胖和胃食管反流两个重要病因与食管腺癌风险的关联强度较高，因此模型的表现明显优于其他肿瘤预测模型，10 年和 15 年预测风险 AUC 值分别为 0.81 和 0.88，即便是 10 折交叉验证后也分别达到了 0.71 和 0.84。因此，尽管从方法学角度来看，本研究有许多不足，从一个方法学专家的角度来看甚至可能是不可接受的，但是我们也要认识到，关注的研究问题始终是最重要的。

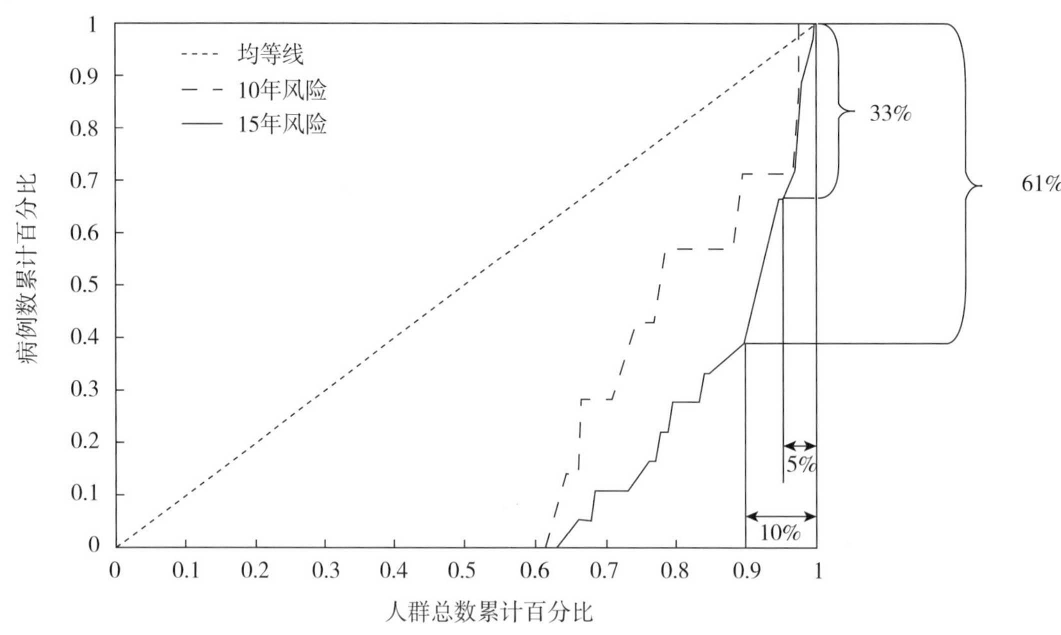

图 27-3　洛伦兹曲线评价基于个体风险预测模型开展针对高危人群筛查的可行性

第五节　研究局限与遗憾

如前所述，由于食管腺癌在普通人群中发病率低，本研究随访的人年数量有限，因此随访中实际诊断的食管腺癌病例只有 29 例，因此降低了模型中的许多参数估计的精确度，预测因子也只能较为粗略的分组。此外，本研究中缺少抗反流药物使用的信息，这可能也会导致模型精度降低。因此，如果有更大的样本量、更长的随访时间和更详细的预测因子信息，比如根据严重程度或频率进一步分类反流症状、更精确的 BMI 分类和吸烟定量评估等，模型在识别食管腺癌高危个体方面的能力将会进一步提高。尽管使用了内部交叉验证策略评估模型性能，但仍然存在模型过度拟合的风险，因此在独立人群中对预测模型进行外部验证是更为理想的做法。

（谢少华）

第二十七章参考文献

第二十八章 基于临床磁共振影像的脑神经血管年龄预测模型的开发

第一节 研究背景

现代医疗技术手段发达，像X线、断层扫描、超声、磁共振这类精密医疗诊断仪器想必大家都不陌生。然而，大家可能都曾经历过相同的困惑，在医院做了这么多的医学影像检查，拍了无数张片子，最终得到的报告却是看不懂的描述以及供临床医生参考的提示，最终还得交给专业医生帮你解读。这是因为目前对医学影像的解读仍很大程度上依赖医生的临床经验及判断，医生会按照教科书指引，结合过往的知识以及实证经验在大脑里内建立一套“数据处理模型”，通过阅读完各式各样报告，将所有获得的影像数据交叉验证分析，最终才能给出患者结论，可见医生工作的复杂度及专业性。但高度依赖人工判读容易导致同样的一份报告，每个医生的解读也可能略有不同，容易因主观影响其诊断结果的稳定性和一致性。大多数医学影像缺乏一套稳定可靠的判断标准，使得在临床工作中，医学影像不如病理切片、细胞培养等生化检查，往往只能作为医生诊断的辅助，难以成为疾病诊断的金标准。问题来了，我们有没有可能解决这个临床痛点？既然我们知道医学影像需要大量的经验判断，有没有可能让“机器”从实际数据中学习，给出一个相对客观的评价结果呢？

在磁共振影像领域上述问题体现得尤为典型，就是报告检查经常会写有“脑白质病变、变性灶或老化灶”等字眼。脑白质病变是指大脑白质组织由于出现如脱髓鞘或轴突丢失、组织稀疏、神经胶质增生、短暂性脑梗或大脑血流长期低灌注等多种因素产生的病变，导致在磁共振影像上（一般为T2图像）观察到异常亮度信号表现，因此被认定为组织损伤、病变或变性（图28-1）。大脑白质扮演着如同交通道路的角色，对于不同大脑区域间的信号整合非常重要，白质损伤不仅影响神经网络的沟通效率，更是认知障碍、抑郁甚至痴呆的关键风险因子。然而，与肿瘤或卒中造成的大脑占位或坏死损伤不同，脑白质高信号具有散发特性，与大脑小血管分布有关，其出现的位置和亮度不固定导致人工辨识困难，因此临床医生往往只能按照临床规范，如Fazekas分级等方法进行人工定性的判读，这种方法只对白质高信号的整体样貌做评价，而不对实际的占位大小做定量计算。目前研究发现，大脑白质病变会随着年龄呈现上升趋势，普遍存在于60岁以上的人群，对于有此类特征的个体通常给予控制血压、注意心血管疾病和动脉硬化等发病风险的建议。然而由于前面提到的缺乏客观定量的判读方法，这类的人工判读不仅主观，也缺乏标准。对于医生来说，这种老化病灶的成因很多，是心血管功能退化的表现之一。白质病变如同脸上的皱纹一样，往往被简单概括为老化灶出现在报告上，但究竟对于特定年龄（比如60岁）的人来说，到底需不需要担心白质病变？白质病变多少算多？多少算少？我的大脑是否比其他人要来的老？一直是个大家关注的重点。

针对上述问题，考虑到既往研究已经报道过白质病变与年龄老化的经典关联，本案例应用预测模型的概念，通过量化临床经典的老化病灶体积量作为预测因子，身份证年龄作为健康程度的相对指标，评估个体水平的老龄化程度。本章中将分享如何通过大量的未患病成年人磁共振数据，对大脑白质病变的体积进行量化，进而建构一个年龄预测模型，量化大脑白质病变在不同年龄段的正常区间。本案例属于非典型预测模型案例，其中通过提出一个基于健康成年人白质损伤量的神经血管年龄模型，用以评估一般人群大脑健康状态与健康成年人群的偏差，从而尝试解决长期以来临床诊断上很大程度依赖人工经验的问题，促进医学影像的自动化诊断工作。不仅如此，研究进一步将预测年龄与临床表征或相关疾病风险（如罹患心血管疾病风险分数）进行的关联性分析，以探索模型的临床应用潜力与价值。下文中将详细描述使用的方法，以及整体分析思路。

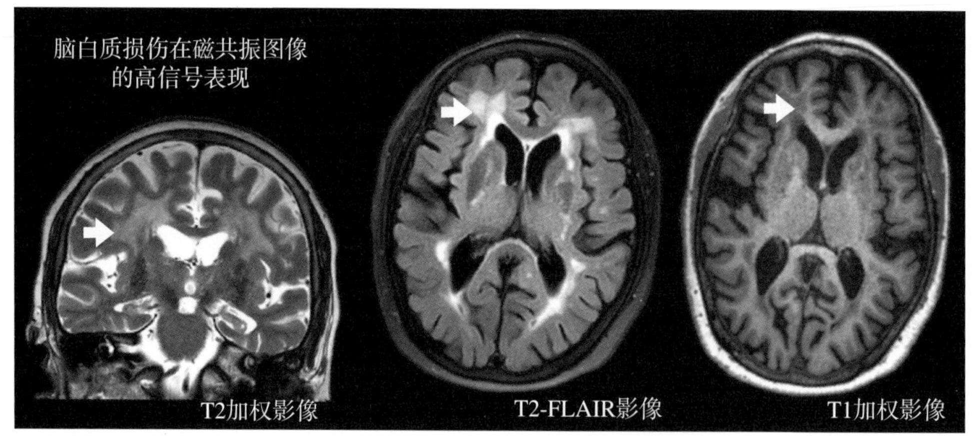

图 28-1　磁共振影像中白质高信号的常见表现

第二节　研究方法

一、研究设计

本研究包含一组横断面研究及一组队列研究样本，第一组横断面样本中，纳入未罹患神经精神疾病、脑卒中、脑肿瘤，脑影像诊断及认知功能表现正常、未有基础慢性疾病史（包含糖尿病、高血压等心血管功能障碍）成年人的磁共振脑影像数据，共 491 例作为模型的训练数据集（training dataset），实际年龄范围在 21 ～ 89 岁。此批样本 70% 作为模型训练数据集，保留 30% 作为验证数据集。通过此队列样本作为训练及验证模型的目标是在排除病因性脑白质损伤的情况下，建构一个可用于成年人的脑年龄预测模型。该模型可看作健康或正常脑白质老化模型。

外部验证时，本研究通过在另一组队列样本中筛选未罹患神经精神疾病且无脑卒中、脑肿瘤病史、脑影像诊断正常的个体入组，共 726 例作为模型的验证数据集（testing dataset）。测试集的样本选用主要模拟正常成年人或患者就诊情况，所以没有设定严格入组条件（如认知功能正常、无糖尿病、高血压等）。所有纳入的研究对象采集有结构磁共振（T1 加权及 T2-FLAIR）图像，用于自动化大脑白质高信号分割定量分析，并收集基础认知功能表现、疾病史、血压等基础生理信息。详细信息请见原发表文章。

二、数据来源

本案例数据来源于中国台湾台北荣民总医院及阳明大学高龄医学研究中心采集的老年与精神疾病横断队列以及宜兰纵向老年研究队列。两个研究皆得到了台湾阳明大学机构审查委员会的批准，所有参与者都签署了知情同意书。

三、结局和预测因子

不同于常见的预测模型类研究多采用二分类或生存数据作为结局，本案例中采用身份证年龄这一连续变量作为模型结局。由于编者团队既往已经发现大脑不同区域白质高信号的体积与年龄呈现存在增长关系，本案例中简单采用大脑脑室周围白质高信号强度（PVWMH）及深部白质高信号强度（DWMH）体积，两个连续变量作为预测因子，该预测因子的测量独立于结局变量，通过磁共振影像数据对脑白质高信号进行分割，利用 MATLAB 中 Statistical Parametric Mapping 软件包的损伤分割工具包（Lesion Segmentation Toolbox）获得总体白质高信号空间位置及总体积，最后进一步根据白质高信号距离脑室的空间位置划分 PVWMH 及 DWMH 两种类别。值得一提的是，本案例中的结局为即实际调查时间与出生日期之差，也就是收案当下的身份证年龄，该结局变量测量简单且不存在人为或系统测量误差，但需注意，选用身份证年龄作为结局变量的目的与一般预测模型的概念不同，一般来说因变量会受到预测因子的影响而造成结局变化，但本案例中，身份证年龄是作为人脑健康状态的代指，由于目前不存在一个健康大脑的金标准，且研究人员已知大脑随年龄增长而逐渐退化（本案例中利用白质退化病灶作为预测因子），因此才使用身份证年龄与健康状态的反比关系，推估成年人群体中不同年龄的大脑退化程度。

本案例基于既往研究证据支撑，集中关注两项白质高信号分数，未纳入其他备选预测因子。纳入建模过程的两项备选预测因子中，包含 PVWMH 对应因大脑老化产生的白质损伤，以及 DWMH 则对应因为小血管疾病造成的病变。

四、建模方法

目前基于磁共振影像大数据的脑年龄预测方法众多，其中不乏通过深度学习或其他高阶算法（如高斯过程回归等）建模的研究。尽管复杂模型可获得较好的预测效果，但其实际临床应用仍存在一定局限，这主要是因为相对于给出一个模型预测值，临床医生更加关注不同病理性病灶对症状的解释。此外，由于 PVWMH 及 DWMH 的病因学差异，两者对于大脑老化的效应分开估计更为合理（原因详见上文）。为解决上述问题并满足模型需求，考虑到两个变量与年龄的高度相关性，本案例选用简单线性模型，简单易用，也便于推广及解释。考虑到两种白质损伤对实际年龄的预测能力可能存在差异，分别针对单独使用 PVWMH、DWMH 或者两者皆入选为预测因子开展建模。后续通过拟合优度（goodness of fit）相关指标对模型进行最优评估，以筛选最终模型。

为验证模型的稳定性，本案例为检验及减少因选用训练样本差异造成的模型偏差，采用双重交叉验证的方法，将训练集数据（$n = 491$）进行 100 次的随机分组，每次分 70% 的数据用做 10 折交叉验证选出最优模型与系数，并以 30% 的数据作为留出法验证（hold-out validation）评估模型性能。每次的验证均考察拟合优度指标，包含模型解释率（R^2）、均方根误差（RMSE）、平均绝对误差（MSE）以及赤池信息量准则（AIC）。考察模型包含［年龄～ PVWMH］、［年龄～ DWMH］、［年龄 ～ PVWMH + DWMH］，以及［年龄～（PVWMH + DWMH）］4 种。为探索简单线性回归模型的预测效果是否已经足够，本研究进一步比较了决策树、支持向量机以及高斯过程回归模型的预测效果（见原文章补充材料）。注意，对于上述的 PVWMH 及 DWMH 数值是右偏态分布，本案例中将两个变量进行底数为 10 的对数变化（$\log_{10}$）再放入模型。

根据上述拟合优度评估决定表现最优的模型后，重新纳入所有训练数据（$n = 491$）训练生成最终模型。在测试集中（$n = 726$），根据最终模型，结合 PVWMH 及 DWMH 数据，计算相应的脑白质年龄。将测试集数据的预测年龄与实际年龄相减后获得预测年龄差（predicted age difference，PAD），进一步根据结果，将测试数据的样本分为加速老化组（预测年龄大于实际年龄）、正常老化组（预测年龄与实际年龄相符）以及延缓老化组（预测年龄小于实际年龄）。

为了解预测年龄大小与临床表现的关联性，本研究进一步将预测结果与一般认知表现以及与心血管相关风险因子进行相关性分析。

第三节　结果简介

一、模型的表现

根据训练集的内部验证结果显示，PVWMH 与 DWMH 共同预测年龄表现较佳，表现为 RMSE、MAE 及 AIC 较低、R^2 较高，且在每次的留出验证中也有一致的表现（表 28-1）。因此最终模型按照研究假设，选用年龄 ～ $\log_{10}$PVWMH + $\log_{10}$ DWMH 作为最终模型。

表 28-1　训练数据集中简单线性模型的交叉及留出法验证表现

	RMSE	MAE	R^2	AIC
10 折交叉验证（70% 训练集数据，$n = 344$）				
年龄 ~ $\log_{10}$PVWMH + $\log_{10}$DWMH	10.346（0.253）	7.829（0.209）	0.688（0.016）	2325（14.898）
年龄 ~ $\log_{10}$PVWMH	10.379（0.277）	7.850（0.213）	0.686（0.017）	2327（14.894）
年龄 ~ $\log_{10}$DWMH	13.969（0.325）	10.809（0.245）	0.430（0.021）	2512（14.316）
年龄 ~ $\log_{10}$Total WMH	11.189（0.273）	8.334（0.203）	0.635（0.016）	2374（15.087）
留出法验证（30% 训练集数据，$n = 147$）				
年龄 ~ $\log_{10}$PVWMH + $\log_{10}$DWMH	10.324（0.630）	7.845（0.473）	0.685（0.037）	2583（17.834）
年龄 ~ $\log_{10}$PVWMH	10.334（0.653）	7.865（0.478）	0.684（0.038）	2586（18.293）
年龄 ~ $\log_{10}$DWMH	13.901（0.647）	10.712（0.528）	0.429（0.048）	2791（13.891）
年龄 ~ $\log_{10}$Total WMH	11.143（0.586）	8.315（0.446）	0.634（0.037）	2638（15.487）

注：随机划分两组共 100 次，获得 4 种拟合优度的平均值和标准差。RMSE，均方根误差（越小越好）；MAE，绝对误差（越小越好）；R^2，解释率（越大越好）；AIC，赤池信息准则（越小越好）。

基于 491 例训练集数据进行最终模型训练，得到 RMSE=10.199、MAE=7.671 的模型内部表现。将最终模型应用到 726 例测试数据集，获得 RMSE=7.722、MAE=6.376 的外部测试表现。图 28-2 中展示了模型预测值（X 轴）与实际观测值（Y 轴）的关系的散点图，可以理解为评价模型校准度的校准图。

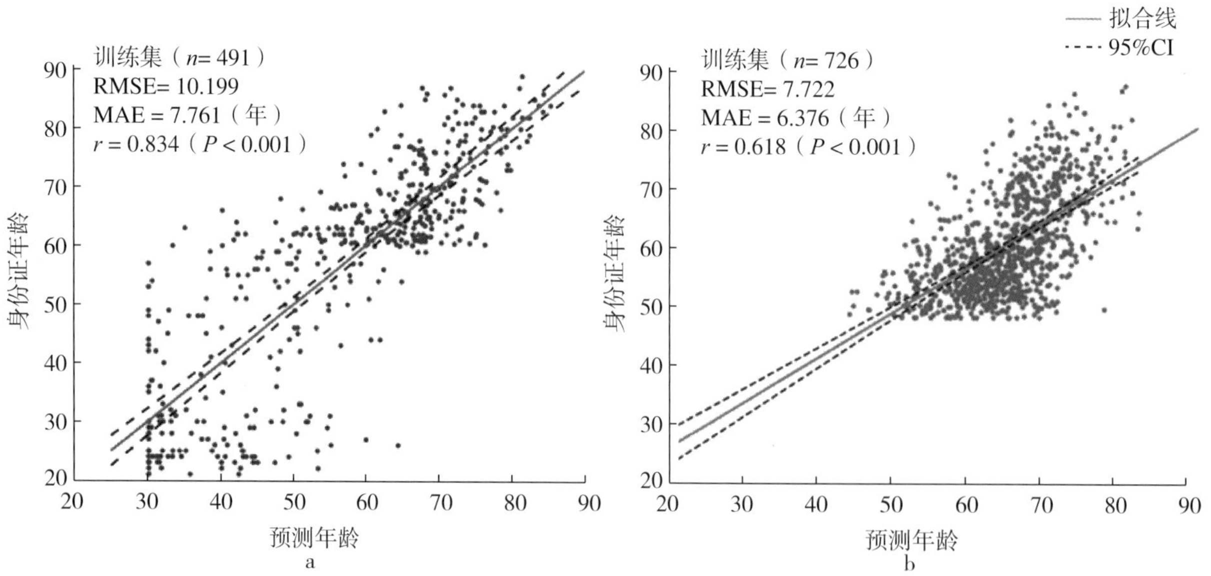

图 28-2　训练集以及测试集结果

注：a．训练集在模型中的表现，b．右图为测试集在模型中的表现，并叠加在训练集的结果中。

根据模型预测结果，将所有测试集数据进一步划分为加速老化、正常老化、延缓老化 3 组，并与常见心血管风险因子进行关联分析发现，男性（OR=3.253，置信区间为 1.978 ～ 5.35）、高血压（OR=1.660，置信区间为 1.07 ～ 2.577）或糖尿病患者（OR=2.086，置信区间为 1.193 ～ 3.647），大脑年龄被判定为加速老化组的风险较高。此外，方差分析（analysis of variance，ANOVA）显示，加速老化组的个体平均收缩压、舒张压、脉压、糖化血红蛋白、腰围以及 BMI 较延缓老化组高（图 28-3）。

图 28-3 也可以理解为是对预测值与实际观测值差距较大的个体进行进一步的深入分析，这一步骤常见于预测模型中寻找错误分类的个体的错判原因，以期对模型预测准确度进行优化改进。

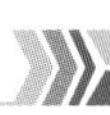

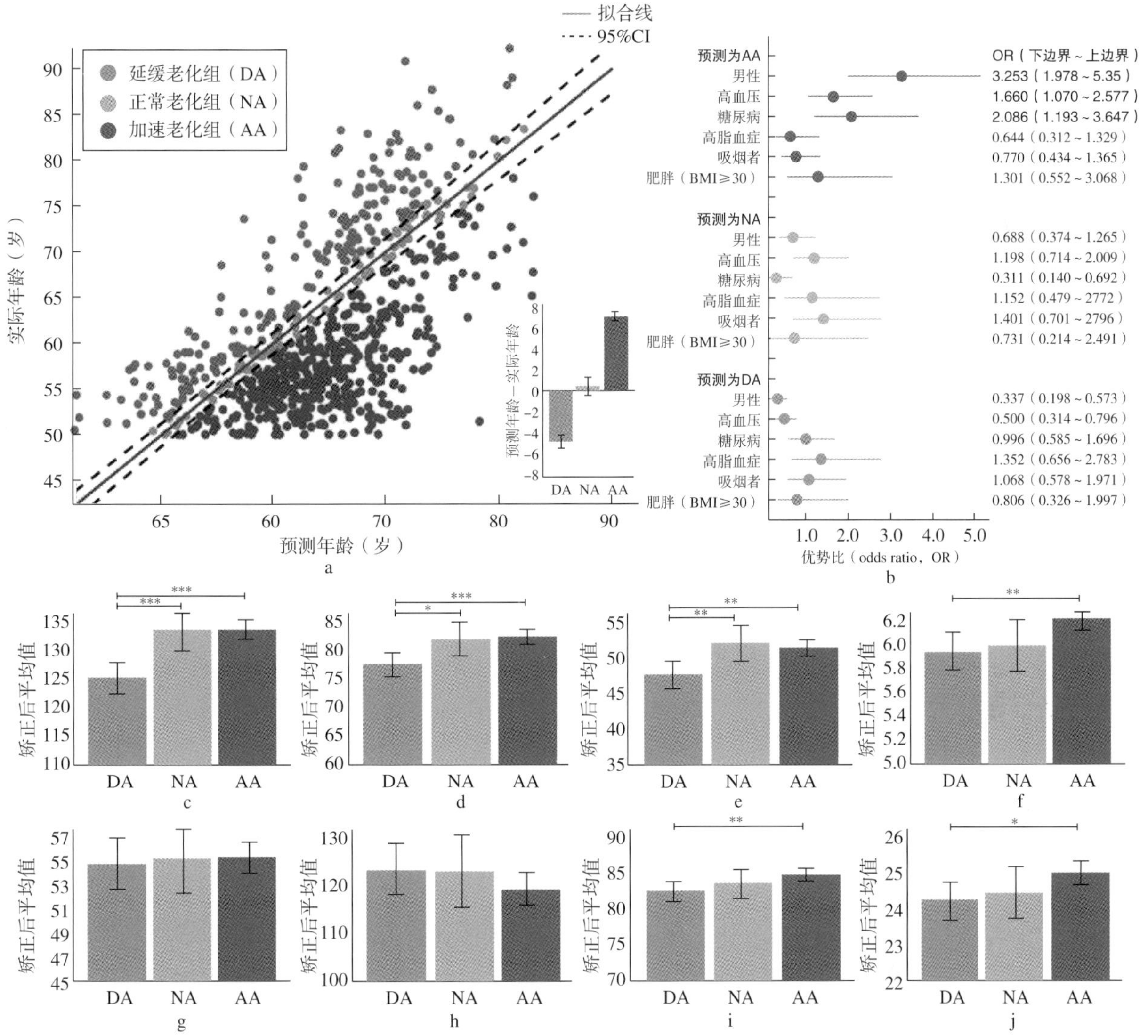

图 28-3　测试数据集的分组以及心血管相关疾病风险分析

a．测试集中预测年龄和实际年龄的关系；b．性别、高血压、糖尿病、高血脂、吸烟或肥胖被预测为不同组别的 OR 结果；c．收缩压在 DA、NA、AA 三组中的方差分析结果；d．舒张压在 DA、NA、AA 三组中的方差分析结果；e．脉压在 DA、NA、AA 三组中的方差分析结果；f．糖化血色素在 DA、NA、AA 三组中的方差分析结果；g．高密度脂蛋白胆固醇在 DA、NA、AA 三组中的方差分析结果；h．低密度脂蛋白胆固醇在 DA、NA、AA 三组中的方差分析结果；i．腰围在 DA、NA、AA 三组中的方差分析结果；j．BMI 在 DA、NA、AA 三组中的方差分析结果。$^{*}P < 0.05$，$^{**}P < 0.01$，$^{***}P < 0.001$

图 28-3 显示了案例研究中 726 例数据根据训练结果划分为延缓老化、正常老化以及加速老化 3 组。28-3b 显示了通过优势比分析发现，男性、高血压或糖尿病患者有更高概率会被划分为加速老化组。此外，加速老化组的收缩压、舒张压、脉压、糖化血色素、腰围以及 BMI，也都较延缓老化组要高，证实具有较高预测年龄的个体存在较大风险。

二、模型的展示

本案例通过 PVWMH 及 DWMH 两个连续预测变量对身份证年龄进行简单线性回归模型训练，获得简单线性公式（公式 28-1）。

$$\text{Age}=11.069\times\log_{10}\text{PVWMH}+1.624\times\log_{10}\text{DWMH}+64.159 \qquad \text{公式 28-1}$$

第四节 研究亮点与技巧

本案例的亮点有 3 个：

一、多模态大队列数据：单中心数据的优势与局限

一般来说，多中心数据的可推广性优于单中心数据，但本案例采用的数据集涵盖成年至老年阶段，总样本数量超 1000 例，虽然在流行病学领域不算是大样本数据，但考虑到该数据为单一站点，并同时包含了磁共振影像、认知、血液样本以及心血管相关风险因素等数据的采集，在医学影像学研究领域较为难得。近年来使用公开大队列数据库的研究趋于流行，但大多数数据来源于欧美国家，特别是脑影像相关领域，虽然欧美国家数据量大，但由于人种差异，未必符合亚洲人群的特征，因此，尽管使用公开数据库建模有时也可以获得不错的效果，但往往难以在本土临床领域推展普及。此外，公开数据库中大多为多个站点整合的数据样本，比如多家医院、多台取样仪器甚至多个医生对样本进行诊断评估（数据标签），导致数据质量控制和保障很难统一。尽管数据样本数量对于预测模型的研究是一大关键，但结合本案例，作者认为除了探索更准确的模型算法以外，也不要忽略数据采集的重要性。特别是对于队列研究来说，采集符合当地人群特征的可靠数据不仅更容易保证数据质量，同时有机会获得更稳定可推广的验证结果。

二、训练集、验证集以及测试集的样本选择：预测误差和准确性

不同于大部分研究对样本的随机分组或保留，本案例根据研究假设和对模型应用场景的要求，在模型训练以及测试上分别选用了两组不同的数据集，其中训练及验证集采用认知正常、无心血管疾病的健康成年人群，而模型测试则为了模拟实际情况，选用了一般队列人群，在该人群中可能存在较高心血管疾病风险的个体。论文发表的过程中遇到审稿人对此种方法提出质疑，即横跨 20 ~ 90 岁的健康成年人数据训练出来的模型反应的是“超级健康”人群的表现，也就是对整体人群来说属于偏差模型（biased model），对预测新的数据不能起到很好的预测效果。但本案例作者认为，比起绝佳的预测效果，本研究模型更在意的是训练集的稳定性以及测试集的预测“误差”。正常来说，预测模型的研究会追求对结局的预测准确性表现，但对于本案例来说，结局变量为“身份证年龄”，完美的预测效果意味着获得了样本（或研究对象、患者）的身份证年龄，那么，我们为什么不直接请研究对象拿出身份证就好了呢？何必要绕一大圈做各种影像学检查？

会这么说也正是因为准确预测身份证年龄并非本研究案例中的研究重点，而是用于表示大脑老化程度的一种替代指标，目前我们仍不知道何谓“健康”的大脑，仅能通过尽可能排除已知疾病的情况下，利用该些样本的身份证年龄作为健康程度的“打分”。因此，尽管本案例采用的“超级健康”人群属于一偏差模型，不能反映一般人群的表现，但由于预测因子并非一种正常的行为或生理现象（如身高、体重等），白质损伤属于大脑退行性表现。因此，本案例作者认为，面对这类的预测因子，我们应该减少样本内部的异质性问题（如训练集中部分白质老化是由于罹患糖尿病或脑卒中造成，则不属于正常老化的范畴，因此偏离本研究假设），以减少预测结局背后隐含的生理病理学问题，所以说这种严格筛选的“偏差”模型，正好是我们希望得到的。换句话说本案例的研究问题是，具有较高心血管疾病风险的人，是否预测出的心血管年龄较身份证年龄高，反之亦反。因此，比起预测结局的绝对数值，本研究模型着重在预测与观察结局的误差，在案例中称为预测差异年龄（predicted age difference），或称为大脑年龄差异（brain age gap），其概念延伸自规范模型（normative model）的构建。与经典预测模型构建的目的不同，预测误差一般可以在模型的事后分析派上用场，例如通过检验有较大预测偏差的样本，来探寻被遗漏的预测因子，从而优化模型，以逐渐降低平均误差，最终获得最优预测因子以及其系数。而在本案例采用的方法应用场景则相对特殊，通过健康人群建模，以了解一个新的个体在健康人群中的偏差值，并评估个体的当前的大脑健康或发展状态，这种概念在建构生物年龄模型的研究中被广泛提及与应用，也是目前利用影像数据评估健康表现的一种依据。

三、以连续变量作预测结局的简单线性模型时对模型预测价值的探讨

临床医学领域大多数场景下预测是否发生结局或者疾病分级，属于二分类或多分类（如肿瘤分级）的结局变量，这是由于大多预测模型目的是提高临床诊断的准确度，减少临床人员判读大量病历资料的繁重诊断工作以及主观经验造成的偏差。本案例使用的结局变量为以身份证年龄为标准的连续变量，与其不同在于，该结局变量缺乏一个金标准，其目的在于如何基于过去的经验模型，如本案例作者先在既往研究中发现脑白质损伤随年龄呈现非线性增长趋势，为患者或者研究对象根据其当下年龄评估白质损伤量，是否偏离同年龄的正常人群。更重要的是，如研究背景中提到的，白质损伤量多少算多？偏离多少算是正常范围？这个问题不仅需要连续变量作为预测结局，更要搭配观察变量的实际值进行判断。此外，由于在临床诊断工作中，大脑白质损伤通常采用肉眼人工定性判读，如果结局变量采用人工判读结果，那么也会将人为误差引入，导致模型偏差。因此，在本案例中，身份证年龄作为结局变量更为合适。不仅如此，本案例展示了当假设明确时，极少数的预测变量也可以获得不错的预测效果，在这种情况下，研究者无需探索复杂高阶的机器学习算法，可转而采用简单易解释的线性模型。案例作者认为，这种线性公式可以更好地为临床所用，对于模型的公开、展示以及推广都有极好的效果，各医院单位也能根据此研究结果训练自己的模型，从而评估本地患者的大脑白质健康状态，比如本案例中发现，此连续变量的预测结果与认知功能及心血管风险因子具有显著的相关性，且预测结果与结局变量差异越大（譬如预测年龄大于身份证年龄），则10年内罹患心血管疾病的风险分数越高，相较于二元结局模型，线性模型对于预测项对结局变量的贡献是非常明确的，系数的单位变化也更好理解。因此，对非诊断专业的人员或者研究对象本人来说，只要临床报告中能展示大脑白质周围以及深部的白质损伤体积量，不仅能轻而易举地计算出来，也更容易解释与相关认知表现、症状或疾病风险之间的关联性。

第五节　研究局限与遗憾

本研究案例仍存在许多局限以及未尽理想的遗憾。首先，训练组的样本数量仍不够丰富，尤其30～50岁人群明显较少，这导致训练模型对于此年龄区段的预测有较大的系统性偏差，这不仅是本案例作者采集与使用数据集的限制与缺陷，更反映了数据收集过程中，采集中壮成年人群数据的难度较高，希望未来从事相关跨生命历程人群研究的研究者，可提前预想到这种情况，加强对30～40岁成年人的数据采集力度。其次，本研究模型仅纳入两个变量作为预测因子，这不代表心脑血管的健康状态可只由PVWMH及DWMH解释。本模型的目的在于解决临床中遭遇白质损伤定量的困难点，通过对健康成年人真实年龄的预测误差，提出个体加速老化、正常老化或延缓老化的评估概念。大脑心血管疾病对大脑造成的影响还包含脑功能活动、灰质形态、血液灌流等状态的改变，因此，如要更明确的定义心血管年龄，还待未来进一步的研究。最后，在医疗领域中，预测模型工具最终还是要能“预测”状态的改变，也就是发病风险性或者预后状况。在缺乏纵向数据的情况下，该模型在多大程度上可以准确预测因加速老化造成的临床症状及疾病诊断的变化仍不清楚，因此，本案例作者认为，基于基线的数据建模，通过随访研究观察同一组研究对象在干预、诊断转变后或者单纯的时间效应对模型预测结果的改变是至关重要的，未来医学领域的预测模型研究也应该着重讨论并加强纵向数据的应用与呈现。

（黄楚中）

第二十八章参考文献

第二十九章 ABCD 系列评分系统预测短暂性脑缺血发作后卒中风险的外部验证研究

第一节 研究背景

目前临床上认为短暂性脑缺血发作（transient ischemic attack，TIA）是卒中发生的先兆信号，TIA 患者短期内进展为卒中（stroke）的风险显著增高。数据表明，TIA 发病后第 2 天、第 7 天、第 30 天内卒中发生的风险分别为 3.5%、5.2% 和 8.0%。一项国际范围的 TIA 登记研究（TIA registry）结果显示，有 21.5% 的 TIA 后卒中发生在发病 7 天以内，30.8% 的 TIA 后卒中在发病 30 天以内出现。TIA 一旦进展为卒中，患者多会出现不可逆转的致残性症状与体征，甚至威胁到生命。因此，TIA 是严重的、需紧急干预的“卒中预警”事件。

为了识别 TIA 后高危卒中患者，国际上基于与卒中风险增加相关的临床变量的证据，建立了许多卒中风险预测模型。其中，ABCD 评分系统主要适用于短期内对急诊或住院 TIA 患者危险分层，也是目前验证及应用最为广泛的评分模型，已经得到我国 TIA 相关专家共识的推荐。早在 2005 年，英国牛津大学教授 Rothwell 基于牛津郡社区卒中队列，以患者年龄、血压、临床特点、症状持续时间为预测因子创建了一个用于预测 TIA 后 7 天内或 30 天内卒中发生风险的评分——ABCD 评分。此模型率先在牛津血管研究队列中验证了其有效性，后来根据应用场景、实际应用效果又设计出了不同的改良版本。2007 年 Johnston 等研究者在 ABCD 评分的基础上加入糖尿病这一预测因子，构建了 $ABCD^2$ 评分，并在当地 2893 例 TIA 患者中验证有效。2010 年，随着越来越多的证据证明影像学异常与早期卒中风险增加有关，Giles 等在 $ABCD^2$ 评分中加入 DWI 高信号建立了 $ABCD^2$- Ⅰ评分。4574 例 TIA 患者中的验证表明，相对于 $ABCD^2$ 评分，$ABCD^2$- Ⅰ评分发病 7 天和 90 天内的卒中风险预测能力是增加的。同一年内 Merwick 等对 $ABCD^2$ 评分进行进一步修改，增加了“双重 TIA（发病前 7 天内至少出现过 1 次 TIA）”这一危险因素，构建了 $ABCD^3$ 评分，旨在提高预测的准确性。图 29-1 展示了 ABCD 系列评分的历史演变过程。表 29-1 总结了 ABCD 系列评分的预测因子和赋分细节。

表 29-1　ABCD 评分系统的预测因子及赋分

危险因素	特征描述	ABCD 得分	$ABCD^2$ 得分	$ABCD^2$- Ⅰ得分	$ABCD^3$ 得分
年龄（A）	≥ 60 岁	1	1	1	1
	＜ 60 岁	0	0	0	0
血压（B）	收缩压≥ 140 mmHg 和（或）舒张压≥ 90 mmHg	1	1	1	1
临床特点（C）	单侧肢体无力	2	2	2	2
	不伴肢体无力的言语障碍	1	1	1	1
症状持续时间（D）	≥ 60 分钟	2	2	2	2
	10 ~ 59 分钟	1	1	1	1
	＜ 10 分钟	0	0	0	0
糖尿病（D）	有	—	1	1	1
双重 TIA（7 天内）（D）	有	—	—	—	2

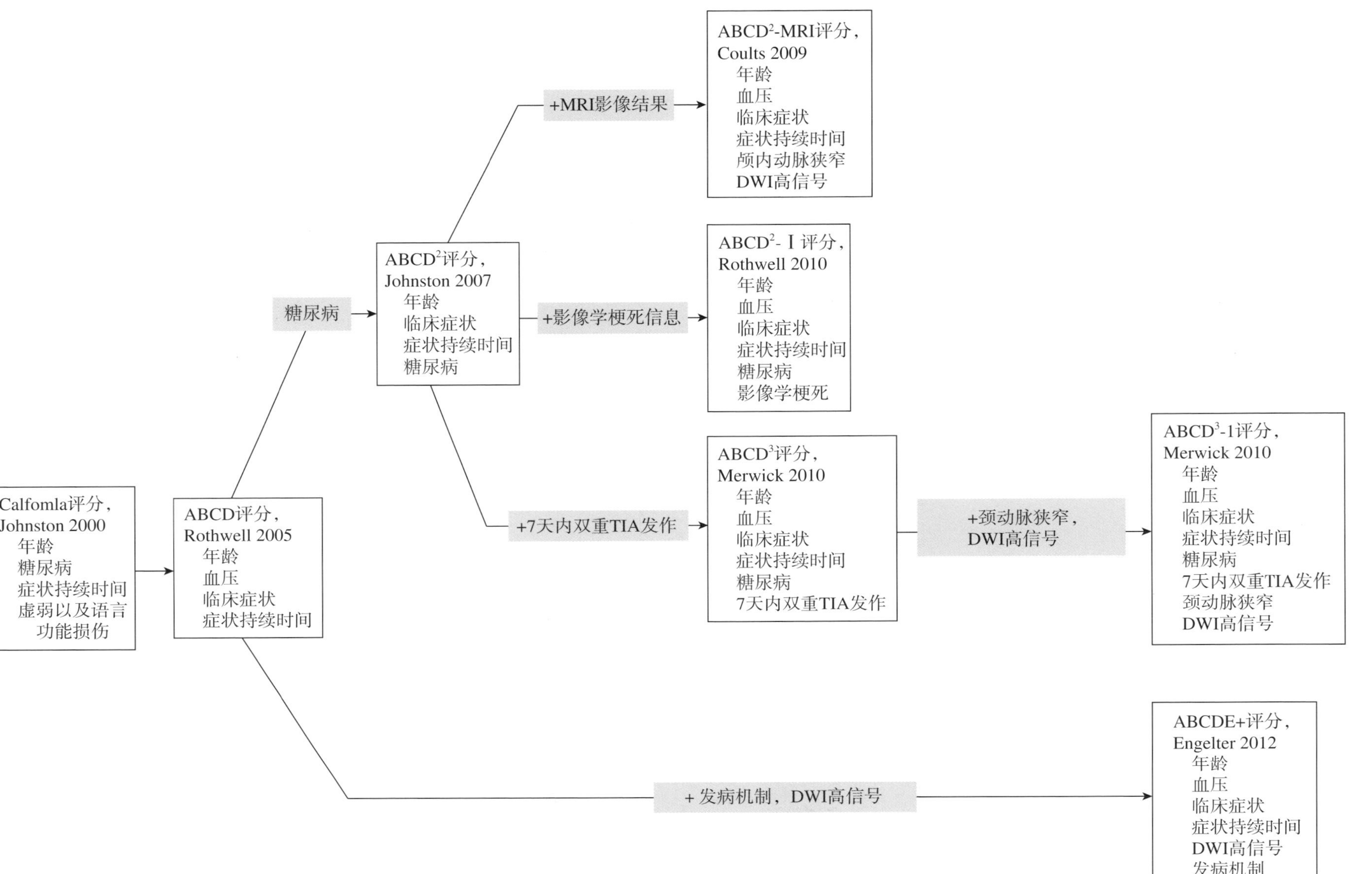

图 29-1 ABCD 系列评分的演变过程

续表

危险因素	特征描述	ABCD 得分	ABCD2 得分	ABCD2-I 得分	ABCD3 得分
影像 DWI 高信号（I）	有	—	—	3	-
总分		6	7	10	9

ABCD：0～3 低危，3～4 中危，5～6 高危。ABCD^2 得分：0～3 低危，4～5 中危，5～6 高危。ABCD^2- I 得分：0～3 低危，4～5 中危，6～9 高危。

过去十几年已有国内外研究对 ABCD 评分系统的预测价值进行验证，但相对不一致的结果居多。迄今为止，缺乏在同一大样本量人群队列中同时对 4 个评分量表进行系统性对比及验证的研究报道。此外，随着医疗质量的发展，目前对于 TIA 患者的临床管理方法、治疗和预防策略等各方面均有了显著的变化，ABCD 评分系统的预测效用受到一定的冲击与挑战。因此，在大规模队列研究中验证 ABCD 评分系统的外部有效性，比较其对 TIA 后短期卒中复发的预测能力是十分必要的。

第二节　研究方法

一、研究设计

本研究为一项多中心的前瞻性队列研究。在预测模型研究的分类中，属于针对别人已发表的预测模型进行的外部验证研究。

二、数据来源

数据来源于中国卒中中心联盟（Chinese Stroke Center Alliance，CSCA），这是一项由中国卒中学会发起的卒中医疗质量规范和改进项目。该项目于 2015 年 8 月 1 日至 2019 年 7 月 31 日期间，在全国各省市 1576 家医院连续纳入了 1 006 798 例年龄大于 18 岁、发病在 7 天以内的急性缺血性卒中或短暂性脑缺血发作患者。由急诊神经内科医师对患者进行详细的问诊、查体以及检查结果的综合考虑，排除可能的非血管原因，基于传统“时间 - 症状”的 TIA 定义进行初步诊断。在本研究中，进一步排除了缺乏关键临床信息、DWI 影像学缺失的患者。最终纳入了 29 286 名符合标准的 TIA 患者。

三、结局和预测因子

传统“时间 - 症状”TIA 定义为：突然出现的脑、脊髓或视网膜局灶性缺血所致的神经系统功能障碍，持续时间不超过 24 小时，且除外非血管源性原因。本研究的主要结局为住院期间卒中事件发生（包括缺血性卒中和出血性卒中），定义为多种原因导致脑血管受损，局灶性（或整体）脑组织损害，引起临床症状超过 24 小时或致死，并且没有明显的非血管原因。由经过培训的专业的神经内科医师根据 TIA 患者在住院期间的临床特点进行判定。

研究者通过网络数据管理系统收集每位患者的人口学特点及关键临床特点，包括性别、年龄、血压、临床特点（单侧肢体无力或不伴肢体无力的言语障碍）、症状持续时间、糖尿病史、双重 TIA、DWI 高信号等。根据 ABCD 评分系统的计分规则，分别计算每个 TIA 患者 4 个预测模型所得分数，并根据计算结果、参照既往研究的风险分层标准将 TIA 患者划分低、中、高危险分层（如表 27-1 所示）。除此之外还收集了患者既往史、入院前用药情况、NIHSS 评分等。

四、统计分析

由于本研究样本量巨大，P 值＜ 0.05 对于大样本量研究其代表的统计意义有限。因此，本研究应用绝对标准化差值（ASD）来比较组间的基线特征及风险评分，当 ASD ≥ 10% 时认为统计差异具有临床意义。

对于ABCD评分系统的预测效能的评价，主要考察两个方面，模型的区分度和校准度。区分度方面主要采用ROC曲线下的面积，校准度主要是描述和比较各风险分组的事件率。此外研究也报告了模型的灵敏度、特异度、阳性预测值及阴性预测值。灵敏度也称为真阳性率，在本案例中是指实际发生卒中事件的患者被预测为卒中发生的比例；特异度也称为真阴性率，是指实际无卒中事件发生的患者被预测为无卒中事件发生的比例；阳性预测值，表示模型预测卒中事件发生的患者中真正发生的比例；阴性预测值，表示模型预测无卒中事件发生的患者中真正未发生的比例。

在评价新引入的预测因子的增量预测价值时，我们采用综合区IDI和NRI两个指标。当IDI及NRI大于0时提示预测效能增加。

第三节　结果简介

本研究共纳入29 286名TIA患者，其平均住院时长为8.7±4.6天。其中，共有1466名患者在住院期间发生了TIA后卒中事件，约占研究人群的5%。

一、ABCD评分系统卒中预测效能的验证

参与本研究总人群ABCD、ABCD^2、ABCD^2-Ⅰ和ABCD^{3}评分的平均值分别为3.1±1.4、3.2±1.5、3.8±2.0和3.6±1.6。与没有发生院内卒中事件的患者相比，住院期间发生TIA后卒中的患者评分均值更高（ABCD评分：3.4±1.3 vs. 3.0±1.4，ASD=29.6%。ABCD^2 评分：3.5±1.4 vs. 3.1±1.5，ASD = 27.6%。ABCD^2-Ⅰ 评 分：5.8±1.9 vs. 3.7±2.0，ASD = 107.7%。ABCD^3 评 分：4.0±1.5 vs. 3.5±1.6，ASD = 25.8%），且这些患者更多地被划分为各个评分系统中的高危分层。图29-2为不同评分系统不同危险分层卒中复发风险的柱状图，表明ABCD评分和ABCD^2-Ⅰ评分计算出的分数越高，卒中事件发生的概率越高：按照ABCD评分危险分层的卒中事件发生率分别为3.5%、5.6%、7.0%，按照ABCD^2-Ⅰ评分危险分层的卒中事件发生率分别为1.2%、5.9%、18.2%。这也提示了ABCD^2-Ⅰ评分在不同危险分层间卒中事件发生率的差别最明显，显示了其良好的区分度和校准度。

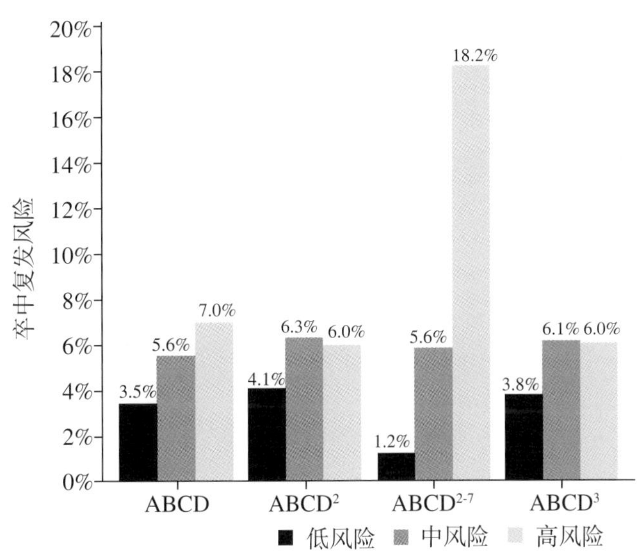

图29-2　不同评分系统的低风险、中风险、高风险分层的卒中复发风险

ABCD评分系统的预测能力如表29-2所示。与ABCD［AUC=0.58（95% CI为0.57～0.60）］，ABCD^2［AUC=0.58（95% CI为0.56～0.59）］和ABCD^3［AUC=0.58（95% CI为0.56～0.59）］相比，

$ABCD^2$- Ⅰ评分具有最高的 AUC 值［AUC=0.79（95% CI 为 0.77 ～ 0.80）］，提示了对 TIA 后院内卒中具有最高的预测效能。

表 29-2　ABCD 评分系统预测效能比较

	截断值（判定阳性的预测概率）	灵敏度	特异度	PPV	NPV	AUC	
						AUC（95%CI）	*P*
ABCD	3（0.0483）	0.74	0.38	0.06	0.97	0.58（0.57，0.60）	＜ 0.0001
$ABCD^2$	4（0.0561）	0.53	0.58	0.06	0.96	0.58（0.56，0.59）	＜ 0.0001
$ABCD^2$- Ⅰ	5（0.0570）	0.76	0.70	0.12	0.98	0.79（0.77，0.80）	Reference
$ABCD^3$	2（0.0518）	0.63	0.49	0.06	0.96	0.58（0.56，0.59）	＜ 0.0001

二、ABCD 评分系统中单个预测因子的预测效能增加值

计算 IDI、NRI 以评价“糖尿病”“双 TIA”“DWI 高信号”单个预测因子的预测增量值。结果如表 29-3 所示：在增加“糖尿病”这一风险预测因子后，$ABCD^2$ 相对于 ABCD 的 IDI 和 NRI 均为负值（IDI= － 0.0005，NRI= － 0.1466）；$ABCD^3$ 评分增加“双 TIA”这一预测因子后并没有观察到预测效能增加（IDI= － 0.0002，NRI= － 0.0018）。在 $ABCD^2$- Ⅰ评分中加入 DWI 高信号这一风险因素后，显示出明显的预测效能的增加（IDI=0.0597，NRI=1.1036）。

表 29-3　模型中增加预测因子后的 IDI 和 NRI

增加因子	模型	IDI	相对 IDI	NRI
糖尿病	$ABCD^2$ vs ABCD	－ 0.0005	－ 0.1292	－ 0.1466
双 TIA	$ABCD^3$ vs $ABCD^2$	－ 0.0002	－ 0.0697	－ 0.0018
DWI 高信号	$ABCD^2$- Ⅰ vs $ABCD^2$	0.0597	18.2428	1.1036

第四节　研究亮点与技巧

本研究从临床实际问题出发，数据来源于全国多中心大样本、前瞻性队列研究，是为数不多能在同一个大样本队列中系统地对 ABCD 系列评分进行统一外部验证的研究。研究采用了多个指标对评分的预测性能进行评价。*C* 统计量及 ROC 曲线下面积（AUC）是最为经典的用以评价预测模型对于区分事件发生的个体与未发生事件的个体能力的指标。除此之外，研究还采用了灵敏度、特异度、阳性预测值、阴性预测值 4 个指标进行评价。

随着认知、技术的进步，为了更精准地预测，预测模型中的预测因子会越来越多。但在不断增加预测因子时，应当谨慎评价新增预测因子的价值后再纳入。IDI、NRI 是基于结局事件发生组和未发生组预测模型对每个个体的预测概率计算所得，通过计算 IDI、NRI 可以评估在增加新的预测因子后，改良的评分是否可以增加预测效能。在本案例中通过计算增加“糖尿病”“双重 TIA”和“DWI 高信号”后的预测效能增加值，得出 $ABCD^2$- Ⅰ在 $ABCD^2$ 评分的基础上增加“DWI 高信号”显示出明显的预测效能的增加。

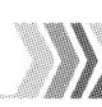

第五节　研究局限与遗憾

本研究在整体的设计上存在一些方法上的局限与遗憾。首先，本研究为医院自愿参与的多中心研究，无精心抽样设计，参与的医院其治疗和院内管理的质量可能较其他医院更好，可能会对卒中事件的发生存在影响。不过本研究是基于中国卒中联盟大平台的大样本量研究，因此，本研究人群本身也在一定程度上具有一定的代表性。其次，因为对于卒中事件发生的具体时间并未收集，因此我们只能选择住院期间的卒中事件作为结局，这限制了本研究与其他验证之间的比较，比如限定结局在 7 天内、90 天内。再次，因为无法确定住院期间药物启动的时间与卒中发生的关系，所以抗血小板药物的使用对结果会造成一定的影响。最后，因为没有颈动脉狭窄的信息，无法计算 $ABCD^3$- Ⅰ，缺少了 ABCD 系列评分系统中的一个重要的评分。

另外，本研究在分析方法上，也有值得讨论的地方。比如说，在评估新引入预测因子的增加预测值时，对 IDI 的报告，可以同时报告相对和绝对指标。对 NRI 的报告，也可以同时报告连续和分类的指标。最后，虽然在评估新引入预测因子的增加预测值时，IDI 和 NRI 是相对 *C* 统计量的差异来说呼声比较高的新评价指标，但其本身也存在一定问题。有部分研究者认为，基于重分类指标的 NRI 对于新模型的评估并非一个有益的框架，NRI 不能量化新模型的表现，且解释性差，易误导结论。

（瓮佳旭）

第二十九章参考文献

第三十章 生物标志物对缺血性卒中临床结局预测增量评估

第一节 研究背景

生物标志物是一类可供客观测量和评价的能够反应生理、病理或治疗过程的具有生物学意义的标志物，在疾病严重程度、识别高危患者和预后风险评估等方面发挥重要作用。在评估生物标志物是否可以用于疾病发生或不良预后风险预测时，既需要进行关联性分析，同时要评估生物标志物的预测价值。

卒中是我国成人死亡和长期残疾的首要原因。根据全球疾病负担研究（Global Burden of Disease Study，GBD）最新数据显示，中国总体卒中终生发病风险高达 39.9%，位居全球首位。《中国脑卒中防治报告 2020》概要数据显示，2019 年中国 40 岁及以上人群现患和曾患卒中人数大约为 1704 万。卒中同时又具有高复发率、高致残率、高死亡率的特点，需要早期识别不良预后的高危人群，及时选择更加科学的治疗和康复方案，以降低卒中后不良事件的发生风险，提高患者生命质量。

缺血性卒中是一种由多种因素导致的复杂性状疾病，其发生发展涉及炎症反应、内皮功能紊乱、氧化应激、基质重塑、心肌损伤和肾功能不全等多种病理生理过程。然而已知的危险因素并不总是直接反映这些生物学过程，也不能完全解释缺血性卒中不良结局的发生风险。探索新型生物标志物以识别不良预后的高危患者引起广泛关注。大量研究表明，超敏 C 反应蛋白（high-sensitive C-reactive protein，hsCRP）、N- 末端脑利尿钠肽前体（N-terminal pro-brain natriuretic peptide，NT-proBNP）、基质金属蛋白酶 -9（matrix metalloproteinase-9，MMP-9）、抗磷脂酰丝氨酸抗体（antiphosphatidylserine antibodies，aPS）和肝细胞生长因子（hepatocyte growth factor，HGF）等生物标志物与缺血性卒中患者临床结局有关，可以作为缺血性卒中的重要预测指标。然而，新型生物标志物对缺血性卒中预后的联合预测作用尚不清楚。

由于缺血性卒中沉重的经济负担，有必要进行准确的风险分层。我们利用中国急性缺血性卒中降压试验（China Antihypertensive Trial in Acute Ischemic Stroke，CATIS）数据资料，检测 12 个反映以下病理作用的生物标志物：炎症 [hsCRP、脂蛋白相关的磷脂酶 A2（lipoprotein-associated phospholipase A2，Lp-PLA2）、维生素 D]、内皮功能（HGF、总同型半胱氨酸）；基质重塑（MMP-9）、肾功能（半胱氨酸蛋白酶抑制剂 C）、心功能（NT-proBNP）、免疫功能 [aPS、抗心磷脂抗体（anticardiolipin antibodies，aCL）、补体 C3、类风湿因子（rheumatoid factor，RF）]，并对生物标志物的独立和联合预测增量进行评估。

生物标志物的预测增量通常指对于疾病风险预测能力提高的程度。常见做法是在传统危险因素模型（旧模型）的基础上引入生物标志物，评估新生成的模型相较于旧模型预测能力是否提高。NRI 和 IDI 是评价预测模型风险再分层能力的常用指标，可分别对新模型与旧模型在正确分类的研究对象个数差距和预测概率差距进行量化。具体概念及解释见方法学篇第十二章“模型表现的评价方法及模型验证”。因此，本章将结合发表在 *Neurology* 杂志的一篇文章案例，阐述 NRI 和 IDI 在生物标志物对缺血性卒中临床结局预测增量的应用情况。我们推测同时利用涵盖不同病理生理学途径的生物标志物可为临床提供更多有价值的预测信息，并且可以在已知危险因素的基础上改善缺血性卒中患者的风险分层。

第二节　研究方法

一、数据来源

本研究基于中国急性缺血性卒中降压试验（CATIS），CATIS 试验是一项多中心的随机对照临床试验，于 2009 年 8 月至 2013 年 8 月在中国 26 家医院开展，旨在评估缺血性卒中急性期降压是否可以降低患者出院或 14 天死亡或严重残疾的发生风险。CATIS 试验共纳入 4071 例年龄 22 岁及以上、在症状出现 48 小时内通过脑部 CT 或 MRI 确诊、收缩压在 140 ～ 220 mmHg 的首发缺血性卒中患者。在本队列研究中，我们进一步排除 597 名无任何生物标志物数据和 69 名无随访资料的患者，最终纳入 3405 例缺血性卒中患者。其中，纳入和剔除本次分析的研究对象基线特征类似。

二、研究设计

本研究从预测模型的角度上来说，属于预测模型增量预测价值评估的研究，是基于前瞻性队列研究数据而开展。

三、结局和预测因子

由经过严格培训并且盲于试验分组的神经内科医生在所有研究对象发病后 3 个月进行随访。本研究的主要结局是卒中后 3 个月内死亡和严重残疾的复合结局［改良 Rankin 量表（modified Rankin Scale，mRS）评分 3 ～ 6 分］。mRS 评分从 0 到 6 分，其中 0 分表示无症状，5 分表示严重残疾（如卧床不起、大小便失禁，或需要持续护理和照顾），6 分表示死亡。次要结局包括 3 个月内严重残疾（mRS 评分 3 ～ 5 分）、死亡和血管事件。血管事件包括致死性和非致死性脑卒中、非致死性心肌梗死、需入院治疗的心绞痛、需入院治疗的充血性心力衰竭、需入院治疗的周围动脉疾病和血管事件死亡。

在研究对象入院 24 小时内采集清晨空腹 8 小时及以上的静脉血，现场分离血清和血浆，并储存在－ 80℃冰箱内直至生物标志物检测。血清 hsCRP、MMP-9、HGF、Lp-PLA2、NT-proBNP、半胱氨酸蛋白酶抑制剂 C、补体 C3、维生素 D、aPS 和 aCL 检测采用双抗体夹心酶联免疫吸附分析（ELISA），采用免疫透射比浊法测定血清 RF，血浆总同型半胱氨酸采用循环酶法测定。批内变异系数均小于 3.9%，批间变异系数均小于 8.4%。

除生物标志物外，我们在研究对象入院 24 小时内采用统一的方法和问卷收集基线资料，包括人口统计学特征、生活方式危险因素、临床特征、疾病史、缺血性卒中亚型和用药史等。采用美国国立卫生研究院卒中量表（National Institutes of Health Stroke Scale，NIHSS）评估卒中严重程度。

四、统计分析

采用多因素 logistic 回归模型分析生物标志物与研究结局的关联，计算生物标志物的优势比（odds ratios，ORs）和 95% 置信区间（confidence intervals，CIs）；并评估生物标志物的预测增量，筛选出与研究结局存在显著性关联的生物标志物。多因素模型包括年龄、性别、入院 NIHSS 评分、收缩压、吸烟、饮酒、估计肾小球滤过率、既往降压药物、疾病史（高血压、高脂血症、糖尿病和冠心病）、卒中家族史、缺血性卒中亚型。由于 CATIS 试验显示缺血性卒中急性期降压未降低患者不良预后的发生风险，因此将干预组和对照组研究对象进行合并，并将降压干预因素纳入多因素模型。

为探索多种生物标志物对于研究结局的联合作用，首先将研究对象按照临床切点或者 ROC 曲线所确定的切点值进行分组，分析异常的生物标志物个数与缺血性卒中预后的关系。其次，通过以下计算公式构建生物标志物评分，以进一步评估生物标志物的联合预测作用。

生物标志物评分 = $(\beta_1 \times \text{biomarker A}) + (\beta_2 \times \text{biomarker B}) + \cdots (\beta_n \times \text{biomarker N})$

β_1，$\beta_2 \cdots \beta_n$ 表示生物标志物 A、B…N 在 Logistic 回归模型的 beta 系数估计值。

NRI 分为分类 NRI（category-based NRI）和连续 NRI（continuous NRI），其中连续 NRI 不依赖于分组，相对更加客观。因此，通过计算连续 NRI 和 IDI 来评估生物标志物对研究结局的独立和联合预测价值。本研究使用 SAS 9.4 软件进行统计分析，所有统计学检验均采用双侧检验，$P < 0.05$ 表示有统计学意义。

第三节　结果简介

本研究共纳入 3405 名研究对象，其中 2174 名男性和 1231 名女性。研究对象发病时平均年龄（SD）61.8（10.9）岁。经过 3 个月的随访，866 例（25.4%）患者发生了严重残疾或死亡（767 例严重残疾和 99 例死亡），91 例患者发生血管事件。

一、生物标志物对研究结局独立预测增量

在多因素分析中，血清 hsCRP、补体 C3、MMP-9、HGF 和 aPS 这五种生物标志物与研究结局存在显著性关联，每增加一个标准差，死亡和严重残疾的复合结局发生风险（95% CI）分别增加 38%（26% ～ 52%）、14%（4% ～ 25%）、17%（6% ～ 28%）、22%（11% ～ 34%）和 13%（1% ～ 25%）。

我们通过计算 NRI 和 IDI 评估生物标志物对缺血性卒中临床结局的预测价值。基础模型包括年龄、性别、入院时的 NIHSS 评分、收缩压、eGFR，是否吸烟、饮酒、既往服用降血压药物，是否有卒中家族史、缺血性卒中亚型、疾病史（高血压、高脂血症、糖尿病和冠心病）以及降压试验随机化分组。将这 5 种生物标志物分别单独添加到基础模型中，均可以显著改善死亡和严重残疾复合结局的风险分层。其中，血清 hsCRP 可提供最大的预测增量（连续 NRI 18.3%，$P < 0.001$；绝对 IDI 1.5%，$P < 0.001$）（表 30-1）。

表 30-1　生物标志物对研究结局独立预测增量

	连续 NRI		绝对 IDI		相对 IDI
	效应量（95% CI），%	*P* 值	效应量（95% CI），%	*P* 值	效应量，%
基础模型	1	—	1	—	1
基础模型 + hsCRP	18.3（10.6 ～ 26.0）	＜ 0.001	1.5（1.0 ～ 2.0）	＜ 0.001	6.6
基础模型 + MMP-9	12.5（4.5 ～ 20.6）	0.003	0.4（0.2 ～ 0.6）	0.002	1.7
基础模型 + aPS	10.6（0.4 ～ 17.7）	0.01	0.2（0.0 ～ 0.4）	0.02	0.8
基础模型 + 补体 C3	8.3（0.6 ～ 16.0）	0.04	0.2（0.1 ～ 0.4）	0.01	1.1
基础模型 + HGF	8.2（0.0 ～ 16.4）	0.05	0.7（0.4 ～ 1.0）	＜ 0.001	3.1

二、生物标志物对研究结局联合预测增量

联合作用分析显示随着升高的标志物数目增加，严重残疾和死亡的风险越高（趋势 $P < 0.001$）。在调整了潜在的混杂因素后，5 个标志物水平均升高的患者复合结局、严重残疾、死亡以及血管事件的发生风险分别是没有任何生物标志物水平升高的患者的 3.88 倍（95% CI 为 2.05 ～ 7.36）、2.81 倍（95% CI 为 1.49 ～ 5.33）、5.67 倍（95% CI 为 1.09 ～ 29.52），以及 4.00 倍（95% CI 为 1.22 ～ 13.14）（图 30-1）。

基于 5 个显著标志物所构建的评分与研究结局存在显著性关联。在多因素分析中，与评分的最低四分位组相比，最高四分位组患者出现复合结局、严重残疾、死亡和血管事件的 OR（95% CI）分别为 2.15（1.63 ～ 2.84）、1.78（1.34 ～ 2.36）、2.79（1.36 ～ 5.69）和 1.78（0.96 ～ 3.31）。对数转换后的多生物标志物评分水平每增加一个标准差，主要结局、严重残疾、死亡以及血管事件发生风险分别

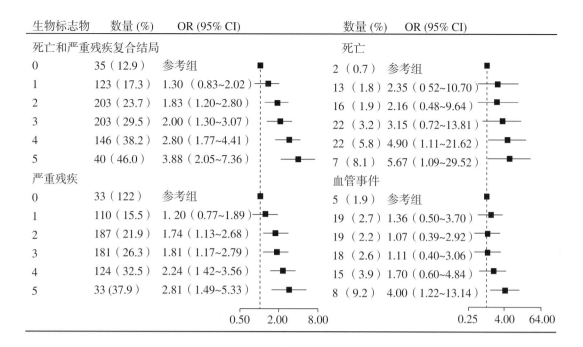

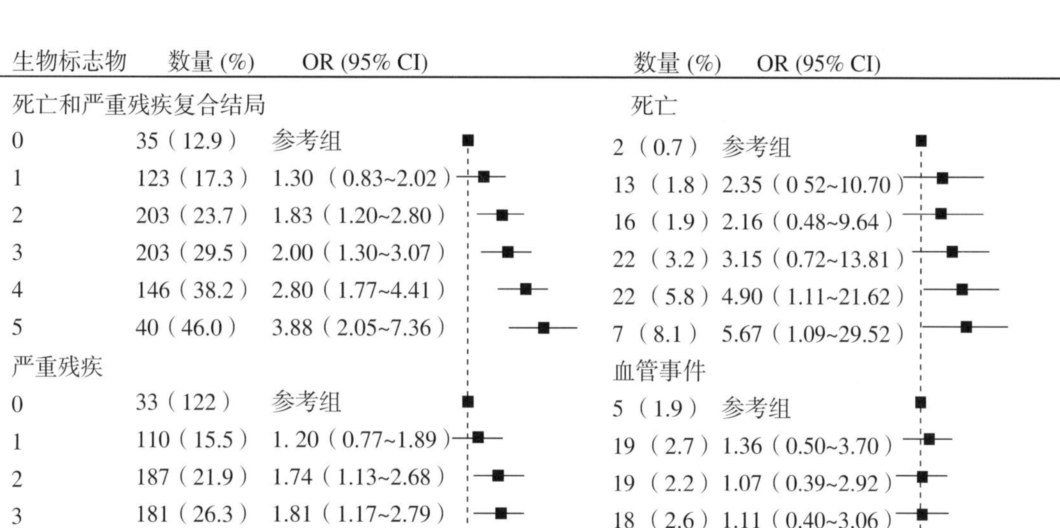

图 30-1　生物标志物异常升高个数联合作用分析

生物标志物评分	数量 (%)	OR (95% CI)	数量 (%)	OR (95% CI)
死亡和严重残疾复合结局			死亡	
Q1	116（15.6）	参考组	10（1.3）	参考组
Q2	140（18.7）	1.04（0.77~1.40）	8（1.1）	0.66（0.26~1.70）
Q3	191（25.3）	1.32（0.99~1.75）	14（1.9）	0.98（0.43~2.27）
Q4	303（40.6）	2.15（1.63~2.84）	50（6.7）	2.79（1.36~5.69）
严重残疾			血管事件	
Q1	106（14.3）	参考组	16（2.2）	参考组
Q2	132（17.6）	1 10（0.81~1.49）	15（2.0）	0.82（0.40~1.68）
Q3	177（23 4）	1.34（1.00~1.79）	15（2.0）	0.74（0.36~1.53）
Q4	253（33.9）	1.78（1.34~2.36）	38（5.1）	1.78（0.96~3.31）
		0.50　1.00　2.00　4.00		0.13　1.00　8.00

图 30-2　生物标志物评分效应分析

增加 48%（95% CI 为 32% ~ 65%）、33%（95% CI 为 19% ~ 48%）、89%（95% CI 为 44% ~ 149%）和 53%（95% CI 为 18% ~ 98%）（图 30-2）。

多因素模型包含年龄、性别、入院时的 NIHSS 评分、收缩压、eGFR、吸烟、饮酒、既往服用降血压药物、卒中家族史、缺血性卒中亚型、降压试验随机化分组和疾病史（高血压、高脂血症、糖尿病和冠心病）。

将 5 个显著生物标志物联合分析可大幅改善模型风险分层能力。首先，在基础模型中同时加入 5 种生物标志物原始浓度，显著改善了复合结局（连续 NRI，28.5%，P < 0.001；绝对 IDI，2.2%，P < 0.001）、严重残疾（连续 NRI，21.6%，P < 0.001；绝对 IDI，1.2%，P < 0.001）、死亡（连续 NRI，58.8%，P < 0.001；绝对 IDI，3.2%，P < 0.001）和血管事件（连续 NRI，37.0%，P=0.001；绝对 IDI，0.8%，P =0.001）的风险分层。

类似地，将生物标志物评分加到基础模型也显著提高了复合结局（连续 NRI：25.0%，$P < 0.001$。绝对 IDI：2.1%，$P < 0.001$），严重残疾（连续 NRI：17.6%，$P < 0.001$。绝对 IDI：1.1%，$P < 0.001$），死亡（连续 NRI：51.3%，$P < 0.001$。绝对 IDI：2.3%，$P < 0.001$）和血管事件（连续 NRI：30.6%，P=0.006。绝对 IDI：0.7%，P=0.002）的预测效能。基础模型包含内容同前（表 30-2）。

表 30-2　生物标志物对研究结局联合预测增量

	连续 NRI		绝对 IDI		相对 IDI
模型	效应量（95% CI），%	*P* 值	效应量（95% CI），%	*P* 值	效应量，%
死亡和严重残疾复合结局					
基础模型	参考值	—	参考值		参考值
基础模型 +5 个生物标志物	28.5（20.4 ~ 36.7）	< 0.001	2.2（1.6 ~ 2.8）	< 0.001	9.5
基础模型 + 生物标志物评分	25.0（16.8 ~ 33.1）	< 0.001	2.1（1.5 ~ 2.7）	< 0.001	9.1
严重残疾					
基础模型	参考值	—	参考值	—	参考值
基础模型 +5 个生物标志物	21.6（13.1 ~ 30.2）	< 0.001	1.2（0.7 ~ 1.7）	< 0.001	6.3
基础模型 + 生物标志物评分	17.6（9.1 ~ 26.2）	< 0.001	1.1（0.7 ~ 1.5）	< 0.001	5.7
死亡					
基础模型	参考值	—	参考值	—	参考值
基础模型 +5 个生物标志物	58.8（38.2 ~ 79.5）	< 0.001	3.2（1.7 ~ 4.6）	< 0.001	69.3
基础模型 + 生物标志物评分	51.3（30.4 ~ 72.1）	< 0.001	2.3（1.2 ~ 3.4）	< 0.001	50.3
血管事件					
基础模型	参考值	—	参考值	—	参考值
基础模型 +5 个生物标志物	37.0（15.8 ~ 58.2）	0.001	0.8（0.3 ~ 1.3）	0.001	54.7
基础模型 + 生物标志物评分	30.6（9.3 ~ 52.0）	0.006	0.7（0.3 ~ 1.2）	0.002	47.2

第四节　研究亮点与技巧

本研究利用全国多中心缺血性卒中患者资料，前瞻性探讨多种生物标志物对不良临床结局发生风险的预测作用。在多种生物标志物与各不良临床结局关联分析的基础上，进一步通过 NRI 和 IDI 评估生物标志物对临床结局的独立和联合预测价值。

区分能力指标 AUC 与重分类指标 NRI 和 IDI 在疾病预测模型的评价中得到广泛的应用。AUC 是一个基于秩次的统计量，在计算时综合 ROC 曲线上所有点作为界值组成曲线下面积。在临床应用中，通常取某一切点，关注该切点对应的灵敏度和特异度情况。评价在已有疾病预测模型的基础上引入新预测指标的效果时，新加入的指标通常难以显著改善 AUC，AUC 的增量并不明显。NRI 相比 AUC 更加敏感，在已有模型的基础上加入新指标，NRI 可以更明显地表现出新模型较旧模型的预测效果的差异。在本研究中，利用连续 NRI 和 IDI 敏锐地捕捉到单一生物标志物对缺血性卒中患者不良结局的预测价值，并进一步评估多种生物标志物的联合预测能力。

本研究基于全国多中心缺血性卒中预后队列，评估 12 种体内生物标志物的预后价值。研究发现 hsCRP、补体 C3、MMP-9、HGF 和 aPS 这五种生物标志物对缺血性卒中患者不良结局具有预测价值。这 5 种生物标志物涵盖了缺血性卒中的几种不同生物学途径，包括炎症、内皮功能、基质重塑、免疫功能和氧化应激。联合作用分析显示随着水平异常升高、标志物数目的增多、发生不良结局的风险呈现明显的上升趋势，将这五种生物标志物共同加到基础模型中大幅提高了缺血性卒中患者所有不良结局的风险分层。此外，将 5 种生物标志物联合构建的生物标志物评分也可显著改善缺血性卒中患者的风险分层。

缺血性卒中不良预后可能由多种不同的病理过程共同导致，因此探讨涵盖不同病理机制的生物标志物一方面可以增强对缺血性卒中病理生理机制的理解，另外可以优化不良预后的风险分层，早期识别高危患者，完善风险预测。*Neurology* 杂志配发同期述评，高度评价生物标志物组合（biomarker panel）在预测缺血性卒中的临床结局方面的作用。本研究为缺血性卒中预后标志筛选和风险预测提供重要的人群流行病学证据，为充分理解脑卒中病理生理机制、改善危险分层和个体化治疗提供新思路。

第五节　研究局限与遗憾

首先，本研究基于中国急性缺血性卒中降压试验，研究对象的选择受到多个排除标准的限制，例如排除入院时血压≥ 220/120 mmHg、接受静脉溶栓的患者。因此可能存在一定的选择偏倚，但中国缺血性卒中患者血压≥ 220/120 mmHg 和接受静脉溶栓的比例在研究期间（2009—2013 年）较低，并且本研究参与者的基线特征与中国国家卒中登记研究的患者相似。其次，目前缺乏一个广泛认可、高预测效能的基础模型，本研究在常见已知的可能影响缺血性卒中预后的因素基础上对生物标志物的预测增量进行评估。另外，本研究未经过其他缺血性卒中患者队列验证，因此将来需要在不同地区、不同特征患者中进行外部验证，以考察研究结果的可重复性和外推性。最后，本研究生物标志物只在基线时测量一次，未在随访过程中对生物标志物浓度进行检测，因此无法评估生物标志物的动态变化对缺血性卒中预后的预测价值。

（仲崇科）

第三十章参考文献

第三十一章 基于 XGBoost 算法的肺癌风险预测模型优化研究

第一节 研究背景

肺癌已成为全世界范围内发病率和病死率最高的恶性肿瘤之一。2020 年，全球约有 220 万肺癌新发病例和 180 万肺癌死亡病例，在大多数国家，其年龄标化 5 年净生存率约为 10% ～ 20%。高危人群筛查通过发现早期肺癌病例或者肺癌易感人群，从而制定更有效的治疗和干预措施，从而提高肺癌总生存率。并且美国国家肺癌筛查试验（the United States National Lung Screening Trial，NLST）结果显示，低剂量螺旋 CT（low-dose computed tomography，LDCT）筛查可降低 20% 的肺癌死亡率和 6.7% 的全因死亡率。因此，LDCT 在美国已成为肺癌筛查金标准，且多项随机化试验证明其有效性。确定合适的肺癌高危人群进行 LDCT 筛查对于最大化筛查方案的成本 - 效益至关重要。美国医疗保险和公共医疗补助服务中心（Centers for Medicare & Medicaid Service，CMS）和美国预防服务工作组（the U.S. Preventive Services Task Force，USPSTF）建议每年对符合一定年龄和吸烟标准的无症状人群进行 LDCT 筛查。这些筛查标准尽管简单有效，但仍会遗漏很多肺癌高危人群。

目前，人们已经在肺癌风险预测模型开发和验证领域投入了大量工作。尤其是基于前列腺癌、肺癌、结肠直肠癌和卵巢癌筛查试验（Prostate，Lung，Colorectal and Ovarian Cancer Screening Trial，PLCO）构建的 $PLCO_{m2012}$（2012 肺癌风险预测模型）、$PLCO_{all2014}$（2014 肺癌风险预测模型）和利物浦第 3 版肺癌风险预测模型（the Liverpool Lung Cancer Project Risk Model Version 3，LLPv3 模型）均展现出了良好的区分能力，说明模型策略代替标准是可行的。并且，有专家小组建议结合筛查标准和模型，在不满足标准的人群中使用模型识别更多的肺癌高风险个体。因此，目前亟需结合稳健的肺癌发病预测因子以及高效的建模算法，即极限梯度提升（XGBoost），以开发准确且稳健的肺癌风险预测模型。简要来说，XGBoost 是一种可以捕捉预测因子间的非线性和交互效应的一种强大的机器学习算法。进一步，识别肺癌风险潜在可干预靶点并评估干预效果，对早期有效降低人群肺癌发病风险同样至关重要。

为此，本研究构建一个优化且稳健的肺癌预测模型。首先，通过系统综述现有的肺癌风险预测模型，识别众多可靠的肺癌预测因子。接着，基于 XGBoost 算法，在英国生物样本数据库（UK Biobank，UKB）中的英格兰地区人群中构建了优化的早期肺癌风险预测模型（the Optimized Early Warning Model for Lung Cancer Risk，OWL 模型），并将 OWL 模型在 UKB 的苏格兰和威尔士地区人群、PLCO 和 NLST 人群中进行独立外部验证，且与 $PLCO_{m2012}$、$PLCO_{all2014}$ 和 LLPv3 模型进行了全面比较。

第二节 研究方法

一、数据来源

模型构建和外部验证基于 UKB、PLCO 和 NLST 3 个大型的、包含多种族参与者的数据库。UKB 是一项大规模的前瞻性队列研究，其在 2006—2010 年招募了 50 万名年龄在 37 ～ 73 岁之间的研究对象，记录了研究对象的大量基线信息，并通过癌症和死亡登记处对研究对象的癌症发病和死亡进行随访。PLCO 和 NLST 是两项大规模的人群筛查试验。在 1993—2001 年期间，PLCO 招募了大约 155 000 名 55 ～ 74 岁的研究对象；NLST 则招募了 53 452 名 55 ～ 74 岁的研究对象（研究对象满足以下条件：

①至少有 30 包 / 年的吸烟史；②戒烟时长不超过 15 年。以上两个数据库都记录了大量与肺癌发病相关的人口学变量和相关病史。

二、研究设计

由于所构建的模型旨在对尚未发现肺结节的人进行肺癌风险预测，并建议其是否需要进行 LDCT 筛查（若已发现结节，无论模型预测结果如何，都建议进行后续肺癌筛查），因此本研究采用以下纳入标准：①符合原始研究的标准；②入组前未诊断为肺癌；③入组前未诊断为其他癌症；④基线肺癌初筛时未发现可疑结节。

三、结局和预测因子

基于肺癌预测模型系统综述的结果，共识别出 65 个肺癌发病相关的预测因子。通过数据库字段仔细地查找和匹配，发现这 65 个变量中有 15 个问卷级别的变量在 UKB、PLCO 和 NLST 数据库中有相关记录。因此，为了模型构建和验证的一致性，提取上述 15 个变量，包括年龄、性别、BMI、受教育水平、吸烟状态、开始吸烟年龄、平均每日吸烟支数、吸烟时长、戒烟时长、每年吸烟包数（pack year of smoking）、是否患有糖尿病、是否患有 COPD、是否患有肺气肿、是否患有慢性支气管炎、一级亲属是否有肺癌史。除此之外，还考虑了一个既往研究者所提出的由 128 个单核苷酸多样性（single nucleotide polymorphism，SNP）构建的肺癌遗传风险评分（polygenic risk score，PRS）。对于肺癌，主要通过 ICD-10、ICD-9、癌症记录和受试者自我报告来确定 UKB 的参与者是否在随访期间发生肺癌，以及肺癌发病时间。对于 PLCO 和 NLST 数据库，有明确的字段记录肺癌发病与否以及发病时间。除此之外，对于随访过程中的因其他原因的死亡、失访视为删失。

四、统计分析

采用以下 3 步分析策略构建 OWL 模型：①模型构建；②模型评价与比较；③模型提升。详见分析流程图（图 31-1）。

1. 模型构建

使用 R 统计分析软件中的 xgboost 包，并基于 UKB 英国兰地区的参与者（训练集）构建 OWL 模型。

（1）超参数调优：在模型训练过程中，将 XGBoost 的行抽样（colsample）和列抽样（subsample）的超参数分别设置为 0.8 和 1，最大迭代次数 nround 设置为 400，早停迭代次数设置为 25，然后采用 5 折交叉验证的网格搜索算法搜寻剩余超参数的最优化组合。其中树的最大深度（max depth）搜寻范围为 3 ～ 6，步长为 1；学习率（eta）的范围为 0.01 ～ 0.1，步长为 0.01；最低损失（gamma）的范围为 0.1 ～ 0.5，步长为 0.1；最低子节点权重（min child weight）范围为 5 ～ 20，步长为 5。

（2）缺失值处理：由于 XGBoost 算法能够将带有缺失数据的节点划分到默认的方向，从而自动处理缺失值，因此在训练和验证模型过程中对于缺失值未进行处理。

（3）模型解释：对于训练完成的模型，采用 SHAP 算法（shapley additive explanation）评价每个预测因子的贡献，以对机器学习模型进行解释。

（4）模型内部和外部验证：之后，通过 5 折交叉验证进行内部验证，并采用一致性指数 C 指数评价模型的区分度。考虑到 PLCO 和 NLST 队列总人群不同处理组可能存在的异质性，将其分别划分为对照（未接受肺癌筛查）和干预（接受肺癌筛查）两个亚人群。之后，OWL 模型在验证集 1（UKB 苏格兰和威尔士地区人群）、验证集 2 和 3（PLCO 对照和干预亚人群）以及验证集 4 和 5（NLST 对照和干预亚人群）中进行外部验证。

（5）绝对风险计算：接下来，将 XGBoost 模型的输出值（相对风险）转换为绝对风险。首先，基于 Cox 等比例回归模型（以下简称 Cox 模型）公式，估计肺癌基线生存概率 S_0。

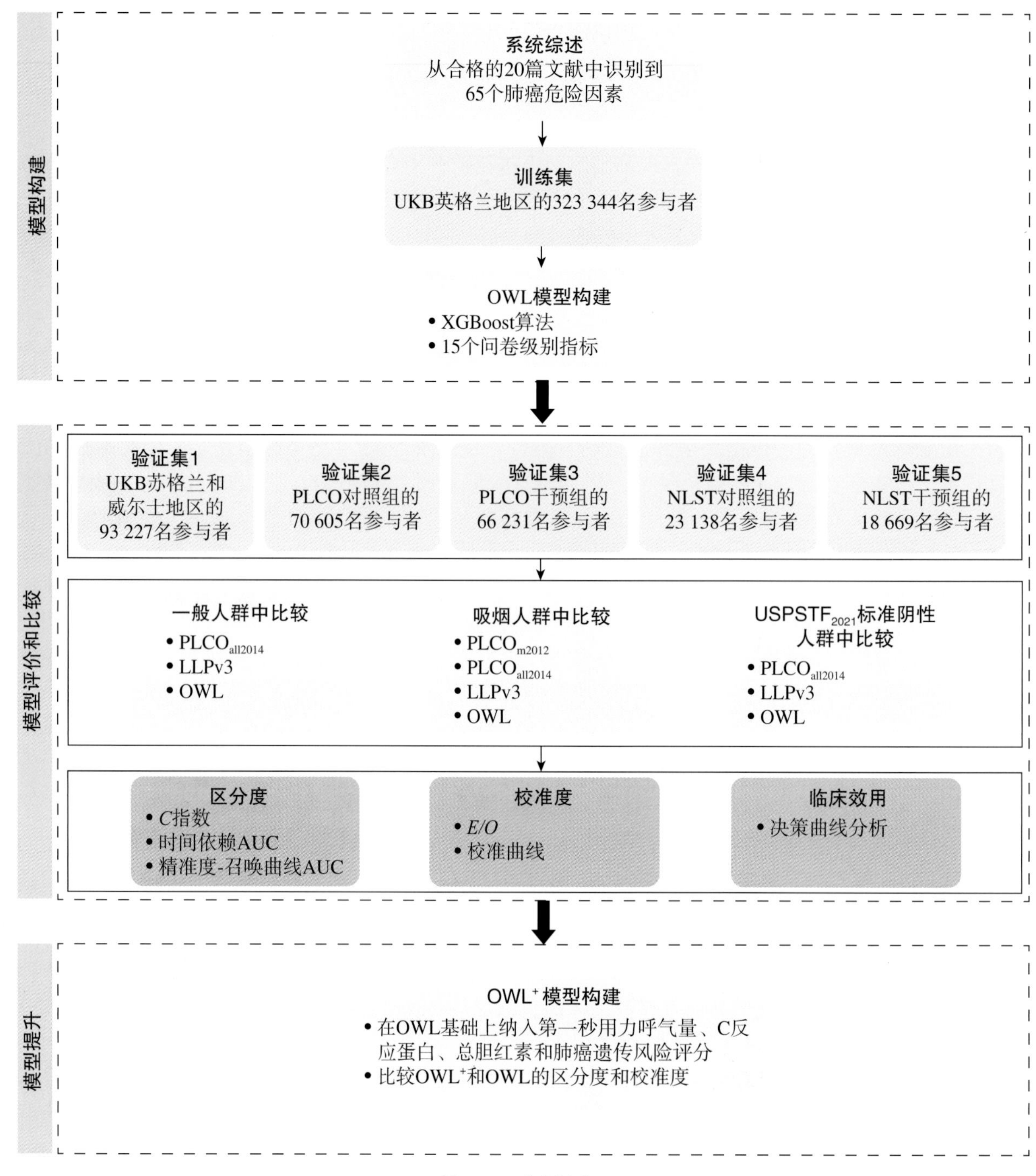

图 31-1　分析流程

$$S(t|X)=S_0(t)^{\exp(X\beta)}$$　公式 31-1

其中 $X\beta$ 预测因子加权求和，即风险得分。

具体地，将 XGBoost 模型的输出值作为预测因子，构建单因素 Cox 模型，并采用 survival 包中的 basehaz 函数估计逐年基线生存概率。接着，采用公式 31-2 将输出值转化为绝对风险：

$$\text{Absolute risk}=1-S_0^{\exp(\beta\times \text{xgboost\_output})}=1-S_0^{\exp(\text{OWL risk score})}$$　公式 31-2

其中 β 基于上述单因素 Cox 模型得到。

（6）确定筛查阈值点：考虑到训练集中的大多数参与者在随访 8 年后的删失（详见图 31-2），仅预测参与者在基线招募后 8 年随访期间内的肺癌绝对风险，基于此确立了逐年的筛查灵敏度为 80%、85% 和 90% 时的风险阈值点。

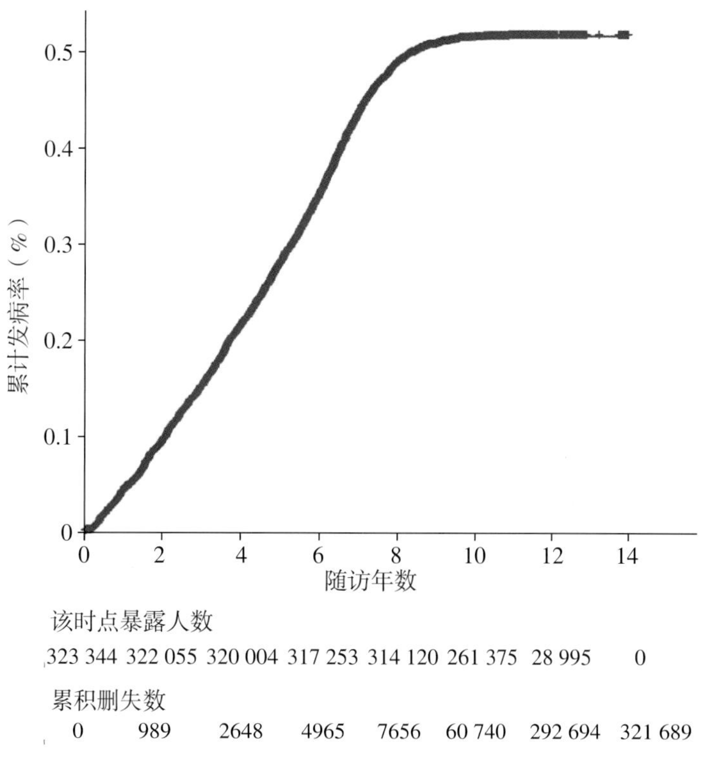

图 31-2　训练集中参与者随访期间肺癌发病率

2. 模型评估和比较

由于 OWL 是针对一般人群（包括不吸烟者和吸烟者）而开发；$PLCO_{m2012}$ 和 $PLCO_{all2014}$ 两者的性能相似，都是用于预测 6 年肺癌风险，不同之处在于前者用于预测长期吸烟者，后者拓展到了一般人群；LLPv3 则用于预测一般人群的 5 年肺癌风险。因此，首先在验证集 1、2 和 3 中的一般人群中比较 OWL 与 $PLCO_{all2014}$ 和 LLPv3 适用预测时间点下的性能。接下来，在验证集 1、2、3、4 和 5 中比较了 OWL 与 $PLCO_{m2012}$、$PLCO_{all2014}$ 和 LLPv3 之间的差异。在比较过程中，OWL 模型先与 $PLCO_{m2012}$ 和 $PLCO_{all2014}$ 模型在 6 年肺癌风险预测的尺度下进行比较，然后 OWL 模型与 LLPv3 模型在 5 年肺癌风险预测尺度上进行比较。由于 $PLCO_{m2012}$ 和 $PLCO_{all2014}$ 都是在验证集 2（PLCO 对照组）中训练的(在此数据集中将 PLCO 模型和其他模型进行比较可能不公平)，取消了 OWL 与 PLCO 模型在验证集 2 中进行比较。

具体地，在模型的区分度、校准度和临床效用 3 个方面进行了全面地比较。

（1）区分度：评价模型正确分辨参与者是否会发生肺癌的能力。对于区分度，主要采用时间依赖的 AUC（time-dependent AUC）和精确度 - 召回率 -AUC（area under precision-recall curve，PR-AUC）来衡量不同模型在给定时间点下的区分能力。此外，还采用 *C* 指数评价 OWL 的区分能力。进一步，基于 OWL 模型预测值的分位数，将总数据集中的参与者进行分组，并绘制每组的 KM（Kaplan-Meier）曲线，并采用 log-rank 检验（时序检验）比较不同组别的肺癌发病率的差异。

（2）校准度：评价模型预测发病概率与实际观测的发病概率一致性程度。主要采用 *E/O* 和校准曲线比较模型的差异。进一步，提出了 *E/O* 的相对提升（relative improvement in *E/O*，RI_{EO}），以评估 OWL 模型相较于其他模型的校准的相对提升。公式如下：

$$RI_{EO} = 1 - \frac{|1 - EO_1|}{|1 - EO_2|}$$ 公式 31-3

其中 EO_1 表示待评价模型，EO_2 表示参比模型。

（3）临床效用：是评价模型在临床应用中的实际效果。对于临床效用，主要采用决策曲线分析（DCA）对预测模型进行评价，并使用 DCA 衍生的平均净效益（NB）进行定量评价。NB 的单位为真阳性，以 0.164% 的 NB 为例，其解释为模型等价于从每 10 万人中选择 164 人接受低剂量胸部 CT 筛查，且 164 例筛查结果均为阳性的策略。

上述所有比较，采用 2000 次随机抽样的置换检验计算不同模型 AUC、PR-AUC 或 RI_{EO} 差异的 P 值。

3. 模型提升

为了分析在 OWL 模型的基础上，生理（FEV_1）、实验室（CRP、总胆红素）和遗传指标（PRS）对肺癌风险预测的贡献，本研究进一步通过拟合多因素 Cox 模型（将上述 4 个变量纳入模型，并且调整 OWL 风险得分），为 FEV_1、CRP、总胆红素和 PRS 估计权重，然后加权求和计算得到一个总分。将这一综合生理、实验室和遗传指标的评分称为 PLG 评分（Physiological，Laboratory，and Genetic Score）。其公式如下：

$$\text{PLG score} = \beta_i \times FEV_1 + \beta_2 \times CRP + \beta_3 \times \text{总胆红素} + \beta_4 \times PRS$$ 公式 31-4

其中 β_i 表示第 i 个变量的回归系数。

进一步，分析 PLG 评分和 OWL 评分与肺癌风险的关系。首先，分别采用 OWL 风险得分和 PLG 得分的三分位数将 UKB 人群分为 3 个亚组，其次在同一 OWL 风险得分的分组内，采用 KM 方法估计各个 PLG 得分组 8 年累积肺癌发病率，并计算相对风险（RR）。最后，在之前 15 个预测因子的基础上，纳入 FEV_1、CRP、总胆红素和 PRS 这四个指标，采用 XGBoost 算法并在训练集中重新训练了模型，这一新模型被称为 OWL^+ 模型。

以上所有统计分析都使用 R 统计分析软件（3.6.3 版本，The R Foundation for Statistical Computing，Vienna，Austria）进行。双侧 $P \leqslant 0.05$ 认为具有统计学意义。

第三节　结果简介

一、人群描述

UKB 总共有 502 505 名参与者，其中 91 人撤回知情同意，580 人在入组前确诊肺癌，85 263 人在入组前确诊其他癌症，因此最终共 416 571 名 UKB 参与者纳入本研究。PLCO 总共有 154 887 名参与者，其中 5551 人不符合 PLCO 原始研究的纳入标准，6863 人在入组前确诊其他癌症，5637 人在基线筛查时发现结节，因此最终共 136 836 名 PLCO 参与者纳入本研究。NLST 总共有 53 452 名参与者，其中 207 人不符合 NLST 原始研究的纳入标准，21 人在入组前确诊肺癌，2290 人在入组前确诊其他癌症，9127 人在基线筛查时发现结节，因此最终共 41 807 名 NLST 参与者纳入本研究。详细排除流程见图 31-3。

UKB 人群的中位随访时间为 10.7 年，323 344 名来自英格兰地区的参与者划分为训练集，其中有 155 人在随访期间内发生肺癌；81 777 名来自苏格拉和威尔士地区的参与者划分为验证集 1，其中有 564 人在随访期间内发生肺癌；PLCO 人群中位随访时间为 12.1 年，3042 人于随访期间内发生肺癌；70 605 名参与者来自对照组，66 231 名参与者来自干预组。NLST 人群中位随访时间为 6.6 年，1132 人于随访期间内发生肺癌；23 138 名参与者来自对照组，18 669 名参与者来自干预组。3 个人群人口

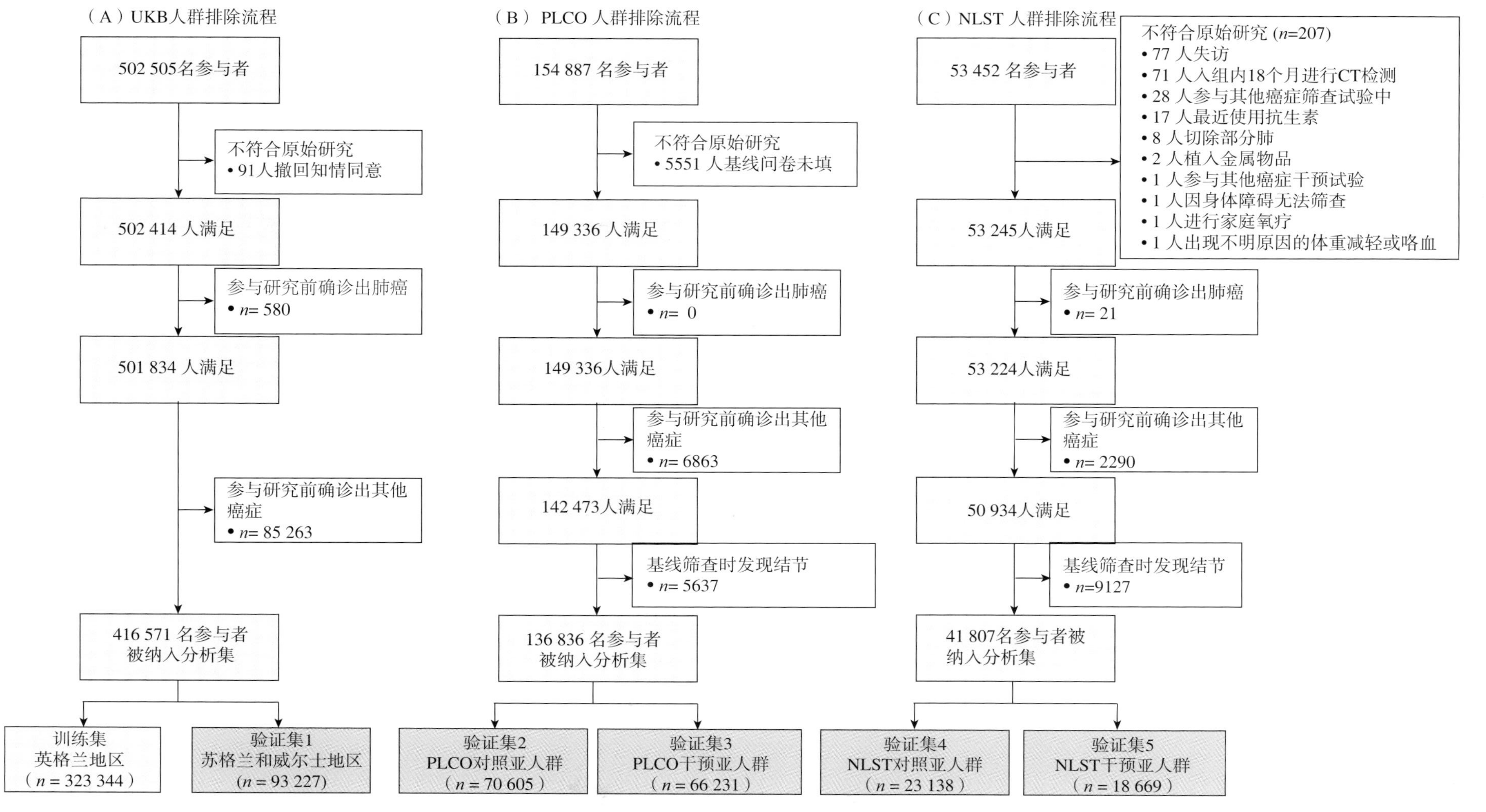

图 31-3　研究人群及排除流程

统计资料和临床信息详见表 31-1。简要地说，UKB 人群平均年龄为 56.11±8.13 岁，低于 PLCO 人群（62.55±5.35 岁）和 NLST 人群（61.22±4.96 岁），$P_{方差分析} < 0.001$；UKB 中曾吸烟者比例为 44.7%，低于 PLCO 人群（53.9%），差异有统计学意义（$P < 0.001$）；UKB 吸烟人群吸烟强度也低于 PLCO 人群（UKB 为 23.30±18.62 包 / 年，PLCO 为 36.79±29.23 包 / 年，$P < 0.001$），而 NLST 的参与者吸烟强度最高（56.06±23.85 包 / 年，$P_{NLST\ vs.\ PLCO} < 0.001$）。

表 31-1　UKB、PLCO 和 NLST 人群特征

变量	UKB		PLCO		NLST	
	训练集（N=323 344）	验证集 1（N=93 227）	验证集 2（N=70 605）	验证集 3（N=66 231）	验证集 4（N=23 138）	验证集 5（N=18 669）
年龄（岁）$	56.12±8.15	56.07±8.04	62.61±5.36	62.50±5.33	61.28±4.98	61.15±4.94
性别（%）						
女性	168 750（52.2）	41986（51.3）	35 266（49.9）	32 914（49.7）	9 221（39.9）	7 342（39.3）
男性	154 594（47.8）	39791（48.7）	35 339（50.1）	33 317（50.3）	13 917（60.1）	11 327（60.7）
BMI（kg/m²）$	27.34±4.77	27.67±4.74	27.28±4.90	27.34±4.91	27.97±5.07	28.00±5.07
缺失（%）	2151（0.7）	429（0.5）	1334（1.9）	792（1.2）	192（0.8）	119（0.6）
种族$（%）						
白人	301 767（93.3）	91 530（98.2）	62 333（88.3）	58 438（88.2）	20 988（90.7）	16 800（90.0）
黑人	6458（2.0）	228（0.2）	3638（5.2）	3366（5.1）	993（4.3）	920（4.9）
西班牙裔	0（0.0）	0（0.0）	1343（1.9）	1272（1.9）	0（0.0）	0（0.0）
亚裔	9479（2.9）	807（0.9）	2677（3.8）	2574（3.9）	483（2.1）	424（2.3）
美国印第安人或阿拉斯加原住民	0（0.0）	0（0.0）	173（0.2）	169（0.3）	85（0.4）	68（0.4）
夏威夷原住民或太平洋岛民	0（0.0）	0（0.0）	409（0.6）	377（0.6）	92（0.4）	71（0.4）
缺失	5640（1.7）	662（0.7）	32（0.0）	35（0.1）	497（2.1）	386（2.1）
吸烟状况（%）$						
从不	177 011（54.7）	52 103（55.9）	32 576（46.1）	30 940（46.7）	0（0.0）	0（0.0）
戒烟者	110 296（34.1）	30 621（32.8）	30 470（43.2）	28 344（42.8）	12 028（52.0）	9770（52.3）
现吸烟者	34 008（10.5）	10 119（10.9）	7545（10.7）	6930（10.5）	11 110（48.0）	8899（47.7）
缺失	2029（0.7）	384（0.4）	14（0.0）	17（0.0）	0（0.0）	0（0.0）
吸烟起始年龄（岁）§	17.43±4.33	17.32±4.25	18.59±5.00	18.62±5.11	16.71±3.73	16.69±3.73
吸烟时长（年）§$	26.88±12.87	27.88±12.74	27.70±13.79	27.37±13.80	39.67±7.32	39.49±7.29
每日平均吸烟量（支）§$	18.00±10.07	18.85±10.40	24.96±14.71	24.60±14.43	28.44±11.55	28.49±11.42
吸烟强度（包 / 年）§	22.83±18.38	24.89±19.34	36.24±29.55	35.31±28.87	55.73±23.79	55.58±23.71
戒烟时长（年）§$	19.10±11.82	18.42±11.65	20.22±12.03	20.37±11.96	7.32±4.76	7.30±4.77
教育水平（%）$						
高中以下	84 142（26.0）	23 313（25.0）	5 187（7.3）	4 849（7.3）	1 352（5.8）	1 105（5.9）

续表

变量	UKB		PLCO		NLST	
	训练集（N=323 344）	验证集 1（N=93 227）	验证集 2（N=70 605）	验证集 3（N=66 231）	验证集 4（N=23 138）	验证集 5（N=18 669）
高中毕业	35 738（11.1）	9754（10.5）	16 265（23.0）	15 145（22.9）	5537（23.9）	4235（22.7）
中专	15 673（4.8）	4789（5.2）	8968（12.7）	8230（12.4）	3193（13.9）	2591（13.9）
大学肄业	0（0.0）	0（0.0）	15 236（21.7）	14 441（21.8）	5296（22.9）	4371（23.4）
大学毕业	125 359（38.8）	34 537（37.0）	11 879（16.8）	11 313（17.1）	3907（16.9）	3219（17.2）
研究生及以上	0（0.0）	0（0.0）	12 800（18.1）	12 152（18.3）	3709（16.0）	3052（16.4）
缺失	62 441（19.3）	20 834（22.3）	270（0.4）	101（0.2）	144（0.6）	96（0.5）
肺癌家族史（%）[$*]						
无	288 671（89.3）	82 051（88.0）	60 912（86.3）	57 054（86.1）	17 739（76.7）	14 373（77.0）
有	27 470（8.5）	9453（10.1）	7314（10.4）	6865（10.4）	4998（21.6）	4008（21.5）
缺失	7203（2.2）	1723（1.8）	2379（3.3）	2312（3.5）	401（1.7）	288（1.5）
糖尿病（%）						
无	306 628（94.8）	88 617（95.1）	64 629（91.6）	60 837（91.9）	20 760（89.7）	16 747（89.7）
有	16 716（5.2）	4610（4.9）	5398（7.6）	5127（7.7）	2244（9.7）	1844（9.9）
缺失	0（0.0）	0（0.0）	578（0.8）	267（0.4）	134（0.6）	78（0.4）
慢性支气管炎（%）						
无	322 475（99.7）	93 046（99.8）	66 674（94.4）	62 849（94.9）	20 816（90.0）	16 812（90.1）
有	869（0.3）	181（0.2）	3311（4.7）	3082（4.6）	2151（9.3）	1752（9.4）
缺失	0（0.0）	0（0.0）	620（0.9）	300（0.5）	171（0.7）	105（0.6）
肺气肿（%）						
无	322 857（99.8）	93 089（99.9）	68 260（96.7）	64 378（97.2）	21 248（91.8）	17 238（92.3）
有	487（0.2）	138（0.1）	1763（2.5）	1586（2.4）	1712（7.4）	1323（7.1）
缺失	0（0.0）	0（0.0）	582（0.8）	267（0.4）	178（0.8）	108（0.6）
COPD（%）[$]						
无	317 658（98.2）	91 544（98.2）	65 420（92.7）	61 723（93.2）	19 034（82.3）	15 432（82.7）
有	5686（1.8）	1683（1.8）	4556（6.5）	4190（6.3）	3907（16.9）	3108（16.6）
缺失	0（0.0）	0（0.0）	629（0.8）	318（0.5）	197（0.9）	129（0.7）

注：连续性变量用均数 ± 标准差描述，分类变量用例数（构成比）表示。

[$] 年龄、BMI、种族、吸烟状况、吸烟时长、每日平均吸烟量、戒烟时长、教育水平、肺癌家族史以及 COPD 为 $PLCO_{m2012}$ 中包含的预测因子。

[§] 吸烟起始年龄、吸烟时长、每日平均吸烟量以及吸烟强度只针对（曾 / 现在）吸烟人群；戒烟时长只在曾吸烟（现时已戒烟）人群中进行描述。

[*] 家族史包括父母、兄弟姐妹或者孩子在基线时已被诊断为肺癌。

二、模型构建与评价

在训练集中，基于系统综述识别的 15 问卷级别预测因子构建 OWL 模型。考虑到上述 15 个预测因子被广泛验证和使用，本研究未对预测因子进行变量筛选。通过采用 5 折交叉验证和网格搜寻算法，估计得 XGBoost 模型的最优超参数如下：max_depth=3，eta=0.03，gamma=0.2，subsample=0.8， colsample_bytree=1，min_child_weight=10，nround=259。

接着，使用 SHAP 算法对 OWL 模型进行了解释性分析。首先，对训练集中所有研究对象的每个预测因子的 SHAP 值进行估计，用其衡量预测因子对肺癌发病的影响（图 31-4）。例如，吸烟时长越高，SHAP 值越大，说明吸烟时间越长，肺癌风险越高。之后，基于变量绝对平均 SHAP 值，将变量对结局的贡献进行了从大到小的排序。最后，随机挑选了两个参与者，展示了个体水平上预测因子的 SHAP 值。第 1 个研究对象为一名 56 岁的女性，大学毕业，不吸烟，BMI 为 31.73，无肺相关疾病和糖尿病，一级亲属未患肺癌。第 2 个研究对象为一名 66 岁的男性，大学毕业，吸烟时长为 50 年，平均每天吸 40 支烟，BMI 为 27.46，患有 COPD 和糖尿病，一级亲属患有肺癌。

进一步，为估计绝对风险，计算了人群的 8 年随访期间内的基线生存率，结果见表 31-2。如采用以下公式，可以将 OWL 模型的风险得分转化为 8 年绝对风险。

$$\text{Absolute risk} = 1 - 0.9906410^{\exp(OWL\ risk\ score)} \quad \text{公式 31-5}$$

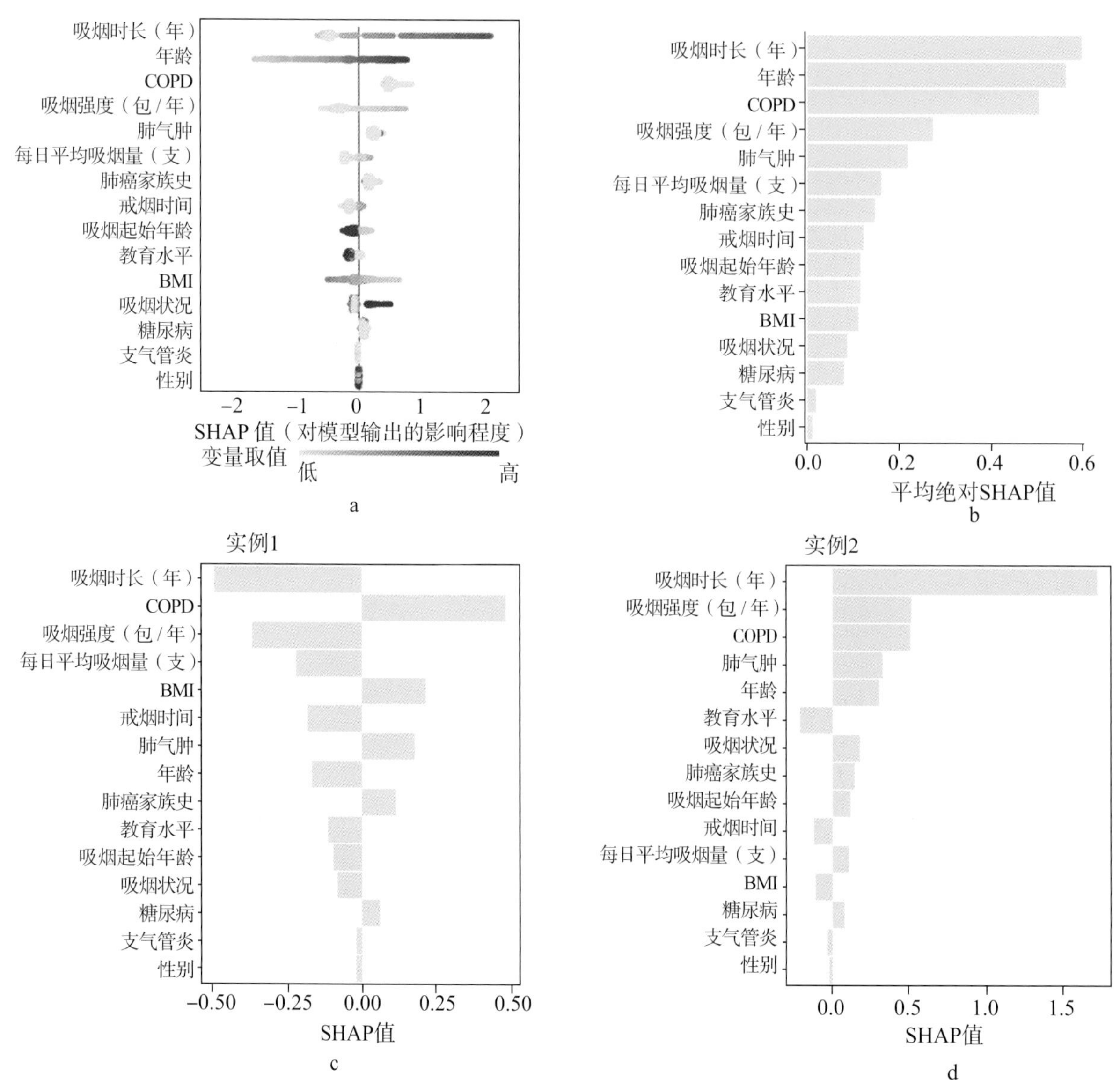

图 31-4　基于 SHAP 值对模型进行解释

a．训练集中，各预测因子的 SHAP 情况。如果预测因子值升高，其 SHAP 也升高，说明该预测因子与肺癌呈正相关，反之呈负相关的风险。b．每个预测因子的平均绝对 SHAP 值。该值越大，表示预测因子对模型贡献越大。c、d．随机展示两名参与者各预测因子 SHAP 值情况。

还根据预先指定的不同水平的灵敏度，计算了不同随访年的肺癌风险筛查阈值。以 8 年风险预测为例，若想检测出 80% 的新发肺癌病例，可以采用 0.303% 这一阈值点，预期能得到 74% 的特异度和 1.5% 的阳性预测值。

表 31-2　人群不同随访年份的基线肺癌风险生存概率

随访年	基线生存概率
1	0.9992394
2	0.9982769
3	0.9971833
4	0.9959826
5	0.9947292
6	0.9933736
7	0.9916836
8	0.9906410

1. 区分度比较

(1) 一般人群：在训练集中，OWL 的 *C* 指数为 0.858 95%CI 为 0.849 ~ 0.868，5 折交叉验证得到 *C* 指数为 0.844。在外部验证集 1—3 中，OWL 的 *C* 指数分别为 0.858（95%CI 为 0.842 ~ 0.875）、0.843（95%CI 为 0.837 ~ 0.852）和 0.840（95%CI 为 0.830 ~ 0.851）。接着，按照 OWL 风险得分的五分位数，将训练集和验证集 1 的人群分为 5 个亚组，绘制不同亚组 KM 曲线并进行对数秩检验。结果发现不同亚组之间肺癌发病风险的差异具有统计学意义（$P<0.001$）（图 31-5）。

进一步，采用 Cox 等比例风险回归模型，以 OWL 得分分组的第 1 组作为参考组，估计其他组别与第 1 组的肺癌发病风险的 HR，结果显示在 HR 随着组别等级增加而增加。在 UKB 英格兰地区，第 2 组（低）的 HR 为 2.35（95%CI 为 1.44 ~ 3.83），第 3 组（中等）的 HR 为 5.30（95%CI 为 3.40 ~ 8.28），第 4 组（高）的 HR 为 8.89（95%CI 为 5.78 ~ 13.69），第 5 组（非常高）HR 为 56.36（95%CI 为 37.31 ~ 85.12）；类似地，在 UKB 威尔士和苏格兰地区，第 2 组（Low）的 HR 为 4.65（95%CI 为 1.77 ~ 12.18），第 3 组（中等）的 HR 为 6.70（95%CI 为 2.61 ~ 17.16），第 4 组（高）的 HR 为 11.80（95%CI 为 4.73 ~ 29.46），第 5 组（非常高）HR 为 85.62（95%CI 为 35.46 ~ 206.71）。

对于一般人群，OWL 在验证集 1 中表现出比 $PLCO_{all2014}$ 和 LLPv3 更高的区分度：在 6 年风险预测中，OWL 的 AUC 为 0.855（95%CI 为 0.829 ~ 0.880），高于 $PLCO_{all2014}$（AUC=0.821，95%CI 为 0.794 ~ 0.848，$P<0.001$）；在 5 年风险预测中，OWL 的 AUC 为 0.850（95%CI 为 0.822 ~ 0.878），较 LLPv3（AUC=0.832，95%CI 为 0.803 ~ 0.861，P=0.001）有一定提升。在验证集 2 中，OWL 的 5 年风险预测 AUC 为 0.849（95%CI 为 0.829 ~ 0.869），显著高于 LLPv3 模型（AUC=0.829，95%CI 为 0.808 ~ 0.849，$P<0.001$）；OWL 的 6 年肺癌风险预测 AUC 为 0.855（95%CI 为 0.837 ~ 0.873），略低于 $PLCO_{all2014}$ 模型（AUC=0.864，95%CI 为 0.846 ~ 0.881），由于 $PLCO_{all2014}$ 模型是在验证集 2 中构建的，因此未将 OWL 与 $PLCO_{all2014}$ 进行统计学比较。在验证集 3 中，对于 6 年风险预测，OWL 的区分度与 $PLCO_{all2014}$ 相近（AUC_{OWL}=0.861，95%CI 为 0.841 ~ 0.881；$AUC_{PLCOall2014}$=0.864，95%CI 为 0.850 ~ 0.889；P=0.012）；对于 5 年风险预测，OWL 优于 LLPv3 模型（AUC_{OWL}=0.865，95%CI 为 0.844 ~ 0.887；AUC_{LLPv3}=0.846，95%CI 为 0.824 ~ 0.869；$P<0.001$）（图 31-6）。

考虑到人群中肺癌发病与不发病人数的不平衡，还计算了不同模型的 PR-AUC。由于肺癌发病率极低，导致每个模型的阳性预测值低下，进而使得 PR-AUC 的数值远低于 AUC。在训练集中，OWL 模型的 6 年肺癌风险预测的 PR-AUC 为 0.044，$PLCO_{all2014}$ 的 PR-AUC 为 0.027；OWL 模型的 5 年肺

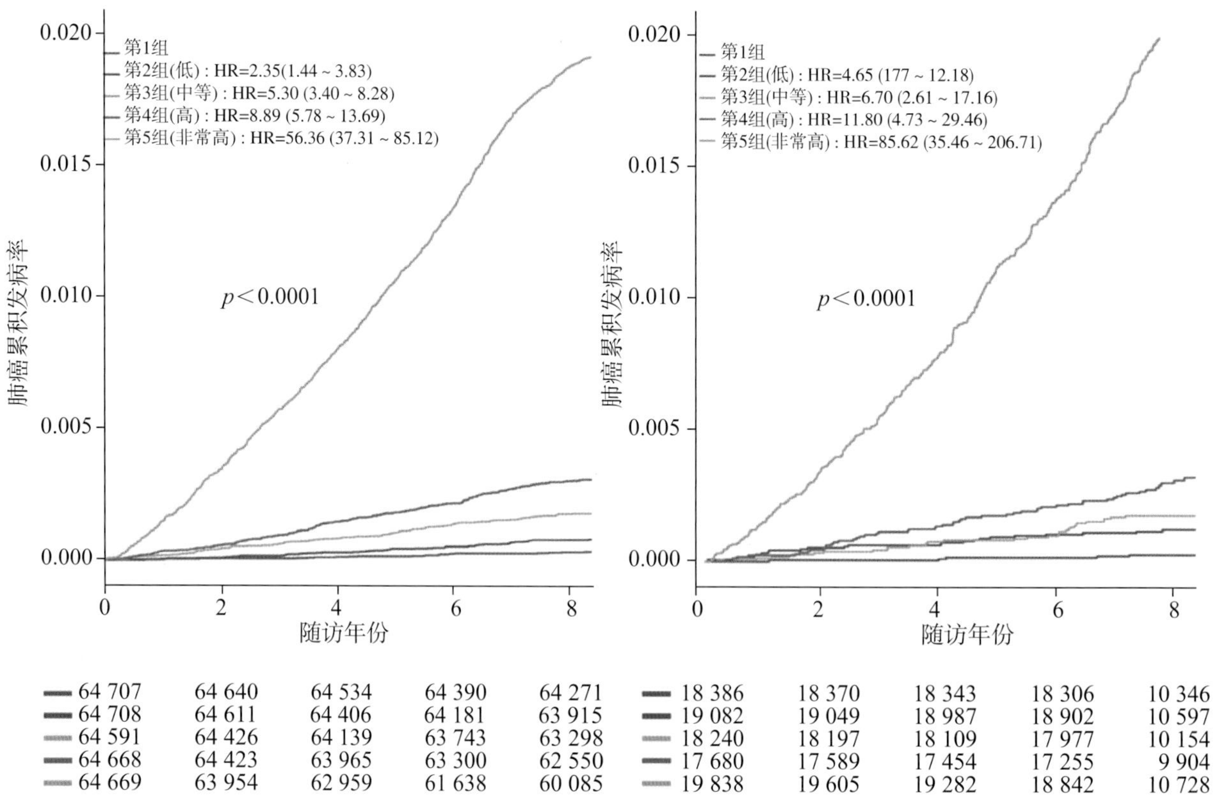

图 31-5　基于 OWL 评分分层的肺癌风险分析

a．训练集 UKB 英格兰地区。该时点暴露人数；b．训练集 UKB 威尔士和苏格兰地区。该时点暴露人数。

癌风险预测的 PR-AUC 为 0.037，LLPv3 的 PR-AUC 为 0.020。验证集中不同模型之间 PR-AUC 的比较结果与 AUC 比较结果基本一致。在验证集 1 中，OWL 模型的 6 年肺癌风险的 PR-AUC 为 0.035，显著高于 $PLCO_{all2014}$ 模型（PR-AUC=0.025，$P < 0.001$）；OWL 模型的 5 年肺癌风险预测的 PR-AUC 为 0.030，同样显著高于 LLPv3 模型（PR-AUC=0.019，$P < 0.001$）。在验证集 2 中，OWL 模型的 5 年肺癌风险的 PR-AUC 为 0.045，高于 LLPv3 模型（PR-AUC=0.040，$P < 0.094$），但差异没有统计学意义。在验证集 3 中，OWL 模型的 6 年肺癌风险预测的 PR-AUC 为 0.051，略低于 $PLCO_{all2014}$ 模型（PR-AUC=0.056，P=0.367），差异具有统计学意义；OWL 模型的 5 年肺癌风险预测的 PR-AUC 为 0.045，显著高于 LLPv3 模型（PR-AUC=0.037，P=0.023）。

（2）吸烟人群：在训练集中，OWL 模型的 6 年肺癌风险预测的 AUC 为 0.855（95%CI 为 0.839 ~ 0.870），5 年肺癌风险预测的 AUC 为 0.853（95%CI 为 0.836 ~ 0.870）。在验证集 1，OWL 中仍然保持最高的区分度：对于 6 年肺癌风险预测的 AUC 为 0.842（95%CI 为 0.814 ~ 0.871），显著高于 $PLCO_{m2012}$ 模型（AUC= 0.792，95%CI 为 0.760 ~ 0.823；$P < 0.001$）和 $PLCO_{all2014}$ 模型（AUC=0.791，95%CI 为 0.760 ~ 0.823；$P < 0.001$）；对 5 年肺癌风险预测的 AUC 为 0.838（95%CI 为 0.806 ~ 0.870），显著高于 LLPv3 模型（AUC=0.804，95%CI 为 0.770 ~ 0.838；$P < 0.001$）。在验证集 2 中，OWL 模型的 6 年肺癌风险预测的 AUC 为 0.791（95%CI 为 0.770 ~ 0.812），略低于 $PLCO_{m2012}$ 模型（AUC=0.807，95%CI 为 0.787 ~ 0.827）和 $PLCO_{all2014}$（AUC=0.806，95%CI 为 0.785 ~ 0.826）；OWL 模型的 5 年肺癌风险预测 AUC 为 0.785（95%CI 为 0.762 ~ 0.808），显著高于 LLPv3 模型（AUC=0.752，95%CI 为 0.728 ~ 0.776；$P < 0.001$）。在验证集 3 中，OWL 模型的 6 年肺癌风险预测的 AUC 为 0.792（95%CI 为 0.768 ~ 0.815），低于 $PLCO_{m2012}$ 模型（AUC=0.806，95%CI 为 0.783 ~ 0.829；P=0.011）和 $PLCO_{all2014}$ 模型（AUC=0.805，95%CI 为 0.783 ~ 0.828；P=0.006）；OWL 模型的 5 年肺癌风险预测 AUC 为 0.801（95%CI 为 0.776 ~ 0.827），显著高于

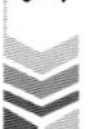

PLCO $_{m2012}$　PLCO $_{all2014}$　LLPv3　OWL

a
AUC绝对值
OWL vs. PLCO $_{all2014}$ = 0.053 (–)
OWL vs. LLPv3 = 0.033 (–)

b
AUC绝对值
OWL vs. PLCO $_{all2014}$ = 0.033 (p < 0.001)
OWL vs. LLPv3 = 0.018 (p = 0.001)

c
AUC绝对值
OWL vs. PLCO $_{all2014}$ = –0.009 (–)
OWL vs. LLPv3 = 0.021 (p < 0.001)

d
AUC绝对值
OWL vs. PLCO $_{all2014}$ = –0.008 (p = 0.012)
OWL vs. LLPv3 = 0.019 (p < 0.001)

e
AUC绝对值
OWL vs. PLCO $_{m2012}$ = 0.079 (–)
OWL vs. PLCO $_{all2014}$ = 0.079 (–)
OWL vs. LLPv3 = 0.050 (–)

f
AUC绝对值
OWL vs. PLCO $_{m2012}$ = 0.051 (p < 0.001)
OWL vs. PLCO $_{all2014}$ = 0.051 (p < 0.001)
OWL vs. LLPv3 = 0.038 (p < 0.001)

g
AUC绝对值
OWL vs. PLCO $_{m2012}$ = –0.015 (–)
OWL vs. PLCO $_{all2014}$ = –0.016 (–)
OWL vs. LLPv3 = 0.033 (p< 0.001)

h
AUC绝对值
OWL vs. PLCO $_{m2012}$ = –0.015 (p= 0.011)
OWL vs. PLCO $_{all2014}$ = –0.014 (p = 0.006)
OWL vs. LLPv3 = 0.032 (p< 0.001)

i
AUC绝对值
OWL vs. PLCO $_{m2012}$ = –0.004 (p= 0.529)
OWL vs. PLCO $_{all2014}$ = –0.003 (p= 0.578)
OWL vs. LLPv3 = 0.033 (p= 0.001)

j
AUC绝对值
OWL vs. PLCO $_{m2012}$ = 0.005 (p= 0.527)
OWL vs. PLCO $_{all2014}$ = 0.008 (p= 0.309)
OWL vs. LLPv3 = 0.057 (p < 0.001)

时依AUC

康复后随访时间

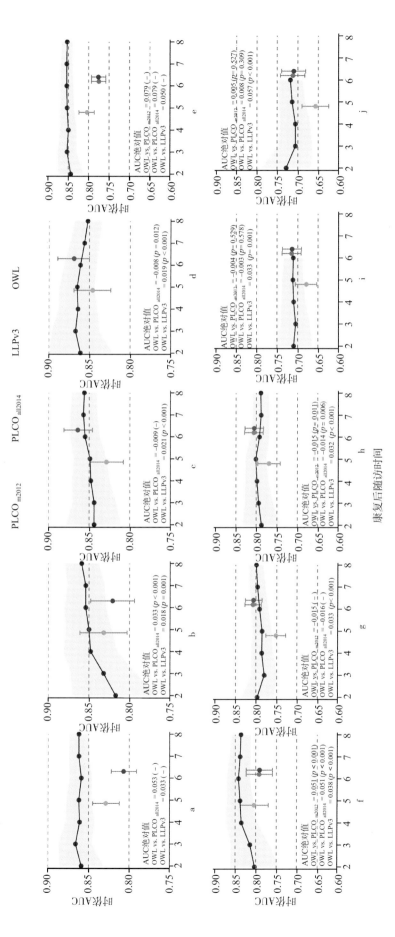

图 31-6　一般人群和吸烟人群中模型 AUC 的比较

a．一般人群，训练集 -UKB 英格兰地区；b．一般人群，验证集 1-UKB 威尔士和苏格兰地区；c．一般人群，验证集 2-PLCO 对照组；d．一般人群，验证集 3-PLCO 干预组；e．吸烟人群，训练集 -UKB 英格兰地区；f．吸烟人群，验证集 1-UKB 威尔士和苏格兰地区；g．吸烟人群，验证集 2-PLCO 对照组；h．吸烟人群，验证集 3-PLCO 干预组；i．吸烟人群，验证集 4-NLST 对照组；j．吸烟人群，验证集 5-NLST 干预组

OWL 是在训练集中开发的，因此在此数据集中与其他模型比较不公平；PLCO$_{m2012}$ 和 PLCO$_{all2014}$ 是在验证集 2 中开发的，因此在此数据集中与其他模型比较不公平。

–= 由于当前集合是任意一个比较模型的训练集，因此不适用于模型比较的 P 值。

LLPv3 模型（AUC=0.769，95%CI 为 0.743 ~ 0.796；$P < 0.001$）。

在验证集 4 中，OWL 模型的 6 年肺癌风险预测的 AUC 为 0.711（95%CI 为 0.688 ~ 0.734），略低于 $PLCO_{m2012}$ 模型（AUC=0.715，95%CI 为 0.692 ~ 0.738；P=0.529）和 $PLCO_{all2014}$ 模型（AUC=0.714，95%CI 为 0.691 ~ 0.737；P=0.578）；OWL 模型的 5 年肺癌风险预测 AUC 为 0.713（95%CI 为 0.687 ~ 0.738），显著高于 LLPv3 模型（AUC=0.679，95%CI 为 0.691 ~ 0.737；$P < 0.001$）。在验证集 5 中，OWL 模型的 6 年肺癌风险预测的 AUC 为 0.718（95%CI 为 0.689 ~ 0.747），低于 $PLCO_{m2012}$ 模型（AUC=0.806，95%CI 为 0.783 ~ 0.829；P=0.011）和 $PLCO_{all2014}$ 模型（AUC=0.805，95%CI 为 0.783 ~ 0.828；P=0.006）；OWL 模型的 5 年肺癌风险预测 AUC 为 0.801（95%CI 为 0.776 ~ 0.827），显著高于 LLPv3 模型（AUC= 0.769，95%CI 为 0.743 ~ 0.796；$P < 0.001$）。吸烟人群中不同模型 AUC 比较的详细结果见表 31-3 和图 31-5。

表 31-3　吸烟人群中不同模型 AUC 的比较

数据集	样本量（肺癌 / 总人数）	模型				P		
		$PLCO_{m2012}$（95%CI）	$PLCO_{all2014}$（95%CI）	LLPv3（95%CI）	OWL（95%CI）	OWL vs. $PLCO_{m2012}$	OWL vs. $PLCO_{all2014}$	OWL vs. LLPv3
训练集	1371 / 144 304	0.775（0.758，0.793）	0.776（0.758，0.793）	0.805（0.786，0.824）	5 年风险预测：0.853（0.836，0.870） 6 年风险预测：0.855（0.839，0.870）	NA[a]	NA[a]	NA[a]
验证集 1	482 / 40 740	0.792（0.760，0.823）	0.791（0.760，0.823）	0.804（0.770，0.838）	5 年风险预测：0.838（0.806，0.870） 6 年风险预测：0.842（0.814，0.871）	< 0.001	< 0.001	< 0.001
验证集 2	1484 / 38 015	0.807（0.787，0.827）	0.806（0.785，0.826）	0.752（0.728，0.776）	5 年风险预测：0.785（0.762，0.808） 6 年风险预测：0.791（0.770，0.812）	NA[b]	NA[b]	< 0.001
验证集 3	1326 / 35 274	0.806（0.783，0.829）	0.805（0.783，0.828）	0.769（0.743，0.796）	5 年风险预测：0.801（0.776，0.827） 6 年风险预测：0.792（0.768，0.815）	0.011	0.006	< 0.001
验证集 4	697 / 23 138	0.715（0.692，0.738）	0.714（0.691，0.737）	0.679（0.653，0.706）	5 年风险预测：0.713（0.687，0.738） 6 年风险预测：0.711（0.688，0.734）	0.529	0.578	< 0.001
验证集 5	435 / 18 669	0.713（0.683，0.742）	0.710（0.681，0.739）	0.657（0.622，0.690）	5 年风险预测：0.714（0.682，0.746） 6 年风险预测：0.718（0.689，0.747）	0.527	0.309	< 0.001

[a]，OWL 是在训练集中开发的，因此在此数据集中与其他模型比较不公平。[b]，$PLCO_{m2012}$ 和 $PLCO_{all2014}$ 是在验证集 2 中开发的，因此在此数据集中与其他模型比较不公平。

同样，模型 PR-AUC 之间的比较结果与 AUC 比较结果一致。在训练集中，OWL 的 6 年肺癌风险预测 PR-AUC 为 0.051，而 5 年预测的 PR-AUC 为 0.041。在验证集 1 中，对于 6 年肺癌风险预测，OWL 的 PR-ACU 为 0.041，显著高于 $PLCO_{m2012}$ 模型（PR-AUC=0.029，$P < 0.001$）和 $PLCO_{all2014}$ 模

型（PR-AUC=0.029，$P < 0.001$）；对于5年肺癌风险预测，OWL的PR-ACU为0.035，显著高于LLPv3模型（PR-AUC=0.022，$P < 0.001$）。在验证集2中，对于6年肺癌风险预测，OWL的PR-ACU为0.056，而$PLCO_{m2012}$模型PR-AUC为0.062，$PLCO_{all2014}$模型的PR-AUC为0.063；对于5年肺癌风险预测，OWL的PR-AUC为0.047，高于LLPv3模型（PR-AUC=0.042），但是差异没有统计学意义（P=0.104）。在验证集3中，对于6年肺癌风险预测，OWL的PR-ACU为0.054，略低于$PLCO_{m2012}$模型（PR-AUC=0.057，P=0.394）和$PLCO_{all2014}$模型（PR-AUC=0.058，P=0.376）；对于5年肺癌风险预测，OWL的PR-ACU为0.047，显著高于LLPv3模型（PR-AUC=0.038，P=0.029）。

在验证集4中，对于6年肺癌风险预测，OWL的PR-ACU为0.056，略低于$PLCO_{m2012}$模型（PR-AUC=0.060，P=0.222）和$PLCO_{all2014}$模型（PR-AUC=0.060，P=0.178）；对于5年肺癌风险预测，OWL的PR-ACU为0.045，显著高于LLPv3模型（PR-AUC=0.039，P=0.009）。在验证集5中，对于6年肺癌风险预测，OWL的PR-ACU为0.046，略低于$PLCO_{m2012}$模型（PR-AUC=0.047，P=0.805）和$PLCO_{all2014}$模型（PR-AUC=0.045，P=0.833）；对于5年肺癌风险预测，OWL的PR-ACU为0.039，显著高于LLPv3模型（PR-AUC=0.030，$P < 0.001$）。

2. 校准度比较

（1）一般人群：在8年随访期内，OWL的模型校准度明显优于竞争模型（详见图31-6）。对于一般人群，在训练集中，对于6年肺癌风险预测，OWL的E/O为1.014（95%CI为0.958～1.077）；对于5年肺癌风险预测，OWL的E/O为1.011（95%CI为0.949～1.081）。在验证集1中，OWL表现出最佳校准度：对于6年肺癌风险预测，OWL的E/O为1.037（95%CI为0.939～1.159），显著优于$PLCO_{all2014}$模型（E/O =1.303，95%CI为1.179～1.455；$P < 0.001$），且OWL与$PLCO_{all2014}$相比RI_{EO}为87.8%；对于5年肺癌风险预测，OWL模型的E/O为1.002（95%CI为0.899～1.133），显著优于LLPv3模型（E/O =0.846，95%CI为0.759～0.957；$P < 0.001$），且OWL与LLPv3相比RI_{EO}为98.7%。

在验证集2中，对于6年肺癌风险预测，OWL的E/O为0.832（95%CI为0.775～0.897），而$PLCO_{all2014}$模型的E/O为0.967（95%CI为0.901～1.043）；对于5年肺癌风险预测，OWL的E/O为0.803（95%CI为0.743～0.874），显著优于LLPv3模型（E/O=0.664，95%CI为0.615～0.723；$P < 0.001$），OWL与LLPv3相比RI_{EO}为41.4%。在验证集3中，对于6年肺癌风险预测，OWL的E/O为0.948（95%CI为0.876～1.033），较$PLCO_{all2014}$（E/O=1.101，95%CI为1.018～1.200；P=0.020）RI_{EO}为48.5%；对于5年肺癌风险预测，OWL的E/O为0.932（95%CI为0.854～1.026），显著优于LLPv3模型（E/O=0.779，95%CI为0.714～0.858；$P < 0.001$），OWL与LLPv3相比RI_{EO}为69.2%。

（2）吸烟人群：同样，在吸烟人群中，OWL校准度总体上仍然保持最优（图31-7）。在训练集中，对于6年肺癌风险预测，OWL模型的E/O为1.045（95%CI为0.983～1.117）；对于5年肺癌风险预测，OWL模型的E/O为1.035（95%CI为0.966～1.115）。在验证集1中，对于6年肺癌风险预测，OWL的E/O为1.081（95%CI为0.969～1.221），显著地优于$PLCO_{m2012}$模型（E/O=1.415，95%CI为1.269～1.598；$P < 0.001$）和$PLCO_{all2014}$模型（E/O=1.414，95%CI为1.269～1.598；$P < 0.001$）；对于5年肺癌风险预测，OWL的E/O为1.047（95%CI为0.929～1.199），显著优于LLPv3模型（E/O=0.836，95%CI为0.724～0.957；$P < 0.001$）。

在验证集2中，对于6年肺癌风险预测，OWL的E/O为0.813（95%CI为0.756～0.879），而$PLCO_{m2012}$模型E/O为0.960（95%CI为0.893～1.038），$PLCO_{all2014}$模型的E/O为0.955（95%CI为0.888～1.032）；对于5年肺癌风险预测，OWL的E/O为0.788（95%CI为0.727～0.859），显著优于LLPv3模型（E/O=0.615，95%CI为0.568～0.670；$P < 0.001$）。在验证集3中，对于6年肺癌风险预测，OWL的E/O为0.914（95%CI为0.843～0.997），可比于$PLCO_{m2012}$模型（E/O=1.081，95%CI为0.997～1.180；P=0.414）和$PLCO_{all2014}$模型（E/O=1.074，95%CI为0.990～1.172；

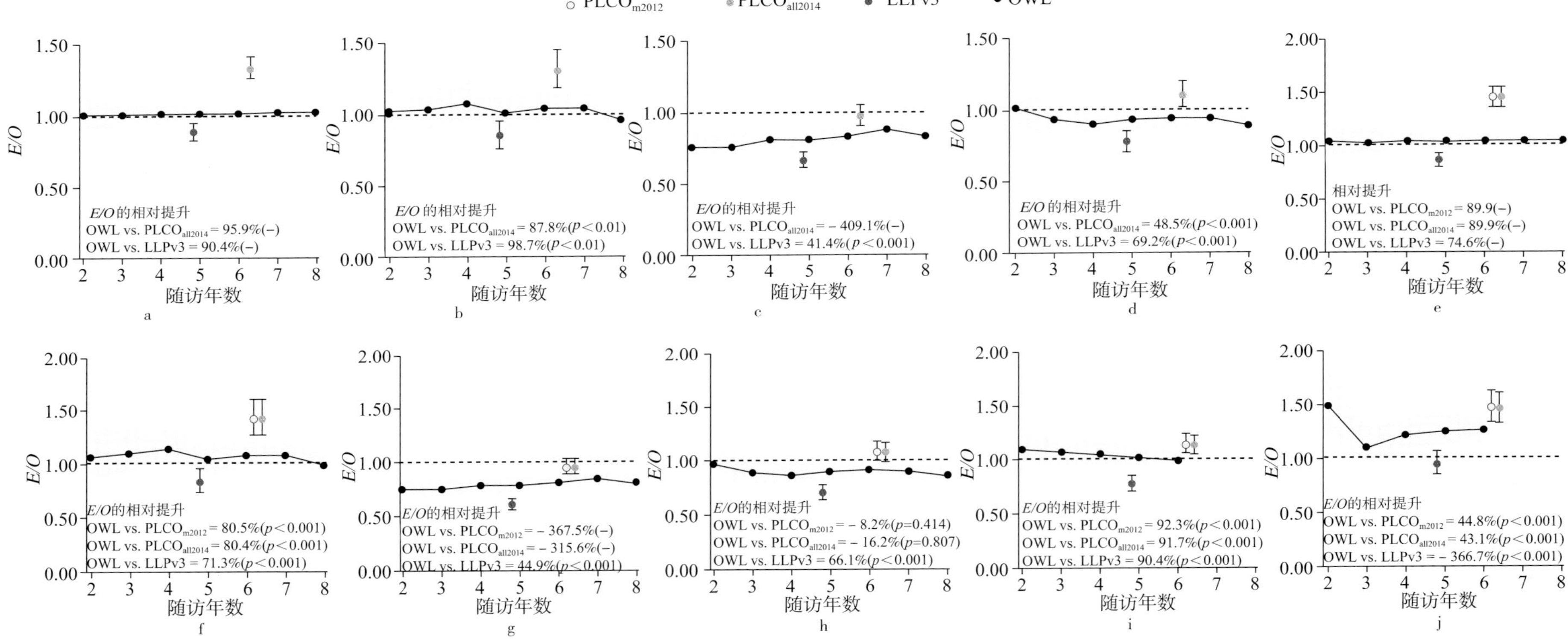

图 31-7　一般人群和吸烟人群中模型 EO ratio 的比较

a．一般人群，训练集 -UKB 英格兰地区；b．一般人群，验证集 1-UKB 威尔士和苏格兰地区；c．一般人群，验证集 2-PLCO 对照组；d．一般人群，验证集 3-PLCO 干预组；e．吸烟人群，训练集 -UKB 英格兰地区；f．吸烟人群，验证集 1-UKB 威尔士和苏格兰地区；g．吸烟人群，验证集 2-PLCO 对照组；h．吸烟人群，验证集 3-PLCO 干预组；i．吸烟人群，验证集 4-NLST 对照组；j．吸烟人群，验证集 5-NLST 干预组

OWL 是在训练集中开发的，因此在此数据集中与其他模型比较不公平；PLCO$_{m2012}$ 和 PLCO$_{all2014}$ 是在验证集 2 中开发的，因此在此数据集中与其他模型比较不公平。

−= 由于当前集合是任意一个比较模型的训练集，因此不适用于模型比较的 P 值。

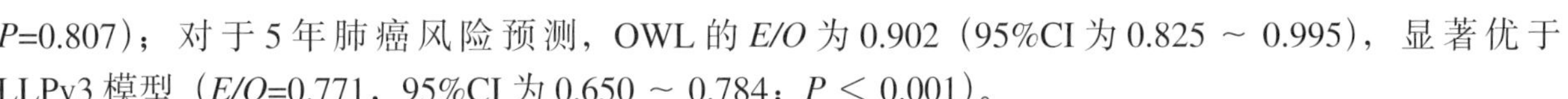

P=0.807）；对于5年肺癌风险预测，OWL的*E/O*为0.902（95%CI为0.825 ~ 0.995），显著优于LLPv3模型（*E/O*=0.771，95%CI为0.650 ~ 0.784；$P < 0.001$）。

在验证集4中，对于6年肺癌风险预测，OWL的*E/O*为0.989（95%CI为0.920 ~ 1.070），显著优于$PLCO_{m2012}$模型（*E/O*=1.142，95%CI为1.063 ~ 1.235；$P < 0.001$）和$PLCO_{all2014}$模型（*E/O*=1.132，95%CI为1.053 ~ 1.225；$P < 0.001$）；对于5年肺癌风险预测，OWL的*E/O*为1.021（95%CI为0.940 ~ 1.117），显著优于LLPv3模型（*E/O*=0.781，95%CI为0.719 ~ 0.854；$P < 0.001$）。在验证集5中，对于6年肺癌风险预测，OWL的*E/O*为1.255（95%CI为1.145 ~ 1.389），显著优于$PLCO_{m2012}$模型（*E/O*=1.462，95%CI为1.334 ~ 1.618；$P < 0.001$）和$PLCO_{all2014}$模型（*E/O*=1.448，95%CI为1.321 ~ 1.602；$P < 0.001$）；对于5年肺癌风险预测，OWL的*E/O*为1.238（95%CI为1.118 ~ 1.387），显著次于LLPv3模型（*E/O*=0.949，95%CI为0.857 ~ 1.063；$P < 0.001$）。

3. 临床效用比较

（1）一般人群：对于一般人群，在训练集中，OWL模型的6年肺癌风险预测的平均NB为117人/每100 000人，5年肺癌风险预测的平均NB为83人/每100 000人。在验证集中，总体上来说OWL模型表现出比竞争模型更高的临床效用（图31-8）。在验证集1中，对于6年肺癌风险预测，使用OWL模型能够带来126人/每100,000人的平均NB，显著高于$PLCO_{all2014}$模型（NB=94人/每100 000人，$P < 0.001$）；对于5年肺癌风险预测，OWL模型的NB为89人/每100 000人，显著高于LLPv3模型（NB=69人/每100 000人，$P < 0.001$）。

在验证集2中，对于6年肺癌风险预测，使用OWL模型能够带来497人/每100 000人的平均净获益，而$PLCO_{all2014}$模型的NB为532人/每100 000人；对于5年肺癌风险预测，OWL模型的NB为361人/每100 000人，显著高于LLPv3模型（NB=304人/每100 000人，$P < 0.001$）。在验证集3中，对于6年肺癌风险预测，使用OWL模型能够带来402人/每100 000人的平均净获益，略低于$PLCO_{all2014}$模型（NB=419人/每100 000人，P=0.108）；对于5年肺癌风险预测，OWL模型的NB为297人/每100 000人，显著高于LLPv3模型（NB=260人/每100 000人，$P < 0.001$）。

（2）吸烟人群：在吸烟人群中，不同模型临床效应的比较显示总体上OWL具有更高的临床应用潜力（图31-9）。在训练集中，OWL模型的6年肺癌风险预测的平均NB为258人/每100 000人，5年肺癌风险预测的平均NB为183人/每100 000人。在验证集1中，对于6年肺癌风险预测，OWL显示出了比$PLCO_{m2012}$和$PLCO_{all2014}$模型显著提升的NB（NB_{OWL}=289人/每100 000人，$NB_{PLCOm2012}$=213人/每100 000人，$NB_{PLCOall2014}$=212人/每100 000人；$P_{OWL\ vs.\ PLCOm2012} < 0.001$，$P_{OWL\ vs.\ PLCOall2014} < 0.001$）；对于5年肺癌风险预测，OWL模型同样展现出了比LLPv3模型显著提高的NB（NB_{OWL}=201人/每100 000人，NB_{LLPv3}=156人/每100 000人；$P < 0.001$）。

在验证集2中，对于6年肺癌风险预测，OWL模型的NB为920人/每100 000人，而$PLCO_{m2012}$模型的NB为988人/每100 000人，$PLCO_{all2014}$模型的NB为984人/每100 000人；对于5年肺癌风险预测，OWL模型同样展现出了比LLPv3模型显著提高的NB（NB_{OWL}=669人/每100 000人，NB_{LLPv3}=563人/每100 000人；$P < 0.001$）。在验证集3中，对于6年肺癌风险预测，OWL显示出了比$PLCO_{m2012}$和$PLCO_{all2014}$模型略低的NB（NB_{OWL}=754人/每100 000人，$NB_{PLCOm2012}$=788人/每100 000人，$NB_{PLCOall2014}$=786人/每100 000人；$P_{OWL\ vs.\ PLCOm2012}$=0.092，$P_{OWL\ vs.\ PLCOall2014}$= 0.108）；对于5年肺癌风险预测，OWL模型展现出了比LLPv3模型显著提升的NB（NB_{OWL}=556人/每100 000人，NB_{LLPv3}=489人/每100 000人；$P < 0.001$）。

在验证集4和5中，OWL的临床效用和$PLCO_{m2012}$与$PLCO_{all2014}$模型可比，且显著优于LLPv3模型。在验证集4中，对于6年肺癌风险预测，OWL显示出了比$PLCO_{m2012}$和$PLCO_{all2014}$模型略高的NB（NB_{OWL}=1680人/每100 000人，$NB_{PLCOm2012}$=1671人/每100 000人，$NB_{PLCOall2014}$=1672人/每100 000人；$P_{OWL\ vs.\ PLCOm2012}$=0.784，$P_{OWL\ vs.\ PLCOall2014}$=0.766）；对于5年肺癌风险预测，OWL模型展现出了比LLPv3模型显著提升的NB（NB_{OWL}=1139人/每100 000人，NB_{LLPv3}=1000人/每100 000人；$P < 0.001$）。

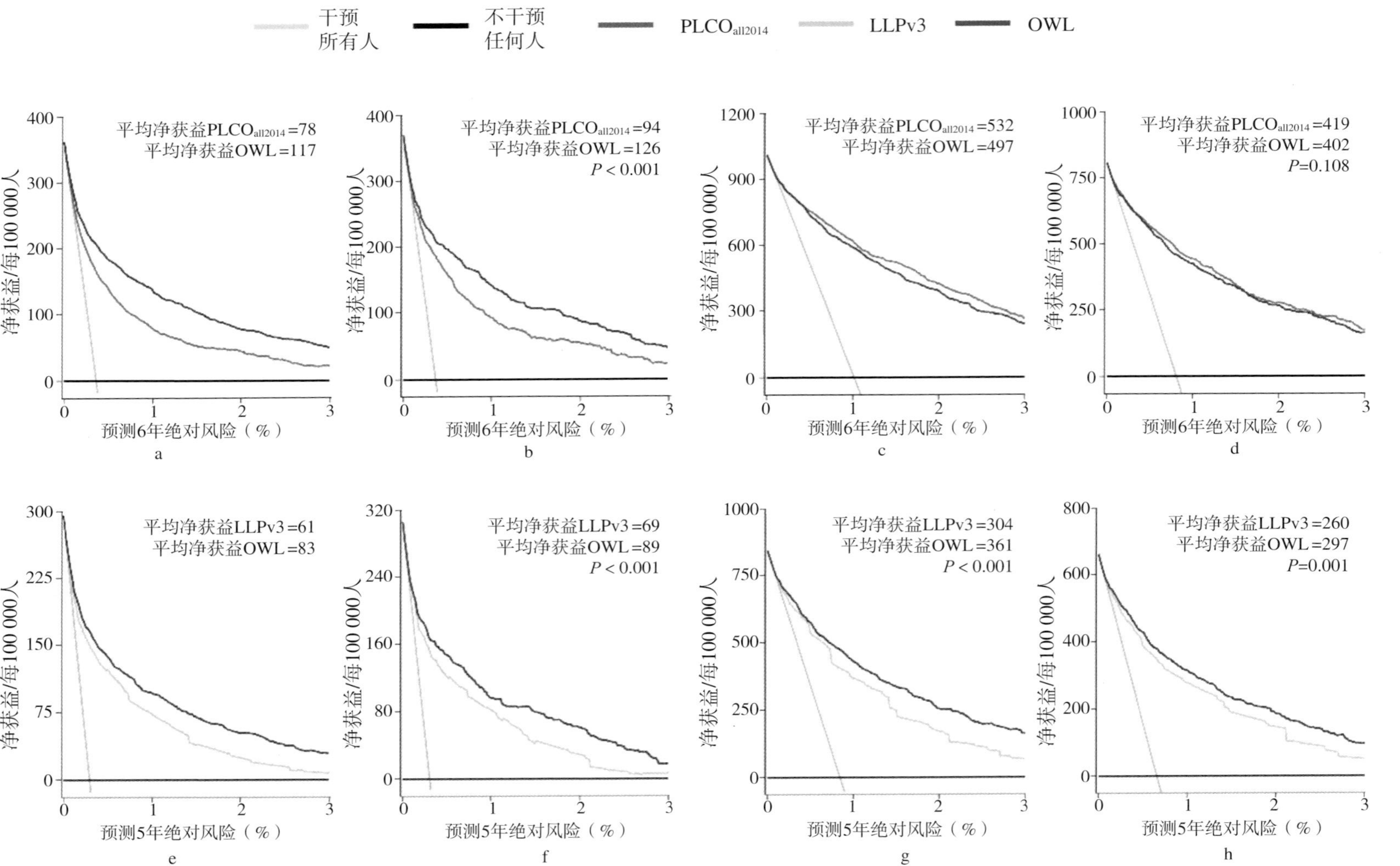

图 31-8　一般人群中模型临床效用的比较

a．在训练素（UKB 英格兰地区）中 OWL 模型与 $PLCO_{all2014}$ 模型的 6 年预测比较；b．在验证集 1（UKB 威尔士和苏格兰地区）中 OWL 模型与 $PLCO_{all2014}$ 模型的 6 年预测比较；c．在验证集 2（PLCO 对照组）中 OWL 模型与 $PLCO_{all2014}$ 模型的 6 年预测比较；d．在验证集 3（PLCO 干预组）中 OWL 模型与 $PLCO_{all2014}$ 模型的 6 年预测比较；e．在训练素（UKB 英格兰地区）中 OWL 模型与 LLPv3 模型的 5 年预测比较；f．在验证集 1（UKB 威尔士和苏格兰地区）中 OWL 模型与 LLPv3 模型的 5 年预测比较；g．在验证集 2（PLCO 对照组）中 OWL 模型与 LLPv3 模型的 5 年预测比较；h．在验证集 3（PLCO 干预组）中 OWL 模型与 LLPv3 模型的 5 年预测比较。

OWL 是在训练集中开发的，因此在此数据集中与其他模型比较不公平；$PLCO_{all2014}$ 是在验证集 2 中开发的，因此在此数据集中与其他模型比较不公平。

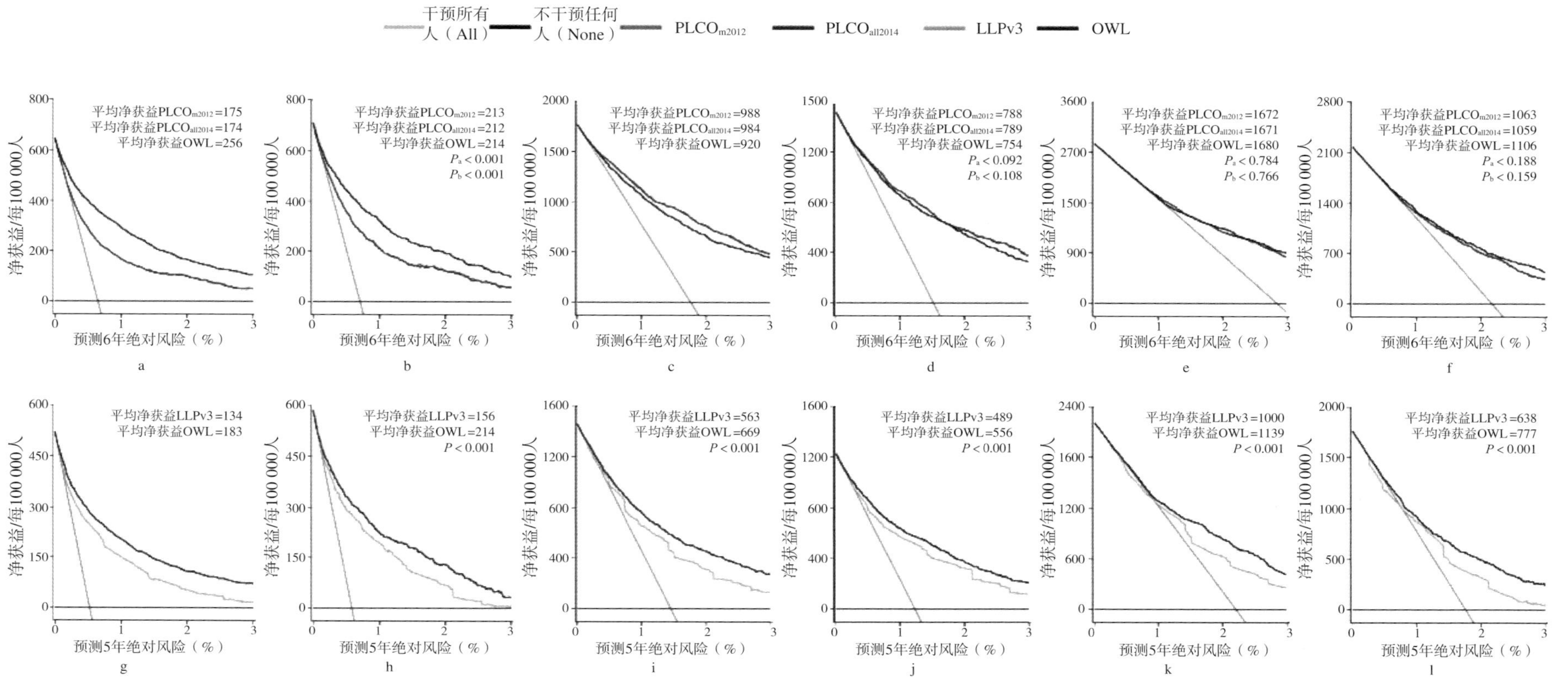

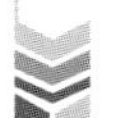

图 31-9　吸烟人群中不同模型临床效用的比较

a. 在训练素（UKB 英格兰地区）中 OWL 模型与 $PLCO_{all2014}$ 模型以及 $PLCO_{m2012}$ 模型的 6 年预测比较；b. 在验证集 1（UKB 威尔士和苏格兰地区）中 OWL 模型与 $PLCO_{all2014}$ 模型以及 $PLCO_{m2012}$ 模型的 6 年预测比较；c. 在验证集 2（PLCO 对照组）中 OWL 模型与 $PLCO_{all2014}$ 模型以及 $PLCO_{m2012}$ 模型的 6 年预测比较；d. 在验证集 3（PLCO 干预组）中 OWL 模型与 $PLCO_{all2014}$ 模型以及 $PLCO_{m2012}$ 模型的 6 年预测比较；e. 在验证集 4（NLST 对照组）中 OWL 模型与 $PLCO_{all2014}$ 模型以及 $PLCO_{m2012}$ 模型的 6 年预测比较；f. 在验证集 5（NLST 干预组）中 OWL 模型与 $PLCO_{all2014}$ 模型以及 $PLCO_{m2012}$ 模型的 6 年预测比较；g. 在训练素（UKB 英格兰地区）中 OWL 模型与 LLPv3 模型的 5 年预测比较；h. 在验证集 1（UKB 威尔士和苏格兰地区）中 OWL 模型与 LLPv3 模型的 5 年预测比较；i. 在验证集 2（NLST 对照组）中 OWL 模型与 LLPv3 模型的 5 年预测比较；j. 在验证集 3（NLST 干预组）中 OWL 模型与 LLPv3 模型的 5 年预测比较；k. 在验证集 4（NLST 干预组）中 OWL 模型与 LLPv3 模型的 5 年预测比较；l. 在验证集 5（NLST 对照组）中 OWL 模型与 LLPv3 模型的 5 年预测比较。

OWL 是在训练集中开发的，因此在此数据集中与其他模型比较不公平；$PLCO_{m2012}$ 和 $PLCO_{all2014}$ 是在验证集 2 中开发的，因此在此数据集中与其他模型比较不公平。

在验证集 5 中，对于 6 年肺癌风险预测，OWL 显示出了比 $PLCO_{m2012}$ 和 $PLCO_{all2014}$ 模型更高的临床效用（NB_{OWL}=1106 人 / 每 100 000 人，$NB_{PLCOm2012}$=1063 人 / 每 100 000 人，$NB_{PLCOall2014}$=1059 人 / 每 100 000 人；$P_{OWL\ vs.\ PLCOm2012}=0.188$，$P_{OWL\ vs.\ PLCOall2014}=0.159$）；对于 5 年肺癌风险预测，OWL 模型展现出了比 LLPv3 模型显著提升的 NB（NB_{OWL}=777 人 / 每 100 000 人，NB_{LLPv3}=638 人 / 每 100 000 人；$P < 0.001$）。

4. 模型在 USPSTF2021 标准阴性亚群体中的表现

基于 $USPSTF_{2021}$ 标准（建议年龄在 50 ～ 80 岁之间、吸烟 20 年或以上，或在过去 15 年内戒烟的无症状个人进行每年的 LDCT 筛查），将人群分成满足标准的 CP 人群（criteria positive of $USPSTF_{2021}$，$USPSTF_{2021}$ 标准阳性）和不满足标准的 CN 人群（criteria negative of $USPSTF_{2021}$，$USPSTF_{2021}$ 标准阴性），并在不满足标准的人群中分析了模型对现有筛查方案的补充能力。

首先，OWL、$PLCO_{all2014}$ 和 LLPv3 模型均可在 CN 人群中识别出部分肺癌病例。具体地，OWL 具有良好的区分度：在验证集 1、2 和 3 中，其 *C* 指数分别为 0.79（95%CI 为 0.75 ～ 0.82）、0.76（95%CI 为 0.73 ～ 0.79）和 0.77（95%CI 为 0.74 ～ 0.79）。并且，OWL 模型的区分度与竞争模型可比。在验证集 1 中，对于 6 年肺癌风险预测，OWL 模型的 AUC 为 0.770（95%CI 为 0.720 ～ 0.821），显著高于 $PLCO_{all2014}$ 模型（AUC=0.719，95%CI 为 0.666 ～ 0.772；$P < 0.001$），而 OWL 模型的 PRAUC 为 0.010，高于 $PLCO_{all2014}$ 模型但差异不具有统计学意义（PR-AUC=0.006，P=0.169）；对于 5 年肺癌风险预测，OWL 模型的 AUC 为 0.766（95%CI 为 0.711 ～ 0.821），PR-AUC 为 0.009，两者皆高于 LLPv3 模型但差异不具有统计学意义（AUC=0.759，95%CI 为 0.703 ～ 0.814，P=0.510；PR-AUC=0.006，P=0.549）。在验证集 2 中，对于 6 年肺癌风险预测，OWL 模型的 AUC 为 0.786（95%CI 为 0.744 ～ 0.828），PR-AUC 为 0.019，而 $PLCO_{all2014}$ 模型 AUC 为 0.799，95%CI 为 0.758 ～ 0.840，PR-AUC 为 0.020；对于 5 年肺癌风险预测，OWL 模型的 AUC 为 0.782（95%CI 为 0.738 ～ 0.827），PR-AUC 为 0.014，两者皆高于 LLPv3 模型但差异不具有统计学意义（AUC=0.774，95%CI 为 0.729 ～ 0.819，P=0.301；PR-AUC=0.011，P=0.055）。在验证集 3 中，对于 6 年肺癌风险预测，OWL 模型的 AUC 为 0.811（95%CI 为 0.768 ～ 0.855），PR-AUC 为 0.019，两者均可比于 $PLCO_{all2014}$ 模型（AUC=0.819，95%CI 为 0.776 ～ 0.862，P=0.542；PR-AUC=0.021，P=0.643）；对于 5 年肺癌风险预测，OWL 模型的 AUC 为 0.812（95%CI 为 0.763 ～ 0.861），PR-AUC 为 0.016，前者高于 LLPv3 模型但差异不具有统计学意义（AUC=0.800，95%CI 为 0.750 ～ 0.850），P=0.241），后者显著高于 LLPv3 模型（PR-AUC=0.011，P=0.047）。

其次，在 CN 人群中，OWL 模型表现出了较高的校准度且总体上可比于竞争模型。具体地，在训练集中，对于 6 年肺癌风险预测，OWL 模型的 *E/O* 为 0.973（95%CI 为 0.891 ～ 1.072）；对于 5 年肺癌风险预测，OWL 模型的 *E/O* 为 0.975（95%CI 为 0.883 ～ 1.088）。在验证集 1 中，对于 6 年肺癌风险预测，OWL 模型的 *E/O* 为 1.081（95%CI 为 0.915 ～ 1.320），显著优于 $PLCO_{all2014}$ 模型（*E/O*=1.180，95%CI 为 0.999 ～ 1.441；$P < 0.001$）；对于 5 年肺癌风险预测，OWL 模型的 *E/O* 为 1.019（95%CI 为 0.851 ～ 1.269），显著优于 LLPv3 模型（*E/O*=1.165，95%CI 为 0.973 ～ 1.452；$P < 0.001$）。在验证集 2 中，对于 6 年肺癌风险预测，OWL 模型的 *E/O* 为 0.862（95%CI 为 0.748 ～ 1.017），而 $PLCO_{all2014}$ 模型的 *E/O* 为 1.027（95%CI 为 0.891 ～ 1.212）；对于 5 年肺癌风险预测，OWL 模型的 *E/O* 为 0.769（95%CI 为 0.662 ～ 0.916），显著次于 LLPv3 模型（*E/O*=1.027，95%CI 为 0.884 ～ 1.224；$P < 0.001$）。在验证集 3 中，对于 6 年肺癌风险预测，OWL 模型的 *E/O* 为 0.924（95%CI 为 0.794 ～ 1.103），可比于 $PLCO_{all2014}$ 模型（*E/O*=1.091，95%CI 为 0.938 ～ 1.303；P=0.697）；对于 5 年肺癌风险预测，OWL 模型的 *E/O* 为 0.938（95%CI 为 0.792 ～ 1.150），显著优于 LLPv3 模型（*E/O*=1.259，95%CI 为 1.063 ～ 1.543；$P < 0.001$）。

最后，在 CN 人群中 OWL 模型也展现出了较高的临床效用，且总体上可比于竞争模型（图 31-10）。在训练集中，OWL 模型的 6 年肺癌风险预测的平均 NB 为 23 人 / 每 100 000 人，5 年肺癌风险预测的平均 *NB* 为 15 人 / 每 100 000 人。在验证集 1 中，对于 6 年肺癌风险预测，OWL 显示

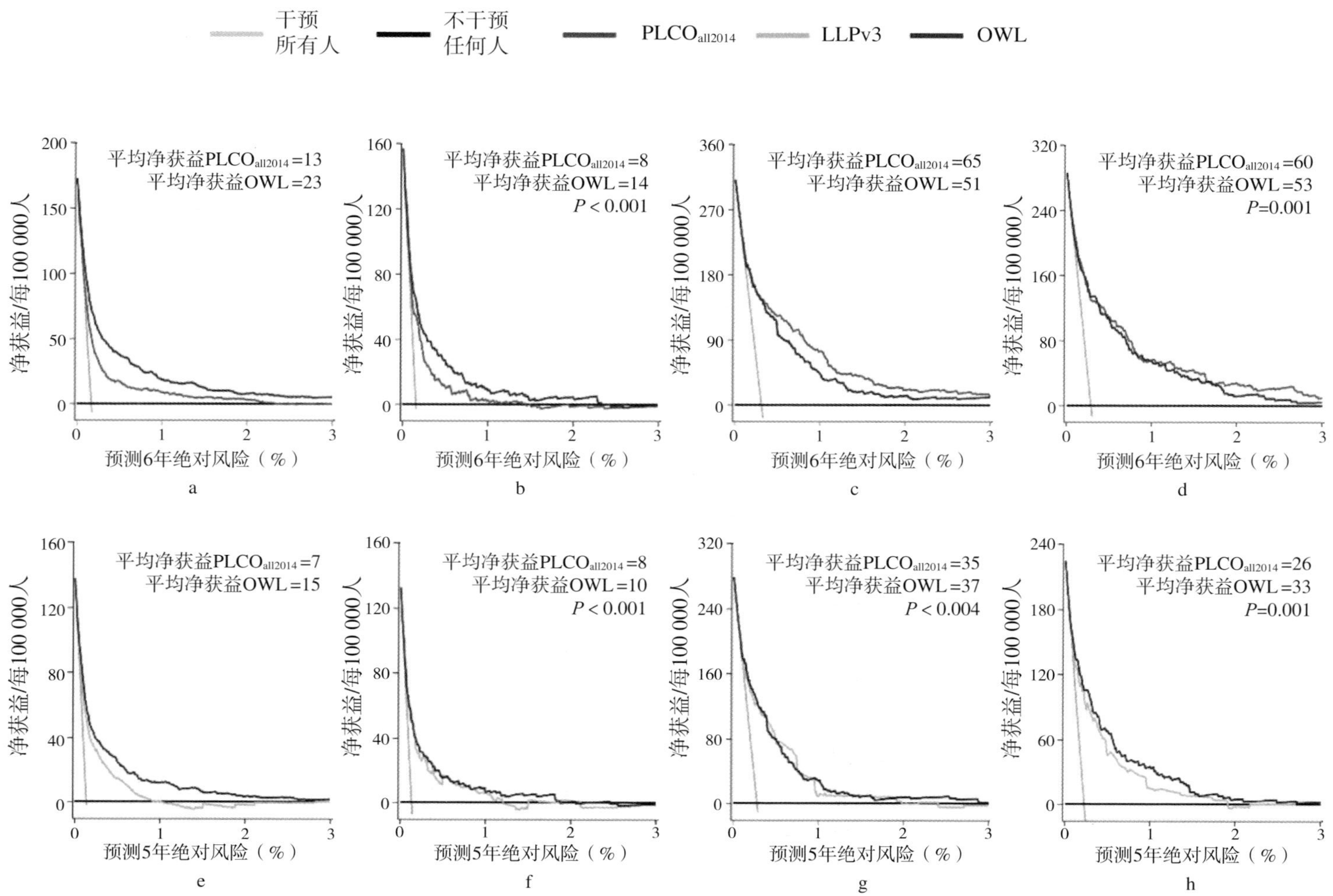

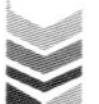

图 31-10 CN 人群中不同模型的临床效用比较

a. 在训练素（UKB 英格兰地区）中 OWL 模型与 $PLCO_{all2014}$ 模型的 6 年预测比较；b. 在验证集 1（UKB 威尔士和苏格兰地区）中 OWL 模型与 $PLCO_{all2014}$ 模型的 6 年预测比较；c. 在验证集 2（PLCO 对照组）中 OWL 模型与 $PLCO_{all2014}$ 模型的 6 年预测比较；d. 在验证集 3（PLCO 干预组）中 OWL 模型与 $PLCO_{all2014}$ 模型的 6 年预测比较；e. 在训练素（UKB 英格兰地区）中 OWL 模型与 LLPv3 模型的 5 年预测比较；f. 在验证集 1（UKB 威尔士和苏格兰地区）中 OWL 模型与 LLPv3 模型的 5 年预测比较；g. 在验证集 2（PLCO 对照组）中 OWL 模型与 LLPv3 模型的 5 年预测比较；h. 在验证集 3（PLCO 干预组）中 OWL 模型与 LLPv3 模型的 5 年预测比较。

由于 OWL 是在 UKB 训练集中开发的，所以在该训练集中不与其他模型进行比较。由于 $PLCO_{all2014}$ 是在 PLCO 对照亚组人群中构建的，所以在这个集合中 OWL 没有与 $PLCO_{all2014}$ 进行比较。

出了比 $PLCO_{all2014}$ 模型显著提升的 NB（NB_{OWL}=14 人 / 每 100 000 人，$NB_{PLCOall2014}$=8 人 / 每 100 000 人；$P < 0.001$）；对于 5 年肺癌风险预测，OWL 模型同样展现出了比 LLPv3 模型显著提高的 NB（NB_{OWL}=10 人 / 每 100 000 人，NB_{LLPv3}=8 人 / 每 100 000 人；$P < 0.001$）。最后，在 CN 人群中 OWL 模型也展现出了较高的临床效用，且总体上可比于竞争模型。在训练集中，OWL 模型的 6 年肺癌风险预测的平均 NB 为 23 人 / 每 100 000 人，5 年肺癌风险预测的平均 NB 为 15 人 / 每 100 000 人。在验证集 2 中，对于 6 年肺癌风险预测，使用 OWL 模型能够带来 51 人 / 每 100 000 人的平均净获益，而 $PLCO_{all2014}$ 模型的 *NB* 为 65 人 / 每 100 000 人；对于 5 年肺癌风险预测，OWL 模型的 NB 为 37 人 / 每 100 000 人，显著高于 LLPv3 模型（NB=35 人 / 每 100 000 人，*P*=0.004）。在验证集 3 中，对于 6 年肺癌风险预测，使用 OWL 模型能够带来 53 人 / 每 100 000 人的平均净获益，略低于 $PLCO_{all2014}$ 模型（NB=60 人 / 每 100 000 人，$P < 0.001$）；对于 5 年肺癌风险预测，OWL 模型的 NB 为 33 人 / 每 100 000 人，显著高于 LLPv3 模型（NB=26 人 / 每 100 000 人，$P < 0.001$）。

三、模型提升

进一步，研究评估了生理、实验室和遗传指标，即 CRP、FEV_1、总胆红素和肺癌基因风险评分对肺癌风险预测的贡献。首先，采用 Cox 比例风险模型，纳入 CRP、FEV_1、总胆红素和肺癌基因风险评分，并调整了 OWL 评分，构建了 PLG 评分，其公式如下：

$$\text{PLG score}=-0.1733\times FEV_1+0.0183\times CRP-0.0035\times \text{total bilirubin}+0.1333\times PRS \qquad \text{公式 31-6}$$

其次，分别按照 OWL 评分和 PLG 评分的三分位数点将 UKB 总人群分为 3 个组别（分别表示低、中、高肺癌风险人群）。观察到 PLG 评分可以在 OWL 评分基础上将人群肺癌风险分层（图 31-11）。例如，在 OWL 风险得分高的亚组人群中，PLG 评分定义的最高分组的肺癌风险（8 年累积发病率为 1.8%）是 PLG 评分定义的最低分度组（8 年累积发病率为 0.7%）的 2.6 倍（RR=2.6，95%CI 为 2.2 ~ 2.9）。

因此，通过在 OWL 模型中纳入 CRP、FEV1、总胆红素和肺癌基因风险，重新使用 XGBoost 算法构建了 OWL^+ 模型。与 OWL 模型相比，OWL^+ 模型表现出显著提高的肺癌区分能力：无论是在验证集 1，还是在其中的吸烟者、CP 人群和 CN 人群中，OWL^+ 比 OWL 表现出更高的 AUC，同时也表现出进一步优化的校准度（表 31-4）。

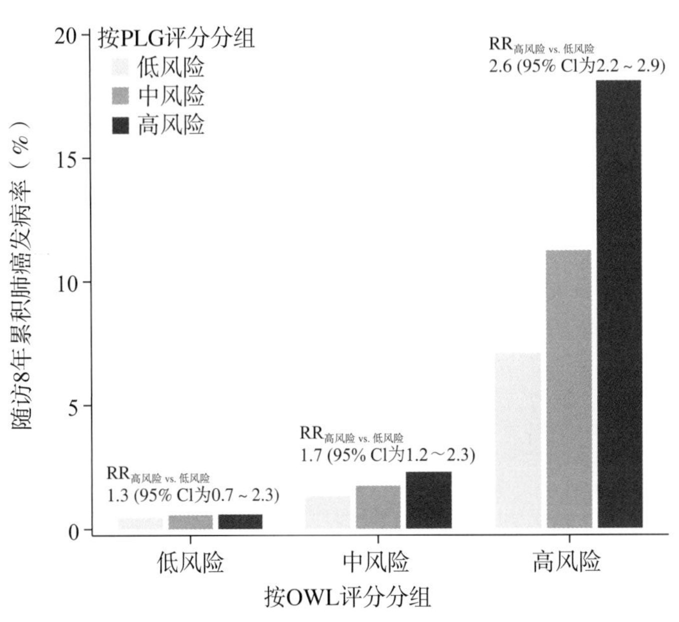

图 31-11　OWL 风险得分和 PLG 评分与肺癌风险的关系

表 31-4　OWL 和 OWL⁺ 模型的比较

评价指标	人群	模型		P
		OWL（95%CI）	OWL⁺（95%CI）	
AUC	验证集 1	0.859（0.838，0.880）	0.864（0.844，0.885）	0.004
	吸烟人群	0.836（0.812，0.859）	0.845（0.822，0.868）	< 0.001
	CP 人群	0.704（0.670，0.739）	0.728（0.694，0.763）	< 0.001
	CN 人群	0.785（0.745，0.826）	0.794（0.754，0.834）	0.081
E/O	验证集 2	0.963（0.887，1.052）	0.978（0.902，1.069）	< 0.001
	吸烟人群	0.981（0.898，1.081）	1.000（0.915，1.101）	< 0.001
	CP 人群	0.958（0.862，1.079）	1.001（0.900，1.128）	< 0.001
	CN 人群	0.988（0.862，1.157）	0.979（0.854，1.146）	0.020

E/O 基于 8 年风险预测计算。

为了便于 OWL 模型广泛验证和应用，开发 OWL 肺癌风险预测系统（https：//models.baibu.tech/OWL/）。如图 31-12 所示，本系统将所需要预测因子划分为 4 个模块：人口统计学信息、吸烟相关变量、个人病史、个人家族史；同时，为方便用户使用，对于需要计算的预测因子（如体重指数），用户只需输入身高和体重信息，系统会自动计算得出。同样，系统提供了 3 个示例，用户只需点选示例，系统将自动填写信息。待信息填写且确认完毕，点击预测按钮即可得到预测结果。接着，系统会给出包括 OWL 模型在内其他模型结果。系统给出了每个模型的预测时间点以及目标人群，方便用户做出选择。在选定模型和参考人群后，系统动态进行结果可视化，并给出合理的结果解读。

此外，还将 OWL 模型的源代码上传到 Github 代码库，以便广大研究者使用（https：//github.com/WeiLab4Research/OWL.git）。

四、结果小结

首先，OWL 模型经过了多轮外部验证，验证结果表明 OWL 是一个稳健的肺癌预测模型，在不同数据集中表现稳定。之后，通过与 $PLCO_{m2012}$、$PLCO_{all2014}$ 和 LLPv3 这几个国际公认的模型比较，OWL 体现出来更加优化的校准能力，以及可比的预测区分度。此外，研究分析了模型在筛查标准为阴性的人群的效果，结果表明 OWL 模型和竞争模型均有一定的区分度，并且 OWL 不属于现有模型。进一步，通过纳入肺癌风险相关的生理、临床和遗传相关指标，构建了一个 OWL⁺ 模型，并且发现 OWL⁺ 有着比 OWL 模型更高潜在预测准确度。最终，搭建了 OWL 肺癌风险预测系统以方便模型的应用。

第四节　讨　论

本研究提出了一种用于构建优化的肺癌风险预测模型的系统性流程。首先，通过对肺癌风险预测模型的系统综述，确定了与肺癌发病相关的人口统计学资料、个人病史、家族史、实验室检查指标和遗传因子；之后利用 XGBoost 算法训练模型，并在 UKB、PLCO、NLST 这三个验证集中对模型进行外部验证。本研究构建的 OWL 模型具有良好的预测能力以及稳定性，可作为识别肺癌高危人群进行 LDCT 筛查的工具。

作者将 OWL 与 $PLCO_{m2012}$、$PLCO_{all2014}$ 和 LLPv3 进行了全面系统的比较，因为参比模型性能表现良好且受到广泛验证。最近的前瞻性队列研究的期中分析显示，$PLCO_{m2012}$ 相较于 $USPSTF_{2013}$ 标准，能更有效地识别肺癌高危人群。而在比较分析中，OWL 相较于其他 3 种模型，在一般人群中表现出了更好的区分能力。同时，OWL 在 PLCO 和 NLST 人群（重度的吸烟人群）中具有与 $PLCO_{m2012}$ 相当的区分能力。这表明 OWL 模型的稳健性以及通用性。除此之外，值得注意的是相比于 $PLCO_{m2012}$，OWL 在 PLCO 人群中表现出更好的校准能力，说明 OWL 模型值得进一步验证。

OWL 能够在 $USPSTF_{2021}$ 标准阴性人群中识别高危个体，对现有标准起到一定补充的作用。在 UKB 英格兰地区，有 511 个 $USPSTF_{2021}$ 标准阴性的个体在随访的 8 年内发展为肺癌，这表明肺癌是一种由多种因素（包括环境、临床和遗传因素）驱动的复杂疾病。因此，如果 CN 人群具有年龄和吸烟以外的危险因素，则有较高的肺癌发病风险。而本研究所构建的 OWL 模型解决了识别 CN 人群中的肺癌患者这一需要。

研究使用决策曲线分析和净效益，对 OWL 的临床效用进行了定量评估。净效益反映了每 10 万人中肺癌风险评估的净真阳性人数。以美国为例，目前约有 3300 万人口，若使用 OWL 预期可以识别出 4.1 万肺癌患者；然而，若使用 $PLCO_{all2014}$ 模型，只能预期识别 2.7 万肺癌患者。

除此之外，OWL 具有与竞争模型具有的临床易用性。从模型所需要的变量数量来看，OWL 需要 15 个变量，$PLCO_{m2012}$ 和 $PLCO_{all2014}$ 需要 11 个变量，LLPv3 需要 7 个变量，且上述模型所使用的变量都是通过问卷调查很容易得到的。另外，虽然 OWL 模型不能用数学公式表示，但本研究为一般用户提供了一个易于使用的平台。

值得注意，UKB 和 PLCO 人群的累积吸烟强度存在显著差异：PLCO 曾吸烟者的平均包 / 年高于 UKB 人群，这从侧面反映出 PLCO 人群的肺癌高危人群密度更高。众所周知，模型应用于高异质性人群会表现出更好的区分能力。因此，OWL 在 UKB 曾吸烟者中的区分度较 PLCO 的曾吸烟者更高。

本研究有以下优点：① OWL 模型是基于大规模前瞻性队列研究构建的，并且在 3 个大规模验证集中进行了外部验证，均表现出了良好的预测精度、稳定性；②对已有的肺癌风险预测模型进行了系统综述，并与 3 个公认模型进行了比较；③研究将与肺癌风险相关的生理、实验室和遗传指标纳入 OWL，构建了 OWL^+ 模型，为基于个体遗传和表型信息定制的下一代精确预防提供了工具原型。

本研究亦存在以下不足：① OWL 模型的预测因子是基于现有的肺癌风险预测模型所确定的，需要纳入更多的可靠的预测因子来提高 OWL 的性能。②由于 PLCO 和 NLST 数据集中缺少 FEV_1、CRP、总胆红素和 PRS 信息，OWL^+ 模型尚需要进行更多轮的外部验证。③ OWL 模型主要基于欧洲血统人群构建的，其在其他人群泛化能力未知。然而，OWL 值得进一步在其他大规模人群中进行跨种族验证。④肺癌发病是动态发展的过程，需要考虑预测因子的动态变化来提高模型预测能力。⑤受数据限制，本研究比较基于模型的策略和基于标准的策略在肺癌死亡率、过度诊断、活检和并发症发生率、成本上进行比较。

第五节 结 论

基于 UKB 队列，本研究使用 XGBoost 这一机器学习算法构建了一个优化的肺癌风险预测模型（OWL），并在 UKB、PLCO 和 NLST 人群的 5 个验证集中独立验证。OWL 在预测准确性和稳健性方面表现良好，可用于筛选肺癌高风险个体以进行进一步的 LDCT 筛查。

（魏永越 潘奏成）

第三十一章参考文献

第三十二章 基于3D建模策略低级别胶质瘤预后预测模型的开发与验证

第一节 研究背景

脑胶质瘤（gliomas）占颅内原发性恶性肿瘤的80%，低级别脑胶质瘤（lower-grade gliomas，LGG）具有异质性强、治疗困难、预后不佳等特点，严重危害人民群众身心健康。精准预后预测，甄别死亡高危患者，再进一步开展个体化治疗，是精准医学的核心理念。然而，如何构建精准且稳健的低级别脑胶质瘤预后预测模型仍然是亟待解决的热点问题，具有重大公共卫生意义与临床价值。

国内外对于此展开了多项研究，然而，文献综述表明，现有LGG预后预测模型存在一些技术瓶颈，具体而言：①模型的外部验证有限，多数模型仅仅依靠训练群体，而或是在测试群体中重新训练模型来评估模型性能，这可能会因过度拟合而被高估；②模型的预测因子有限，多数模型仅基于宏观临床因素构建预测模型，而忽视了起到早期预警作用的微观分子信息；③模型的效应类型模型，多数模型仅纳入具有主效应的预测因子，而忽略了能为复杂疾病生物学机制提供关键线索的基因 - 基因交互作用。这些都是影响模型“精确性”与“稳健型”的关键因素，也限制了模型的临床应用。

作者参与的一项准确且独立验证的低级别胶质瘤总生存率预测模型研究（an accurate and independently validated prediction model of lower-grade gliomas overall survival，APOLLO），整合全球多个脑胶质瘤前瞻性随访队列资源，运用新兴的数据挖掘与建模策略，构建了精确且稳健的低级别脑胶质瘤预后预测模型。APOLLO模型能有效早期甄高死亡风险人群，精准预测LGG患者的生存结局。研究还提供了便捷的在线平台（http：//bigdata.njmu.edu.cn/APOLLO/）。下面将简要介绍APOLLO模型研究的方法和特色。

第二节 研究方法

一、数据来源

我们收集了6个国际低级别胶质瘤队列，包括一个美国癌症基因组图谱（Cancer Genome Atlas，TCGA）队列、两个中国胶质瘤基因组图谱（Chinese Glioma Genome Atlas，CGGA）队列（CGGA1和CGGA2），以及3个存放在Gene Expression Omnibus（GEO）的队列（美国Rembrandt队列、德国Weller队列和荷兰Gravendeel队列）。收集患者的人口学特征、临床信息、总生存时间和转录组数据，经过下载、质控、标化，最终共纳入1420例患者。

1. TCGA队列

TCGA-LGG是一个全国性队列，由美国的27个中心组成，该队列的收集开始于2006年。整理后的数据可从加利福尼亚大学Santa Cruz Xena浏览器（http：//xena.ucsc.edu/）下载。生物样本收集来自诊断为弥漫性神经胶质瘤（WHO Ⅱ级或Ⅲ级），接受手术切除，且未接受过疾病治疗的患者。详细的样本处理和质量控制信息可以在癌症基因组图谱研究网络（Cancer Genome Atlas Research Network）中获取。最终，共下载到529名LGG患者的转录组测序数据，基因表达值表示为每百万个映射读取中每千碱基的片段数（fragments per kilobase per million mapped reads，FPKM）值。在质量控制中，18名研究对象由于复发肿瘤而被排除，2名研究对象由于缺失WHO等级而被排除，4个样本由于缺失生存信息而被排除。最终，共有 505 个原发 LGG 样本被保留在分析数据集中。

2. CGGA1 队列

CGGA 是一个多中心队列，包括来自中国的 6 家医院（首都医科大学北京天坛医院、天津医科大学总医院、首都医科大学三博脑科医院、哈尔滨医科大学第二附属医院、南京医科大学附属第一医院、中国医科大学第一医院）。经过独立委员会认证的神经病理学家进行审查，所有研究对象均被一致诊断为神经胶质瘤，并进一步根据 2016 WHO 分类标准分级。CGGA1 队列样本收集从 2004 年开始，至 2016 年，共有两个批次的转录组测序数据组成，可从 CGGA 数据库（http：//www.cgga.org.cn/download.jsp）公开下载。我们合并了两批数据，并使用 R 包 sva 通过 ComBat 方法校正了批次效应。质量控制后，排除了 199 名复发性 LGG 研究对象和 18 名总生存期缺失的 LGG 研究对象，最终分析数据集公共纳入 408 名 LGG 研究对象。

3. CGGA2 队列

该队列同样收集于 2004—2016 年，总共纳入 301 名胶质瘤患者，该队列采用微阵列芯片进行 RNA 表达量的测定，数据同样可从 CGGA 官网（http：//www.cgga.org.cn/download.jsp）下载。我们提取了其中 174 名被诊断为 WHO Ⅱ级和Ⅲ级的 LGG 研究对象，而后排除 3 名复发性患者及 13 名生存信息缺失的患者。最终分析集共纳入 143 名 LGG 研究对象。

4. Rembrandt 队列

Rembrandt 队列（repository for molecular brain neoplasia data）的原始数据保存在 GEO（登录号：GSE108474）。研究对象收集自 2004—2006 年，匹配的肿瘤、血液和血浆采集自 14 个机构，包括 NIH 临床中心，亨利福特医院、托马斯杰斐逊大学、加州大学旧金山分校、H. Lee Moffitt 医院、威斯康星大学、匹兹堡大学医学中心、加州大学洛杉矶分校、得克萨斯大学安德森癌症中心、达纳 - 法伯癌症中心、杜克大学、约翰霍普金斯大学、麻省总医院和纪念斯隆凯特琳癌症中心。为了保证队列间的样本独立性，以及严格的外部验证数据集，CGGA 团队经过下载、质控、剔除与 TCGA 队列重叠样本后，将处理后的结构化数据存放于 CGGA 服务器上，供研究者下载使用（http：//www.cgga.org.cn/download_other.jsp）。我们提取了 162 名 WHO Ⅱ级或Ⅲ级的 LGG 研究对象，其中 41 名研究对象由于缺少生存信息而被排除，最终 Rembrandt 数据集共有 121 名 LGG 研究对象。

5. Weller 队列

该队列从 GEO 数据库中下载（登入号：GSE61374），其中包含 137 名原发性 LGG 患者，招募时间为 2004—2012 年。Weller 队列是德国神经胶质瘤网络（German Glioma Network，GGN）的一部分，这是一项前瞻性、非干预性队列研究，涉及德国大学医院（www.gliomnetzwerk.de）的 8 个临床中心。所有肿瘤均接受中央病理学审查，并根据 WHO 中枢神经系统肿瘤分类进行分类。

6. Gravendeel 队列

Gravendeel 队列收集自 GEO 数据库，登入号：GSE16011。该队列研究对象招募于 1989—2005 年，样本来自荷兰鹿特丹伊拉斯姆斯大学医学中心，手术切除后立即收集样本、快速冷冻，并储存在－ 80 ℃，共包括 276 名神经胶质瘤患者和 8 个非肿瘤对照样本，该研究得到了机构审查委员会的批准。在排除 8 个非肿瘤研究对象者，167 个非低级别胶质瘤样本，以及 3 个缺少临床结局的研究对象后，最终 Gravendeel 队列共纳入 106 个符合条件的 LGG 研究对象。

二、3D 建模策略与研究设计

模型构建流程与研究框架可见图 32-1，研究按筛选预测因子→构建预测模型→系统综述评价 3

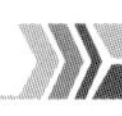

个步骤开展，我们采用 3D 建模策略构建并独立验证 APOLLO 模型，包括 Double Types of Effects、Double Steps of Screening、Double Steps of Modeling，以构建精准且稳健的模型。

1. Double Types of Effects

为了提高模型的预测精度，我们通过 Model 1 与 Model 2 分别筛选与 LGG 生存结局相关的基因主效应与基因 - 基因交互效应（G × G interaction）。模型中校正年龄、WHO 癌症分级、IDH 突变状态、1p/19q 删失状态。

$$\text{Model:}h(t)=h_0(t)\exp\left(\alpha\times\text{gene}+\sum\beta_i\times\text{covariate}_i\right),$$
$$\text{Model:}h(t)=h_0(t)\exp\left(\alpha_1\times\text{gene}_1+\alpha_2\times\text{gene}_2+\alpha_3\times\text{gene}_1\times\text{gene}_2+\sum\beta_i\times\text{covariate}_i\right)\quad\text{公式 32-1}$$

2. Double Steps of Screening

为了确保预测因子的稳定性，我们采用两步法筛选及验证基因表达主效应及交互效应。具体来说，首先基于发现集 TCGA，我们分别筛选基因主效应及交互效应，并校正多重检验将假阳性率控制在 0.05 的水平（q-FDR ≤ 0.05）。其次，基于 CGGA1 队列，我们进行跨种族、跨人群的独立验证，只有那些在 CGGA1 中 $P \leqslant 0.05$，且与发现集有着相同效应方向的生物标志物，会被选为稳健的候选生物标志物，并进入下一个阶段，构建预测模型。

3. Double Steps of Modeling

为了保证预测模型的外推性，我们采用两步法进行预测模型的构建。首先基于训练集 TCGA，使用逐步向前 Cox 回归模型筛选候选的基因主效应及交互效应，此步骤基于似然比检验，校正协变量。我们采用 Pentry ≤ 0.05 和 Premoval ＞ 0.05 的标准选择预测因子并构建最终模型 APOLLO。作为验证，我们在 1 个内部队列（CGGA1）和 4 个外部队列（CGGA2、Rembrandt、Weller、Gravendeel）上验证 APOLLO 模型，采用 AUC 评价 APOLLO 模型对 LGG 患者 3 年及 5 年生存率的预测精度，并使用一致性指数评价 APOLLO 对于 LGG 生存的综合预测精度。

三、LGG 预后预测模型系统性综述

根据综述指导原则 PRISMA，我们在 5 个大型数据库对 LGG 的预后预测模型进行了系统的文献检索，包括 PubMed、Embase、MEDLINE、Web of Science 和 Cochrane library。为了确保结果的正确性，文献检索和数据提取由两名研究人员独立完成，二者争议之处由第三名独立研究人员进行判断。

我们使用检索式“((lower-grade glioma) OR (lgg)) AND ((progn*) OR (survival)) AND ((predict*) OR (auc) OR (area under the curve) OR (receiver operator characteristic curve) OR (c-index) OR (c statistic) OR (roc) OR (calibration))”在五大数据库中搜索。所有关于 LGG 预后模型开发、验证和更新的研究都包括在内。搜索结果仅限于用英文撰写，并在 2021 年 8 月 30 日之前出版的论文。排除标准包括：①会议摘要、评论、社论或信件；②研究对象为 GBM 或 HGG，而非 LGG；③研究对象为 LGG 和 GBM 的混合样本，未区分 LGG；④风险预测或诊断模型，而非预后预测模型；⑤结局不是总生存期；⑥没有报道 AUC 或 C 指数的结果。

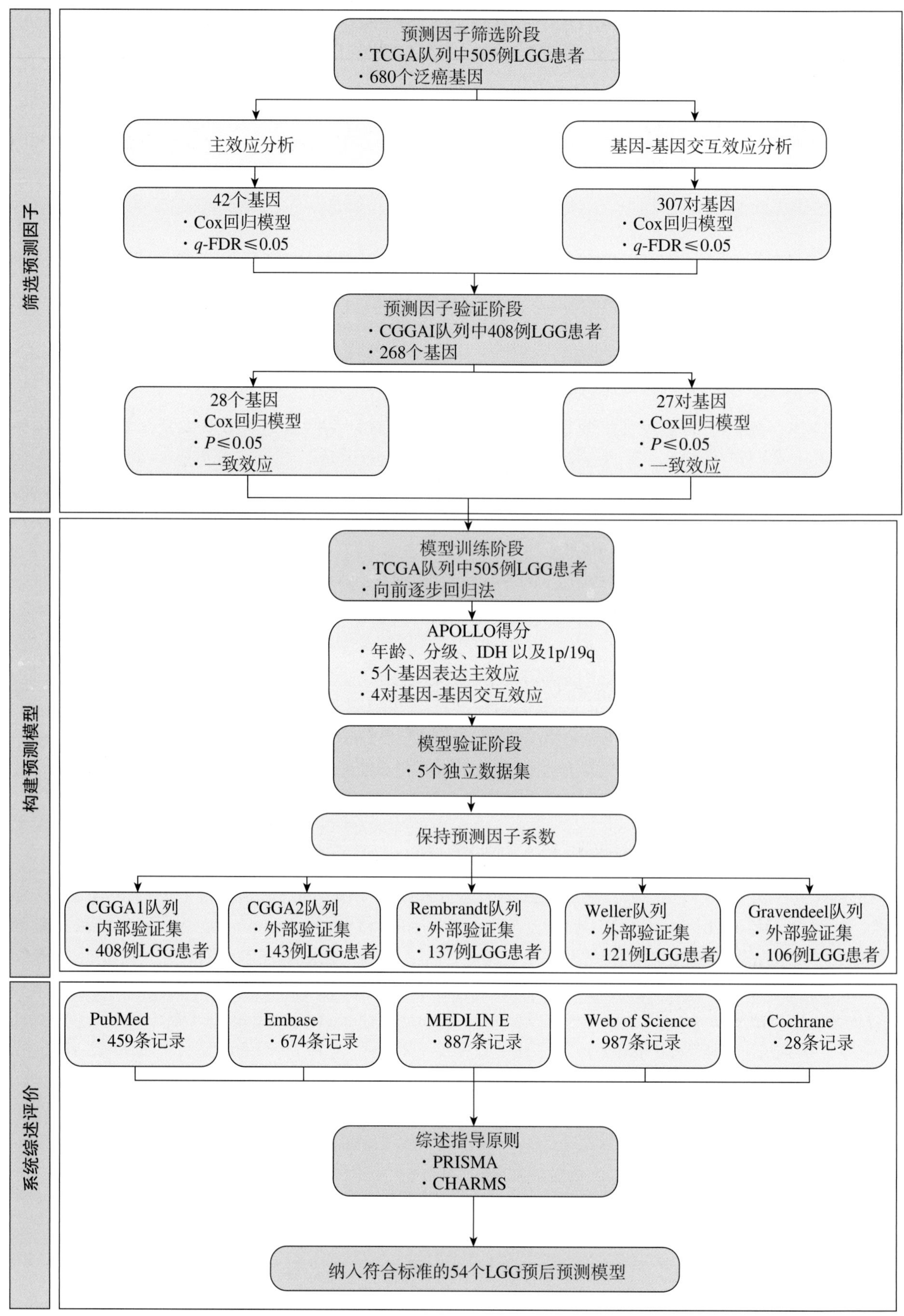

图 32-1 研究设计与 3D 建模策略

第三节　结果简介

一、APOLLO 模型建立

预测因子筛选阶段，在 TCGA 数据集中，经过 q-FDR 校正后，共有 42 个基因表达主效应，307 对 G×G 交互作用被筛选出来，可能影响低级别胶质瘤总生存期。其中，在验证阶段，28 个基因主效应及 27 对 G×G 交互效应在 CGGA1 数据集中被成功验证。

随后，基于训练数据集 TCGA，采用向前逐步回归法，最终模型共纳入 5 个基因表达主效应及 4 对 G×G 交互效应，整合年龄、WHO 分级、IDH 突变状态、1p/19q 删失状态，构建 APOLLO 模型，模型中各预测因子的系数如下：

$$\begin{aligned}\text{APOLLO\_Score}=&0.0312\times \text{age}+0.5276\times \text{grade}-0.5510\times \text{IDH}-0.5163\times \text{1p/19q}\\&+0.7528\times \text{Transcriptional\_Score}\end{aligned} \quad \text{公式 32-2}$$

$$\begin{aligned}\text{Transcriptional\_Score}=&0.2976\times \text{CHIC2}+0.3500\times \text{IGF2BP2}\\&+0.2387\times \text{ITGAV}+0.5532\times \text{MSN}+0.4034\times \text{PLCG1}\\&+0.2361\times \text{BCORLl}-0.1082\times \text{PRF1}-0.2498\times \text{BCORL1}\times \text{PRF1}\\&-0.1674\times \text{HMG41}-0.1058\times \text{TFG}+0.1930\times \text{HMGA1}\times \text{TFG}\\&-0.1922\times \text{CTNND2}-0.1814\times \text{GOLGA5}-0.2340\times \text{CTNND2}\times \text{GOLGA5}\\&-0.0888\times \text{FAS}-0.2073\times \text{SMAD4}-0.1724\times \text{FAS}\times \text{SMAD4}\end{aligned} \quad \text{公式 32-3}$$

二、APOLLO 的甄别高风险人群能力

使用训练集 TCGA 中的 APOLLO 得分中位数（0.6945）将训练集及验证集中的样本分别进行分组，结果可见，APOLLO 模型可有效甄别高风险人群。在训练集 TCGA 与内部验证集 CGGA1 中，与低风险组相比，高风险组人群具有较短的生存时间（$HR_{TCGA}=8.51$，95% CI 为 5.10 ~ 14.18，$P=2.14\times 10^{-16}$；$HR_{CGGA1}=4.86$，95% CI 为 3.24 ~ 7.28，$P=1.75\times 10^{-14}$）（图 32-2 a、b），并且在 4 个完全独立的验证集中也有着同样的关联性（$HR_{CGGA2}=6.26$，95% CI 为 2.86 ~ 13.68，$P=4.41\times 10^{-6}$；$HR_{Rembrandt}=3.49$，95% CI 为 2.06 ~ 5.91，$P=3.32\times 10^{-6}$；$HR_{Weller}=3.41$，95% CI 为 1.73 ~ 6.72，$P=3.99\times 10^{-4}$；$HR_{Gravendeel}=2.19$，95% CI 为 1.31 ~ 3.68，$P=2.88\times 10^{-3}$）（图 32-2 c–f）。进一步，为了更好地体现 APOLLO 模型甄别高风险人群的能力，我们在合并数据集中，将患者根据第 20、40、60、80 及 90 百分位数区分为 6 个风险组。最低风险组 1 的中位生存时间为 192.6 个月，而最高风险组 6 的中位生存时间仅有 15.7 个月。KM 曲线显示，6 个风险组之间具有显著的生存差异，风险越高的组别，生存期越短，死亡率越高（$HR_{6\ vs\ 1}=54.18$，95% CI 为 34.73 ~ 84.52，$P=2.66\times 10^{-69}$；$HR_{5\ vs\ 1}=16.28$，95% CI 为 10.57 ~ 25.07，$P=1.07\times 10^{-36}$；$HR_{4\ vs\ 1}=7.05$，95% CI 为 4.66 ~ 10.69，$P=3.03\times 10^{-20}$；$HR_{3\ vs\ 1}=3.88$，95% CI 为 2.51 ~ 6.00，$P=9.78\times 10^{-10}$；$HR_{2\ vs\ 1}=2.63$，95% CI 为 1.69 ~ 4.10，$P=1.83\times 10^{-5}$）（图 32-2 g–h）。可见，APOLLO 可有效甄别高死亡风险人群。

三、APOLLO 的预测患者生存能力

图 32-3 可见，APOLLO 在训练集 TCGA（$AUC_{36\text{-}month}=0.933$，95% CI 为 0.897 ~ 0.970；$AUC_{60\text{-}month}=0.854$，95% CI 为 0.788 ~ 0.921）与内部验证集 CGGA1（$AUC_{36\text{-}month}=0.888$，95% CI 为 0.847 ~ 0.928；$AUC_{60\text{-}month}=0.851$，95% CI 为 0.806 ~ 0.896）中均能有效预测低级别胶质瘤 36 个月及 60 个月的生存概率（图 32-3 a、b）。同时在 CGGA2（$AUC_{36\text{-}month}=0.898$，95% CI 为 0.806 ~ 0.991；$AUC_{60\text{-}month}=0.896$，95% CI 为 0.814 ~ 0.978），Rembrandt（$AUC_{36\text{-}month}=0.893$，95% CI 为 0.837 ~ 0.950；$AUC_{60\text{-}month}=$

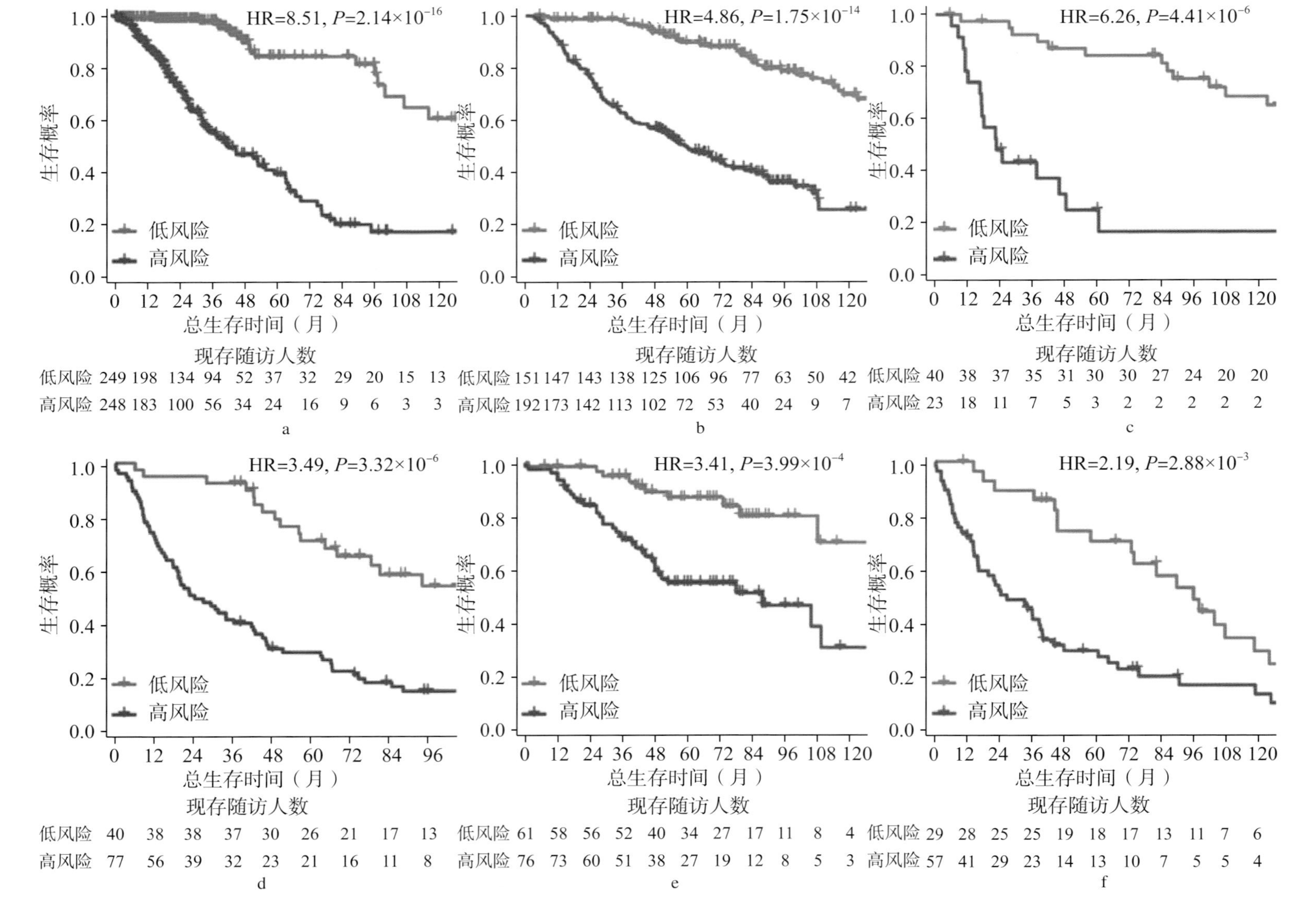

图 32-2　APOLLO 模型甄别高风险人群能力

a．TCGA 队列中按 APOLLO 得分分组的 K-M 曲线；b．CGGA1 队列中按 APOLLO 得分分组的 KM 曲线；c．CGGA2 队列中按 APOLLO 得分分组的 KM 曲线；d．Rembrandt 队列中按 APOLLO 得分分组的 K-M 曲线；e．Weller 队列中按 APOLLO 得分分组的 KM 曲线；f．Gravendee 队列中按 APOLLO 得分分组的 KM 曲线。

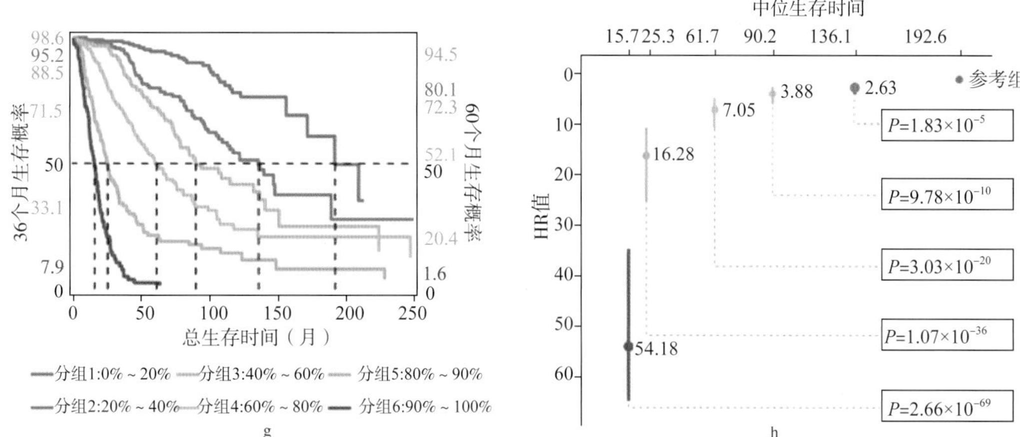

图 32-2（续） APOLLO 模型甄别高风险人群能力

g．APOLLO 区分能力；h．不同分组间的风险化。

0.817，95% CI 为 0.741 ～ 0.892），Weller（$AUC_{36\text{-month}}$=0.844，95% CI 为 0.752 ～ 0.936；$AUC_{60\text{-month}}$=0.806，95% CI 为 0.717 ～ 0.895），Gravendeel（$AUC_{36\text{-month}}$=0.861，95% CI 为 0.779 ～ 0.943；$AUC_{60\text{-month}}$=0.790，95% CI 为 0.687 ～ 0.893）4 个外部独立验证集中也有着可观的预测性能（图 32-3 c–f）。Meta 分析表明，APOLLO 模型在六大数据集中表现较为均衡，总体精度较高，其中对于低级别胶质瘤 36 个月生存率预测精度达到 0.901（95% CI 为 0.879 ～ 0.923），60 个月生存率预测精度总体达到 0.843（95% CI 为 0.815 ～ 0.871），综合精度评价指标 *C* 指数达到 0.818（95% CI 为 0.800 ～ 0.835）。同时，文献综述也表明 APOLLO 模型与现有 54 个 LGG 预后预测模型的对比，具有较高的精确性与稳健型。

四、APOLLO 模型在线平台

为了促进 APOLLO 模型的临床转化应用，我们开发了一个免费且简便的在线工具（http：//bigdata.njmu.edu.cn/APOLLO）。用户只需输入 LGG 患者相应预测因子的测量值，后端服务器即可立刻通过 APOLLO 模型预测患者未来 0 ～ 120 个月的生存概率及可信区间，并以交互式 KM 曲线的形式返回结果。

第四节　研究亮点与特色

第一，提出 3D 建模策略，确保模型的精确性与稳健型，为模型构建提供范式。为了提高模型的精确性，我们聚焦 Double Types of Effects，不仅仅关注具有主效应的预测因子，与此同时，加入具有交互效应的预测因子，进一步提高对复杂表型的解释度，提高模型的预测精度。对于模型预测因子与表型间的关联稳健性，我们采用 Double Steps of Screening，即两步法筛选预测因子。首先，选取样本量较大的数据集作为发现集，以提高筛选预测因子的统计学效能；其次，在另一个独立数据集中，验证所筛选的预测因子，此步骤要求预测因子在发现集与验证集中具有相同的效应方向，控制假阳性，过滤虚假关联信号，确保预测因子的稳健性。为了确保模型的外推性，我们采用 Double Steps of Modeling，即两步法构建预测模型。首先，在训练集中构建预测模型；其次，在独立人群中评估模型的预测性能。由此两步训练及验证，可准确评估模型的外推性。

第二，本研究或是迄今为止样本量最大的低级别胶质瘤转录组学研究。本研究收集了 6 个国际低级别胶质瘤转录组学队列，分别来自美国（2 个）、中国（2 个）、德国及荷兰。开展了跨人群、跨种族的预测模型独立验证研究，结果提示了 APOLLO 模型在不同人群中的稳健性和可移植性。

第三，本研究开展了首个低级别胶质瘤预后预测模型系统性综述。基于 PRISMA 标准，在五大文献数据库中检索，经过严格入排标准，最终纳入 54 项低级别胶质瘤预后预测模型。综述结果

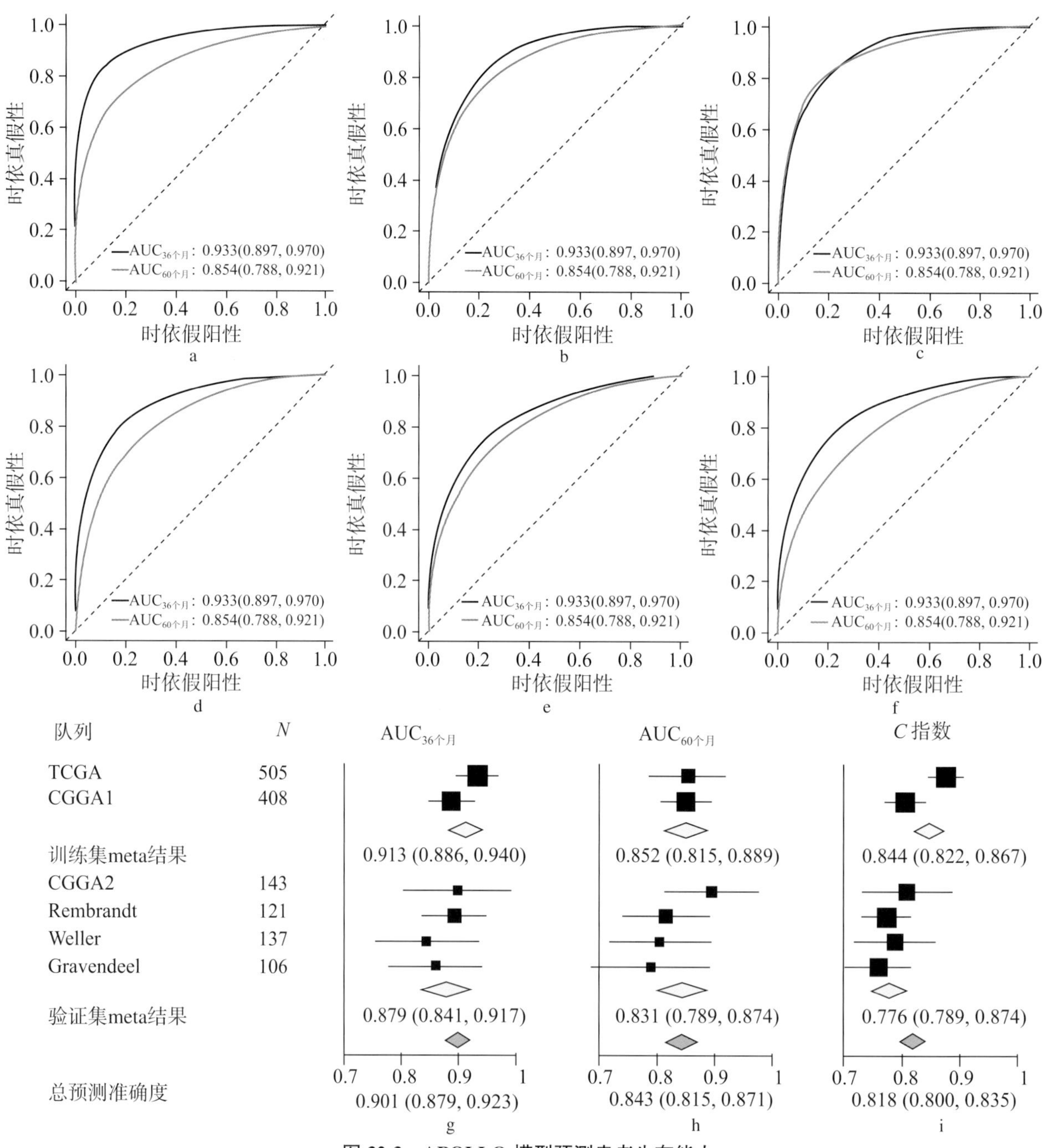

图 32-3　APOLLO 模型预测患者生存能力

a．TCGA 队列总生存期预测的 ROC 曲线；b．CGGA1 队列总生存期预测的 ROC 曲线；c．CGGA2 队列总生存期预测的 ROC 曲线；d．Rembrandt 队列总生存期预测的 ROC 曲线；e．Weller 队列总生存期预测的 ROC 曲线；f．Gravendeel 队列总生存期预测的 ROC 曲线；g．36 个月生存率预测 AUC 曲线 meta 结果；h．60 个月生存率预测 AUC 曲线 meta 结果；i．*C* 指数的 meta 结果。

表明，APOLLO 模型有着更多的外部完全独立验证集，且在精确性与稳健型上均优于现有模型。同时，本研究也开发了在线工具，以促进 APOLLO 模型的临床应用及转化（http：//bigdata.njmu.edu.cn/APOLLO）。

第五节　研究局限与遗憾

本研究仍然存在一定的局限。首先，不同队列使用了不同测序或微阵列平台进行基因表达测量，可能引起群体间异质性。为了解决这个问题，我们将数据标准化以协调数据。其次，由于信息缺失，模型中未纳入一些公认的预后因素（例如肿瘤大小和手术切除范围）。随着更多可用和完整的临床因素的收集，模型仍存在很大的改进空间。此外，尽管 APOLLO 模型已在 6 个国际独立人群中验证并表现均衡，然而，本研究所纳入的人群仅为欧洲人种，APOLLO 模型中在其他人种中的应用仍需进一步验证。最后，尽管已经过两阶段筛选与验证，仍需要进一步的生物学实验来确认 APOLLO 模型中转录预测因子的基因功能。

总之，通过整合国际上多个低级别胶质瘤队列的基因表达数据，采用 3D 建模策略，本研究构建了低级别胶质瘤预后预测模型 APOLLO。该模型可以精准且稳健地预测低级别胶质瘤患者的生存率，甄别高危患者，辅助临床决策。文献综述表明，APOLLO 模型相比于现有低级别胶质瘤预后预测模型，有着最大的样本量，最多的外部独立验证数据集，这也确保了结果的可靠性。从预测性能上看，APOLLO 模型的预测精度及外推性均显著高于现有模型。本研究还开发了在线工具以供临床转化应用（http：//bigdata.njmu.edu.cn/APOLLO）。

作者已成功基于 3D 建模策略构建了肺癌、脑胶质瘤、头颈部肿瘤、乳腺癌预后预测模型。

（张汝阳　陈家进）

第三十二章参考文献

第三十三章 诊断/预测模型自动化偏倚的识别、评价与处理方法探索

第一节 研究背景

近年来，人工智能（AI）在医疗领域的应用取得了重大进展，各种算法已成功融入临床实践这导致了向人工智能驱动的医疗保健系统的快速过渡，其中人工智能增强了临床医生的能力，并有助于提高诊断的准确性和效率。然而，这也带来了自动化偏倚的风险；自动化偏倚是指当算法/模型给出的建议不合理时，临床医生忽略了其他有价值的活相互矛盾的信息，过度接受这种自动化系统给出的不适当建议的情况。自动化偏倚问题可能会影响数百万患者的临床医生决策。自动化偏差的原因是复杂和多方面的，包括自动化系统的鲁棒性、任务量和复杂性、临床医生的经验、对系统的信任以及对自动化偏倚的认识等因素。

我们可以通过不断优化模型算法，获得更准确的预测结果，但无论如何，模型都不可避免地会在真实临床环境中输出错误的结果。在既往的针对预测模型的研究及相关报告规范（如 PROBEST）中，均仅对模型本身的效能评价提出了要求，并没有关注到临床医生应用模型结果做出判断过程中的自动化偏倚。但是最终的临床决策实际上并不是完全由模型决定，而是经过医生和模型输出结果的“人机交互”后得出。客观评价这一过程中自动化偏倚的大小，通过有效的策略避免自动化偏倚带来的误导是对预测模型实际应用效果进行评价的关键问题。

在本研究中，我们针对前期已经研发并应用的前交叉韧带（ACL）断裂诊断模型，设计了一项随机对照交叉实验，通过比较医生在独立阅片、AI 模型辅助阅片时出现错误的情况，分析自动化偏倚的大小、方向和特点。在此基础上进行模拟，初步探讨减少自动化偏倚的方法。

第二节 研究方法

研究经过北京大学第三医院（PUTH）伦理委员会（IRB00006761-M2020243）的批准。本研究研究仅采用系统中去标识的患者膝关节 MRI 图像及临床信息，进行模拟阅片，阅片结果不影响的临床实践。经伦理委员会同意，本研究免除了针对患者的知情同意。

一、待评价模型介绍

ACL 断裂诊断模型基于患者的磁共振成像（MRI）图像进行训练和验证。其中训练集纳入 8484 例患者膝关节 MRI 图像，采用了结合 ResNet5016 和 Siamese17 算法的深度学习架构训练获得模型。该模型外部验证基于 2273 例前瞻性收集的膝关节 MRI 完成，在外部验证中，模型的灵敏度为 90.0%，特异度为 85.3%，AUC 为 0.953。

二、待诊断对象

从北京大学第三医院运动医学和骨科收集了 200 例就诊患者的资料，包括患者的病史、体格检查和膝关节 MRI。本研究中使用的所有患者数据均经过去标识处理，无法通过研究所用信息回溯患者的其他个人信息。

三、金标准的确定

本研究采用复合金标准，对于接受了膝关节手术治疗的患者，以患者的术后诊断作为金标准，术后诊断的依据是术中所见的判断膝关节病变是否包含 ACL 断裂或损伤，理论上术后诊断能够代表患者 ACL 的真实状态；对于部分未接受手术的患者，ACL 损伤的最终诊断一个专家小组完成，该小组包含 3 名专家，分别是 2 名运动医学专家和 1 名 ACL 损伤诊断经验超过 10 年的肌肉骨骼放射科专家，专家小组不参与本研究的其他任何工作，每名成员根据患者的病史、体格检查和 MRI 独立做出诊断，当各专家诊断中不一致时通过讨论得出最终结论。15 名非运动医学临床医生来自 9 家医院，均为骨科主治医师，有 5 ~ 10 年的骨科临床经验，在日常工作中会遇到 ACL 损伤患者，但没有接受过系统的运动医学培训。

四、参与研究的临床医生

研究纳入了来自 20 家医院的 40 名临床医生参加临床医生 -AI 交互测试。按临床专业的背景划分为 3 类医生：运动医学专家、运动医学实习生、非运动医学临床医生。9 名运动医学专家来自北京大学第三医院，在诊断 ACL 损伤方面有 5 ~ 10 年的经验。运动医学临床专家组成。16 名运动医学实习生来自 12 家医院，均接受过运动医学相关培训，对 ACL 损伤病例的临床处置经验有限（图 33-1）。

表 33-1　参与测试的临床医生特征

	总计	运动医学专家	运动医学实习生	非运动医学临床医生
人数	40	9	16	15
年龄	36（28 ~ 45）	38（33 ~ 42）	34（28 ~ 40）	37（31 ~ 45）
性别（男：女）	34：6	5：4	15：1	14：1
运动医学培训	—	完成	进行中	未接受
职业年份（住院医以上）	—	5 ~ 10 年	1 ~ 3 年	5 ~ 10 年
机构	20 家医院	仅北医三院	12 家医院	9 家医院

五、临床医生与模型交互测试的准备

医生需要结合模型输出结果和自己对图片判读的结果，做出最终临床诊断。既往研究表明，模型本身输出的确定性程度会影响医生的最终判断。因此当模型是一个分类模型时，模型输出的概率值（接近 0 或 1 时确定性较高，接近 0.5 时确定性较低）可以体现模型输出结果的确定性。这一效应可以通过简单地将确定性可视化的反馈给临床医生来消除或减弱，因此本研究仅评价减弱 / 消除该效应后剩余的自动化偏倚。

为了将模型的确定性变成一个单调的指标，研究构建了置信度等级作为模型确定性的指标。首先将原模型验证部分 2273 例患者（不参与本次交互测试）的模型输出概率等分为 9 个部分，分别对应不同的置信度等级。将本次研究中新获得的概率与上述各等级对应的概率范围进行比较，从而确定每个输出结果的置信等级。将等级转化为由绿（模型对结果确定性高）到红（模型对结果确定性低）的 9 个渐进色阶（图 33-1），从而可视化地展现给临床医生，用于辅助医生判读结果做出最终判断。

图 33-1 为临床医生与模型交互测试的操作界面。界面将显示带有患者病史的 MRI 图像。左侧为模型辅助下诊断的界面，该界面同时展示模型建议诊断和置信等级；右侧为医生独立诊断时看到的界面，仅展示 MRI 图像和病史。

测试开始前，对所有参与临床医生进行培训，内容包括对模型和验证结果的介绍、模型建议结果的理解方式、置信等级的理解方式。给出了模型判断正确和错误的实际案例，强调应结合自身的临床

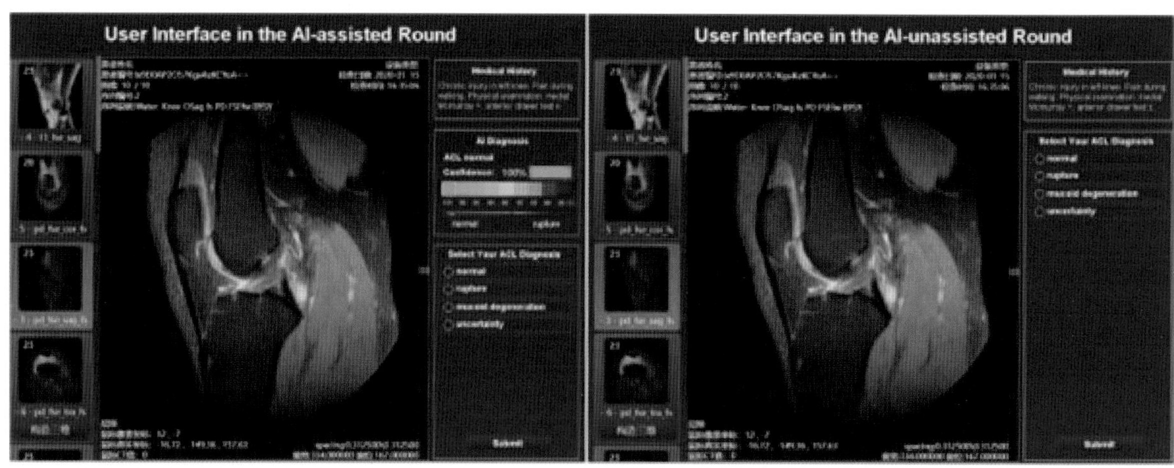

图 33-1　临床医生与模型交互测试的操作界面

经验而不应完全依赖模型的结果给出最终诊断，尤其是当置信等级较低时。

六、交互测试的设计

采用随机对照交叉试验的设计方法进行研究。采用分层区组随机将临床医生分配到两组，以医生类别为分层因素。每名医生均需要经过两轮测试，在两轮测试中分别在模型辅助下做出诊断，或是仅凭 MRI 图像进行诊断。

AI 辅助组在第一轮中在给出模型结果的同时，由医生结合 MRI 图像和模型输出结果做出诊断；AI 非辅助组在第一轮中仅凭 MRI 图像做出诊断。每名医生均对相同的 200 个 MRI 图像做出判断。为避免医生对图片留下的印象影响第二次诊断，在第一轮完成后，经过 14 天的洗脱期后开展第二轮测试。两组医生交换诊断的条件，既上一轮中 AI 辅助组在本轮独立做出诊断，上一轮中 AI 非辅助组则结合模型输出做出诊断。第二轮使用的 200 个 MRI 图像与第一轮相同。

在每一轮中，临床医生被要求从 ACL 状态的 4 个选项中选择 1 个，4 种状态分别为：正常、撕裂、黏液样变性和无法确定。

七、评价指标与评价方法

计算并比较 2 个轮次临床医生最终诊断的灵敏度、特异度、准确性和读片时长。其中读片时长为每个 MRI 图片做出最终诊断所用的时间，定义为从临床医生打开 MRI 图片到提交诊断的用时，单位为秒。

我们将临床医生与模型的互动定义为一名临床医生在模型辅助下对一个 MRI 图片做出诊断，两轮测试共有 8000 次临床医生与模型的互动。通过比较同一个临床医生在无辅助、模型辅助下诊断的正确性情况，将临床医生与模型的交互诊断分为 3 类结果。

第一类：误导（自动化偏差），定义为临床医生独立诊断时正确，但在模型辅助下诊断错误，既医生的诊断被模型结果误导了。

第二类：纠正，定义为临床医生独立诊断时错误，在想辅助下诊断正确（公式 33-1）。

第三类：一致，医生在有或无模型辅助时，给出的诊断一致。

在此基础上，我们构建了两个参数，用来体现所有交互中误导、纠正的占比，分别为误导比（公式 33-2）和纠正比（公式 33-1）。

$$纠正比 = \frac{纠正事件数}{交互数} \times 100\% \qquad 公式\ 33\text{-}1$$

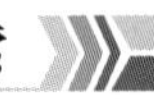

$$误导比 = \frac{误导事件数}{交互数} \times 100\%$$ 公式 33-2

八、实际获益区间的确定

采用有序 logistic 回归探讨与纠正、误导事件有关的因素，探讨不同医生类型或图片难度是否对误导的发生有关。模型的因变量是误导、一致或纠正（有序，分别对应 0、1、2）。自变量是模型输出值（X，连续），临床医生类型（G，分类），每个 MRI 图片的难度（D，该图片在无模型辅助下所有临床医生诊断的错误率，连续）。

基于有序 logistic 回归模型，我们首先估计了每个图片被纠正（Y 从 1 到 2）和被误导（Y 从 1 到 0）的概率，使用散点图进行展示，横坐标为模型输出的结果，纵坐标为纠正或误导的概率。进一步使用了 3 次样条曲线进行拟合模型输出结果与纠正概率 / 误导概率之间的关系。分别得到模型输出与纠正概率的曲线、模型输出与误导概率的曲线。计算上述两条线之间的交点，从而找到纠正概率大于误导概率的输出区间，该区间即为实际临床获益的模型输出区间。

九、隐藏误导区间的策略及其控制自动化偏倚效果的评价

基于上述两个模型和获得的交点，我们提出了一种高模型输出抑制策略。在这种策略下，具有更高误导概率的模型输出将被隐藏，此时临床医生需要独立做出诊断；而具有更高纠正概率的人工智能诊断将被保留。我们用这种部分输出隐藏策略模拟了第三轮临床医生与模型的交互测试，以评价该策略是否会减少自动化偏倚。

第三节　结果简介

一、有致信等级反馈的模型辅助提高了整体准确性

模型辅助显著提高了临床医生诊断的效能，总体准确率从 87.2% ± 13.1% 提高到 96.4% ± 1.9%（$P < 0.001$）（表 33-2）。临床医生的灵敏度和特异度也有所改善。

表 33-2　临床医生在有、无模型辅助下的表现

	总体	运动医学专家	运动医学实习生	非运动医学临床医生
准确率（%）				
模型辅助	87.2 ± 13.1	96.5 ± 1.1	89.8 ± 9.0	79.0 ± 15.7
无辅助	96.4 ± 1.9	98.2 ± 0.9	96.2 ± 1.8	95.5 ± 1.7
P 值	< 0.001	0.006	0.002	0.001
灵敏度（%）				
模型辅助	90.9 ± 12.1	92.5 ± 2.1	92.9 ± 6.0	87.7 ± 18.3
无辅助	93.8 ± 4.2	96.1 ± 1.9	93.6 ± 3.7	92.6 ± 5.1
P 值	0.135	0.015	0.844	0.683
特异度（%）				
模型辅助	86.8 ± 15.5	97.6 ± 1.4	89.4 ± 11.6	77.4 ± 18.1
无辅助	97.4 ± 2.1	98.8 ± 1.2	97.2 ± 2.2	96.8 ± 2.0
P 值	< 0.001	0.011	< 0.001	0.002

续表

	总体	运动医学专家	运动医学实习生	非运动医学临床医生
耗时（秒）				
模型辅助	14.0 ± 5.3	8.8 ± 2.0	14.9 ± 3.2	16.1 ± 6.2
无辅助	9.4 ± 4.6	8.4 ± 2.6	10.3 ± 4.3	8.9 ± 5.6
P 值	< 0.001	0.722	0.011	0.003

二、模型辅助可能带来纠正或误导效果

模型辅助对临床医生诊断效果的提升出现在模型输出的两端，此时临床医生辅助后诊断的准确率接近 100%（图 33-2）。但是，当模型输出概率介于 3.4×10^{-3} ～ 0.99 时，模型辅助的准确率下降；当模型输出概率介于 5.3×10^{-2} ～ 0.53 时，模型辅助诊断甚至低于无辅助的准确率（图 33-2）。

我们在 8000 个临床医生与模型的互动中，出现了 833 个（10.4%）纠正事件和 132 个（1.7%）

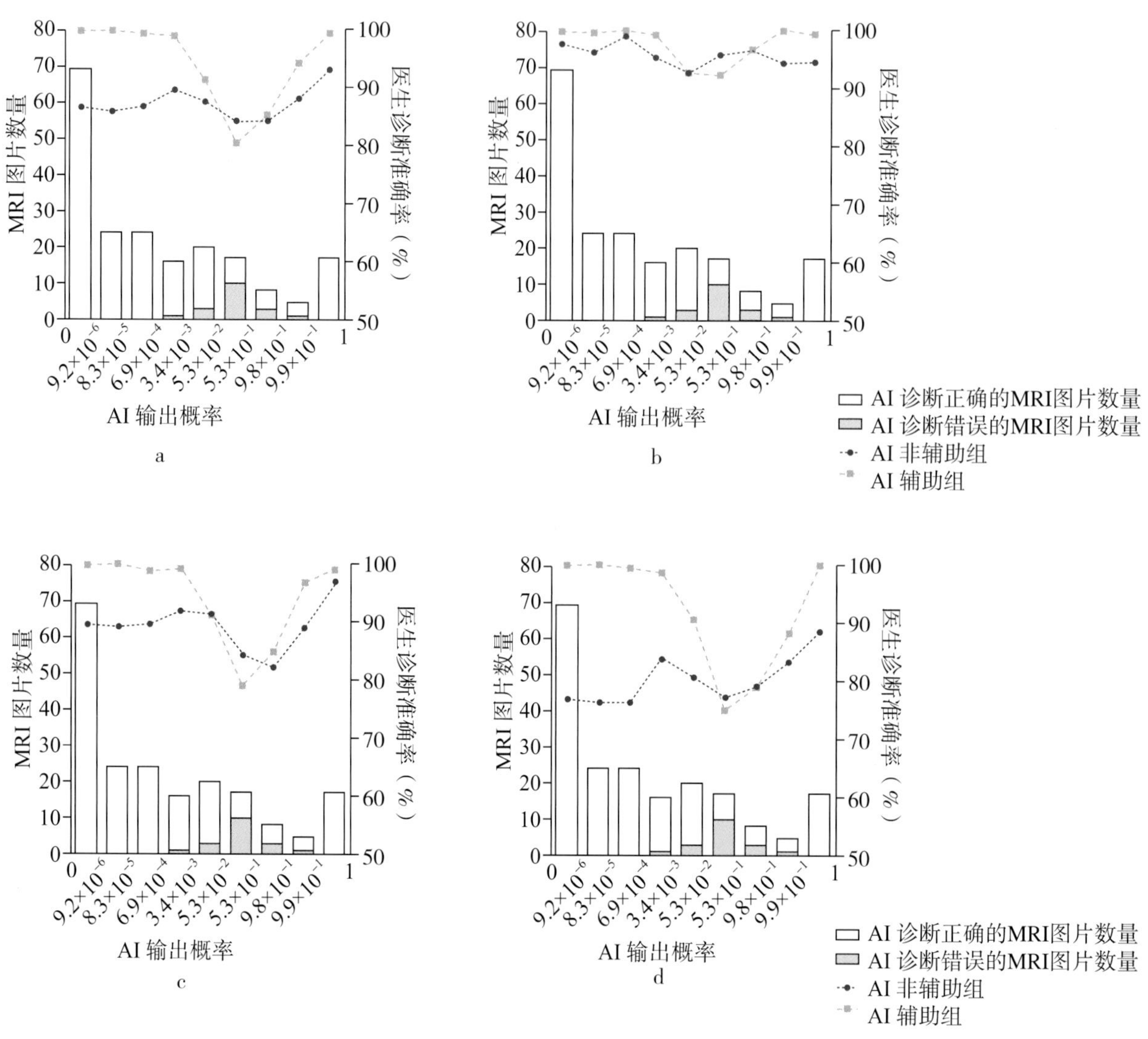

图 33-2　模型辅助诊断、临床医生独立诊断在不同模型输出概率范围内的准确性

a．所有医生不同 AI 输出概率下的准确率；b．运动医学专家在不同 AI 输出概率下的准确率；c．运动医学实习生在不同 AI 输出概率下的准确率；d．非运动医学临床医生在不同 AI 输出概率下的准确率。

误导事件。临床医生在模型辅助下的错误与误导性事件相关，误导性错误占总错误数的 45.5%(132/290)。这一结果表明自动化偏倚普遍存在。尽管在培训室强调，当模型输出的置信等级较低时，模型的结果不可靠，同时将模型输出结果的确定性（置信等级）反馈给医生，但这一做法并没有消除自动化偏倚。

三、隐藏误导区间的策略能够减少自动化偏倚

在模型输出结果与纠正 / 误导概率的两条拟合曲线上，我们定位了两个交点（图 33-3）。交点两侧纠正概率更高，此时模型辅助诊断更为准确；交点之间的部分误导概率更高，此时医生独立诊断可能更为准确。

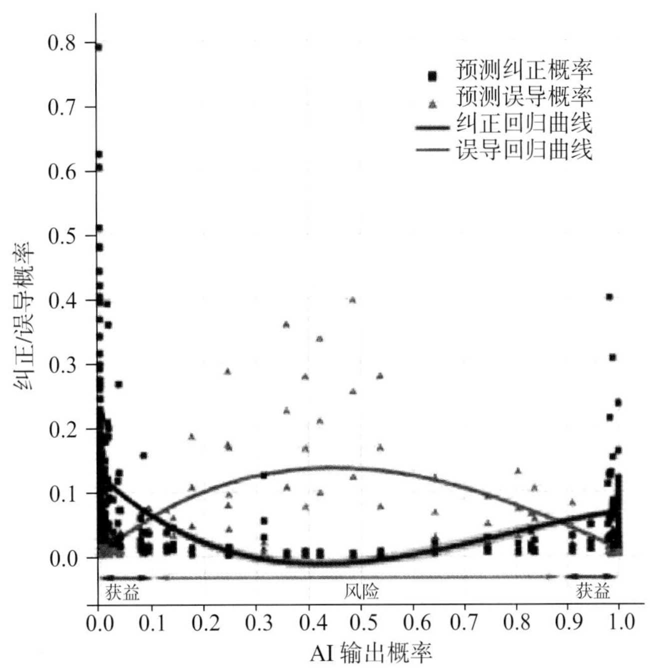

图 33-3　模型输出概率与纠正 / 误导概率的拟合曲线及获益区间

基于上述区间，在第三轮模拟中，我们定位了在中间误导区间处的 16 个 MRI 图片。在模拟时，在模型辅助医生诊断组，使用 16 个图片的医生独立诊断结果代替辅助诊断结果。此时误导事件减少了 41.7%，纠正事件减少了 3.2%，模型辅助诊断总错误数减少了 8.6%（表 33-4）。

表 33-4　隐藏误导区间的策略对自动化偏倚的影响

	总体	运动医学专家	运动医学进修生	非运动医学临床医生
AI 风险范围	0.1019 ~ 0.8843	0.0345 ~ 0.7889	0.0804 ~ 0.8968	0.1299 ~ 0.8949
医生错误数量				
独立完成	290（7.3）	33（3.7）	123（7.7）	134（8.9）
AI 辅助	265（6.6）	29（3.2）	109（6.8）	127（8.5）
降低幅度	8.6%	12.1%	11.3%	5.2%
AI 纠正数量				
独立完成	833（20.8）	40（4.4）	251（15.7）	542（36.1）
AI 辅助	806（20.1）	37（4.1）	240（15.0）	529（35.3）

续表

	总体	运动医学专家	运动医学进修生	非运动医学临床医生
降低幅度	3.2%	7%	4.4%	2.3%
AI 误导数量				
独立完成	132（3.3）	14（1.6）	50（3.1）	68（4.5）
AI 辅助	77（1.9）	7（0.8）	29（1.8）	41（2.7）
降低幅度	41.7%	50.0%	42.0%	39.7%

第四节　研究亮点与特色

第一，研究强调了在将模型应用到临床实践时，应充分考虑对自动化偏倚风险的评价。模型的使用可以大大提高临床医生的诊断准确性和效率，但如果对模型的评价进停留在模型本身效能的评价上，而忽略了“人机交互”过程中可能出现的自动化偏倚，则会高估模型的实际应用效果。本研究给出了一个通过随机对照交叉试验，基于少量样本和医生的测试评价自动化偏倚的策略，为后续其他人机交互模型的应用前评价提供了范式。

第二，本研究构建了定位高误导风险区间的方法，提出了通过隐藏误导区间从而减少自动化偏倚的策略，进一步对该策略进行了验证。研究通过建立两条拟合曲线（模型输出 - 误导概率，模型输出 - 纠正概率），进而定位高误导风险输出范围，通过隐藏该范围的输出来降低自动化偏倚。同时，研究通过模拟剔除这些结果，进一步验证了该做法可以降低自动化偏倚导致的误导，提高整体模型辅助诊断的准确性。这一探索为后续更合理的建立模型输出管理策略提供了范式。

第五节　研究局限与遗憾

这项研究不是在真实的临床环境中进行的，医生没有机会通过体格检查获取更多信息并做出准确的诊断。研究虽然使用了真实的患者信息，包括病史和体格检查结果，但该结果均已文字的形式呈现给医生，医生无法亲自对患者进行检查。

本研究所用的样本量较小。为了给参与测试的临床医生减轻负担，我们将 MRI 图片的样本量控制在 200 个。虽然本研究在这一样本量下得到了预期的结果和结论，但较小的样本量对方法本身的可靠性仍会带来影响。因此本研究仅能对这一研究范式做出建议，相关方法还需要进一步验证性应用后才能明确。

第三轮临床医生 -AI 交互测试为模拟，并不重复读片。更理想的做法是重新选定一部分样本，通过新的测试来验证隐藏策略是否能消除或减少自动化偏倚。

总之，尽管模型提高了临床医生的诊断能力，但自动化偏倚仍是一个严重的问题，应加以重视并解决。在模型应用前，应该通过人机交互测试探讨自动化偏倚的大小。合理定位高误导风险区间，使用隐藏误导区间的策略有助于减少临床实践中的自动化偏倚。

致谢

感谢余家阔教授、王鼎予医生、参与测试工作的所有临床医生和提供临床信息的患者。

（李　楠）

第三十三章参考文献

第三十四章 新型冠状病毒感染动态预后预测模型的开发与验证

第一节 研究背景

自 2019 年 12 月暴发的新型冠状病毒肺炎（the coronavirus disease 2019，COVID-19）是重大全球公共卫生问题，对世界各地的医疗保健系统、经济发展和社会稳定造成了严重的冲击。COVID-19 具有较高的死亡率，确定预后预测因子，构建预测模型对患者尤其是危重症患者的个体化治疗和预后至关重要。

COVID-19 患者住院期间通常会进行定期或不定期临床指标检查，产生实验室指标多次测量数据信息，然而很多预测模型往往只利用单次测量信息（如基线或末次测量等），忽略时间变化信息，因此无法预测疾病动态进展过程。临床指标的纵向测量不仅可以提供患者当前状态信息，其时间轨迹特征还能够体现动态变化过程，展示出更完整的疾病图谱，对预测模型精度的提高有重要意义。另外，随着时间的推移，利用变量累积时依信息可以更新结局的预测，探究变量与疾病的时依关系，对临床实时监测与精准治疗具有重要指导意义。

本研究基于湖北省的 1997 名 COVID-19 患者住院期间实验室指标纵向测量值和人口学特征，采用基于随机森林拓展的一种机器学习算法和联合建模法，筛选预后预测因子，构建动态预测模型。我们首先利用已发表文献中公开的 375 名 COVID-19 患者住院数据信息开发预测模型，而后在两个独立的外部患者人群进行验证。研究一方面探索了 COVID-19 患者预后预测，另一方面提出了可供借鉴的一种纵向数据分析建模策略，具体建模方法和结果如下文所述。

第二节 研究方法

一、研究设计及数据来源

该预后预测模型的开发和验证，均基于队列研究设计，整合了 1997 名 COVID-19 患者住院期间的临床数据信息。

模型开发阶段的训练集来源于已发表文献中公开的于 2020 年 1 月 10 日至 2 月 18 日收集的 375 名 COVID-19 患者住院数据信息，其中包括 197 名普通、27 名重症和 151 名危重症患者。排除实验室检查数据缺失超过 80% 的 17 名患者，最终利用 358 名 COVID-19 患者住院期间临床检查信息构建模型，平均年龄为 58.84 岁，男性患者占比 58.66%。随访时间定义为从患者入院至发生死亡事件或出院的时间，最长随访时间为 35 天。

我们分别在两个独立的外部患者人群中进行模型验证，其中一个来自于 2020 年 1 月 21 日至 3 月 6 日收集的 112 名 COVID-19 患者住院信息，平均年龄为 60.99 岁，男性占比 65.18%，中位随访时间为 11 天，最后 31 名（27.68%）患者死亡；另外一个验证集是在 2020 年 2 月 4 日至 3 月 30 日收集的 1527 例 COVID-19 患者住院信息，平均年龄为 61.81 岁，男性占比 50.75%，中位随访时间为 15 天，最后 57（3.73%）名患者死亡。

二、研究结局的定义及测量

本研究中 COVID-19 患者住院期间发生死亡事件为主要研究结局，患者出院视为结局删失。模型开发阶段训练集中患者结局由已发表文献中的公开数据获得；验证阶段外部验证集中患者结局事件由患者所在医院电子病历记录中获取。

三、预后预测因子的选择

历史回归树（historical regression trees，HTREEs）是基于传统随机森林（RF）拓展的一种机器学习算法，可利用历史测量信息对纵向数据分析建模，且能够通过“袋外样本”，采用随机置换法比较模型的均方误差以评估模型中变量的重要性。基于本研究目的和数据特点，首先，我们将COVID-19患者住院期间53个重复测量的实验室检查指标作为候选预后预测因子，人口学特征（年龄、性别）作为调整的协变量，构建HTREEs模型，计算每个候选预后预测因子的重要性得分并对其排序。然后，采用滑窗算法（sliding windows sequential forward feature selection，SWSFS）选择预后预测因子，即按照重要性得分由高到低将候选因子依次纳入HTREEs模型并调整协变量，分别评估每次构建的模型性能，误差最小的为最优预测模型，以此确定模型中最佳变量个数，所对应的即为筛选出的预后预测因子。

四、建模与验证方法

基于筛选的预后预测因子，构建最终HTREEs预测模型，采用3折内部交叉验证和外部验证的方法，以AUC评价模型表现。进一步，为了能够监测患者预后动态变化，根据实验室指标重复测量和结局为时间事件变量（time-to-event）的特点，选择联合模型（joint model，JM）构建预后预测模型，包括两个子模型：纵向变量构建的混合效应模型和对结局构建的Cox比例风险模型。根据JM模型，可以估计实验室指标纵向变化轨迹、时依效应，预测患者的条件生存概率。分别以5天、10天、15天为节点时间预测患者结局，以时依AUC评估模型动态预测性能，并在两个独立外部数据集中进行验证。模型构建流程可见图34-1。

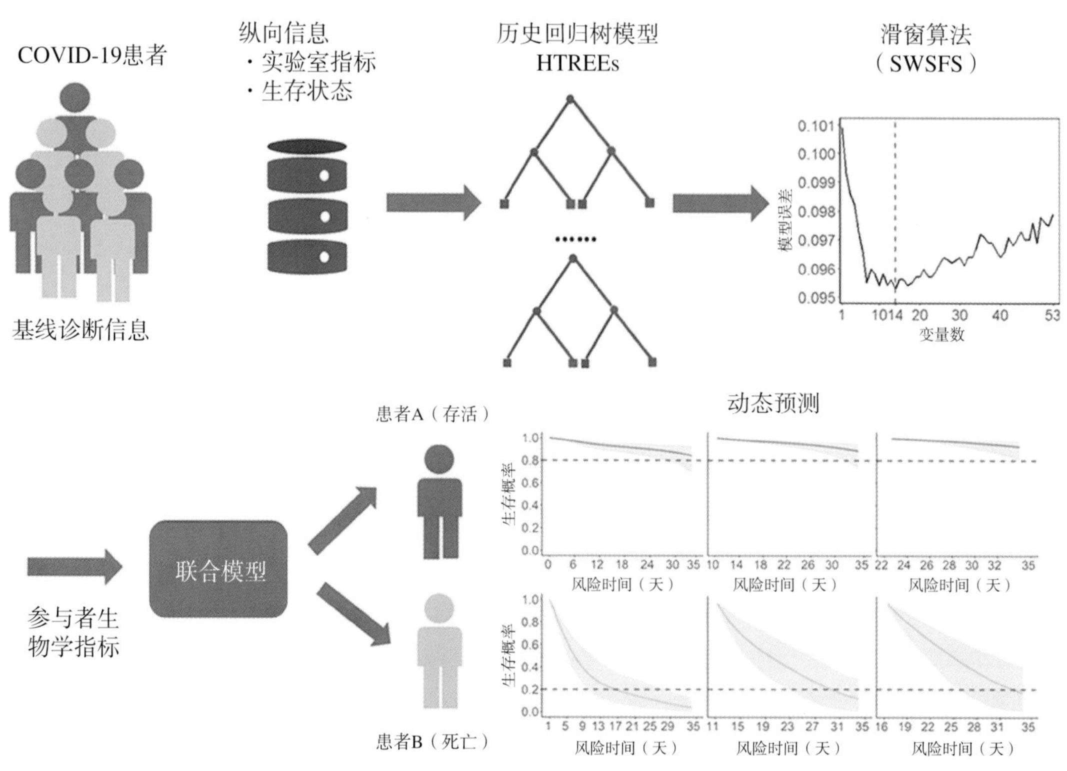

图34-1 分析流程图

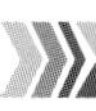

第三节　结果简介

一、最终的模型建立

在模型开发队列人群中，中位随访时间为 10 天，148 名（41.34%）患者发生死亡结局。根据 HTREEs 模型中变量重要性评分，结合 SWSFS 算法，筛选出乳酸脱氢酶（lactate dehydrogenase，LDH）等 14 个预后预测因子，可见已发表文章。利用所筛选的变量，调整年龄、性别构建最终 HTREEs 预测模型，然后基于预后预测因子的纵向测量值和结局事件构建 JM 模型，从而实现动态预测。

二、模型的内部验证

本研究同时使用内部验证和外部验证评价模型性能。内部验证采用 3 折交叉验证的方法，选择 AUC 作为指标评估预测模型的稳定性。利用 14 个纵向变量和 2 个协变量（年龄、性别）构建 HTREEs 预测模型，在内部交叉验证评价中，训练集 AUC 为 98.32%，验证集 AUC 为 96.49%，表明筛选的变量及构建的 HTREEs 模型对 COVID-19 患者结局具有较好的预测性能。

三、模型的外部验证

本研究分别在两个独立的 COVID-19 患者人群中进行外部验证，采用 AUC 评价 HTREEs 模型预测性能。在两个外部验证集中，模型 AUC 分别为 99.76% 和 97.63%，表明 HTREEs 模型具稳健的预测效果。以 5 天、10 天、15 天为时间节点预测患者结局，采用时依 AUC 评估 JM 模型动态预测效能（表 34-1）。分别在患者随访第 5 天、10 天和 15 天时预测患者再存活 5 天、10 天和 15 天的生存情况，开发阶段模型的平均时依 AUC 为 88.81%、84.81% 和 85.62%；在第一个外部验证的患者人群中，平均时依 AUC 分别为 87.61%、87.55% 和 87.03%；在第二个外部验证的患者人群中，平均时依 AUC 分别为 94.97%、95.78% 和 94.63%。可见，JM 模型动态预测性能较好。

表 34-1　JM 模型动态预测性能评估

起始日（天）	仍然存活的 COVID-19 患者	5 日 AUC（%）	10 日 AUC（%）	15 日 AUC（%）
训练集				
5	258	94.87	95.36	92.82
10	171	93.37	89.29	84.57
15	97	78.20	69.78	79.47
均值		88.81	84.81	85.62
验证集-1				
5	92	83.43	85.52	87.11
10	80	85.73	88.19	87.29
15	49	93.67	88.95	86.70
均值		87.61	87.55	87.03
验证集-2				
5	1431	91.00	93.58	93.48
10	1035	96.03	96.73	95.43
15	746	97.86	97.02	94.99
均值		94.97	95.78	94.63

第四节 研究亮点与特色

第一，充分利用纵向数据信息。在临床应用和研究中，预测因子的纵向测量不但可以反映研究对象当前健康状态，而且其轨迹变化能够体现疾病动态进展状况，提供较为完整的疾病图谱，对于预测模型精度的提高具有重要意义。随着科学技术在医疗方面的发展，临床数据记录完整性和可获得性越来越高，纵向数据的研究受到越来越多的关注。学者们对如何利用纵向数据信息筛选预测因子、构建预测模型提出了很多统计学方法，但在实际应用中并不充分。另外，从时代背景上看，2019 年 12 月 COVID-19 暴发对全球公共卫生造成巨大威胁，早期对于 COVID-19 的研究大多基于临床指标的单次测量值进行风险预测，忽略了疾病的动态过程。本研究利用 COVID-19 患者住院期间实验室检查指标的纵向数据筛选预后预测因子并构建模型，可估计变量时间变化轨迹、时依效应，动态预测患者生存状况，具有一定的创新性，且对患者预后有一定意义。

第二，提供纵向数据建模思路借鉴。针对患者住院数据变量较多、实验室指标重复测量的特点，本研究首先采用机器学习算法 HTREEs 结合 SWSFS，确定模型中最佳变量个数，筛选出预后预测因子。进一步，考虑时间事件结局的特点和动态监测目标，我们利用所筛选的变量构建 JM 模型，实现个体水平的动态预测，为患者个体化治疗决策提供支持。

第三，模型表现评价上同时采用了内部验证和外部验证。预测模型的稳健性和外推性是模型价值所在，是实现临床应用的基础。本研究基于公开数据开发预测模型，通过内部交叉验证表明筛选出的变量具有重要预后预测价值，且预测模型稳健性较好。然后同时在两个独立的外部患者人群中验证，对模型性能进行评估，结果表明其外推性和稳健性较好。

第五节 研究局限与遗憾

第一，数据存在缺失情况。由于情况紧急、数据收集局限、患者个体差异等原因，数据信息有一定的缺失。在数据分析之前，我们首先剔除了信息缺失较多的变量和研究对象，而后对其进行填补，但仍有可能存在偏倚，故而在后续实验研究中要注意设计严谨性、数据搜集严格规范等问题，尽可能保证研究数据的完整、可靠性。

第二，生物学解释欠缺，临床应用不足。研究中构建的预测模型虽然具有较好的预测效能，但是没有对筛选出的实验室指标做进一步的生物学解释和临床治疗应用研究，尤其是对于指标的时依效应缺乏临床解释支撑。

第三，人群种族限制。COVID-19 是全球性重大公共卫生问题，但是本研究由于实际情况限制，模型的开发、验证均是基于中国患者人群，故而模型在其他种族患者人群中的外推性有待研究。在今后预测模型的研究中，要从多个方面考虑模型的外推性和实用性。

总而言之，本研究筛选变量、构建模型的方法过程比较规范，经过内部验证和外部验证表明模型预测效能较好，对 COVID-19 患者的预后预测有一定价值，也为纵向数据的处理分析和建模提供了策略参考。

未来，对于纵向数据信息的整合利用、高维数据处理分析效率的提高、实验室指标的生物学解释和临床应用、不同种族人群的验证等方面可进行更深入的探讨研究，以推动临床动态监测和精准治疗的发展。

（陈 欣 赵 杨）

第三十四章参考文献

附表　方法学篇中英文对照词表

附表　中英文对照词表

中文	英文	涉及章节
预测模型的风险偏倚和适用性评估工具	prediction model risk of bias assessment tool（PROBAST）	1、4、14
预测的时间点	prediction time	1
比例风险回归模型	proportional hazards regression model	2、9
随机对照试验	randomized controlled trial（RCT）	3、4
研究人群	population	3
预测因素	predictor	3
结局变量	outcome	3、5
巢式 - 病例对照研究	nested case-control study	3
病例 - 对照研究	case-control study	3
队列研究	cohort study	3
回顾性队列研究	retrospective cohort study	3
前瞻性队列研究	prospective cohort study	3
双向性队列	ambispective cohort	3
注册登记	registry	3
疾病注册登记	disease registries	3
产品注册登记	product registries	3
医疗服务注册登记	health services registries	3
电子病历	electronic medical record	3
体检数据	health examination records	3
数据适用性	data appropriateness	3
使用者需求	fitness for use	3
青年发病的成年型糖尿病	maturity-onset diabetes of the young（MODY）	4
诊断模型	diagnostic model	4
预后模型	prognostic model	4
连续纳入	consecutive inclusion	4
概率抽样	probability sampling	4
非概率抽样	non-probability sampling	4
分层随机抽样	stratified random sampling	4
整群随机抽样	cluster random sampling	4

续表

中文	英文	涉及章节
多阶段抽样	multi-stage sampling	4
方便抽样	convenience sampling	4
连续抽样	consecutive sampling	4
磁共振成像	magnetic resonance imaging（MRI）	4
延迟型横断面研究	delayed-type cross-sectional study	4
监测、流行病学和最终结果	the surveillance，epidemiology，and end results（SEER）	4
个体预后或诊断的多变量预测模型透明报告	transparent reporting of a multivariable prediction model for individual prognosis or diagnosis（TRIPOD）	4、14
受试者工作特征曲线	receiver operating characteristic curve（ROC）	5、10、11
曲线下面积	area under the curve（AUC）	5、11
广义相加模型	generalized additional model（GAM）	5、10
致命事件	fatal events	5
非致命事件	nonfatal events	5
以患者为中心的事件	patient-centered events	5
更广泛的负担	sider burden	5
生存终点	survival end points	5
复合终点	composite end points	5
连续变量	continuous outcomes	5
二分类变量	binary outcomes	5
多分类变量	multiple categorical outcomes	5
时间事件变量	time-to-event outcomes	5
格拉斯哥结局量表	Glasgow outcome scale（GOS）	5
比例优势 logistic 模型	proportional odds logistic model	5
删失观测值	censored observation	5
合并偏倚	incorporation bias	5、6
特定病因分析	cause-specific analysis	5
精算风险	actuarial risk	5
绝对风险	absolute risks	5
实际风险	actual risk	5
Fine & Gray 亚分布风险模型	Fine-Gray subdistribution hazard model	5
原因别生存率	cause-specific survival	5
噪声变量	noise variable	6
事件发生数	the number of events per variable，EPV	6
伪预测因子	spurious predictors	6
代谢型脂肪肝	metabolic associated fatty liver disease（MAFLD）	6
时依偏倚	time-dependent bias	6
回归稀释偏倚	regression dilution bias	6

续表

中文	英文	涉及章节
可计算表型	computable phenotypes	6
灵敏度	sensitivity	7
特异度	specificity	7
精度	accuracy	7
容许误差	tolerable error	7
均数差	mean difference	7
率差	risk difference	7
相对危险度	relative risk	7
检验水准	significant level	7
把握度	power	7
偏倚	bias	7、13
过拟合	overfitting	7
截距	intercept	7
平均绝对预测误差	mean absolute prediction error	7
残差	residual error	7
乘法误差幅度	multiplicative margin of error	7
收缩	shrinkage	7、12
惩罚	penalty	7
正则化	regularization	7、10
标准偏差 / 标准差	standard deviation	7
校准度图 / 校准曲线	calibration curve	7、11
C 统计量	C statistic	7
校准度 / 校准斜率	calibration	7、8、13
净收益	net benefit（NB）	7、11
校准截距	calibration-in-the-large	7、11、12
方差	variance	7
岭回归	ridge regression	7
机器学习	machine learning	7
随机森林	random forest	7、9
神经网络	neural network	7
标准误差	standard error	7
置信区间	confidence interval	7
决定系数	coefficient of determination	7、11
假阳性	false positive（FP）	7、11
假阴性	false negative（FN）	7、11
真阳性	true positive（TP）	7、11
主成分分析	principal component analysis（PCA）	7、10

续表

中文	英文	涉及章节
区分度	discrimination	7、8、13
病例报告表	case report form（CRF）	8
数据管理计划	data management plan（DMP）	8
数据核查计划	data validation plan（DVP）	8
电子数据采集管理系统	electronic data capture system（EDC）	8
临床监查员	clinical research associate（CRA）	8
统计分析计划	statistical analysis plan（SAP）	8
标准作业程序	standard operation procedure（SOP）	8
完全随机缺失	missing completely at random（MCAR）	8
随机缺失	missing at random（MAR）	8
非随机缺失	missing not at random（MNAR）	8
末次观测结转法	last observation carried forward（LOCF）	8
多重填补	multiple imputation（MI）	8
K 近邻法	*K*-nearest neighbors（KNN）	8、10
临床数据交换标准协会	clinical data interchange standards consortium（CDISC）	8
公共数据元	common data elements（CDE）	8
美国国立神经疾病与卒中研究所	national institute of neurological disorders and stroke（NINDS）	8
可重复性	reproducibility	8
普遍性	generalizability	8
校准度漂移	calibration drift	8、12
离群值	outlier	8
缺失值	data missing	8
完全数据法	complete-case analysis	8
K 均值聚类法	K-means clustering	8
线性回归	linear regression	9
正态分布	normal distribution	9
偏态分布	log-normal distribution	9
泊松回归	Poisson regression	9
负二项回归	negative binomial distribution	9
logistic 回归	logistic regression	9
Cox 回归	Cox regression	9
原因别 Cox 回归	cause-specific Cox regression	9
Fine-Gray 模型	Fine-Gray model	9
改良 Rankin 评分量表	modified Rankin scale（mRS）	9
人工智能	artificial intelligence（AI）	9、14
支持向量机	support vector machine（SVM）	9、10
决策树	decision tree	9、10

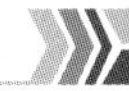

续表

中文	英文	涉及章节
极限梯度提升	extreme gradient boosting（XGboost）	9
贝叶斯分类器	bayes classifier	9
人工神经网络	artificial neural network（ANN）	9
多变量分数多项式	multivariate fractional polynomials（MFP）	10
假阳性率	false positive rate（FPR）	10
真阳性率	true positive rate（TPR）	10
交互作用	interaction	10
方差分析	analysis of variance（ANOVA）	10
范围综述	scoping reviews	10
变异系数	coefficient of variation	10
信息熵	information entropy	10
启发式搜索	heuristically search	10
最小绝对值收敛和选择算子，套索算法	least absolute shrinkage and selection operator（Lasso）	10
弹性网络回归	elastic net regression	10
多重共线性	multicollinearity	10
遗传算法	genetic algorithm（GA）	10
德尔菲法	Delphi method	10
交叉验证	cross-validation	10、11
临床效用	clinical usefulness	11
临床效度	clinical validity	11
预测增量值	incremental value	11
均方误差	mean squared error（MSE）	11
Brier 评分	brier score（BS）	11
偏似然	partial likelihood	11
尺度调整 Brier 评分	scaled Brier score（SBS）	11
最大调整决定系数	max-rescaled R-square	11
删失	censoring	11
累积发生函数	cumulative incidence function（CIF）	11
绝对误差	mean absolute error（MAE）	11
标准化后的平均绝对误差	normalized mean squared error（NMSE）	11
均方根误差	root mean square error（RMSE）	11
平均绝对百分比误差	mean absolute percentage error（MAPE）	11
一致性统计量	concordance statistics	11
累积灵敏度 / 动态特异度	cumulative/dynamic（C/D）	11
新发事件灵敏度 / 动态特异度	incident/dynamic（I/D）	11
新发事件灵敏度 / 静态特异度	incident/static（I/S）	11
逆概率删失加权法	inverse probability of censoring weighting（IPCW）	11

续表

中文	英文	涉及章节
校准斜率	calibration slope	11
局部加权回归散点平滑法	locally weighted scatterplot smoothing（lowess）	11
限制性三次样条函数	restricted cubic spline（RCS）	11
分数多项式	fractional polynomials（FP）	11
综合校准指标	integrated calibration index（ICI）	11
误差矩阵	confusion matrix	11
列联表	contingency table	11
真阴性	true negative（TN）	11
误诊率	mistake diagnostic rate	11
漏诊率	omission diagnostic rate	11
阳性预测值	positive predict value（PPV）	11
阴性预测值	negative predict value（NPV）	11
Youden 指数	Youden index（YI）	11
阈值	cut off	11
决策分析模型	decision analytic model	11
决策曲线分析	decision curve analysis（DCA）	11
赤池信息标准	Akaike information criterion（AIC）	11
贝叶斯信息标准	Bayesian information criterion（BIC）	11
净重分类改进指数	net reclassification index（NRI）	11，14
综合判别改进指数	integrated discrimination improvement（IDI）	11、12、14
连续净重分类改进指数	category-free net reclassification improvement（cfNRI）	11
结局事件的例数与候选预测因子比值	events per variable（EPV）	11
留一交叉验证	leave-one-out cross-validation（LOOCV）	11
重复 *K* 倍交叉验证	repeated K-fold cross validation	11
时段验证	temporal validation	11
空间验证	geographical validation	11
领域验证	domain validation	11
隶属模型	membership model	11
模型调整	model adjusting	12
模型更新	model updating	12
Framingham 心血管风险人群队列	Framingham heart study	12
乳腺癌检测项目（BCDDP）	breast cancer detection and demonstration project	12
美国护士健康研究	nurses' health study	12
妇女健康数据（WHI）	women's health initiative（WHI）	12
超样本	superpopulation	12
随机效应模型	random effects model	12
模型平均	model averaging	12

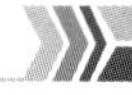

续表

中文	英文	涉及章节
堆叠回归	stacked regression	12
组合器算法	combiner algorithm	12
附加输入	additional input	12
混合方法	hybrid method	12
再校准	recalibration	12
荷兰 Hoorn 糖尿病专病队列	Hoorn diabetes care system cohort	12
模型修订	revision	12
重新估计	re-estimation	12
模型拓展	extension	12
重分类改善指标	net reclassification improvement	12
动态更新	dynamic updating	12
偏倚风险	risk of bias	13
分类	classification	13
领域	domain	13
预后研究的质量评价	quality in prognosis studies（QUIPS）	13
非随机干预研究的偏倚风险评价	risk of bias in nonrandomized studies of interventions（ROBINS-I）	13
诊断准确性研究报告规范	standards for reporting of diagnostic accuracy（STARD）	14
医学影像 AI 的报告清单	checklist for artificial intelligence in medical imaging（CLAIM）	14
诊断试验准确性的评价	quality assessment of diagnostic accuracy studies（QUADAS-2）	14